THE
YOGA BIBLE

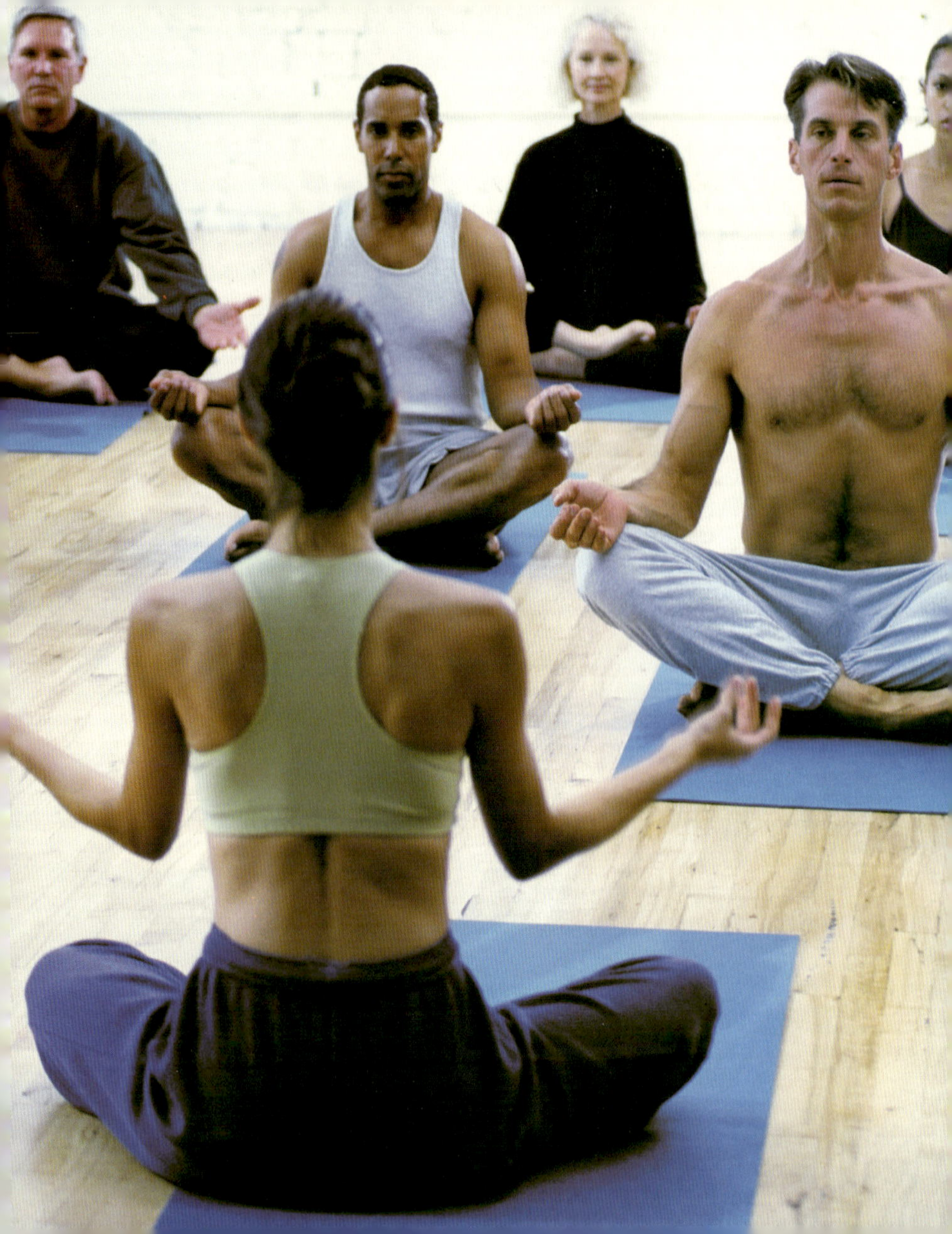

ヨーガバイブル

～決定版　ヨーガのポーズ集～

クリスティーナ・ブラウン 著
小浜 杳 訳

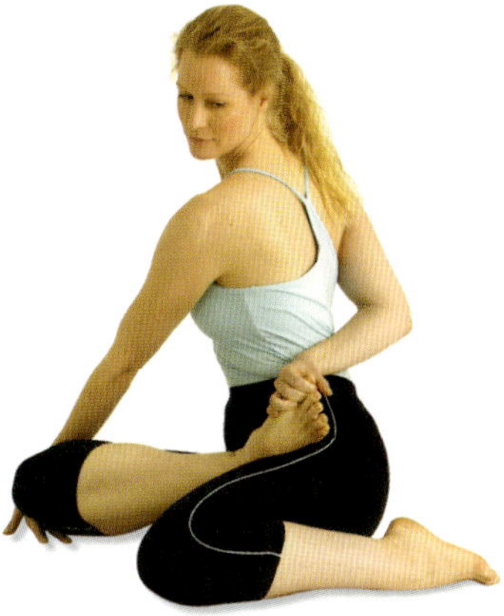

First published in Great Britain in 2003
by Godsfield Press Ltd,
Laurel House, Station Approach, Alresford,
Hampshire SO24 9JH, U.K.

Photography Colin Husband
Models Richard James Allen, Simon Borg Olivier, Bianca Machliss
Jasmine Heptonstall, James Sierra, Christina Brown

Notice
Any information given in this book is not intended to be taken as a replacement for medical advice. Any person with a condition requiring medical attention should consult a qualified practitioner or therapist.

目次

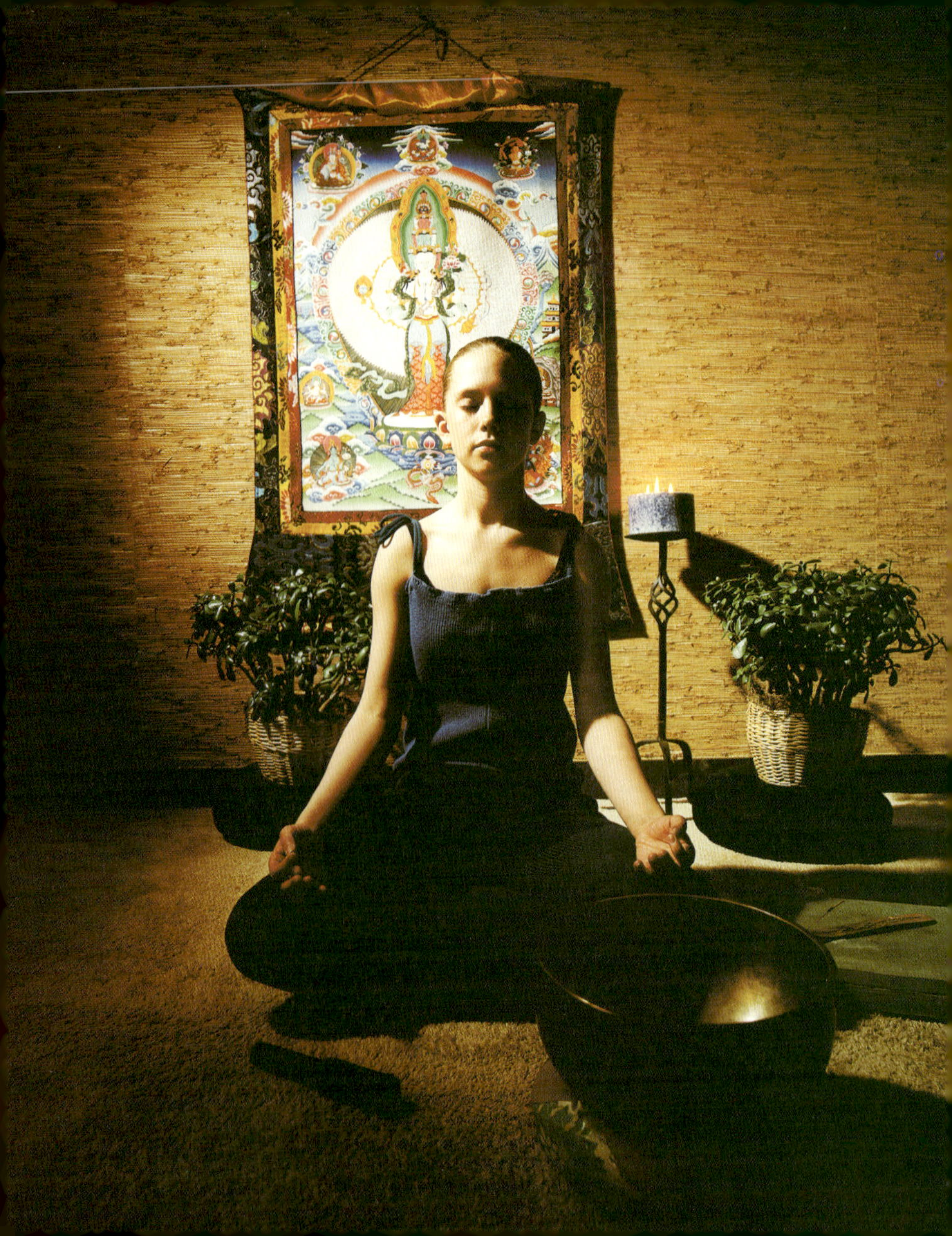

Part 1

ヨーガを始める前に

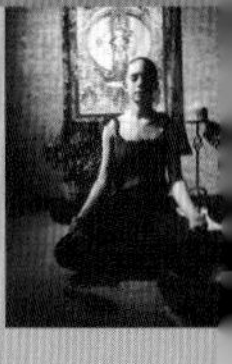

はじめに

ヨーガを学ぶというのは、本来の自分に帰ることです。ヨーガによって、自分の限界を知ると同時に自分の枠を広げ、真の意味で心を解き放ち、本当の自分になることができるのです。それは、めまぐるしい生活の荒波にもまれて忘れていた自分の姿を、ゆっくりと時間をかけて思いだしていく過程です。人生そのものと同じく、身体の場合にも、バランスの崩れた状態というのは心地よいものではありません。いつ倒れるかわからないという思いを抱えているのは、心が安まらず、わずらわしいものです。ヨーガがこれほどの勢いで人々の間に広まったのも、一つにはヨーガを知ることで心身が調和し、すべてがしっくりとまとまった、完全な自分を手に入れられるという実感があるからなのです。軸心を探りながらヨーガのポーズをとっているうちに、いつのまにか、生きていくうえでの中心軸を探っていたことに気づきます。実際、ヨーガの行法をおこなっていると、人生で出会う出来事に、より適切に対処することができるようになるのです。

ヨーガとは？

今をさかのぼること2500年前、パタンジャリという人物が、ヨーガに関する最初の書物『ヨーガ・スートラ』を著しました。このなかでパタンジャリは、ヨーガを「チッタ・ヴリッティ・ニローダ」――すなわち、「心の作用の止滅のことである」と定義しています。私自身がよく言っているのは、「ヨーガとは心を静めるものだ」ということです。これは現代では最も一般的なヨーガの定義で、著名な導師であるT・K・V・デーシカチャール氏がこの点をより詳しく述べています。彼によれば、ヨーガが目指すのは「ただひたすら対象に心を傾け、その状態を何にも妨げられることなく維持すること」だと言います。

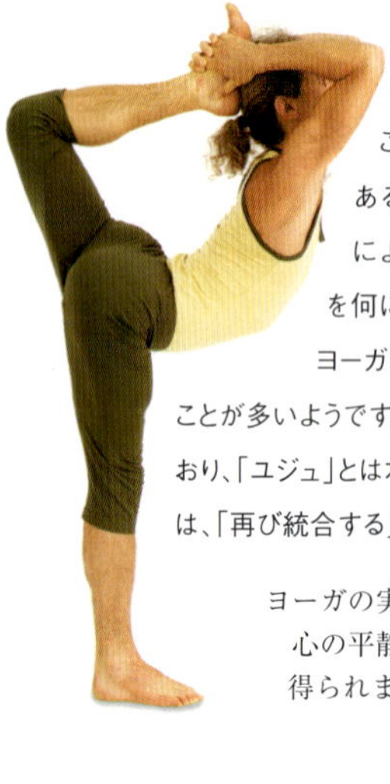

ヨーガの実践で
心の平静が
得られます。

ヨーガを知らない人は、いろいろなポーズを総称してヨーガと呼ぶのだと考えることが多いようです。しかし、ヨーガという語自体はサンスクリット語の「ユジュ」から派生しており、「ユジュ」とは本来「統合する、つなぐ、結びつける」という意味の語です。この語義からは、「再び統合する」、「失ったバランスを取りもどす」、あるいは「自己を調和のとれた状態へと導く」といった意味あいが浮かび上がってきます。「ユジュ」にはほかにも、「思考を一点に集中させる」、「自分自身に意識を集中する」、「瞑想を深める」といった意味があります。これらすべてが、『ヨーガ・スートラ』から引用した上述の定義にぴったり当てはまると言えるでしょう。

つまり、ヨーガというのは、実は心の状態を指すことばなのです。ただ、完全に凪いだ穏やかな心を手に入れるという目標は、あまりに壮大すぎて、そう易々とは実現できません。そのため、このような心の状態へと至りやすくするための、実践的方法が編みだされていったのです。平静な心というのは、実体がなく、つかみどころのない目標です。それに比べて、ヨーガの体位をマスターする場合には、形が整っているか、より柔軟に身体が伸びているか、どれだけの時間静止していられるかなどで、自分の上達度をはかることができます。まずは身体という目に見えるものになじんでから、徐々に心の平静という目に見えないものを目指すほうが、じかに心の平静を目指すよりはずっとたやすいと言えるでしょう。出発点はよく知っている世界ですが、そこから身体と呼吸を使ってヨーガを実践していくうちに、次第に未知の世界へと到達していくのです。ヨーガの体位や呼吸法によって心身がひらかれてゆくにつれ、心が静かに澄んでゆくという、喜びに満ちた深遠な体験を感じられるようになります。

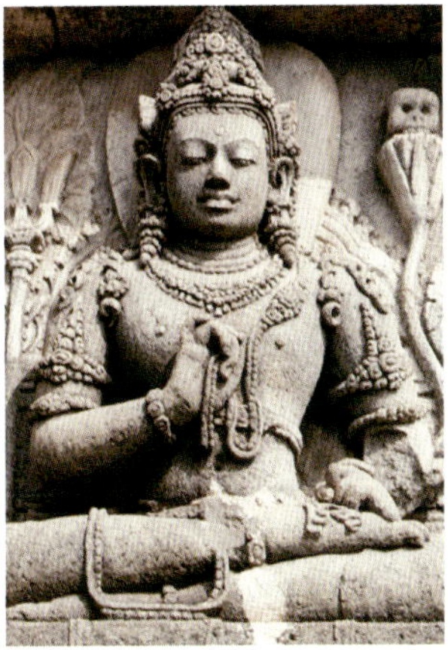

ヨーガの行法に仏教の
瞑想法を取り入れることもできます。

人間の心がつい過去や未来へと思いを馳せてしまいがちなのに対し、身体はつねに現在という時間に存在しています。困難な行を継続的におこなうことに重点が置かれたヨーガをハタ・ヨーガと呼びますが、ハタ・ヨーガにおいては、自分の身体を意識することが大切だとされます。あらためて身体をとらえなおすことで、心を現在の時間へと呼びもどすのです。心が現在という時間にとどまっていれば、過去や未来を思いわずらう憂いは消え、「こうすべきだ」「こうせねばならない」という重しが外されます。ヨーガによってすっきりと洗われたような心地になるのも、たとえ短い間とはいえ、過去も未来もない、今このときだけに生きる存在になれるからなのです。現在という時間に至るたびに、心の重荷が少しずつ取れてゆきます。しばらくすればまた同じような心配事を抱えてしまうかもしれませんが、大事なのは、そうした憂いを忘れるための訓練をすでにおこなっているかどうかなのです。やがてはストレスを解消するのが難しくなくなり、心の安静を保てる期間も長くなってくるでしょう。こう考えてくると、ヨーガは人生の修練そのものだとも言えます。ヨーガの実践は、あなたが生まれ変わるための、またとない手段なのです。

『ヨーガ・スートラ』によれば、ヨーガは8つの部門からなっています。ハタ・ヨーガ（詳しくは380ページを参照）の特徴でもあるこの8部門には、道徳的な戒律、身体の鍛錬、呼吸法、集中力（対象に心を結びつけ、それを維持する能力）、瞑想（想念が一点に凝縮された状態）などが含まれます。身体を使ったポーズのことをアーサナ（座法）といい、一般にはヨーガというと、アーサナの実践を指すと受けとられることが多いようです。けれども、心身の統一感が得られ、自我とうまく向きあうきっかけになり、本当の自分を思いださせてくれるものなら、なんでもヨーガであると言えるのです。たとえば海辺を散歩したり、青あおと茂った芝生を見るだけでもヨーガになりますし、意識的な深呼吸をひとつするだけでも、それはヨーガなのです。

自分という存在の核となる部分を見つけるのに役立つ訓練であれば、どんなものでも重要と言えます。核となる部分が見つかれば、そこから離れないように生きることで、心を平静に保ち、目標に向かって確実に歩んでいくことができるようになります。心身のバランスの崩れは、大きなストレスの原因です。バランスを崩したまま生活するのは、激流に逆らって泳ごうとするようなものです。岸から離れれば離れるほど、川の流れに押しながされて、戻るのが難しくなります。けれども、日常の雑事やさまざまな五感への刺激にさらされていると、なかなか内面をかえりみることができず、つい外界へと目を向けてしまうのではないでしょうか。生きることの本当の難しさ――それは、周りの世界と交流しあいながら、つねに変わらず真の自分でいつづけることなのです。周囲の人々や物事に適切に応えつつ、なお自分自身とのつながりを持ちつづけることができるかどうか。それが問題と言えるでしょう。

ヨーガがもたらしてくれるもの

ヨーガの実践を続けていくと、長期にわたって、ほどよい恩恵が得られます。身体と情緒と精神が一体となった、心身一如《いちにょ》の境地に近づいていけるのです。また、短期間で効果の見られる変化としては、単純に「気持ちがいい」という実感があります。萎縮し、硬くこわばっていた体がのびのびと解き放たれていくのは、それだけでも気持ちのよいものです。人間の体は本来、自由に動けるようにデザインされているのですから、それも当然でしょう。ヨーガの行法をおこなっていると、自分という人間を作りあげている要素が一つ一つ統合されていくことによって、まるでどんどん背が伸びていくような、解放された気持ちになることがよくあります。一方、ヨーガを終えたあとは、すっかりリラックスして、安らいだ気持ちになるのです。インド哲学においては、すべてのものは、グナと呼ばれる3つの重要な性質の組み合わせでできています。純粋で均衡のとれたサットヴァ（純質）、活動的で落ちつきのな

生活の一部として
ヨーガを実践するのが、
一番よい方法です。

いラジャス（激質）、ものぐさで陰鬱なタマス（翳質《えいしつ》）の3つです。ヨーガ教室に来る人のほとんどは、極度に活動的でせわしないか、または怠惰で無気力な状態に陥っています。ところがその同じ人が、一連のコースを終了するころには、肉体的にも精神的にも、一段上のサットヴァの状態にまで高められているのです。

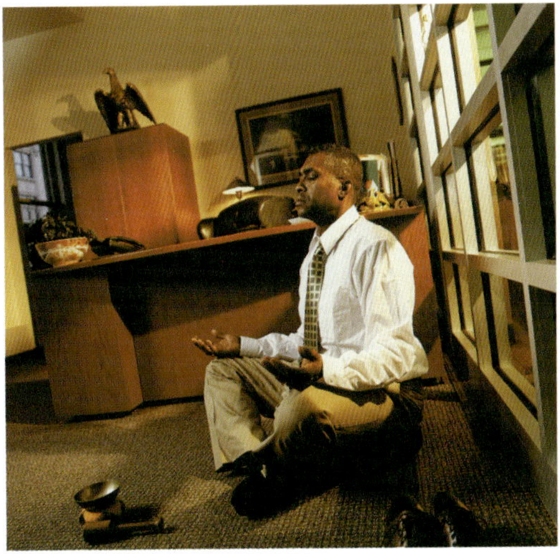

ヨーガは、その人その人にあったかたちで、新たな可能性の扉を開いてくれます。あなたも自分のなかに、すべてが一つにまとまったという統一感をふたたび見出すことができるでしょう。これは、現代のような慌ただしい世の中では、多くの人が失ってしまっている感覚です。たえずあくせくと動きまわり、あれこれとものを考え、一つのことに意識が集中できないという人は、適切なヨーガをおこなうことで身体の緊張を和らげ、頭と心の双方をゆったりと静めることができます。反対に、ぼんやりとした無気力な状態に陥っている人は、相応のヨーガをおこなえば、体に活力が戻り、心も爽やかに洗われ、穏やかな心地を手に入れることができます。ヨーガの行法にはどれも、自覚をうながすことで、現在の状態を反転させるという狙いがあります。真の意味で自分自身に立ち戻ってきたときこそ、本来そなわっていた心身の統一感を、もう一度その手につかむチャンスが訪れるのです。

ヨーガは、あなたが激情を捨てて澄みきった平常心を手にし、苦悩を忘れてゆったりと安らぎ、病んだ心身を癒して快復するための、またとない手段となってくれるでしょう。ヨーガは心と体を解きほぐします。しがらみに縛られ、凝りかたまった生き方しかできなかった人も、おおらかで自由な流れへと姿を変え、周りの人との交流を楽しむことができるようになるでしょう。ヨーガで世界が広がり、喜びを感じられたなら、それこそがあなたにとっての正しいヨーガだと言えるのです。

ヨーガの8つの部門

『ヨーガ・スートラ』では、ヨーガを8つの部門からなるものと解説しています。これまで長いあいだ、ヨーガと言えばアーサナを通した身体的な鍛錬から入る人がほとんどでしたが、アーサナはヨーガの行法の一つにすぎません。ヨーガを深く知るにつれ、これ以外の部門を開拓したいという気持ちになる人も多いのではないでしょうか。

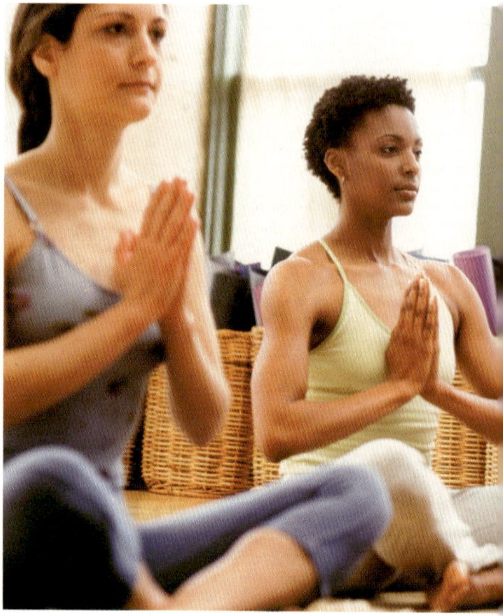

1. ヤマ(禁戒)

道徳的な戒めのことをヤマと言いますが、これは行動ばかりでなく、発言の内容や思考も規定するものです。したがってヨーギ(ヨーガ行者)には、生活の隅々にまでわたって、注意怠りなくヤマを守ることが求められます。『ヨーガ・スートラ』では、ヤマトして以下の5つが挙げられています。

●**アヒンサー**：一般に「非暴力」または「不殺生」と訳されています。生きとし生けるものへの哀れみの念や、思いやりをも含む観念です。この教えには、ヨーガの実践において、みずからの体をいたわることも含まれています。体を酷使しすぎることは自分の体の面倒を見なかったことになるため、誤った所業とされます。自分の体をなだめすかし、機嫌をとりつつ体位を組むことは大事ですが、決して無理はしないでください。

●**サティヤ**：「正直」、つまり真実に忠実であることを指します。会話の際に嘘をつかないことも、これに含まれます。行動においても、考えることや意図することにおいても、つねに誠実に生きるということです。難しいヨーガのポーズに取りかかる前には、その日の体調などを正確に見極めて、自分の肉体的な限界を無理やり超そうとしないよう気をつけましょう。自分の信条に忠実に行動するということから、環境問題に取りくむ人は石油産業の多国籍複合企業には就職しない、ベジアリアンの人はファーストフード店やハンバーガーショップでは働かない、といった生き方が考えられます。

● **アステーヤ**：一般に「不盗」と訳されるこの語には、他人の物をうらやむ心をいっさい持たないという意味が含まれます。なるべく物欲にとらわれない生き方をし、身の程に合わない品々への欲求は抑えるようにします。他人を脅し、その意に反して自分に都合のよい行為をさせたり、物を贈らせたりするのもいけません。楽曲を勝手にコピーしてミュージシャンの印税を奪うのも、アステーヤに反する行為と言えます。

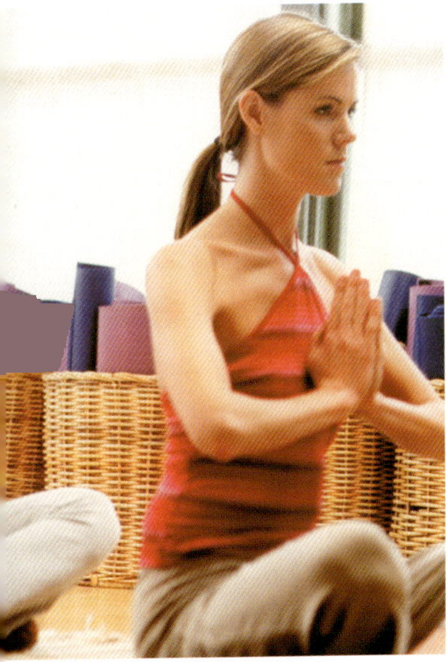

ヨーガの世界は、
体位を組むだけにとどまらない
広がりを持っています。

● **ブラフマチャリヤ**：「梵行《ぼんぎょう》」と言われますが、多くの人はこの語を禁欲、つまり性交渉を持たないという意味でとらえています。数多くの宗教や教説が、性欲に向かうエネルギーを精神の成熟に用いるために、禁欲主義という手段を用いてきました。けれどもこの戒律は、性行為を慎み、情欲を充たそうとする心を節制することだと解釈できます。五感のおもむくままに生きるのではなく、性行為のパートナーは思慮深く選び、浮ついた気持ちや打算からでない、愛情を礎とした性生活を送るよう心がけます。より深遠な意味においては、神に心身を捧げ、神と一体となることを指します。

● **アパリグラハ**：これは「不貪《ふとん》」、つまりむさぼる心を持たないこととされます。単なる欲望や願望とは区別して、本当に必要なものだけを手にするように諭しています。生にしがみつき、物欲にとらわれていると、永続きする幸福を手に入れるのは難しくなります。もっといろいろな物をもっと多くと、欲しいもののリストが膨れあがってくるものだからです。「何を所有しているか」ではなく、「自分がどんな人間か」に人生の成功を見るべきでしょう。いま以上に多くを望む前に、いま手元にあるもの——新鮮な空気、懐かしい記憶、体によい食べ物、友人、健康な体、生きる糧となる書物など——を時間をかけて見つめなおすというのも、大切なことです。

2. ニヤマ（勧戒）

ニヤマとは「ルール」や「規範」を意味することばです。行為やふるまい、自分自身に向きあう態度において、守るべき規律を表しています。パタンジャリは5つのニヤマを挙げています。

●**シャウチャ**：「清浄《しょうじょう》」を意味します。身体や周囲の環境が清潔であることに加え、飲食物や考えが清らかであることも指します。

●**サントーシャ**：「知足《ちそく》」といい、満足する心を意味します。いま自分の持っているものの価値を認め、それで満ち足りるための心得です。同時に、自分が持っていないものに対しても、さばさばとした態度で臨むよう諭しています。ただし、これはあくまで、望ましくない状況に陥ったとき物事を明るいほうへと考えて、不平不満を漏らさない態度を意味するものです。あるがままを受け入れるといっても、単に現状を変える努力をしたくない場合の言い訳に使うことはできません。

●**タパス**：「苦行」と訳されますが、もともとは「焼く」という意味の動詞が語源です。ヨーガの修行においても日々の仕事においても、強い決意と火のような気合いを胸に抱けという勧めです。ほかの教えと同様、タパスにも、自制と持続性とが求められます。

●**スヴァーディヤーヤ**：「読誦《どくじゅ》」といって、自己を発見するための自習の勧めです。つねに内省を忘れない一方、聖典の研究や自由な学習を通じて、外部の知識を学びつづける姿勢を持ちます。

●**イーシュヴァラ・プラニダーナ**：「自在神祈念《じざいしんきねん》」と訳され、全知の神の存在を受け入れることを意味します。この至高の力は、自分の周りの至るところに見出されると同時に、自分の内部にもあるもので、こう悟ることで人生に意義が生まれます。ヨーガに関する書物では、どの神にも名前は付けられていません。名前を付けるのは、行をおこなう者一人一人にゆだねられているのです。唯一絶対の神の代わりに、理想を体現するものに祈りを捧げる人もいます。

3. アーサナ（座法）

ハタ・ヨーガのさまざまな体位のことで、俗にヨーガと言えばこれを指すことが多いようです。けれども『ヨーガ・スートラ』では、パタンジャリはアーサナについて三度しか言及していません。アーサナの目的は長時間の瞑想に備えて身体を浄化することで、この瞑想は、サマーディの境地に達するために欠かせません。サマーディとはトランス状態に似た至福の状態のことで、心がここに至ると、雑念に妨げられることなく対象に意識を集中しつづけることができます。瞑想の対象と一つに結びつくことによって、行者は言い表しようのない喜びと平安に包まれます。

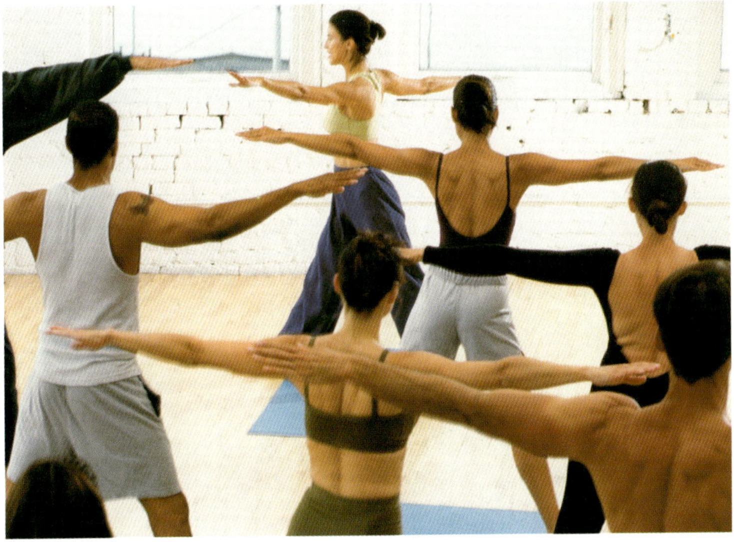

身体の鍛錬を通じて、ヨーガは心を自在に操る術《すべ》を教えてくれます。

4. プラーナーヤーマ（調気《じょうき》）　「プラーナ（気）」と呼ばれる生命エネルギーを体内に取りこむことを目的とした、呼吸法のことです（314p〜329pの「調気法」の章を参照）。

5. プラティヤーハーラ（制感）　感覚器官をそれぞれの対象から引きはなすことです。心が感覚を制御できるようになると、外界からの余計な刺激が減り、心を内面に向けて、ヨーガの他の部門に専念することができるようになります。

6. ダーラナー（凝念《ぎょうねん》）　一心に念を凝らすことです。対象に心を結びつけ、そこから意識を離さない能力です。このダーラナーを足がかりにして、第7と第8の部門、ディヤーナとサマーディの境地へと心を進めていきます。

7. ディヤーナ（静慮《じょうりょ》）　瞑想のことです。一点に集中したまま、心がそこにとどまります。

8. サマーディ（三昧《さんまい》）　純粋に瞑想に没しきった、恍惚の境地です。この一種のトランス状態では、転々と移りかわる思考は滅し、ヨーギは心を完全に制御することを得、あらゆる思索が静止します。

アーサナ

ヨーガの一つであるアーサナは、失われた身体のバランスを取りもどす体位のことです。体の弱い部位には力を呼びさまし、凝りかたまった部位には柔軟性を与えてくれます。運動であると同時に、身体の調和がよみがえるという副産物までついてきます。めりはりのついた体が手に入るだけでなく、心のゆとりまでが生まれてきます。アーサナは、人の外面である身体――筋肉、骨、腱《けん》、関節、臓器などの身体部位――を解き放つことによって、プラーナ(気)を作りあげ、コントロールします。プラーナは身体をひそやかに流れる生命エネルギーで、目で見ることのできる身体の部位よりも、より繊細でかすかなエネルギーのことです。こうしたエネルギーと同じように、アーサナ自体も、身体を清め、癒す力があると考えられています。ハタ・ヨーガは、それぞれの人が医師に頼らず行なえる、偉大な予防医学なのです。

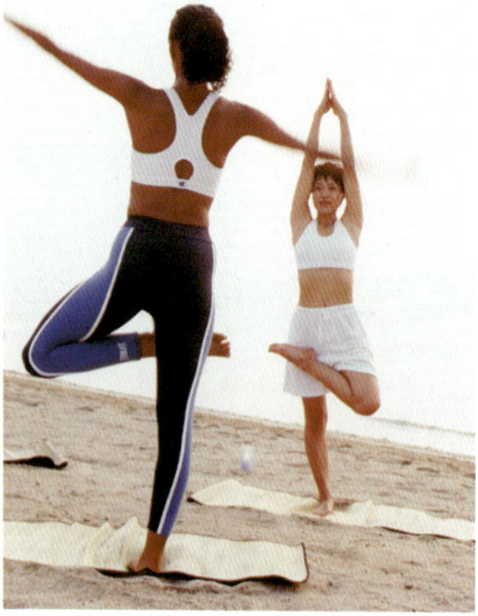

高齢でも体が硬くても、
ヨーガを行なえば柔軟性が高まります。

私がヨーガを教えていると知ると、まず皆さんがおっしゃるのが、「私は体が硬いから、ヨーガなんてとても無理」ということです。そんなとき、私はよくこう返事をします。「硬いからこそ、みんなやっているんですよ!」体が硬いということは、ヨーガを始めない理由にはなりません。あなたがいまどんな状態であろうと、そのままですぐにヨーガは実践することができるのです。どれだけ体が柔らかく伸びるか伸びないかで、成果を判断するのは間違っています。一つのポーズを長く維持できないから、あるいは写真と寸分違わないポーズがとれないからといって、自分は力不足だなどとは思わないでください。体全体に意識を行きわたらせながら、徐々に練習を積んでいきましょう。ポーズをとったときの静止時間を長くしようと力むよりも、ゆったりと深い呼吸をするよう意識することが大切です。思い悩むよりも、まずはヨーガの旅を始めてみましょう。旅路の先には、思いがけない何かがきっと待っているはずです。

どうしてもうまくポーズがとれなかったり、これ以上できないという壁にぶつかるときのポイントを、私は「エッジ(境界線)」と呼んでいます。快感が不快感に変わる境目で、自分で限界に達したと感じる瞬間のことです。この境界線は日によって変わるものだということが、じきにわかってきます。心理的な限界と、肉体的な限界は違うものだということにも気づくでしょう。心と体、どちらのエッジも思いやりながら柔軟に対応し、体調や精神状態に合わせてメニューを変えていってください。限界ぎりぎりにとどまって練習を重ねるうち、ついに体が解き放たれ、新しい地平がひらけて、エッジがもっと先にのびる瞬間が訪れます。そのときになれば身体のなかから自然と合図が出てきますので、それまで待ちましょう。ゲート前の闘牛さながら、はやる心でヨーガに取り組むのは、配慮の足りないやり方です。慌てず急がず、身体があなたの意志を受け入れてくれるまで待つようにしましょう。

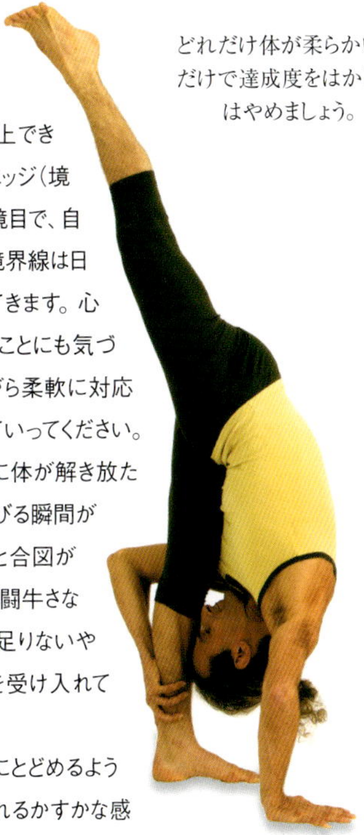

どれだけ体が柔らかいかだけで達成度をはかるのはやめましょう。

ヨーガを行なうときには、心を現在という時間にとどめるようにします。全神経を傾けて行に没入し、身体を流れるかすかな感覚にも意識を向けてください。行をおこなうということは、言うなれば自分の身体と会話することです。柔軟な心を持ち、敬意をはらいながら、身体の言うことに答えるようにしましょう。

ヨーガの実践

本書に載せた説明は、それぞれの体位を最大限にこなすためのものです。ただし、「完璧な」ポーズなどというものはないのだということを忘れないでください。体位を組む際には、各自が自分の健康を高めるのにちょうどよいやり方を見つければよいのです。人によって心身一如の境地に至るために必要なものは違いますし、日によっても、ときには分刻みで、必要なものが変わってくるのです。写真どおりの正確なポーズを再現できないからといって、気落ちすることはありません。本書ではほとんどの写真が、各体位を最大限こなした場合の(つまりもっとも難しい)姿勢を表しています。また、写真によって体の右側を使った体位もあれば、左側を使った体位もありますが、左右が非対称のポーズについては、体の両側でそれぞれ同じ行をおこなってください。どちらの側から始めるかは、皆さんの自由です。多くのポーズには「実践のヒント」という囲みをもうけ、ポーズに関するより詳しい情報がわかるように工夫しました。囲みには以下のような見出しがついています。

- **視点**：ポーズをとったとき、視線を固定するポイントです。
- **予備ポーズ**：そのポーズをこなすのに役立つ準備運動としてのポーズです。
- **逆ポーズ**：そのポーズとちょうど逆向きにつり合う効果を持つポーズです。
- **もっと易しく**：ポーズをとりやすくするための変更案です。
- **効果**：そのポーズの全体的な印象です。

呼吸法

ヨーガの神髄は、体位をどれだけマスターするかではなく、むしろその呼吸法にあります。逆に言えば、呼吸さえできれば、だれでもヨーガができるのです。自分の呼吸がどんなものか、隅々まで知り尽くしてください。一番の親友のことよりも、むしろ呼吸についてよく知ることが大切です。生きていくうえで、いつでもあなたのそばにいてくれるのは呼吸なのですから。呼吸をうまく行なえば、気分が安らぎ、気持ちが落ちつき、心が癒されます。呼吸法によって、ヨーガの体位に生き生きとした命が通います。本来の呼吸にふたたび出会うことで、身の内が洗われ、体が軽くなったような爽快感が得られます。逆に息を止めると、意識が鮮明でなくなり、緊張が生まれ、ヨガが心身にもたらしてくれる自由な流れが妨げられてしまいます。それぞれの体位をとりながら意識的な呼吸を行なうことで、たえず心が鋭敏に保たれ、惰性に陥ることなく、日々気持ちも新たにヨーガの鍛錬に励むことができるのです。さらに、体位と平行して意識的な呼吸を行なうと、心を現在という時間にとどめておくことにもなります。心のはたらきが抑制されれば、気が散ることも極端に少なくなり、ヨーガの神髄にたどりつくのもそれほど難しくはなくなります。ヨーガの神髄——つまり、心のはたらきを統御し、自分自身との失われた絆を取りもどすことができるのです。

意識的な呼吸ができるようになるにつれて、呼吸法が、体位を組むときの上達度をはかる格好の手段であることがわかってきます。いったん安定した呼吸ができるようになれば、アーサナの行も完成は間近です。アーサナを行なうあいだは、流れるような、なめらかな呼吸を続けるようにしてください。もし自然な息の流れが止まってしまい、乱れたり不意につまったりし、無理やりでないと呼吸できなくなったら、それは行がきつすぎるので緩めたほうがよいというサインです。アーサナを行なうときには、暖める呼吸法（322ページ）を体位のプログラムに組み入れてください。暖める呼吸法とは、体内の火をかきたて、全身を暖める呼吸のことです。暖める呼吸法では喉でかすかな音を立てますが、この安定した心地よい音によって心が一点に集中し、思考があちこちへと漂う心配がなくなります。

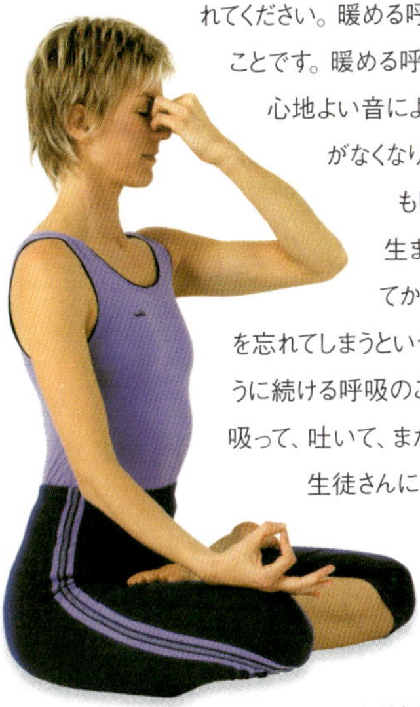

自分の呼吸に
愛情をこめて注意を払い、
隅々まで呼吸を
知るようにしましょう。

もし暖める呼吸法が難しかったり、かえって全身に緊張が生まれると感じるようであれば、通常の自然な呼吸に戻ってかまいません。呼吸が途中で止まってしまい、息を吐くのを忘れてしまうというときは、循環呼吸を行なってください。これは流れるように続ける呼吸のことで、途中息を止めることなく、ほとんど間をおかずに吸って、吐いて、また吸うという呼吸法です。ヨーガの教室では、私はよく生徒さんに、「息を止めないで」とくり返し注意を促します。息が止まるのは驚いたときの自然な反応で、まったく未知のヨーガの体位を組むと、つい息を止めてしまう生徒さんが多いからなのです。

ヨーガの実践においては、口を使った呼吸はほとんど行なわれません。鼻から息を吸い、吸った息を暖めてから肺に入れます。感じるままに呼吸するのが大切ですが、一般的に言うと、息を吸うのは体を開いたりほぐしたりしているときで、ポーズを解くときもこれに当たります。ほかにも、腕を上に伸ばすとき、背中の上部をねじるとき、体を後ろに反らせて胸を開くときなどは、息を吸うようにします。一方、ほとんどの人がそうだと思いますが、下方へと動くときは自然と息が漏れてきます。腕や脚を下げるとき、前に屈むとき、横に体を曲げるとき、腰をねじるときなどは、息を吐くようにします。

本書では、どれだけポーズを維持するかの目安として、呼吸の回数を記した体位もあります。ヨーガは非常に個人的な行法ですので、これはあくまでも目安にすぎません。ポーズをどれだけキープするかは、その日の体調によって、各自で決めていただいて結構です。

ヨーガを続けるには

ヨーガは、とにかく続けることが肝腎です。長時間の行法を不定期に行なうよりは、少しずつでも、継続して実践するほうが効果があります。無理なく始めるには週に一度というのが妥当でしょうが、毎週三度の行をおこなえば、体に目に見える変化が現れやすくなります。さらに、ヨーガの哲学に共鳴するところまで行けば、ヨーガの実践が、日々の暮らしの端々にまで行き渡るようになるかもしれません。

なかには、特定のポーズをこなすのがいかに「不可能」かを綿々と嘆き、ヨーガの実践をため息だらけにしてしまう人がいます。それでは、ヨーガを楽しむことなどできません。ため息をつく前に、じっくりと時間をかけて予備ポーズに取り組んでみましょう。できないポーズに対しては、反感をつのらせていくのが人間の性です。けれども、困難なポーズから逃げだす代わりに、下準備となるような体位を適切に選んで、体を思いやりながら、少しずつ限界点をのばしていくよう努力してみてください。ヨーガに限らず、何でも練習をくり返していれば、たとえ完璧にマスターすることはできなくても、着実に上達していくものです。これは人生において諸事万端に言えることですが、反復を怠っていては、能力を伸ばすことなど望めないのではないでしょうか。

どうかあきらめず、自信を持ってください。ヨーガはオリンピック級の運動競技や、プロテニスとは違います。ヨーガがすばらしいのは、歳をとるにつれて技がますます深まっていくことです。鍛錬を続けていると、数十年もの長きにわたって、心身がたえず浄化され、より良い方向へと進化していきます。日々の体調をつねに意識に置き、限界を超えないよう気を遣いさえすれば、怪我をする心配はありません。ポーズごとの自分のエッジ（限界点）を見つけ、エッジが先にのびるまで、根気よく待つようにしてください。いったん限界を超えてしまえば、そこからはどんどん力も、柔軟性も、さらには自信や集中力までもがのびていくはずです。さらに、ヨーガとは心の状態を指すものなのだということも忘れないでください。たゆみない努力によって心の平静を得る能力が高まれば、いつか自然と、ものを見通す智慧の力がそなわっていることに気づかされるでしょう。

無理をしすぎない

アーサナを行っていると、痛いような、それでいて気持ちの良いような感覚が体内を走ります。思いきりストレッチしたときのこのような感覚は、必ずしも悪いものではありませんが、かといって無理に体位を組もうとするのは避けてください。「効く感じ」というのは、体を限界ぎりぎりまで屈伸させながら、一種の気持ちの良さが伴っている感覚です。これに対し、本当に痛い場合はもっと刺すような激痛が走り、疼くような痛みばかりで、心地よさなどいっさいありません。ストレッチが効いているときは一種の「気持ちのよい痛み」を感じますが、本当の苦痛はつらいばかりで、かえって逆効果です。ポーズを組んでいるとき激しい苦痛を感じたら、それはゆっくり動かなかったせいで一気に限界を超えてしまったか、あるいは体が正しく整えられていなかったかでしょう。筋肉や関節に感じる苦痛は、怪我につながる場合があります。そのまま取りあわずに続けることは、絶対にしないでください。すぐにポーズを解いて、指導者に相談しましょう。

核となる真の自分に近づくための道を探すのが、ヨーガの役割です。ヨーガの目的は、痛みを増すことではなく、苦しみを取りのぞくことです。深刻な苦痛を感じたり、怪我をしたりするようなら、それはあなたが、純粋な本来の自分から遠ざかっているというしるしです。生きるのが前より楽しくなるどころか、苦しいだけという場合には、その行をおこなうべきではありません。

アーサナを易しくするには

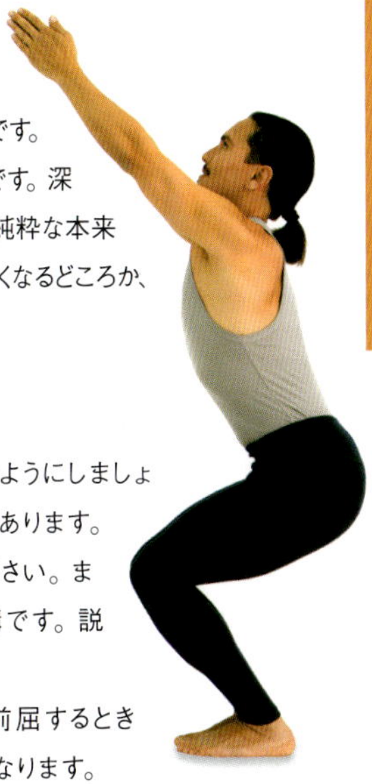

腕を上げ、上方を見ると、ポーズの難度が増します。

●自分の身体能力に一番合った、難しすぎない体位を選ぶようにしましょう。基礎的なポーズは、タイトル部分に▲のマークをつけてあります。

●体位ごとに載せた、準備体操となるポーズを行なってください。また、基本の体位だけを組み、後半の説明は無視しても結構です。説明は後半に行くに従って、難度が増すことが多くなります。

●腕を上げる体位でも、腕を下ろしたままにしておきます。前屈するときや、前屈した姿勢から立ちあがるときに、膝を曲げると楽になります。

●反復練習が成功の鍵だということを忘れないでください。

●体位と体位のあいだは、たっぷり休憩をとるようにしましょう。

●体はゆっくりと動かし、穏やかな呼吸を続けるようにします。肉体的に困難な姿勢になると、息を吐くのを忘れるという反応がよく起こります。息を止めることのないよう、循環呼吸を行なうか、暖める呼吸法を使い、一定の心地よい呼吸を保つようにしましょう。

●体位を維持する時間を短縮してもかまいません。一度に長時間維持できない場合には、何度かに分けて、流れるようにポーズを組み、解くという動作をくり返しましょう。この場合、呼吸のリズムに合わせて体を動かすようにします。

●体位を組むあいだは、体をこわばらせず、筋肉の緊張をほぐすようにしましょう。とくに、顔の筋肉をリラックスさせ、奥歯を噛みしめないようにし、目には穏やかな表情を浮かべるようにします。

アーサナを難しくするには

●ポーズを維持するのに必要な筋肉だけでなく、全身の筋肉を使うようにしましょう。

●肩、膝、手首、足首の周辺の筋肉を、こわばらせることなく、適度に引きしめるよう努めてください。下腹部の筋肉を引きしめ、腹部の締めつけ（338ページ）を行なってみましょう。会陰部の締めつけ（340ページ）や、しかるべき場合には喉の締めつけ（340ページ）も取り入れてみてください。

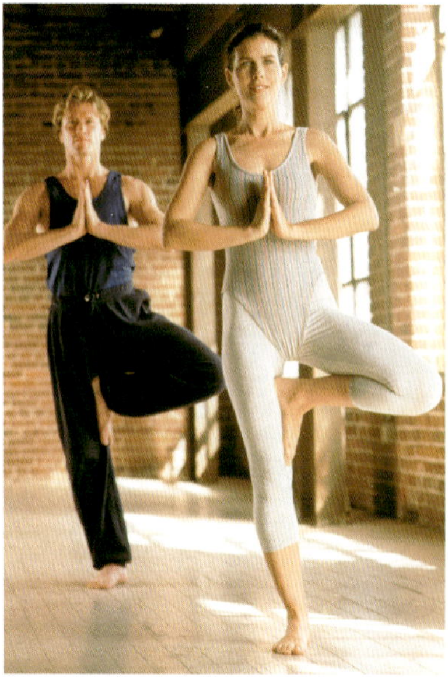
あらゆるポーズで全身の筋肉を使うと、難度が増します。

●無理をしすぎないよう注意しながら、ポーズの難度が最大になるよう、指示のすべてに従ってみましょう。全身の隅々まで意識を行きわたらせます。頭のてっぺんからつま先まで、体の各所に意識を持っていき、そこに意識をとどめてください。全神経を集中して行に取り組み、わずかな身体の感覚も逃さないようにします。

●一つの体位から次の体位に移るときに、呼吸1つか2つ分の短い時間で、流れるような動作を作りだしましょう。行をおこなうあいだ、絶えず暖める呼吸法（322ページ）で呼吸をします。難度の高い体位にも挑戦してみてください。ただし、限度を超えたストレッチをしたり、自分の限界を上回る体位を行なったりしないよう気をつけましょう。

ヨーガを始める前に

●動きやすい服を着て、暖かい場所で行なってください。裸足になると、足を動かしやすくなります。ヨーガ専用にデザインされたすべりにくいマットを使用するのも、よい方法です。マットを広げただけで、どこにでもある部屋が、たちまちヨーガの道場に様変わりします。

●ヨーガは空腹で行なうのがベストです。しっかり食事をとった場合は、4時間おいてから行を始めてください。フルーツなどを少しつまんだ程度でも、1時間は時間をおきます。水分補給はヨーガの最中ではなく、始める前にしておきましょう。

●初めてヨーガに取り組むときは、どれくらいの時間を実習に割けるか、あらかじめ決めておきます。ただし、途中で挫折するのが目に見えるような無理な計画は立てないようにします。ヨーガとは、本来の自分を再び見出すまでの道のりです。一度に少しずつ、何度も行なうことが、一番のヨーガ実践法なのです。身体に効果が表れるためには、たとえ練習時間が短くても、定期的な練習を行なうことが大切です。2時間のヨーガ教室に週1回通うよりも、15分の練習を毎日続けるほうが、人生がゆたかになるような実感を得られるでしょう。ヨーガ教室に通うなら、週に3回は通ってください。そうすれば、きっと身体がひらいてくるのを感じ、全身に生気がよみがえるのを実感するはずです。

●日々の暮らしのなかで工夫して行なえるちょっとしたヨーガ、「小ヨーガ」の効果をあなどってはいけません。オフィスで椅子に座っているとき、背もたれを使って背中を後ろに反らせてみる。バス停での待ち時間に、じっと立ったまま動かない山のポーズ(46ページ)を行なう。交通渋滞に捕まったら、息をふだんより長く吐くようにする。ストレスを感じたら、一度だけ長く息を吐きながら、顔の皮膚の緊張を和らげる。飛行機のフライト中に、足首を回す体操を行なう。頻繁に電話がかかってくるときは、その合間に目を閉じて、しばし静かな瞑想の時間を味わう——などです。「少しずつ何度もくり返す」ことが、精神的にも心理的にも一番よいのだということを忘れないでください。本当の自分との絆を取りもどすためには、その目的を継続的に思いだすことが何より大切なのです。こつこつと続けていれば、やがてそれが習慣になり、ライフスタイルになり、ついには自分の一部になっていくでしょう。

●ハタ・ヨーガの実践中は、そのとき自分がいる場所に心をとどめるようにしましょう。整理整頓された部屋で、外部の刺激に対しては心のドアを閉ざして行ないます。ほとんどの人はどこか別天地にいるつもりになって行を始めますが、それではヨーガの実践に、現実を拒絶する気分が入りこんでしまいます。頭では実際とは違う場所にいることにしようと思っていても、体がそれにつ

妊娠している女性は、
妊婦向けの特別ヨーガ教室に
参加することもできます。

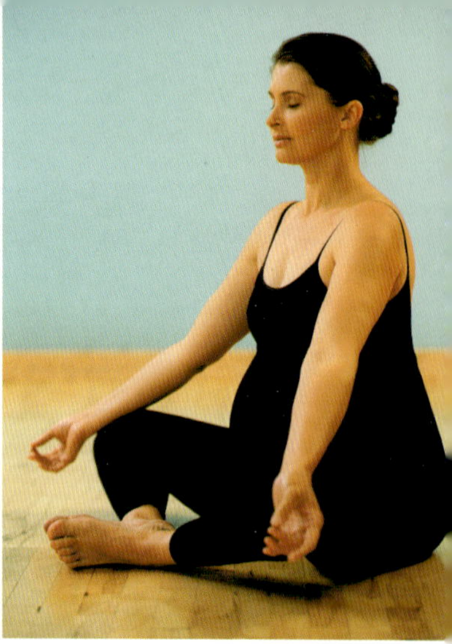

いていかないのです。そのような態度で臨むと、行があまり楽しく感じられず、続けていくのが困難になります。ついには、ヨーガの本当の喜びを知らずに終わってしまうことにもなりかねません。将来を念頭におくのではなく、いまこの瞬間のために行をおこなってください。歯を食いしばって努力する代わりに、いままさに自分が享受している、ヨーガという贈り物を楽しみましょう。ハタ・ヨーガは身体を中心に据えたヨーガです。肉体で感じる喜びを味わい、存分に楽しんでください。

練習メニューを作る

● 以下の分類に入る行を一つずつ選んで、バランスのとれたメニューを作るようにします。——体をほぐす体操（ここで呼吸への意識を高めておきます）。立位のポーズ。脇を伸ばすポーズ。前屈。後屈。ねじるポーズ。腹部を強化するポーズ。バランス。逆転のポーズ。もう一度、前屈。そしてつねに、締めはリラクゼーションです。さらにプラーナーヤーマ（呼吸法）と瞑想を行なうと、ヨーガの実践を理想的に終えることができます。

● もし時間がないようなら、多くの体位を駆け足でこなすよりは、二、三のポーズを、じっくり意識を行きわたらせながら行なってください。ポーズのなかで新たに見つけた発見を受け入れられるよう、ひらかれた心で臨みましょう。子どものような好奇心こそ、人生のまたとない宝なのです。

特別な体調の方は

● 月経期には、逆転のポーズ、強いねじり、後屈は行なわないほうがよいでしょう。軽いメニューが望ましいと言えます。たとえば、支えてもらいながらの前屈や、本書でストレスを取りのぞくヨーガとして紹介した、気力回復のための体位（354ページ）などです。

● 妊娠中の女性がヨーガを体験すると、すばらしかったと皆さんが口をそろえます。けれども、妊娠3か月までの初期の方は、ヨーガを始めるのは控えたほうが無難でしょう。ほかにも、体調に問題を抱えている方は、癒しとしてのヨーガ（358ページ）の項目を参照してみてください。個人メニューを考える際に専門家の助けが欲しいときは、熟練のヨーガ指導者か、ヨーガ・セラピストに相談しましょう。

私にとってのヨーガ

私は1989年にヨーガを始め、これまでにヨーガに関する本を三冊上梓しました。インドのシヴァーナンダ・ヴェーダーンタ・センターとオーストラリアのシドニー・ヨーガ・センターから、ヨーガ指導者の資格を得ています。私個人について、また私のヨーガ教室について詳しく知りたい方は、シドニーに私が創立したヨーガと健康を考えるセンター、《ライフ・ソース》のウェブサイトを訪ねてみてください（www.life-source.com.au）。

ヨーガが私の人生に与えてくれた恩恵は数知れません。目には見えない、効きめをはかりにくい形での恩恵もありますが、わかりやすい形での恩恵もあります。個人的にもっとも顕著に効果が現れたと思えるのは、ヨーガの体位をくり返すなかで、体を動かし、伸ばし、ほぐす動作をくり返したことによって、年齢や病による体の衰えが緩和されたことです。また、私は自然療法士とカウンセラーの資格も持っていますので、それもあってぜひ実現したいと思い、取り組んでいる試みもあります。呼吸器疾患、痛み、神経障害、その他の身体的な制約を抱える人への治療法として、ヨーガを利用できないかというのがそれです。

もうすでにおわかりでしょうが、ヨーガは体をねじ曲げて、昔の船乗りが作ったロープの結び目のような体勢を作る能力などより、ずっとゆたかなものです。ヨーガの体位は、かすかに身体を流れる生命エネルギーを増幅してくれると私は考えています。身体を自由に操れるようになれば、心が自由になってきます。身体の柔軟性が柔軟な精神を導き、やがてはそこから人生に安らぎが生まれてくるのです。堅固にそびえる樫の大木が風に倒れて枯れ、反対に風に逆らわず枝をしならせる柳の幼木が、永く生きつづけるというのと同じ理屈です。心身を安らいで生きていると、人生で避けがたく訪れてくる困難にも、悩むことなく対処できるようになります。人生の縮図――それが私の目に映るヨーガの姿であり、私の教えるヨーガなのです。

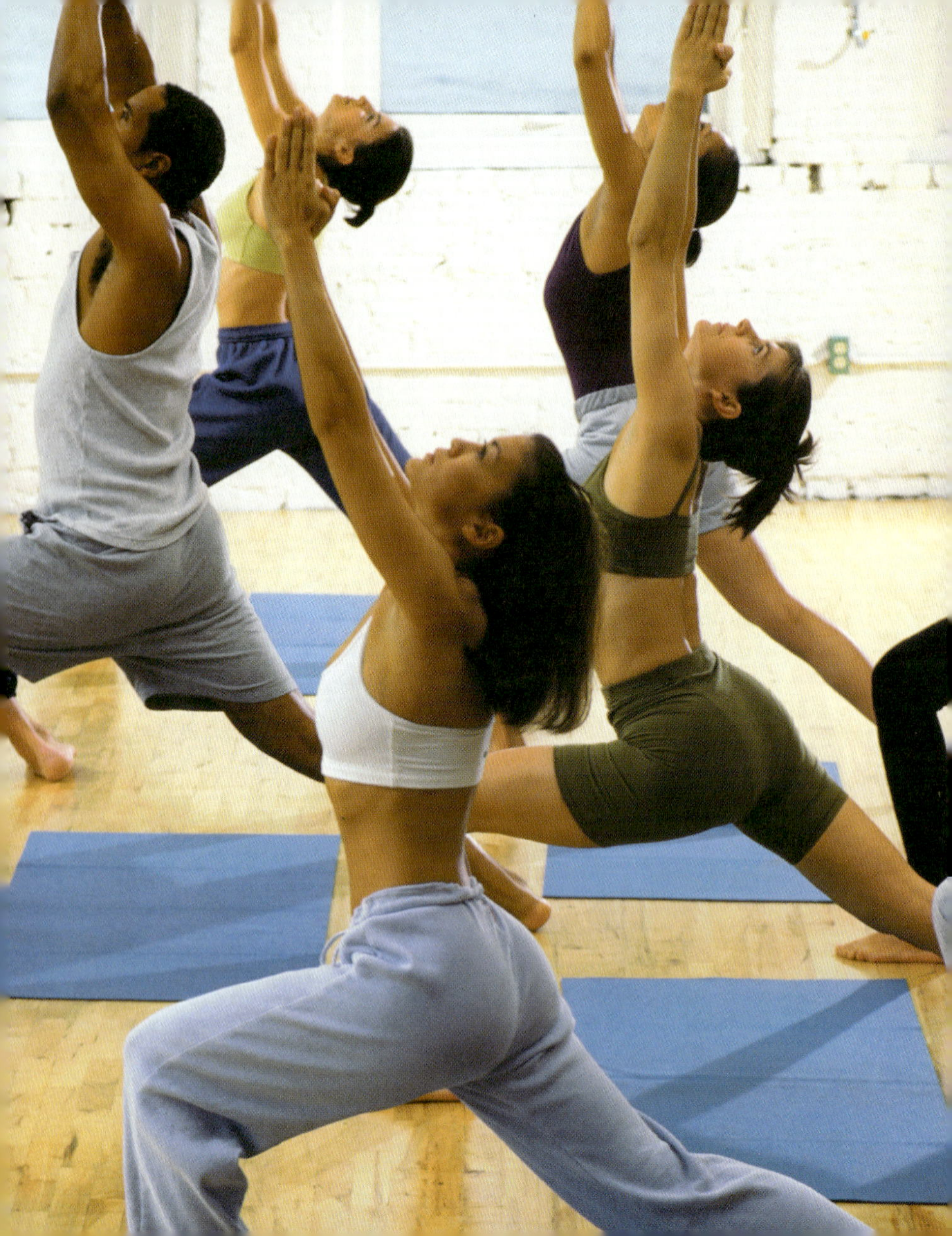

Part 2

ヨーガの実践

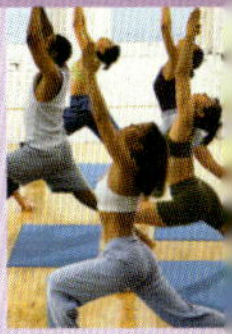

はじめに

ヨーガを実践すると、自分の身体が陥っている習慣的な停滞状態に気づかされます。実践を続けるなかで、やがては、崩れた姿勢を本来の状態に戻す方法もわかってきます。バランスのとれた練習を行なえば、弱かった部位が強くなり、硬かった部位が柔らかくなってくるでしょう。全身の活力や生命力が増すのに加えて、心身の凝りがほぐれるにつれ、簡単にリラックスした状態に移行できるようになります。ヨーガの実践によって、体内の機能が調整され、身体が柔軟になり、スタミナがつき、精神の落ちつきが得られます。また、思考が明晰になり、集中力が増すうえ、全身を健やかに保つことができるようになります。ヨーガは人生をゆたかにする、万能の健康法なのです。

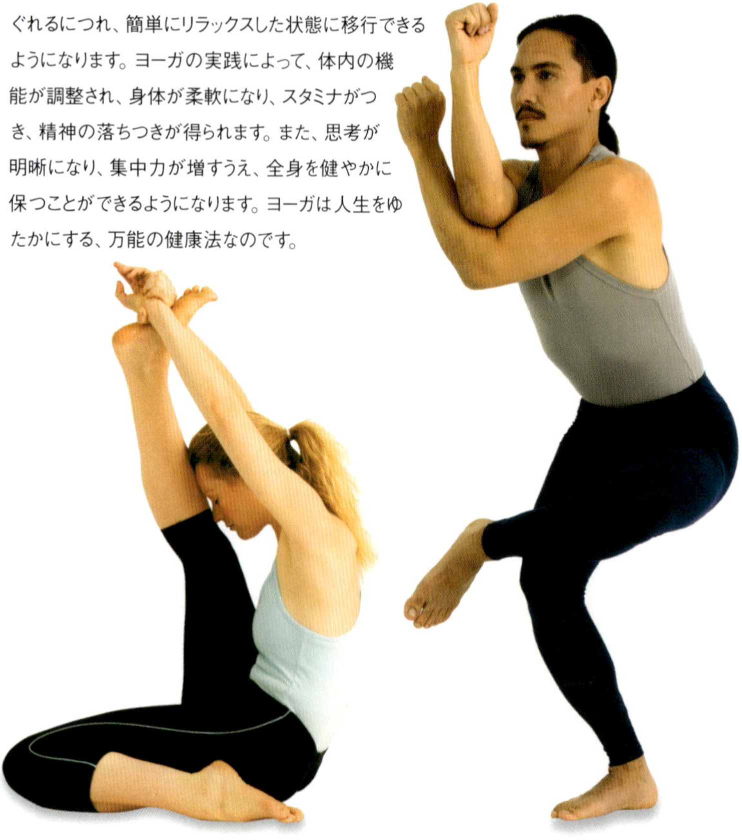

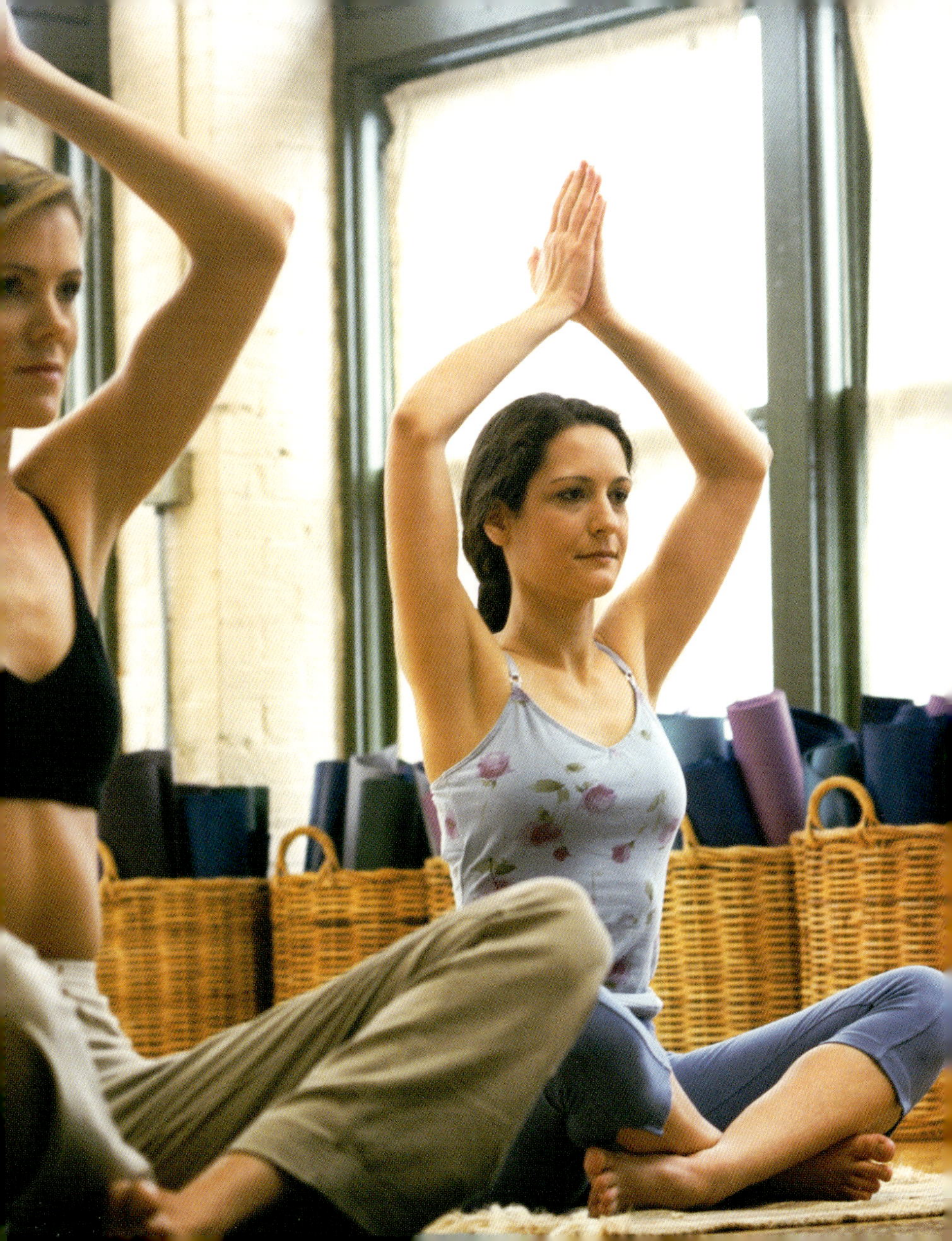

準備運動

人間の体は本来、動くために作られています。ところが、一つところに座りがちな生活を送っているために、私たちの多くは、身体を活発に動かすことで得られるしなやかさを忘れてしまっています。ここではヨーガの練習を始めるにあたって、体位を長時間保てるよう、体をウォームアップするのに役立つ準備運動を紹介します。体を温めるのと同時に、ふだん意識しないような体の各部分を意識するよう努めてください。

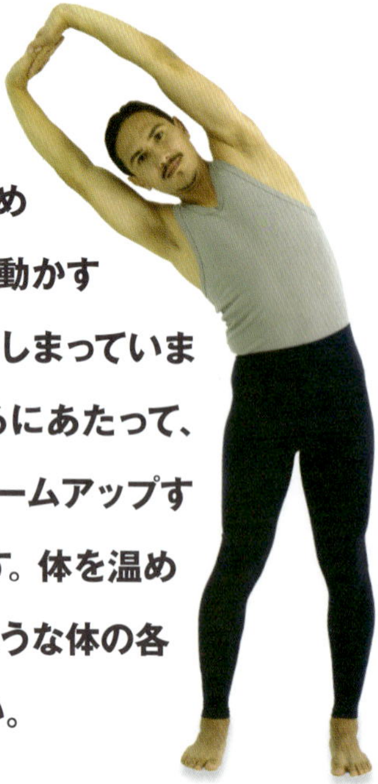

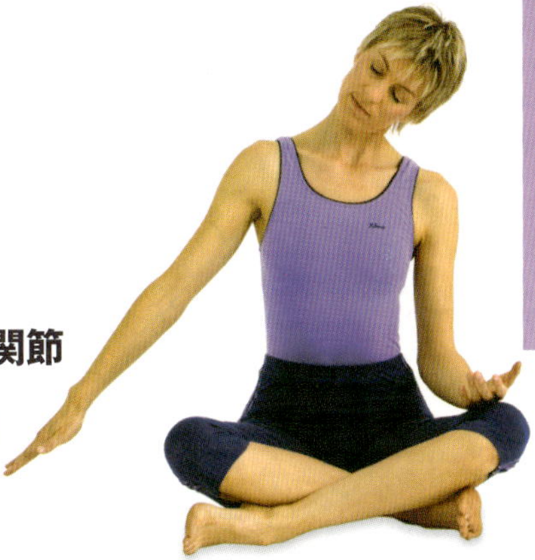

この準備運動を行なうと、関節をさまざまに動かすことで、周りにある腱や靭帯《じんたい》が鍛えられます。さらに、関節の周囲や内部を流れる体液の循環が促進されます。より多くの酸素や養分、プラーナ（気）が全身をめぐるため、健康な体になり、関節や軟骨が劣化を免れます。体内のプラーナの流れを阻む弊害はどんな些細なものでも取りのぞいてくれる、効果絶大の準備運動です。

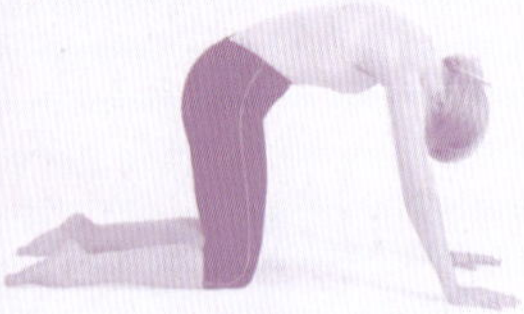

猫のポーズ

ビダーラ・アーサナ　このポーズは、一見ごく簡単に思えるかもしれません。けれども、これは背骨を柔らかくするため、脊椎の関節の合間を一つ一つ意識していくという、集中力と意識力の高まる大切なポーズです。呼吸に合わせて体を動かしますので、安定した呼吸のリズムを作るのにも役立ちます。

1 四つんばいになり、息を吸いながら尾骨と頭を持ちあげ、背中を弓なりに反らします。骨格の構造から、腰を落とすのは簡単にできますが、背中の上部を弓なりにするのは難しいかもしれません。その場合、一番楽な姿勢に落ちつくのではなく、現在の状態に意識を向けながら、腰のカーブをゆっくり胸部へと動かしてみましょう。背骨の両脇の筋肉をすべて使いますが、

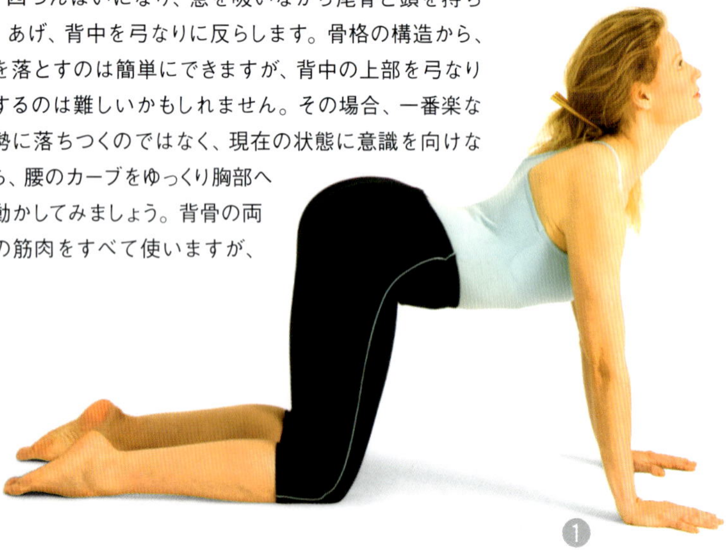
1

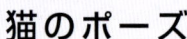

とりわけ胸骨を前方に押し出すとき、背中の中ほどと上部の筋肉が活発に動くのを感じてください。肩を落とさず、肘はできるだけ伸ばします。顔を天に向けるときは、首の後ろを柔らかくしならせましょう。卵を挟んでいても割れないくらいにします。

2 息を吐きながら、背中を丸めます。肩胛骨を大きく開いて、硬く締まった背中の上部と首の筋肉を緩めましょう。背中の上部を丸めるのは、それが本来の形ですので、とても簡単です。この形をとるときには、腰の部分の椎骨を天に向かって押しあげるようにします。尾骨はなるべく内側にたくしこみ、あごは喉に押しつけます。両手で床を押しながら、背を山なりにするほど背中の皮膚がつっぱるのを感じてください。

3 落ちついた流れるような動きで、息を吐くあいだは背中を丸め、息を吸うあいだは弓なりに反らすようにします。いったん感覚がつかめたら、背中を曲げる動作の始まりと終わりが、息を出しきったり吸いきったりするのとまったく同時になるよう、タイミングを合わせてみましょう。

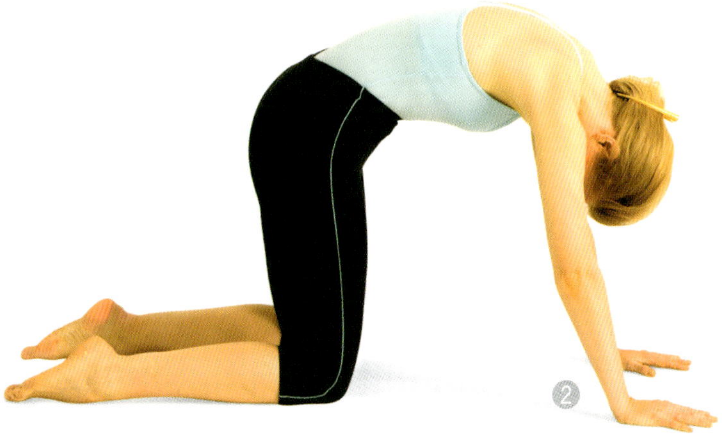

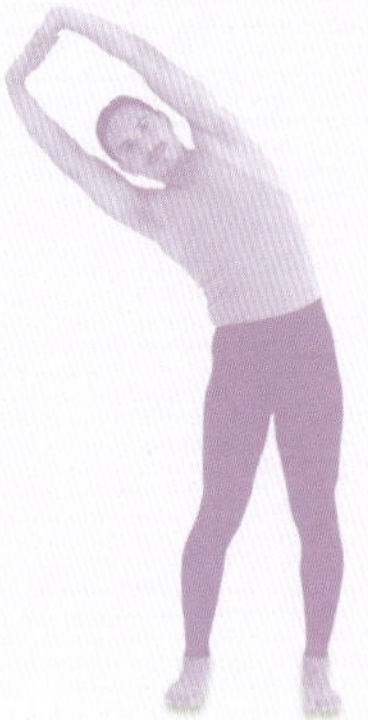

太陽のシークエンス

スーリヤ・アーサナ　猫のポーズ(32ページ)で脊椎の関節をほぐしたら、今度はひねる動きも加えながら、身体の側面の関節を伸ばします。名前が示すように、太陽に挨拶するつもりで、朝起きて一番に行なうと気持ちのよい柔軟体操です。

1 腰幅よりやや広く足を開き、つま先をまっすぐ前に向けて立ちます。息を吸い、手のひらを互いに向きあわせたまま、腕を前から頭上に伸ばします。そのまま何度か呼吸をし、背骨をまっすぐ伸ばしてください。尾骨は内側にたくしこみ、下腹部は背骨に近づける要領で引っこめます。次に肩の筋肉を使って、息を吸うたびに腕を後ろに反らし、息を吐くたびに腕を垂直に戻してください。肩は意識的に柔らかく保ち、息を吸うときは、胸に位置する心臓のチャクラを持ちあげるようにします。

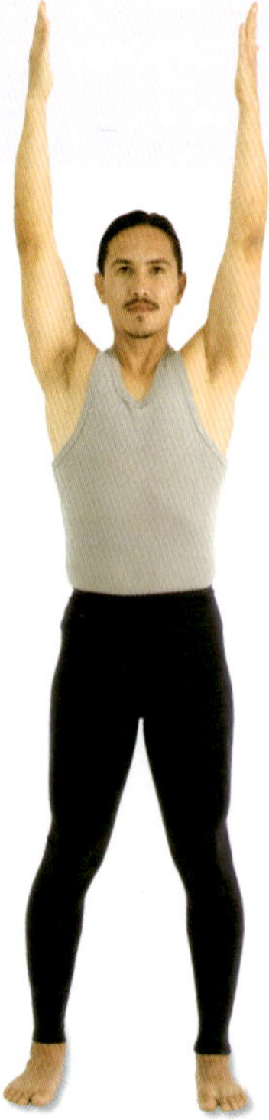
1

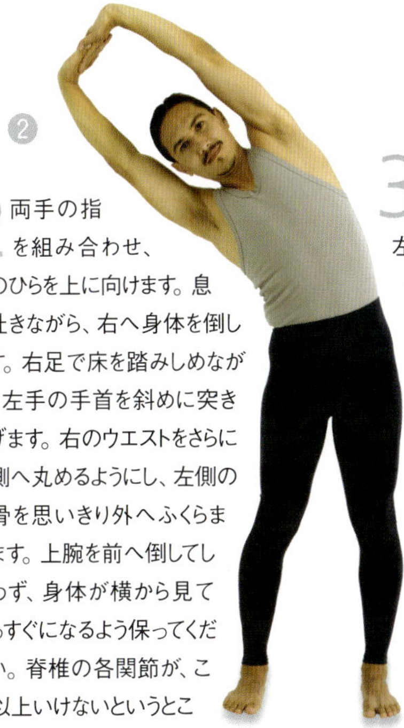

2 両手の指を組み合わせ、手のひらを上に向けます。息を吐きながら、右へ身体を倒します。右足で床を踏みしめながら、左手の手首を斜めに突きあげます。右のウエストをさらに内側へ丸めるようにし、左側の肋骨を思いきり外へふくらませます。上腕を前へ倒してしまわず、身体が横から見てまっすぐになるよう保ってください。脊椎の各関節が、これ以上いけないというところまで横向きに曲がるのを感じましょう。息を吸いながら垂直方向に身体を戻し、今度は息を吐きながら、左へ倒します。腰の位置は、つねに足の上にあるよう中心に置くか、または身体を倒すのと反対側へ動かすか、意識してどちらかを選びます。息を吐きながら身体を横へ倒し、吸いながら戻すという動作を何度か続けます。左右とも最後の1回は、両脚に力を入れたまま上体を倒した姿勢で静止し、2〜3度呼吸します。

3 垂直の姿勢から、息を吐きながら右へ身体をひねり、後ろをふり返ります。左手の手首を突きあげてください。ただし、左右の腰は水平に保ち、正面に向けておきます。右側の腰を前へ押しだすようにすると、胴により激しいねじりが加わります。左脚は内股にならないよう注意し、つま先をつねに前へ向けておきます。余裕があれば、尾骨を内側にたくしこみ、腰の張りが変わるのを感じとってみましょう。息を吸いながらふたたび前を向き、今度は息を吐きながら反対側へひねります。左右両側へ5回から10回ほどひねったら、最後にそれぞれ1回ずつ、ひねった姿勢のまま長く静止します。両脚でしっかり支えながら、背骨の基部から上向きに、ひねる力を強く加えてください。

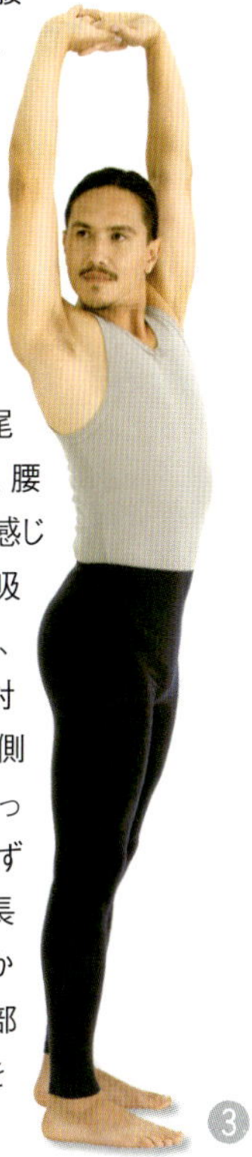

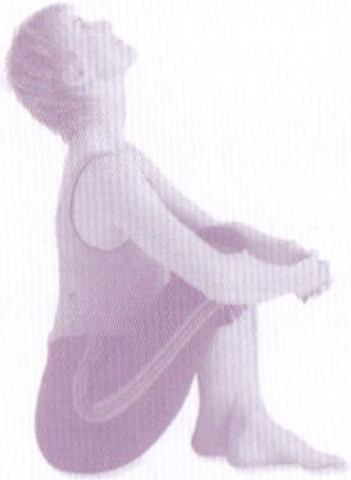

首をほぐす体操

首は緊張が溜まりやすい部位です。ここで紹介する首の柔軟体操は、凝りや張りを緩和するほかに、頭立ちのポーズ（296ページ）、肩立ちのポーズ（286ページ）、鋤《すき》のポーズ（292ページ）、またそれらのバリエーションの後に行なうと、非常に効果的です。

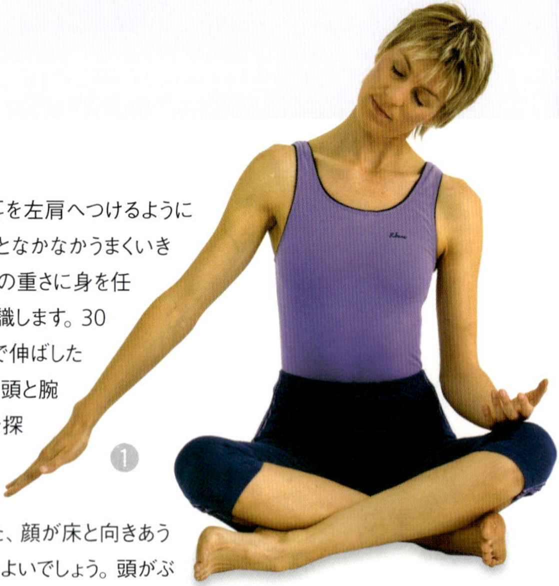

1 背筋を伸ばして座り、左耳を左肩へつけるようにします。頭を倒そうとするとなかなかうまくいきませんので、この姿勢のまま頭の重さに身を任せ、首の右側を伸ばすように意識します。30秒ほどたったら、右腕を指先まで伸ばしたまま、身体から離していきます。頭と腕が一番「効く」感じのする箇所を探ってみましょう。人によっては、右腕を少し前方に動かすほうが効くかもしれません。また、顔が床と向きあうよう、少しうつむき加減にしてもよいでしょう。頭がぶら下がっている感覚を保つようにします。少ししたら、頭を倒したまま、横から前へと移動させます。そのまま、しばらく首を前へ落としておきます。頭を上げるときは、あごから上げるのではなく、息を吸いながら、頭の後ろを持ちあげるようにして元の位置に戻してください。首の反対側でも同様に行ないます。

2 体育座りをします。まず、あごを喉につけ、頭の後ろを上方へ持ちあげますⒶ。同時に肩を落としながら、首の後ろの皮膚が伸びるのを感じてください。あごを下方へ伸ばすようにして、首をさらに内側へと丸めていきます。心は、つねに現在の状態にとどめておいてください。意識を首に向けながら、できるところまで首を内側に曲げていきます。ちょうど猫のポーズ（32ページ）と同じことを、背中の代わりに首を使ってやると思えばよいでしょう。今度は最初の体勢に戻り、首が弓形に反るのを思い浮かべながら、あごを引いて首を後ろへ倒しますⒷ。この首をほぐす体操は、うつむいた犬のポーズ（162ページ）で、四つんばいのまま行なうこともできます。また、立位や座位の前屈（66、74、108、122、133、146各ページ）と合わせて行なってもよいでしょう。

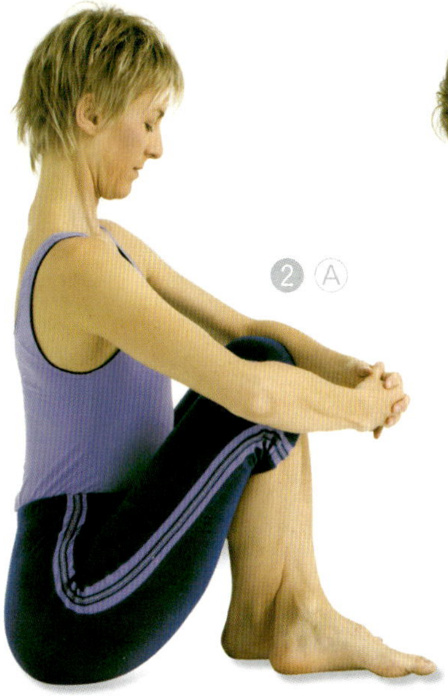

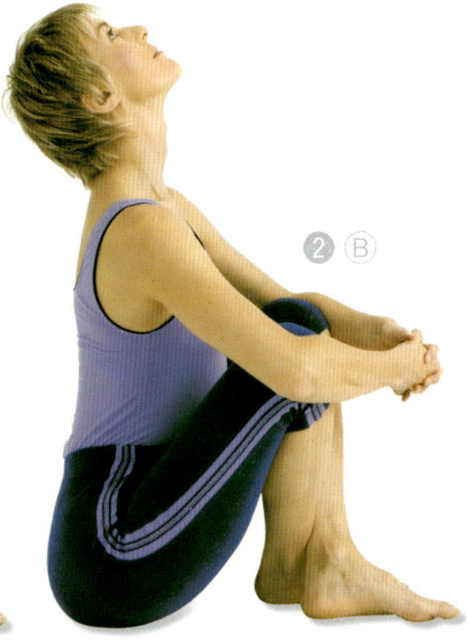

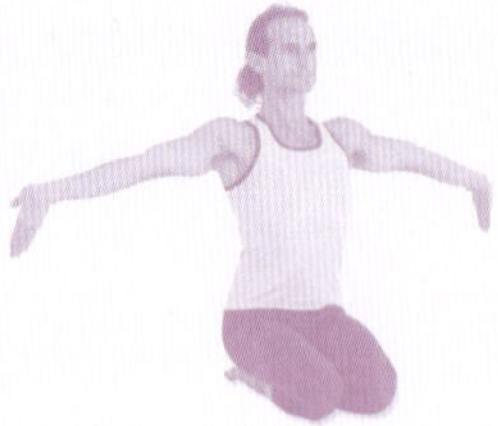

手首と前腕をほぐす体操

うつむいた犬のポーズ（162ページ）や腕のバランスで静止しようとすると、手首が弱点になることがよくあります。重いものを腕で支えたり、長時間キーボードを打ったりしたときは、この体操を、緊張した部位をほぐすための逆ポーズとして活用し、腕や手首の張りを和らげてください。

1 膝をついて四つんばいになり、指先を膝に向け、手首の内側を外に向けて手をつきます。手のひらはしっかり床につけたまま、上体を後ろに引っぱり、前腕の内側を伸ばします。そのまま静止し、呼吸します。いったん力を抜き、今度は手を裏返して、指先は膝に向けたまま、手の甲を床につけます。もう一度上体を後ろに引っぱり、前腕の外側を伸ばします。この部分は、前腕をほぐす前屈（70ページ）と似ています。

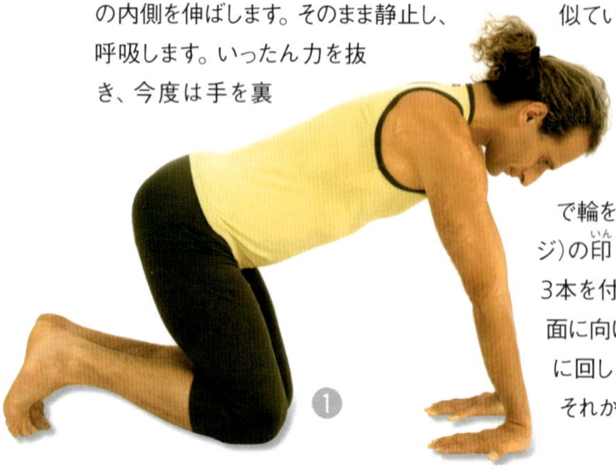

2 座った姿勢または立った姿勢で、両腕を左右に広げます。親指と人差し指で輪を作り、チン・ムドラー（334ページ）の印《いん》を結びます。さらに、残りの指3本を付け根から折りまげ、指先を地面に向けます。次に、肩を徐々に内側に回し、手のひらと指をまず後方へ、それから上方へと向けていきます（こ

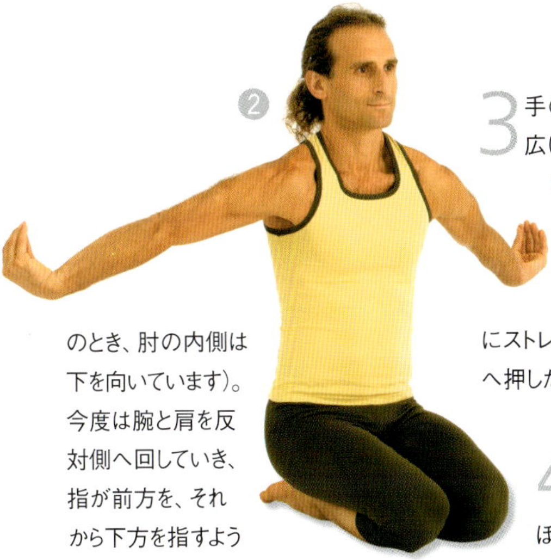

②

のとき、肘の内側は下を向いています)。今度は腕と肩を反対側へ回していき、指が前方を、それから下方を指すようにします(肘の内側は上を向いています)。途中何度か静止して呼吸してもいいですし、あるいは、すべての動きを切れ目なくゆっくり行なってもかまいません。

3 手のひらを上にして、両腕を左右に広げます。指先が下を向くよう手首を折り、脇腹に届かせるようなつもりで、指をできるだけ身体のほうへ反らせます。手首は外側へ突きだし、胸を張ります。さらにストレッチを効かせたいときは、肩を前へ押しだしてください。

4 次に、指先が上を向くよう手首を回し、指をできるだけ耳のほうへ反らします。手首は外に突きだします。そのまま静止し、呼吸します。このとき、肩が上がらないようにしながら、肩を内側や外側に回し、一番ストレッチが効くと感じる場所を探してください。

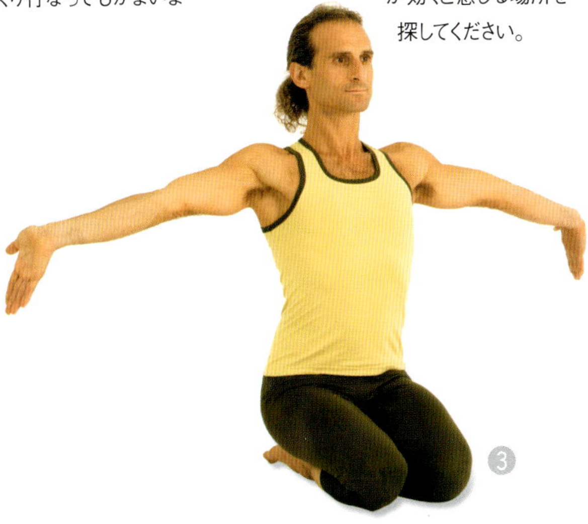

③

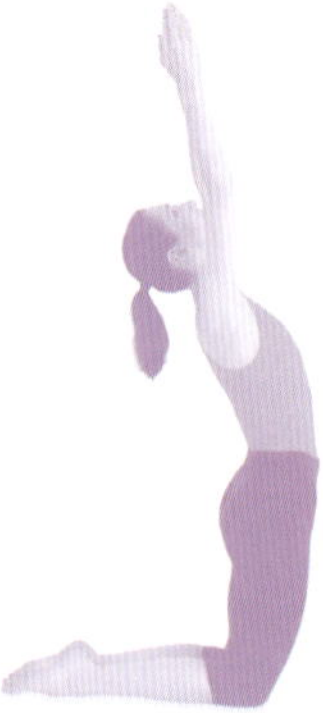

太陽礼拝　A

スーリヤ・ナマスカーラ A　練習を積むと、一連の動作を優美に、なめらかにつなげられるようになります。暖める呼吸法（322ページ）を使って、息を吸いながら、または吐きながら、それぞれの動作を行ないます。

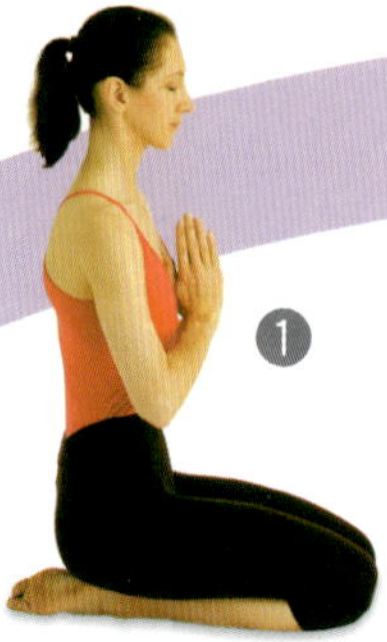

吸

❶

金剛座の祈りのポーズ：
精神集中し、
意識を呼吸に向けます。

吐く

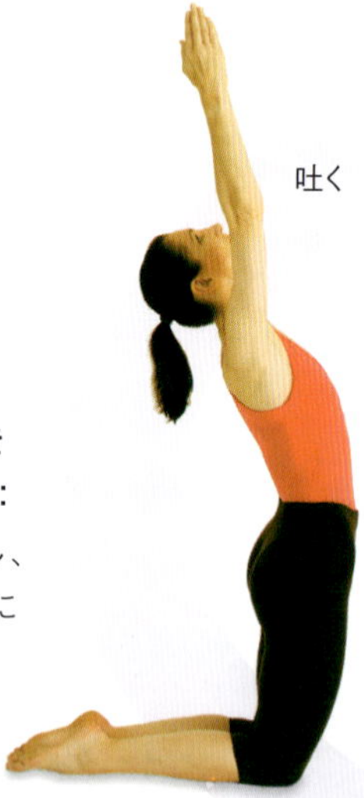

❽

膝をつけ背中を反らせるポーズ：
腿を前へ押しだし、
上体を腰から上に
伸ばします。

吸う

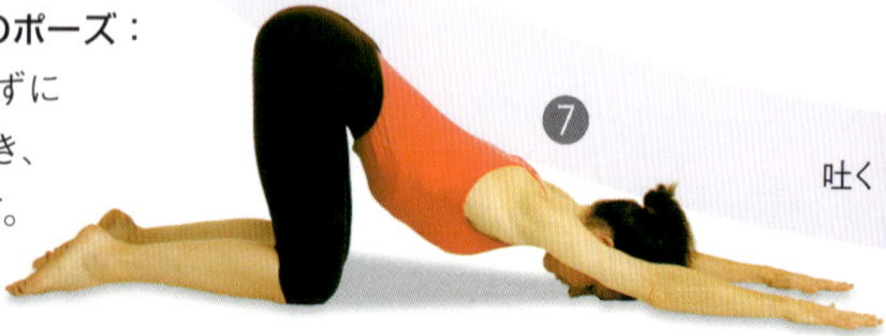

❼

吐く

腕を伸ばした子どものポーズ：
手の位置は変えずに
腰を後ろへ引き、
尾骨を突きだします。

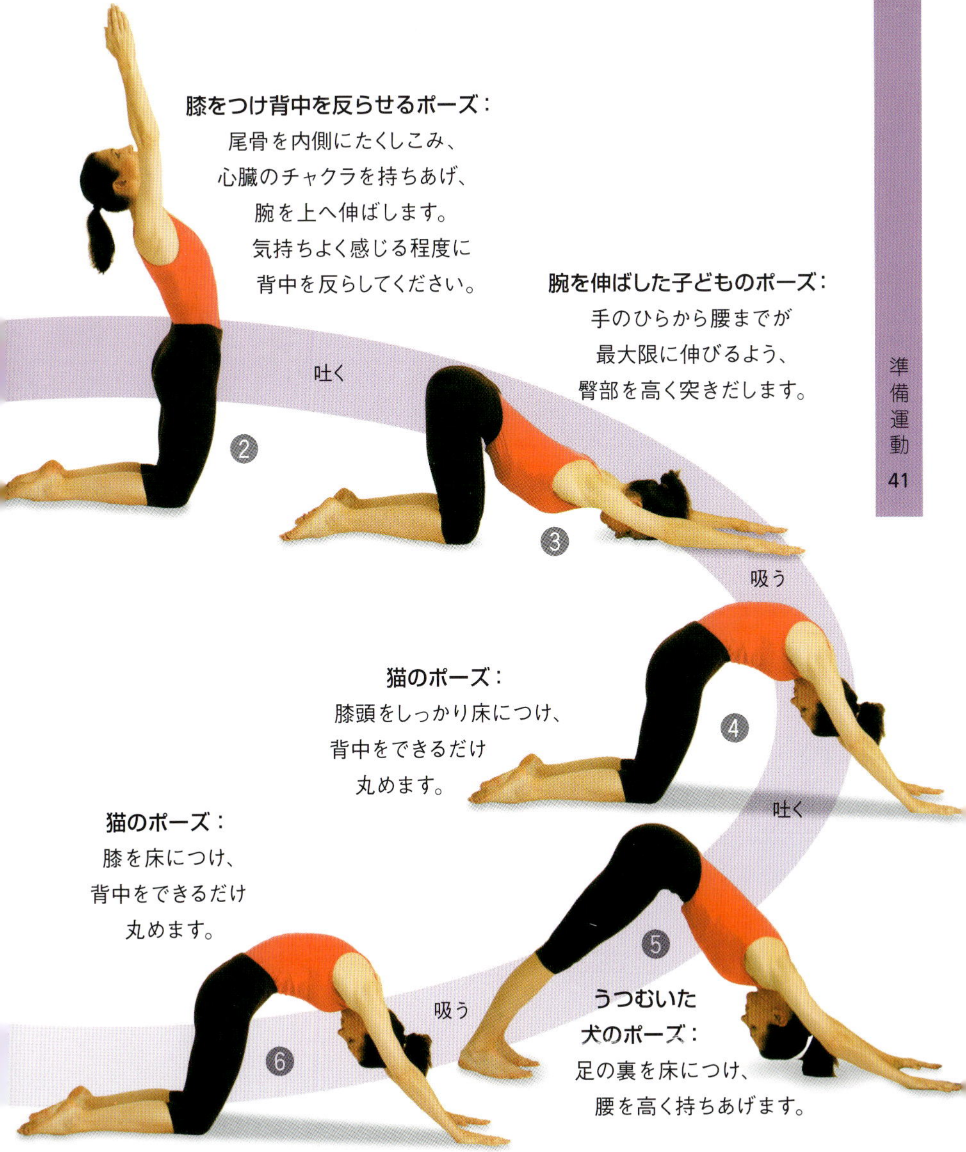

膝をつけ背中を反らせるポーズ：
尾骨を内側にたくしこみ、
心臓のチャクラを持ちあげ、
腕を上へ伸ばします。
気持ちよく感じる程度に
背中を反らしてください。

腕を伸ばした子どものポーズ：
手のひらから腰までが
最大限に伸びるよう、
臀部を高く突きだします。

猫のポーズ：
膝頭をしっかり床につけ、
背中をできるだけ
丸めます。

**うつむいた
犬のポーズ：**
足の裏を床につけ、
腰を高く持ちあげます。

猫のポーズ：
膝を床につけ、
背中をできるだけ
丸めます。

太陽礼拝　B

スーリヤ・ナマスカーラ B　それぞれの動作が楽にできるようになると、このシークエンスは流れるようなダンスになります。

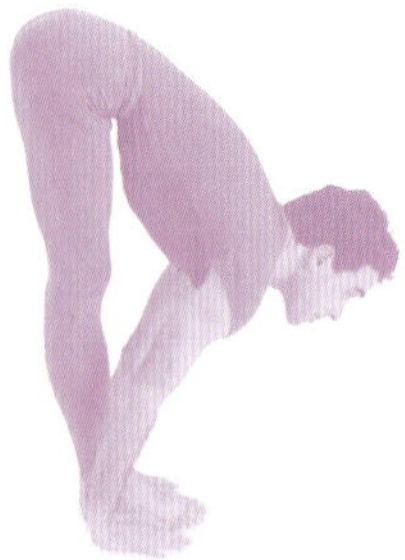

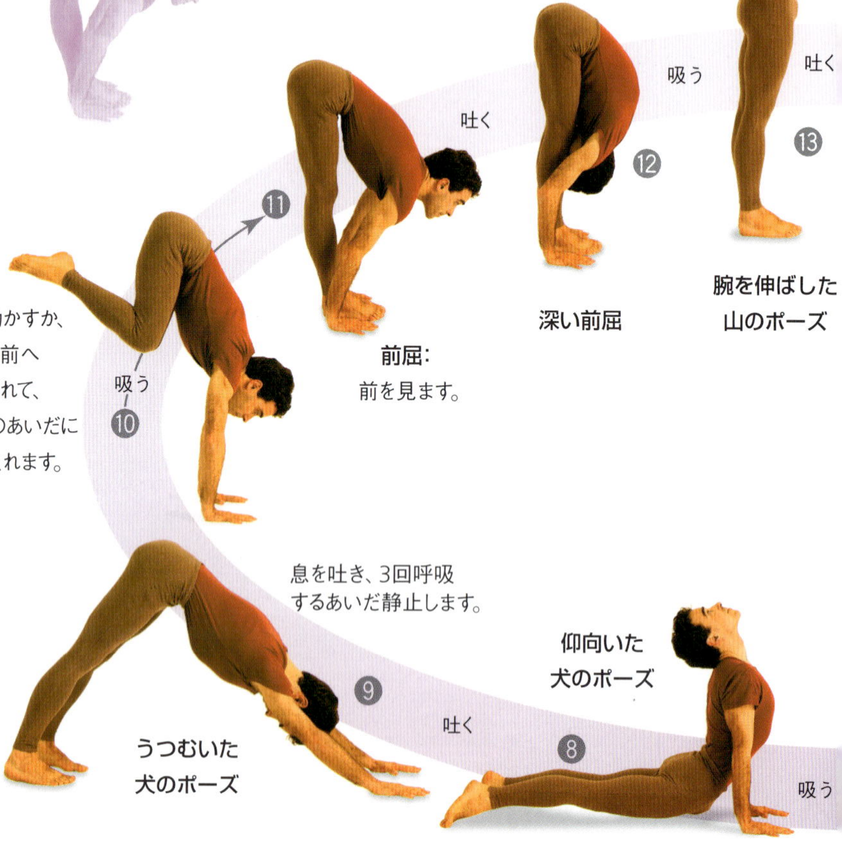

吸う

8 仰向いた犬のポーズ

吐く

9 うつむいた犬のポーズ

息を吐き、3回呼吸するあいだ静止します。

吸う

10 脚を動かすか、または前へ蹴りいれて、両手のあいだに足を入れます。

11 前屈:
前を見ます。

吐く

12 深い前屈

吸う

13 腕を伸ばした山のポーズ

吐く

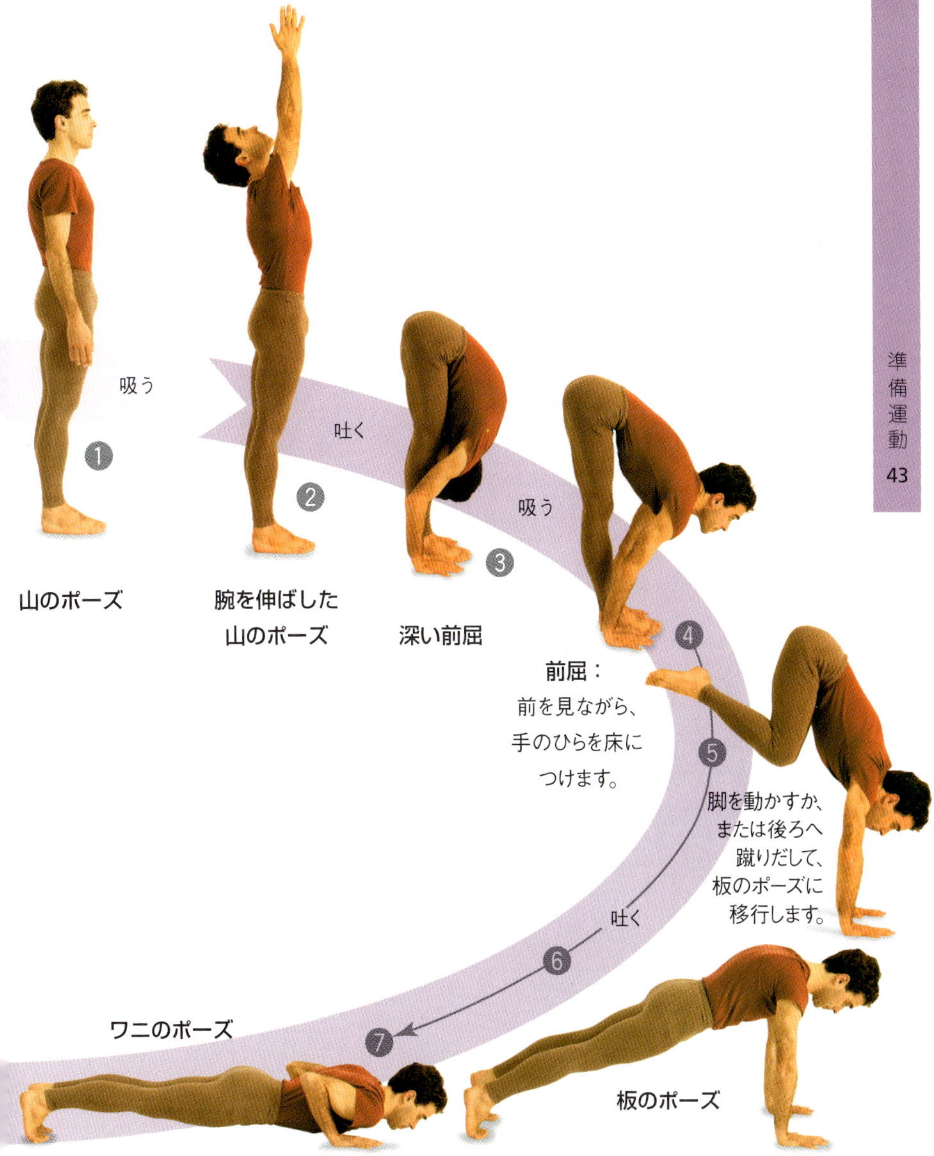
1
山のポーズ
吸う
2
腕を伸ばした
山のポーズ
吐く
3
深い前屈
吸う
4
前屈：
前を見ながら、
手のひらを床に
つけます。
5
脚を動かすか、
または後ろへ
蹴りだして、
板のポーズに
移行します。
吐く
6
板のポーズ
7
ワニのポーズ

立位のポーズ

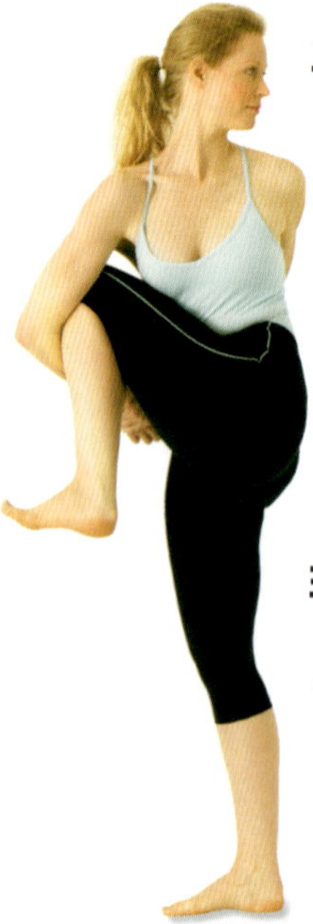

立って行なう体位には、ほかのポーズの要素がすべて含まれています。前屈や後屈、横向きの屈曲もあれば、ねじりやバランス、上下逆さまの姿勢もあります。全身を伸ばした体勢で行ないますので、大きな筋肉を使います。また、ヨーガの練習の冒頭に身体を温めたり、スタミナを増強するのに役立ちます。立位のポーズをとるには、身体のあらゆる部位を使うことになります。

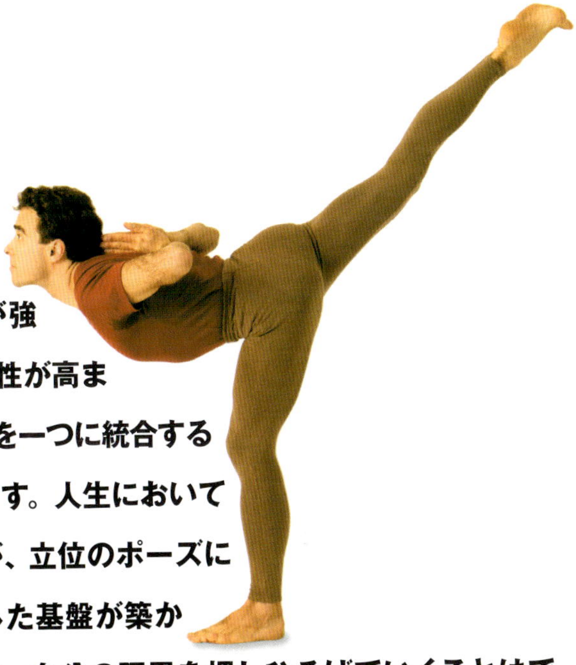

個々の部位が強化され、柔軟性が高まる一方、全身を一つに統合する力も生まれます。人生においてもそうですが、立位のポーズによって安定した基盤が築かれていないと、自分の限界を押しひろげていくことはできません。立位のポーズでしっかりした基礎を学びましょう。基礎があってこそ、より広い世界へと羽を広げ、限りない可能性を拓くことができるのです。

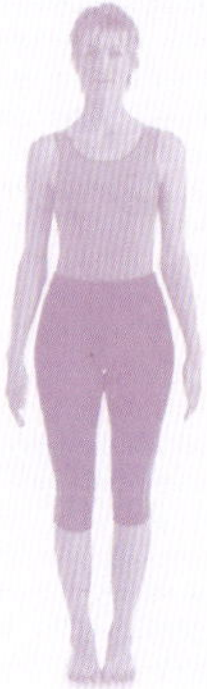

山のポーズ

ターダ・アーサナ　揺るぎない偉容でそびえる山のように、すっくと立つことが求められるポーズです。基本の立位のポーズである山のポーズは、よりダイナミックなアーサナを開拓していく際の出発点であり、また終着点ともなります。

1 足をそろえて立ちます(腰痛や膝の痛みを抱える人は、少し足を離してもかまいません)。

2 しばし目を閉じて、足の裏に意識を持っていきます。つま先とかかとのあいだでそっと体重移動をくり返し、完全にバランスのとれる箇所を見つけて、そこに重心を置きます。

3 かかとからつま先まで、内側のへりから外側のへりまで、足の裏全体に均等に体重がかかるようにします。足の裏と床がなるべく広く、ぴったりと接するようにします。

4 目を開け、前方のかなた先を見つめます。

5 脚の感覚を得るために、やや膝を曲げます。ゆっくり膝を伸ばし、かかとの真上に膝が、膝の真上に腰が来るようにします。

6 背骨の基部に意識を持っていきます。

7 腿の上部をわずかに後ろに引き、脚の付け根の部分が開くようにします。腹部の芯に向けて恥骨を引っこめ、やや臀部が突きでた状態にします。そこから、尾骨を内側にたくしこみ、臀部をふたたび一直線上に戻します。

8 ゆっくりと胸を腹部から持ちあげていきながら、頭のてっぺんまで背筋がぴんと伸びるのを感じます。肩は力を抜いて、耳から遠ざけるように落とし、胸の最上部を開きます。腕はリラックスさせて脇に垂らし、手のひらを腿のほうへ向けておきます。

9 あごをわずかに引き、首の後ろを長く伸ばします。喉の力は抜いてください。

10 足でしっかりと大地を踏みしめます。踏みしめるのと同じだけのエネルギーが、逆向きに背骨を上へとのぼってくるのを感じましょう。この状態でしばらく静止し、垂直方向に微動だにしない自分の存在を味わってください。

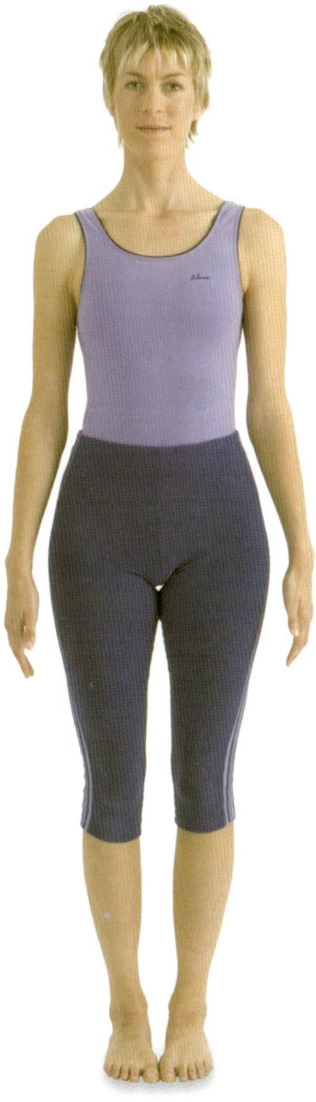

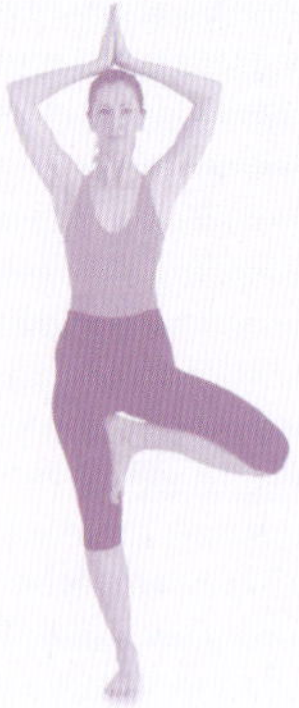

木のポーズ

ヴリクシャ・アーサナ　木の根が幹や枝の基盤となっているように、私たちの脚も、上半身が力強く端正に立つための支えとなっています。バランス系のポーズは、私たちの心の状態を反映します。心が思念から思念へと移ろうときには、集中力を高めて、安定した平衡を保つことが大切になります。

1 山のポーズ（46ページ）で立ち、意識を足に持っていきます。少しずつ、体重を左足から右足へと移しかえていきます。右足が大地に根を張っているところを思い描いてください。

2 木の幹のように右脚をしっかりとまっすぐに保ち、左膝を曲げます。つま先を床に向けたまま、左足の裏を、右腿の内側の付け根付近に当てます。

3 左膝に意識を持っていき、そっと膝を後ろへ引いて、左の腰を開きます。

4 尾骨を床のほうへ引きさげ、恥骨と下腹部をゆっくり背骨のほうへ引っこめながら、背筋を上に伸ばします。

5 胸の前で手のひらを合わせ、合掌します。バランスを保てるようなら、息を吸いながら腕を頭頂のすぐ上まで持ちあげます。肘をそっと後方へ引き、胸の前部を開きます。同時に、曲げた膝も後ろへ引いて、骨盤の前部が広がるようにします。

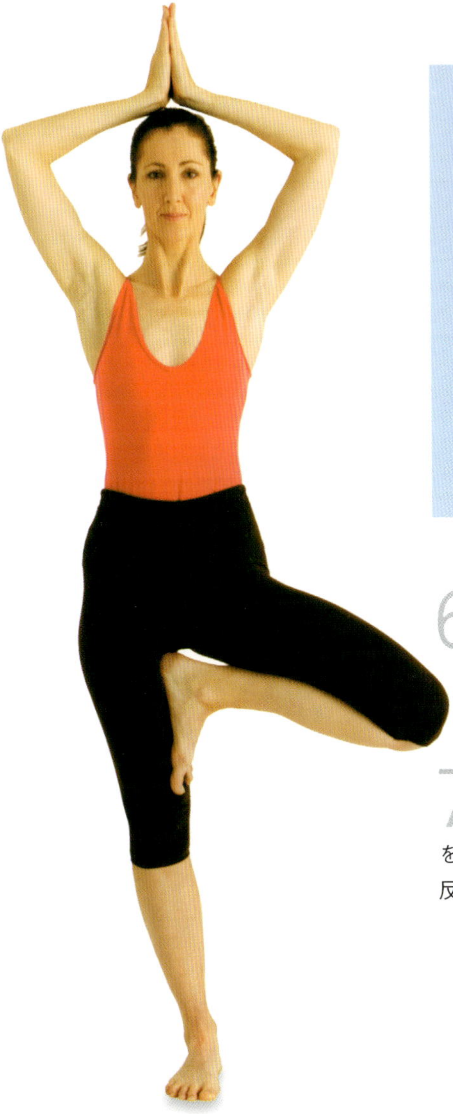

実践のヒント

視点：前方のかなた先

予備ポーズ：山のポーズ

逆ポーズ：安らかな深い前屈

もっと易しく：a) 曲げたほうの足を、支えの脚の腿より下部へつけると、バランスがとりやすくなります。無理な場合は、親指がかすかに床につくくらい下げてもかまいません。b) 必要なら、壁を支えに使います。

効果：大地を踏みしめる

6 しっかりと前を見つめたまま、静かに、一定のリズムで、足の裏にまで達する深い呼吸を行なってください。

7 ポーズを解くには、腕を左右に開いて肩の高さまで下ろし、つま先を伸ばしたまま左足を床に下ろします。反対側の脚でくり返します。

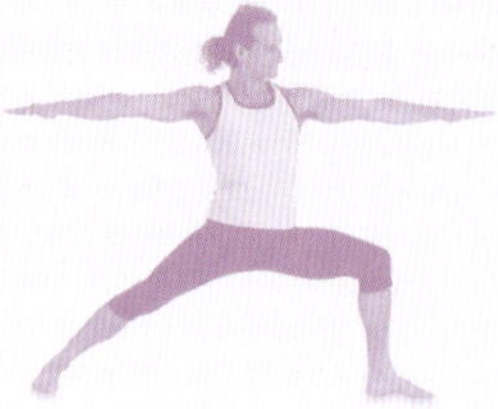

戦士のポーズ　2

ヴィーラバドラ・アーサナ Ⅱ　これは、すべての人のなかに潜んでいる、英雄的な資質を称えるポーズです。両脚に宿る堅固な力と一体になることで、意志の力が沸きあがり、心身が行動へと駆りたてられます。力がみなぎる感覚を取りもどすのに、最適のポーズです。この体位をとるときは、想像上の敵や困難な状況に、心のなかで喝を入れながら行なってください。

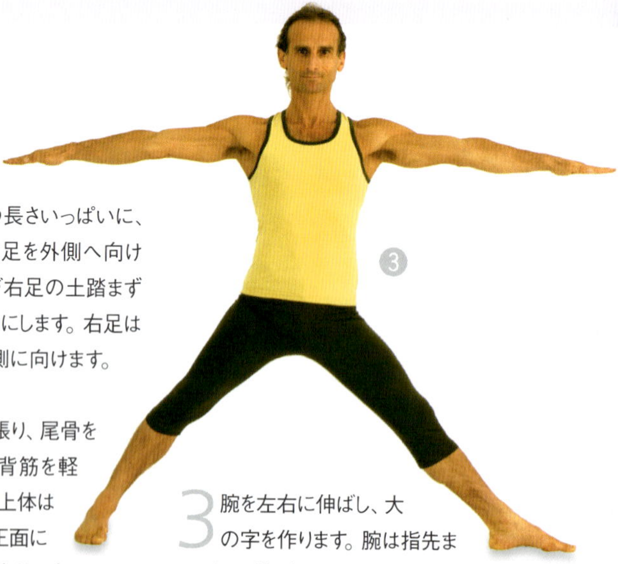

1 山のポーズ（46ページ）で立ちます。ヨーガ・マットの長さいっぱいに、脚を大きく開きます。左足を外側へ向けて開き、左足のかかとが右足の土踏まずとちょうど直角になるようにします。右足は15度ほど、わずかに内側に向けます。

2 腰を前へ向かって張り、尾骨をたくしいれて、胸と背筋を軽やかに上へ伸ばします。上体は右へ傾けずに、まっすぐ正面に向けておきます。腰から上は、山のポーズの立ち姿と同じです。

3 腕を左右に伸ばし、大の字を作ります。腕は指先までぴんと伸ばし、肩は力を抜いて落とします。首を左に回し、視線を左手の

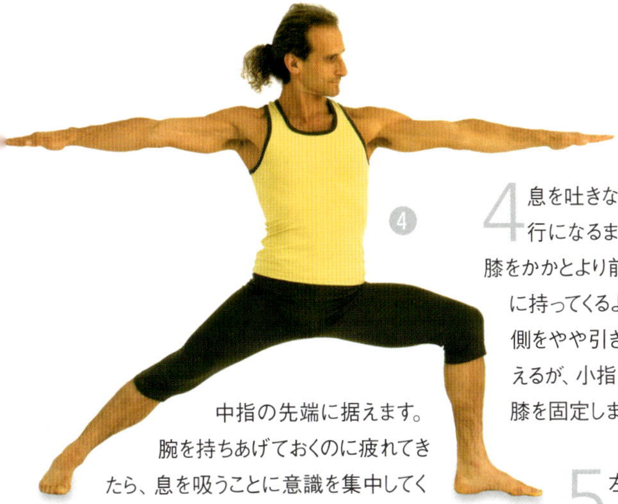

中指の先端に据えます。

腕を持ちあげておくのに疲れてきたら、息を吸うことに意識を集中してください。指先から取りこんだ空気が、徐々に腕を伝って、胸に吸いこまれると想像してみましょう。または、手首に風船が結んであり、力を入れなくても両腕が宙に浮かんでいると思ってください。

実践のヒント

視点：中指の先

予備ポーズ：山のポーズ

逆ポーズ：安らかな深い前屈

もっと易しく：a）膝の曲げを浅くします。b）両手を腰に当てます。

効果：全身を強化する、集中力が高まる

4 息を吐きながら、左脚の腿が床と平行になるまで、膝を曲げていきます。膝をかかとより前に出さず、かかとの真上に持ってくるように注意します。膝の内側をやや引きもどし、左足の親指は見えるが、小指は見えないという位置に、膝を固定します。

5 左手の中指に意識を注ぎ、集中します。ここで忘れてならないのは、目に見えないものはおろそかになりやすいということです。中指を見つめると同時に、右足の外側のへりで力強く地面を踏みしめ、右脚をしっかり伸ばしておきます。

6 脚という土台が固まったら、地球の重力に逆らって、全身を持ちあげるように意識します。必死に重力に抵抗する自分の力を感じてください。その後、力を抜きます。

7 ポーズを解くには、息を吸いながら左脚を伸ばします。左足の指先を前に向け、今度は右足を外へ開き、以下同様にくり返します。

立位の脇ストレッチ

パールシュヴァ・コーナ・アーサナ　このポーズでは、腿の筋肉を鍛えるとともに、付け根から足首までの脚の内側を伸ばします。多くの人は日常生活において、単純な脚の前後運動しかしていませんし、脇腹を伸ばすこともさほどありません。脇のストレッチを行なって、側面からの思考が活発にできる人間になりましょう。

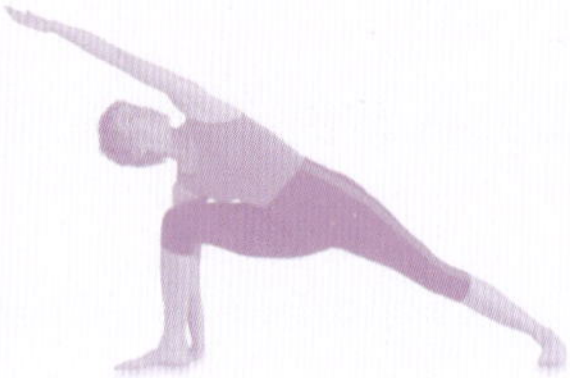

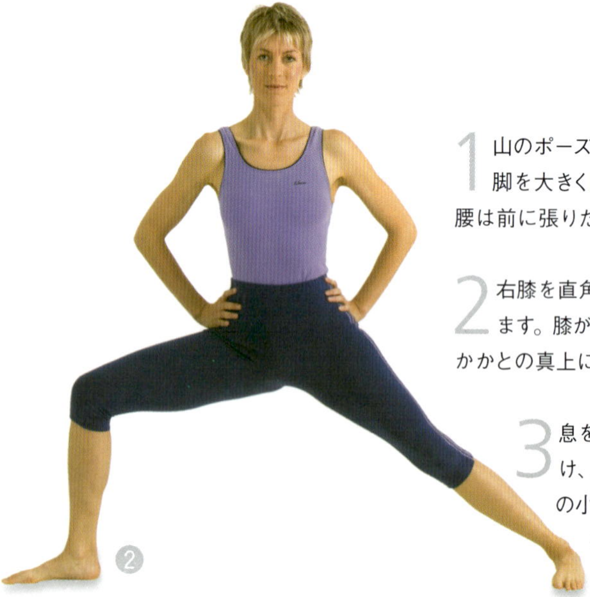

1 山のポーズ（46ページ）で立ちます。両脚を大きく開き、両手を腰に当てます。腰は前に張りだします。

2 右膝を直角に曲げ、腿を床と平行にします。膝がかかとの中心より前に出ず、かかとの真上に来るよう注意します。

3 息を吐きながら上半身を右に傾け、脇腹を腿につけます。右足の小指のかたわらの床に、右手をつきます。右膝の外側を右腕につけながら、上体を仰向けて、腹と胸を天に向けます。腰が最大限に開くよう、右膝で右腕を押していきます。

4 脚にしっかり力を入れ、ふたたび基礎を堅固にします。左足の外側のへりを強く床に押しつけてください。右の座骨は、左足のかかとの方向へ引いておきます。右膝はしっかり曲げたまま、骨盤を沈めずに引きあげ、右手にはできるだけ体重をかけないようにします。

実践のヒント

視点：頭上の手

予備ポーズ：戦士のポーズ2、三角のポーズ

逆ポーズ：山のポーズ、深い前屈

もっと易しく：a) 手を床につく代わりに、肘を膝の上にのせます。b) 左手の甲を背骨の基部に添えます。

効果：大地を踏みしめる、身体が開く

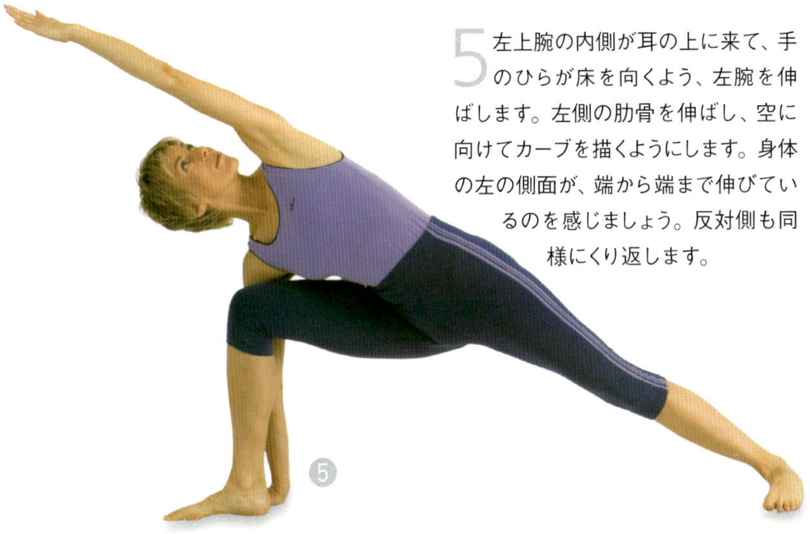
⑤

5 左上腕の内側が耳の上に来て、手のひらが床を向くよう、左腕を伸ばします。左側の肋骨を伸ばし、空に向けてカーブを描くようにします。身体の左の側面が、端から端まで伸びているのを感じましょう。反対側も同様にくり返します。

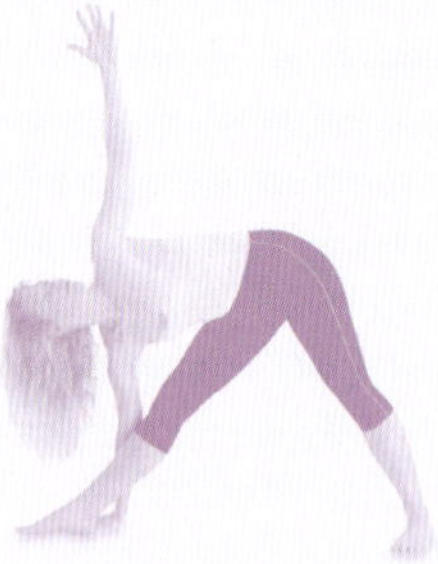

三角のポーズ

トリコーナ・アーサナ　脚を強化し、腰の可動性を高めるポーズです。上体が伸び、胸が開いて深い呼吸ができるようになります。

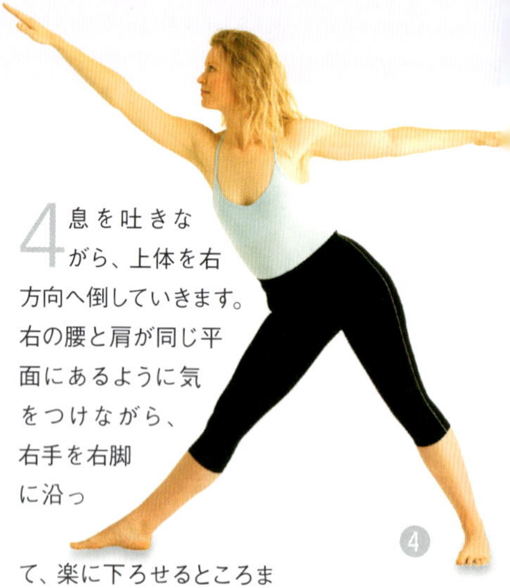

1 山のポーズ(46ページ)から、脚を左右に大きく開きます。腰を前に張りだし、背骨の基部にある仙骨を床のほうへ伸ばして、腰の前部を開きます。

2 右脚の腿、膝、足をすべて外側に直角に開きます。左脚は15度ほど内側に向けます。手のひらは下へ向けたまま、両腕を肩の高さまで上げます。

3 息を吸いながら、頭のてっぺんまで背筋を伸ばし、両手の先をめいっぱい広げます。

4 息を吐きながら、上体を右方向へ倒していきます。右の腰と肩が同じ平面にあるように気をつけながら、右手を右脚に沿って、楽に下ろせるところまで下ろします。身体の柔らかい人は、すねの外側から床に手のひらをつきます。

実践のヒント

視点：頭上の手の親指

予備ポーズ：山のポーズ、門のポーズ、立位の脇ストレッチ

逆ポーズ：うつむいた犬のポーズ、安らかな深い前屈

もっと易しく：a) 右膝を曲げたままにし、右手は腿か膝につきます。
b) 左手の甲を仙骨に当てます。意識を向けながら、左肩を後ろへ回し、左の腰を上へ開きます。臀部はたくしこみます。
c) 首が痛いようなら、まっすぐ正面を見るか、床に視線を落とします。

効果：活気がよみがえる

5 手をつけたまま、右の腰から上をなるべく持ちあげます。脇腹を伸ばして、背筋と胸が水平方向に伸びるようにします。この背筋と胸の線が、三角形の上の辺を形づくることになります。

6 左腕を天井に向けて伸ばします。手のひらは正面に向け、顔を手のほうへ仰向けます。

7 上体をめぐらして、へそが上を向くようにし、胸を開きます。左の腰から背骨を伝って上半身へ、またそこから左手の小指へと、らせん状に身体がねじれているのを感じてください。この体勢のまま呼吸をします。吸うときは各所を伸ばし、吐くときはねじりを加えるようにします。

8 背中側は一つの面に収まるようにします。腰は前へ押しだすようにし、後頭部、肩、臀部がすべてガラスの壁に押しつけられていると想像してください。

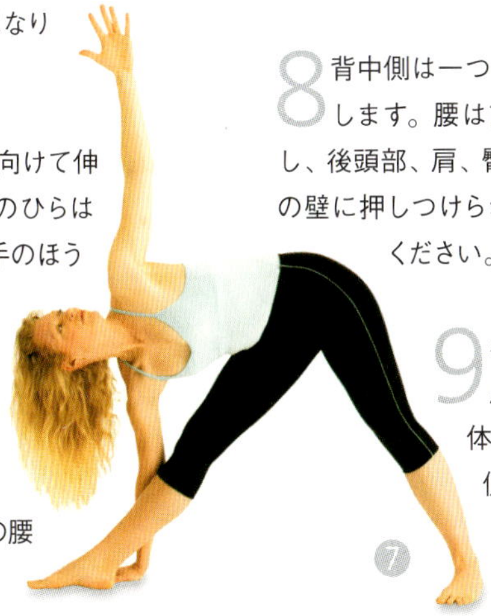

9 ポーズを解くには、息を吸いながら、上体を起こします。反対側も同様にくり返します。

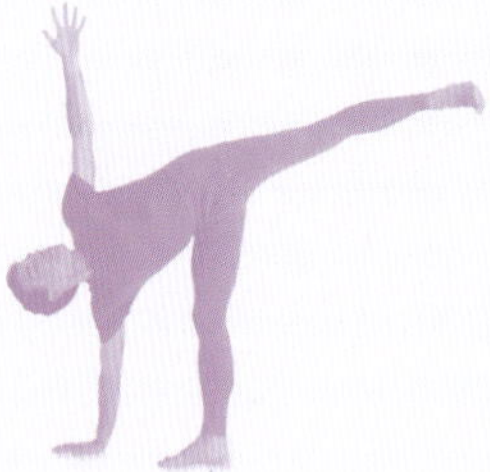

半月のポーズ

アルダ・チャンドラ・アーサナ　力と優美さが求められる、立位のバランスです。集中力を駆使してバランスに挑み、同様の集中力をいつでも好きなときに使えるようにしましょう。

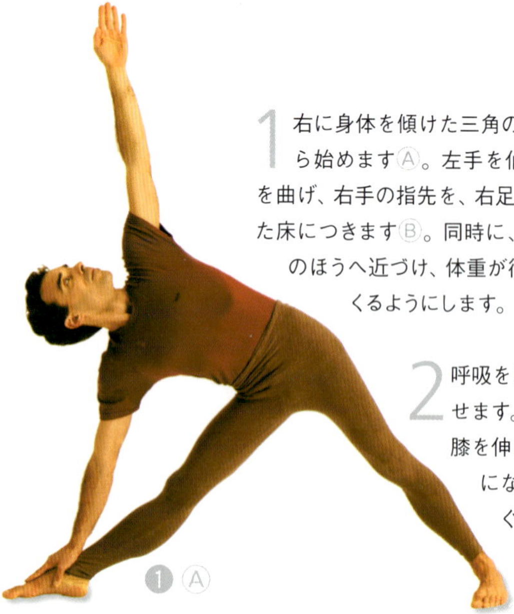

❶Ⓐ

1 右に身体を傾けた三角のポーズ（54ページ）から始めますⒶ。左手を仙骨に当てます。右膝を曲げ、右手の指先を、右足から手2つ分ほど離れた床につきますⒷ。同時に、左足を右足のかかとのほうへ近づけ、体重が徐々に右足にかかってくるようにします。

2 呼吸をしながら土台を安定させます。息を吐きながら、右膝を伸ばし、左脚を床と平行になるまで宙に上げます。ぐらつかないよう、右脚でバランスをとります。左腕を左の脇腹に沿わせてから、左の肩、胸、腰をすべて天井へと仰向けます。左腕を天に伸ばし、左肩ごしに視線を上に向けます。

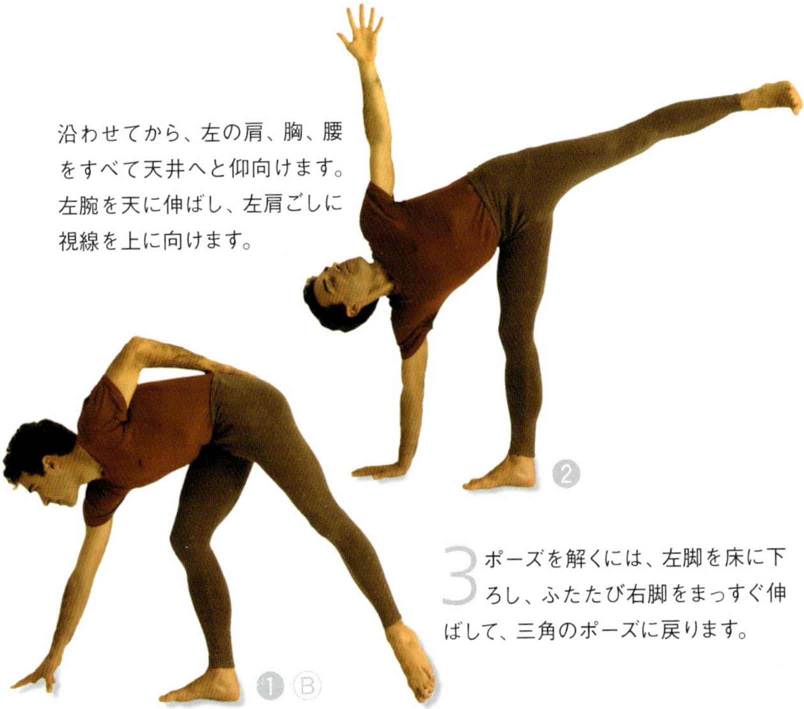

3 ポーズを解くには、左脚を床に下ろし、ふたたび右脚をまっすぐ伸ばして、三角のポーズに戻ります。

実践のヒント

視点：頭上の手

予備ポーズ：三角のポーズ、木のポーズ、立位の前後の開脚

逆ポーズ：山のポーズ

もっと易しく：a) 右足の親指に視点を固定します。バランスの際、左足の親指をかすかに床につけたままにします。b) かかとを壁から10センチ離して立ち、体位に入ったら臀部と肩で壁を押します。

効果：意識が中心に集まる

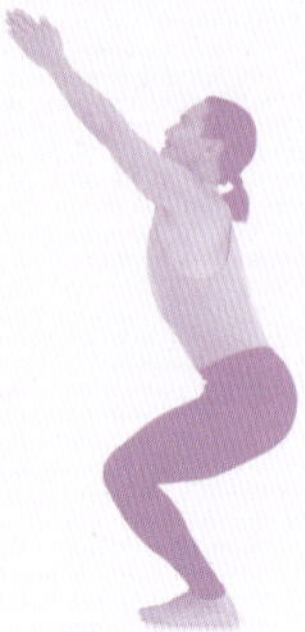

椅子のポーズ

ウトカタ・アーサナ　スクワットは非常に力のいる姿勢で、大地との絆を思いださせてくれる本質的なポーズです。椅子のポーズを行なうと、腕と脚の筋肉が鍛えられ、心臓と横隔膜が刺激されます。ポーズの静止時間に何回呼吸するかをあらかじめ決めておき、その予定を守って意志の力を強化してみましょう。

1 山のポーズ（46ページ）で立ち、足を腰幅に開きます。息を吸いながら、両腕を頭上にまっすぐ上げ、背骨を伸ばします。

2 息を吐きながら、上体をかがめて深い前屈（68ページ）の体位をとります。胸を腿に近づけ、手は床につくか、できるだけ床に近づけます。息を吸いながら膝を曲げ、腿が床と平行になるようにします。

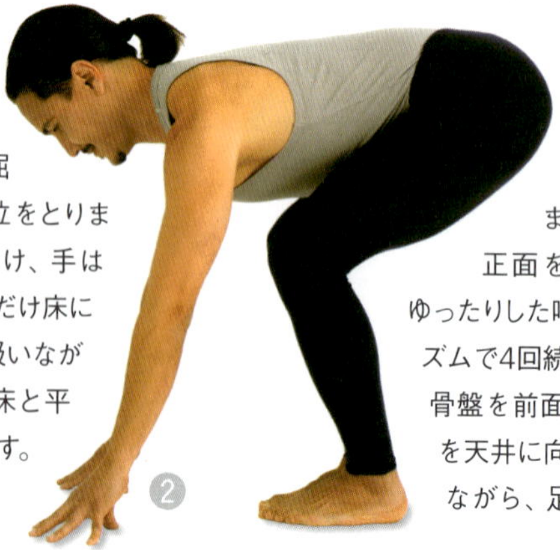

②

3 足の裏を踏みしめつつ、腕と胸を前方へ、腿から離すように上げていきます。胸をさらに起こしていき、指先までまっすぐ伸ばした腕を、腿と同様に床と平行になるまで上げます。まっすぐ正面を見つめます。ゆったりした呼吸を、同じリズムで4回続けてください。骨盤を前面に傾け、座骨を天井に向けて持ちあげながら、足のかかとをしっかり踏みしめます。腿にかなり効いてくるのがわかるでしょう。

4 息を吸いながら腕を頭上に上げ、背筋をさらに垂直に立てます。今度は骨盤を外側に傾け、尾骨を内側にたくしこんで、背面の腰が真っ平らに感じられるようにします。下腹部は背骨のほうへ引っこめます。

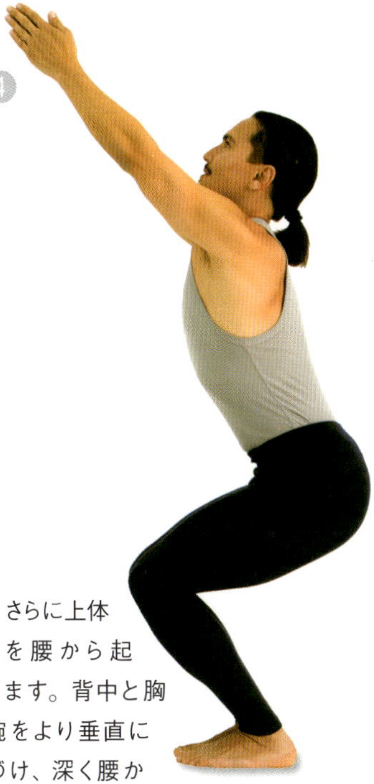
4

実践のヒント

視点：第三の眼か、上方のかなた先

予備ポーズ：花輪のポーズ、戦士のポーズ1

逆ポーズ：深い前屈、安らかな深い前屈

もっと易しく：a）膝に問題を抱えている人は、膝をあまり曲げないようにします。b）腕と脚の動きを組み合わせずに、別々に行ないます。c）長時間の静止をせず、ゆっくり体位を組んだり解いたりしながら実践します。

効果：エネルギッシュになる

5 さらに上体を腰から起こします。背中と胸と腕をより垂直に近づけ、深く腰かけたような姿勢を作ります。重心をやや後ろへ傾け、膝が足首よりさほど前へ出ないようにします。こうすると、腿の上部の筋肉がさらに効いてくるはずです。首を硬くせずにできるようなら、両手の手のひらを合わせてみましょう。静止して、最大4回呼吸します。息を吸いながら力を抜き、腕の力で全身を起こして、山のポーズに戻ります。

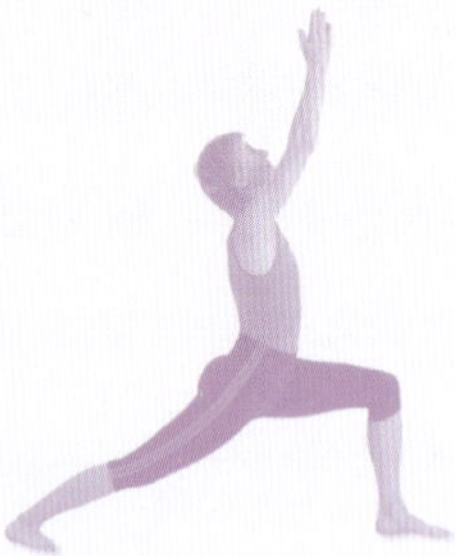

戦士のポーズ　1

ヴィーラバドラ・アーサナ Ⅰ　大地に宿るエネルギーとの絆が深まるポーズです。この戦士のポーズは、両脚で地に根を下ろす堅固な土台を作るとともに、胸を恐れることなく天に伸ばすことに力点を置いています。そのため、上半身と下半身を一つに統合するのに最適のポーズです。

1 山のポーズ（46ページ）で立ちます。息を吸いながら、脚を左右に大きく開き、両手を腰に当てます。左足を外側90度に開き、かかとが右足の土踏まずと直角になるようにします。右足を内側45度に向けます。

2 胸を左に向け、右の腰を前に押しだして腰を張ります。息を吸いながら両腕を頭上に上げ、手のひらを合わせます。

3 息を吐きながら左膝を曲げ、右の腿と座骨を沈ませます。左膝は直角にし、かかとの芯の真上に膝が来るようにします。

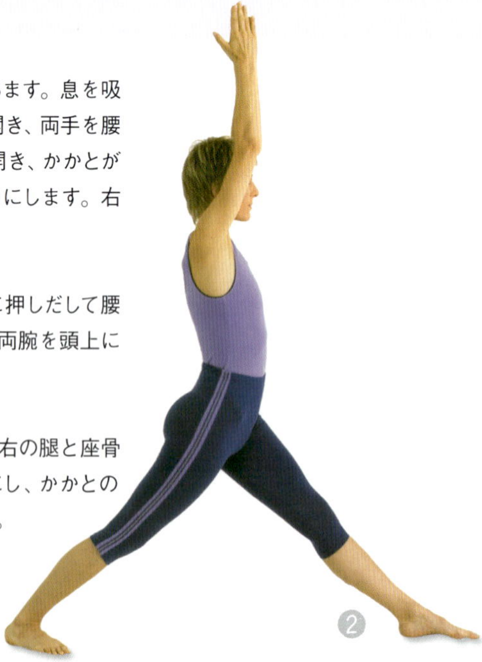

実践のヒント

視点：両手の親指

予備ポーズ：山のポーズ、椅子のポーズ、戦士のポーズ2

逆ポーズ：立位の片脚の前屈、安らかな深い前屈、山のポーズ

もっと易しく：a)まっすぐ正面を見ます。b)頭上で合掌しないようにします。
c)両手を腰に当てます。
d)膝の曲げを浅くします。
e)膝をまっすぐ伸ばしたままにします。
f)後ろ足のかかとを上げます。

効果：全身を強化する、集中力が高まる

4 目の前に見えているものに注意を向けてしまいがちですが、背中や脚の裏側にまで意識を広げてください。前の脚から後ろの脚へ、少しずつ重心を移動し、体重が均等にかかるようにします。右足のかかとを床に押しつけ、脚の裏全体が伸びるのを感じましょう。

5 尾骨を充分落とし、腰の前部と、骨盤部分の腹部と、右脚の腿を開くようにします。こうすると腰椎に隙間が生まれ、背面の腰が伸びやすくなります。顔を仰向け、上方を見つめます。ここでも、目に見えないところにまで意識を広げるようにします。ウエストの背部から背中を反らし、足で床を踏みしめると同時に、背中の真ん中と腕を天へ伸ばします。

6 息を吸いながら、左脚をまっすぐ伸ばします。息を吐きながら腕を下ろし、右足を前に踏みだして、山のポーズに戻ります。反対側も同様にくり返します。

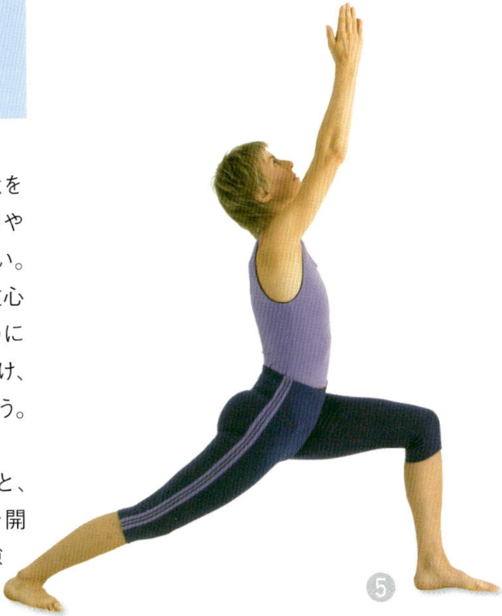

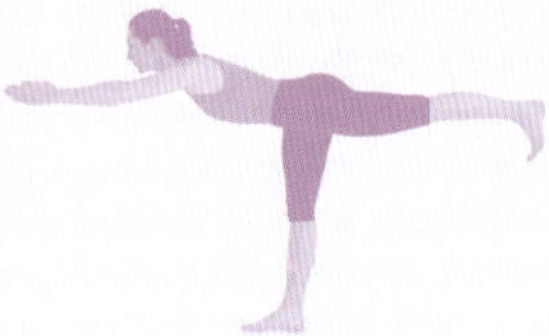

戦士のポーズ　3

ヴィーラバドラ・アーサナ Ⅲ　両脚と腹部の筋肉が強化されます。ほかのバランスの体位と同様、集中力を高めるのに役立ちます。視線を固定すると、姿勢がより安定します。心のなかで、身体の後ろ側を流れるエネルギーの通り道を想定してください。その経路を利用して、上げた足のかかとから手の指先までを伸ばします。

1 戦士のポーズ1（60ページ）をとりⒶ、指の先まで、背筋をぴんと伸ばします。息を吐きながら、右の腿の上へ上体を倒し、背中と腕が床と平行になるようにしますⒷ。あごは引き、首の後ろを伸ばしておきます。

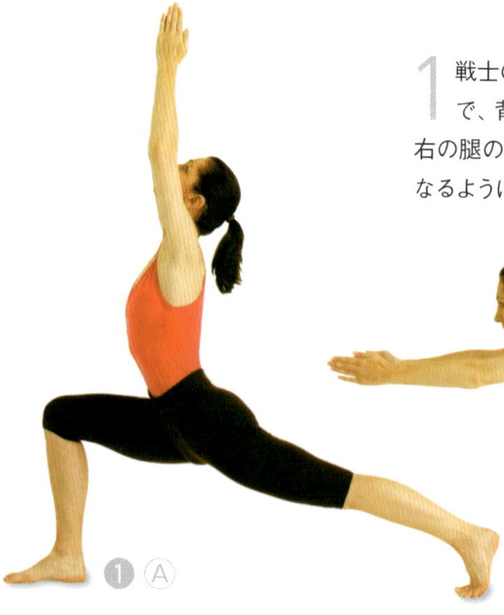

❶Ⓐ

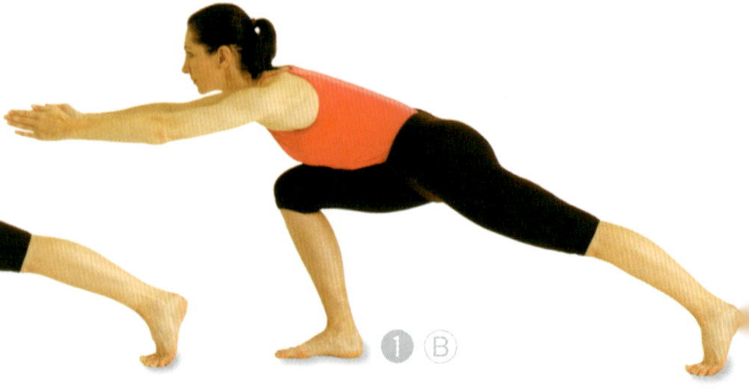

❶Ⓑ

2 息を吸いながら、徐々に左脚を宙へ上げていき、後方へまっすぐ伸ばします。左腿の外側のへりを下ろして、左右の腰が床と平行になり、背骨の基部にある仙骨が水平に近くなるようにします。

3 右脚をまっすぐ伸ばし、足の親指を強く床に押しつけながら、足の裏を広げて床との接地面を大きくします。そのまま静止して5回呼吸します。静止しているあいだ、背骨のエネルギーを延長し、指先に向けて前へ伸ばすとともに、上げた脚に向けて後ろに伸ばします。このパワフルなポーズにこもる力強さと、バランスの美を感じてください。

実践のヒント

視点：両手の先

予備ポーズ：木のポーズ、
半月のポーズ、
半弓の立位のバランス

逆ポーズ：深い前屈、山のポーズ

もっと易しく：a)脚を宙に上げず、足の親指を床につけたままにします。
b)脚の付け根あたりに手が来るよう、両腕を後方に伸ばします。
c)壁に寄りかかりながらバランスを行ないます。

効果：集中力が高まる

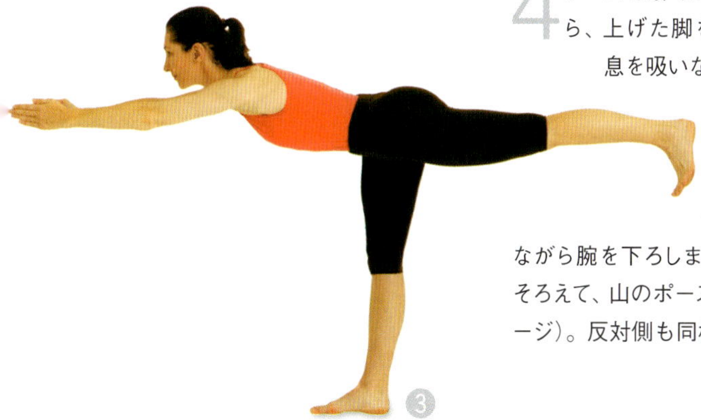
3

4 ポーズを解くには、息を吐きながら、上げた脚を床に下ろします。息を吸いながら腕と胸を起こし、戦士のポーズ1に戻ります。右脚をまっすぐ伸ばし、息を吐きながら腕を下ろします。左足を右足にそろえて、山のポーズをとります(46ページ)。反対側も同様にくり返します。

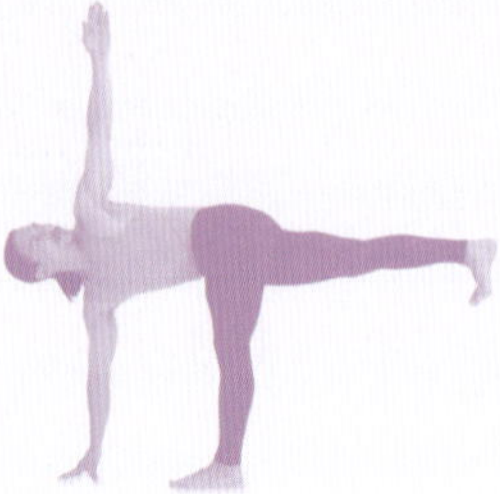

ねじった半月のポーズ

パリヴリッタ・アルダ・チャンドラ・アーサナ

両脚を強化する、立位のバランスです。胴をねじることで、腹部の臓器を調えるはたらきがあります。腹部のチャクラから四肢にエネルギーを送り、生命力のみなぎるポーズにしましょう。

1 深い前屈（68ページ）の姿勢から、右手を左足の前の床に持っていきます。左手を仙骨におき、左膝を曲げて、右足を後ろに引きます。右足を引くと同時に、体重を徐々に左脚にかけていきます。呼吸しながら左足の裏を踏んばり、土台を安定させます。

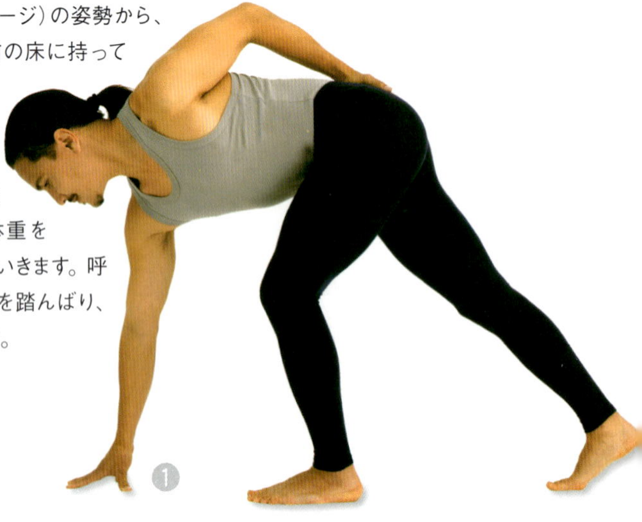

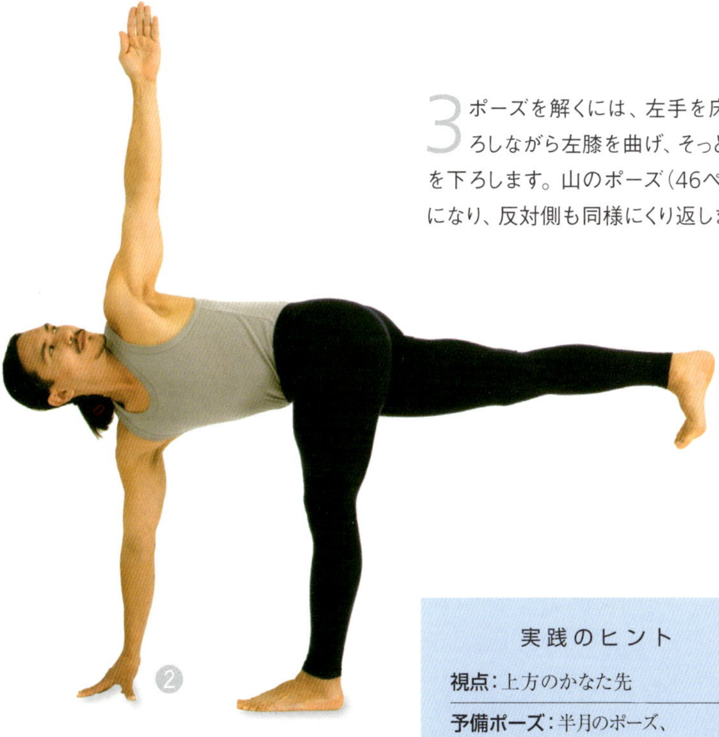

3 ポーズを解くには、左手を床に下ろしながら左膝を曲げ、そっと右脚を下ろします。山のポーズ（46ページ）になり、反対側も同様にくり返します。

2 視線は床に落としたまま、右脚を宙に上げていき、同時に左脚を伸ばします。右手でバランスをとりつつ、胸を左へ開き、左腕を天へ伸ばします。右足の指は床へ向けて伸ばし、かかとは外に突きだして、右脚の裏を伸ばします。胴をさらに左にねじります。バランスが安定しているようなら、顔を仰向けて、左手の親指の先を見つめます。同じリズムで、深い呼吸をします。

実践のヒント

視点：上方のかなた先

予備ポーズ：半月のポーズ、ねじった三角のポーズ、戦士のポーズ3

逆ポーズ：深い前屈、山のポーズ

もっと易しく：a）顔をうつむけたままにします。
b）脚を上げずに、足の親指を床につけておきます。
c）胸が壁と平行になるように行ない、上げた手を壁につきます。

効果：平衡感覚がつく

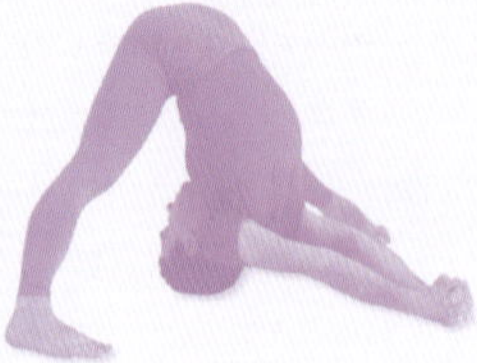

▲
立位の開脚の前屈

プラサーリタ・パードッターナ・アーサナ　都会生活をしていると、直線的な建物に住んでいるせいで、身体をいっぱいに伸ばして行動することがあまりありません。両脚をできるだけ左右に大きく開くことで、身体に心地よい刺激が与えられるうえ、社会のなかでのびのびと自分を出せるようになります。

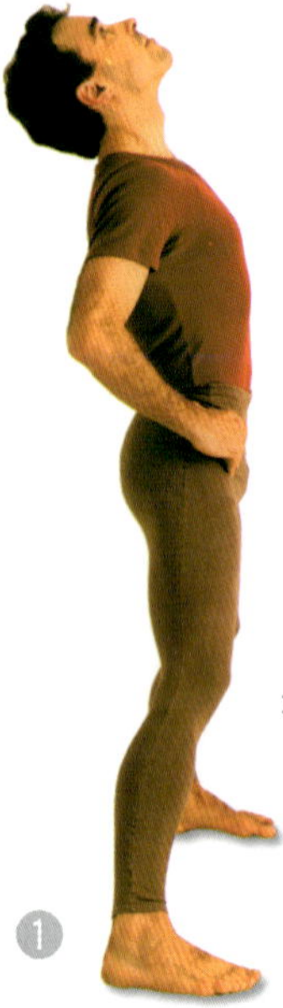

1

1 山のポーズ（46ページ）で立ちます。脚を左右に開き、つま先を少し内側に向けます。足の両側のへりをできるだけ使って、足の裏でしっかり床を踏みしめます。かかとから親指の付け根まで、均等に体重をかけます。両手は腰に当てます。息を吸いながら尾骨を内側にたくしこみ、背筋を頭頂に向けてまっすぐ上に伸ばします。

2 息を吐きながら尾骨を後方へ、さらに上へと押しあげ、上体を前へ倒します。肩を左右に開き、手首が両足の土踏まずと一列に並ぶよう、手を床につきます。首の後ろを長く伸ばし、頭の重さで自然に背筋を伸ばしながら、頭頂をゆっくり床に近づけます。

3 足の外側のへりで床を押しながら、座骨を天井へ向けて引きあげ、腿の後ろの筋肉を柔らかいままで伸ばします。左右の腰を前に押しだし、かかとの裏、膝の裏、座骨がどれも一線に並ぶようにします。息を吸いながら背

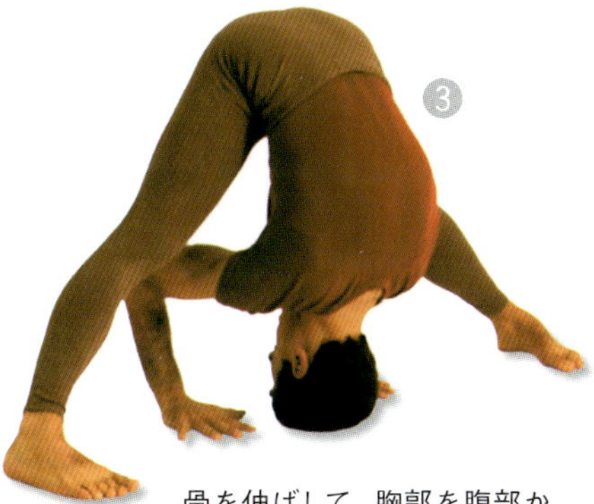

骨を伸ばして、胸郭を腹部から離す一方、息を吐くたびに、さらに深く前屈していきます。肩で無理に押すことはせず、腕の力で後頭部を床につけます。後頭部が楽に床につく人は、足の幅を縮めて難度を上げてください。

4 肩のストレッチも組みいれたい場合は、1の上体を起こした姿勢のときに、背中の後ろで両手の指を組みあわせます。可能なら、手首に近いところまでしっかり手のひらを合わせてください。手を肩から下へ伸ばし、肩胛骨を中心に寄せて、胸の上部を左右に開きます。息を吸いながら背骨を伸ばします。息を吐きながら、腰をちょうつがいのように使って上体を前へ倒します。肩を耳からなるべく遠ざけるようにしながら、左右の肩胛骨を背骨に寄せ、手が床につくまで腕を回します。

実践のヒント

視点：鼻の先

予備ポーズ：深い前屈、立位の片脚の前屈、開脚の楽な逆転、弓のポーズ（腕のみ）

逆ポーズ：椅子のポーズ、半弓の立位のバランス、ラクダのポーズ

もっと易しく：a）膝を曲げます。b）開脚の足幅を狭めます。

効果：身体が広がる

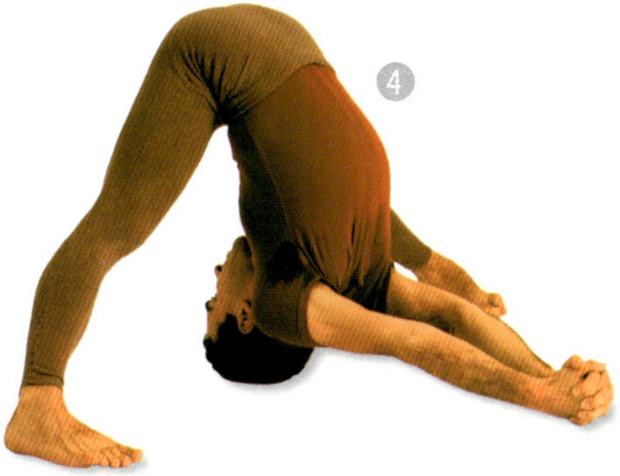

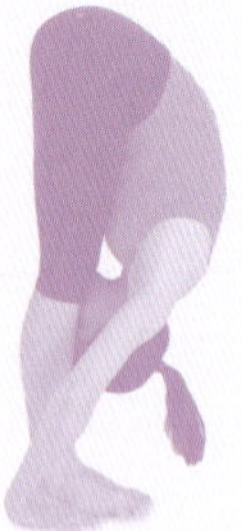

深い前屈

ウッターナ・アーサナ　腰から前屈することで、膝の裏の腱と腰椎を、集中的に強く伸ばすことができます。たとえ数秒間だけでも上体を逆さにぶら下げると、新鮮な血液が脳に行きわたり、心が洗われたような幸福感を得ることができます。

1 山のポーズ（46ページ）で立ちます。息を吸いながら、両腕を脇から頭上に上げ、手のひらを合わせます。

実践のヒント

視点：目を閉じるか、穏やかに膝を見つめる

予備ポーズ：頭を膝につけるポーズ、両脚の前方ストレッチ

逆ポーズ：蓮華《れんげ》座、コブラのポーズ

もっと易しく：深い前屈の代わりに、安らかな深い前屈を行ないます。両足を腰幅に開き、膝を曲げ、胸を腿にのせて、腕をぶら下げます。

効果：拡散した意識が中心に集まる

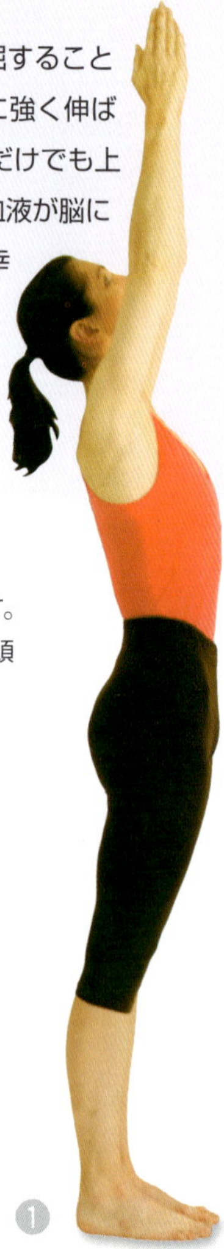

①

2 腰をちょうつがいのように使って上体を折りまげ、腕を尾骨から遠く伸ばします。背中の鍛えられている人は、膝を伸ばしたまま前屈してください。足の両側の床に手をつきます。手が届かない人は、膝を少し曲げ、呼吸をするごとにそっと膝を伸ばしていきます。

3 両手が楽に床につく人は、手を後方にずらしていき、手のひら全体を床に押しつけます。首の後ろを長く伸ばし、あごを少し引きます。静止して、長い呼吸を何度か行ないます。背骨が、骨盤のへりから流れ落ちる滝だと想像してみましょう。頭頂は、重力のなすがまま、ゆっくり地面に近づけます。

4 下腹部に力を入れ、腰を前へ押しだしながら、息を吸って上体を起こします。背骨は長く伸ばしたまま上体を垂直にし、山のポーズに戻ります。

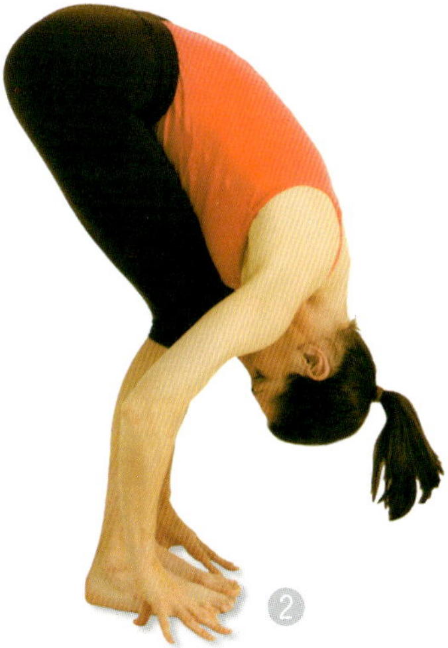
2

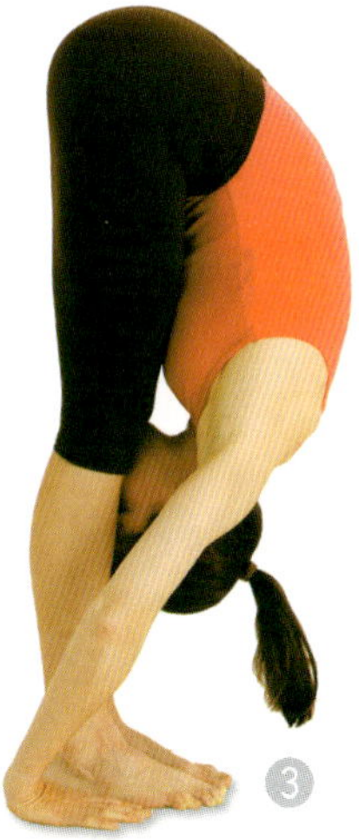
3

前腕をほぐす前屈

パーダ・ハスタ・アーサナ　前腕の前部を伸ばすポーズです。手のひらで体重を支えるすべてのポーズの、逆ポーズとして最適です。背筋を最大限に前に伸ばす姿勢のため、膝の裏がとてもよく伸びます。

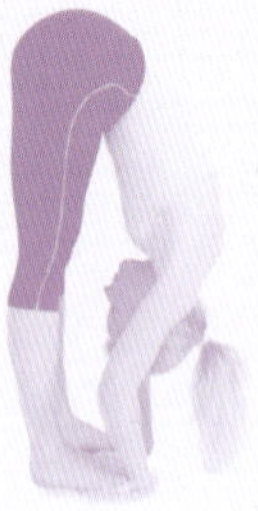

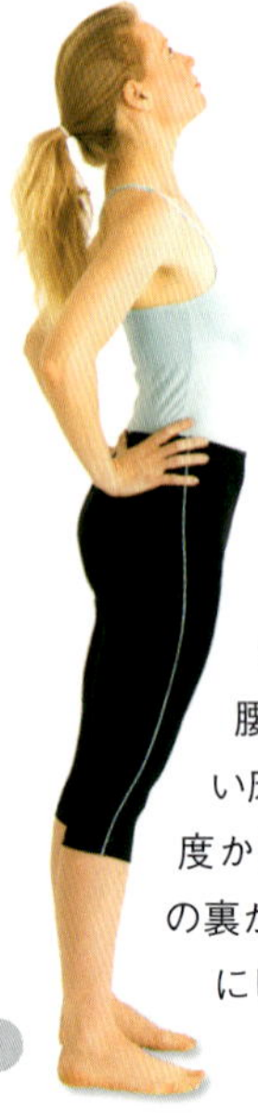

1 山のポーズ（46ページ）で立ちます。腰に手を当て、息を吸いながら背筋を上に伸ばします。

2 背筋は長く保ったまま、息を吐きながら尾骨を上げ、上体を腰から折ります。足に近い床の上に指をつきます。何度か呼吸をするあいだに、膝の裏が伸びる感覚になじむようにします。

3 息を吸い、顔を上げて前方を見ながら、胸を腿から離します。指を錨《いかり》のように使い、指先は床につけたまま、脇腹と上腕をなるべく引きあげて、背中を平らにします。座骨を後方に引くと同時に、背骨を頭頂に向かって伸ばします。

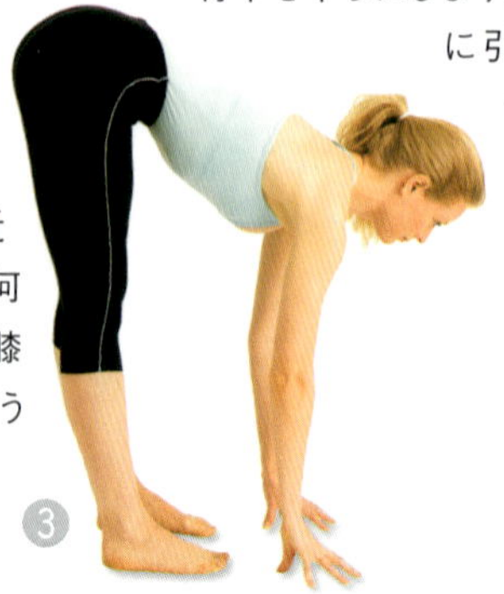

1

3

4 膝を曲げ、足の親指の付け根を床から持ちあげます。左右の手を、指先を足のかかとに向けて、順に足の下に挟みます。手首の内側が、つま先の上部に来るようにします。

5 息を吐きながら、ふたたび上体を腿のほうに近づけ、額を膝に寄せます。肘を曲げて、向こうずねにある脛骨《けいこつ》か、または脛骨より後方に持っていき、前腕を最大限にゆるめます。肩胛骨を腰のほうへ近づけ、肩は耳から遠ざけて、首を楽にします。座骨を上方へ引きあげながら、足のつま先を手に押しつけます。左右の足には均等に体重がかかるようにしてください。

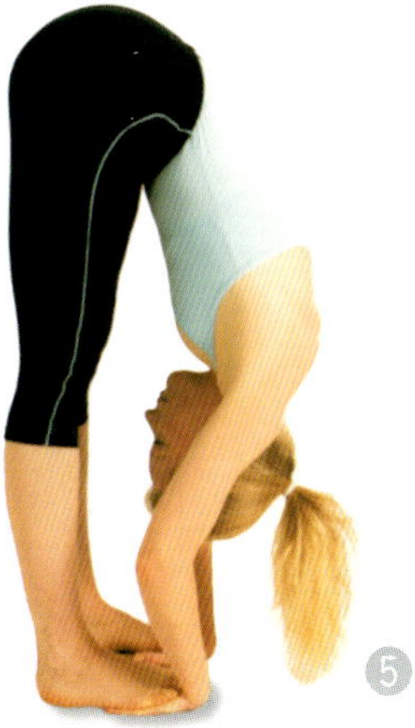

実践のヒント

視点：鼻の先

予備ポーズ：深い前屈など、すべての前屈のポーズ

逆ポーズ：山のポーズ、半弓の立位のバランス、手のひらで支えるすべてのバランス

もっと易しく：a) 膝を曲げたままにします。
b) 壁を背にして立ちます。かかとを30センチほど壁から離し、臀部を壁につけます。

効果：神経が静まる

6 息を吸いながら、下腹部をゆっくり背骨へと引っこめ、腹部の締めつけ（338ページ）を行ないます。息を吐きながら、浮動肋骨を腿から膝のほうへと移動し、脚の裏側を押しひろげます。

7 手を腰に当て、下腹部に力を入れながら腰を前に押しだし、上体を起こして、山のポーズに戻ります。

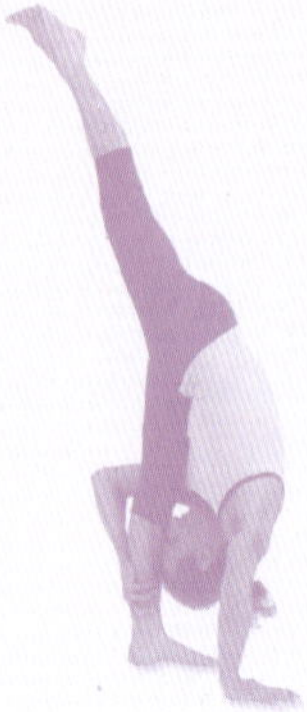

立位の前後の開脚

ウールドヴァ・プラサーリタ・エーカパーダ・アーサナ　脚の裏側を伸ばし、腹部の臓器の血行を良くするポーズです。逆転と前屈を組みあわせた体位のため、柔軟性、集中力、支柱の安定性が求められます。

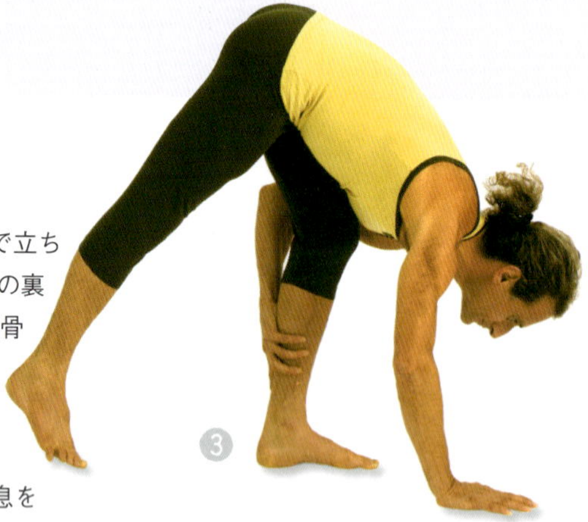

1 山のポーズ（46ページ）で立ちます。息を吸いながら足の裏をしっかり床に押しつけ、尾骨から頭頂まで、背筋が上に伸びるのを感じます。

2 背筋は長く保ったまま、息を吐きながら腰を折って前屈し、両手をまっすぐ肩から下ろして床につきます。必要なら膝を曲げてください。

3 ゆっくり体重を左足に移していきます。右手の手のひらか指先を床につけたまま、左足のふくらはぎを左手でつかみ、膝の裏で肘が後方を指すようにします。肋骨の前部を左の腿に押しつけます。右足はやや後ろへ引き、親指を床につけたままバランスをとります。

4 息を吸いながら、右脚をできるだけ高く上げます。肋骨はなるべく左腿から離さないようにしてください。両脚をまっすぐ伸ばし、かかとを互いに遠ざけます。額を左脚の向こうずねに近づけ、右手を左足のつま先近くに移動します。このまま静止して、5回呼吸します。息を吐くたびに、上げた脚をより遠くへ伸ばしていきます。

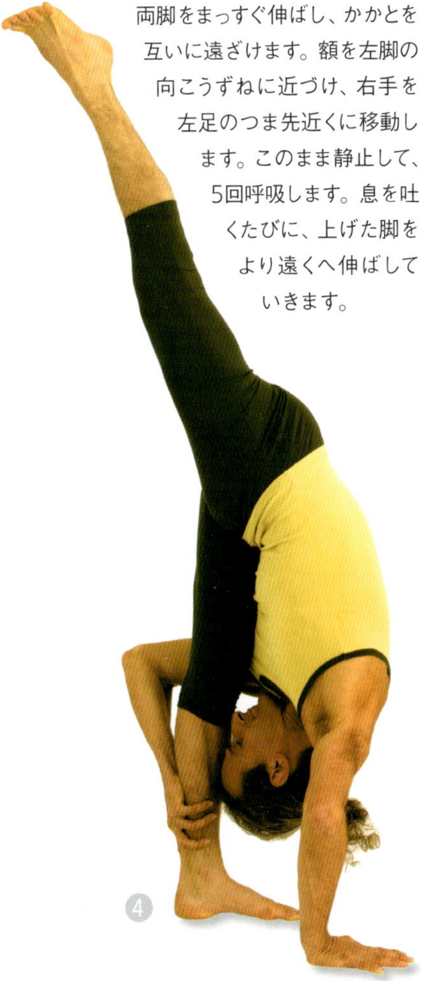

実践のヒント

視点：鼻の先

予備ポーズ：深い前屈などのすべての前屈のポーズ、ねじった半月のポーズ、片脚を上げたうつむいた犬のポーズ

逆ポーズ：山のポーズ、半弓の立位のバランス

もっと易しく：a）バランスが不安定な場合は、上げる足の親指をかすかに床につけておきます。b）支柱の脚の膝を曲げます。c）足よりずっと前方の床に、両手ともつきます。

効果：意識が中心に集まる

5 右足を後方の床にゆるやかに下ろします。両足をそろえ、両手は肩から下ろした位置につきます。この深い前屈姿勢から、反対側の脚で同様にくり返します。

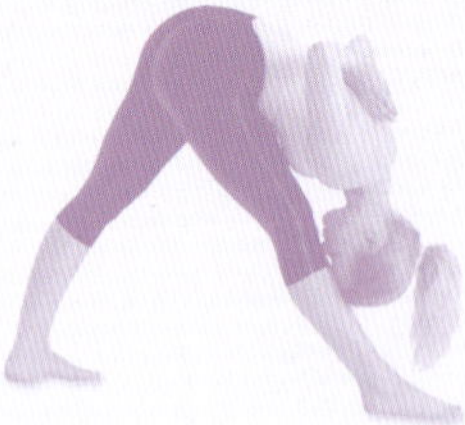

立位の片脚の前屈

パールシュヴォッターナ・アーサナ　腰と肩の関節を開くのにうってつけの、立位の前屈です。足の裏をしっかり伸ばし、腹部の臓器をやさしく引きしめます。

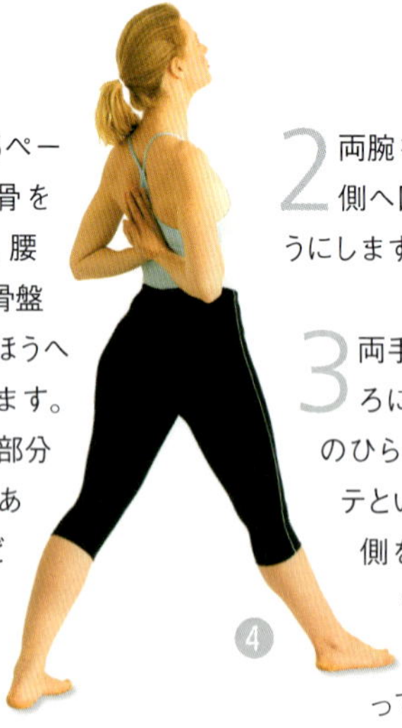

1 山のポーズ（46ページ）で立ち、尾骨を内側にたくしこんで、腰の前部を開きます。骨盤上の腹部を、背骨のほうへゆっくりと引っこめます。肋骨の頂きにあたる部分を上腹部から引きあげ、身体の前部がどこも上下に伸び、左右に開くようにします。肩の力を抜き、首の後ろを長く伸ばしつつ、頭頂を天井のほうへ持ちあげます。

2 両腕を肩の真横まで上げ、肩を内側へ回して、親指が床側に来るようにします。

3 両手を背中へ回し、心臓の真後ろに当たる背中の真ん中で、手のひらを合わせます（これはナマステという、合掌の形です）。小指の側を背骨に押しつけながら、肘を後ろへ引き、肩の前部を大きく開きます。深く息を吸って、胸の広がった感覚を存分に味わってください。

4

4 左足を後ろに下げます。バランスをとりやすくするには、斜め左後方に足を置き、左右の足が腰幅程度開くようにします。その必要がなければ、左足の土踏まずが右足のかかとの真後ろに来るようにします。左足をやや外側へ開きます。腰を正面に向け、前に張りだします。

5 息を吐きながら、腰をちょうつがいにして上体を前に折ります。あごを引き、首の後ろを伸ばしたまま、額を右膝に近づけます。へそを右の腿に寄せ、額を右膝か、さらに膝より下へつけるようにします。両脚は力強く、まっすぐに保ちます。右腿の前部の筋肉を骨のほうへ引きよせ、左足の外側のへりを床に押しつけます。このまま静止し、何度か呼吸します。息を吸うたびに、腰を張ったまま背筋を伸ばし、息を吐くたびに、さらに深く前屈します。

6 息を吸って、上体を起こします。左足を踏みだし、山のポーズで立ちます。反対側で同じようにくり返します。

実践のヒント

視点：鼻の先

予備ポーズ：深い前屈、頭を膝につけるポーズ、牛のポーズ（腕のみ）

逆ポーズ：山のポーズ、半弓の立位のバランス、東のストレッチ、支えのある橋のポーズ

もっと易しく：a) 両手を腰に当てます。
b) 背中で両腕の肘をつかみます。
c) 前の脚の膝を曲げます。
d) あごは引いたまま、背骨が床と平行になるところまで上体を折ります。

効果：身体をほぐす

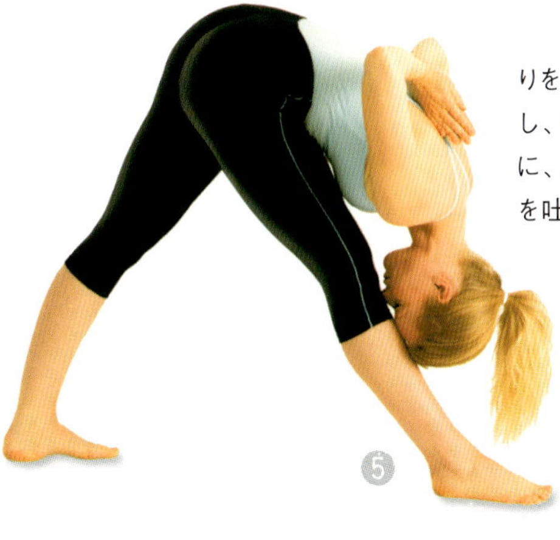
5

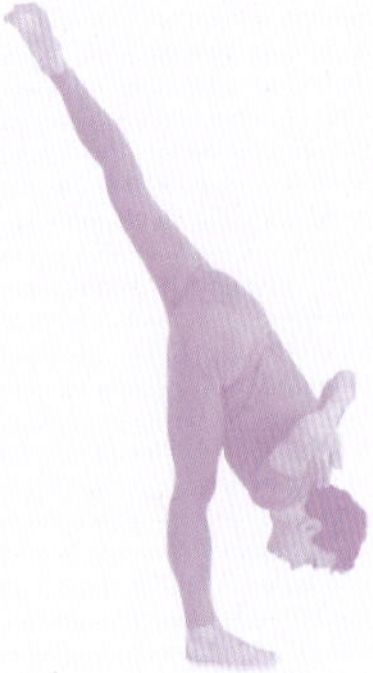

片脚の白鳥のバランス

エーカパーダ・ハムサ・パールシュヴォッターナ・アーサナ　立位の片脚の前屈を発展させたポーズで、より複雑なうえ、難しいバランスを取りいれています。バランスは本質的に、精神の集中に関係があります。そのことを心に留め、心身を安定させて、白鳥のような優雅さのただようポーズにしましょう。

1 立位の片脚の前屈（74ページ）を行ないます。上体が前の脚に完全にかぶさるまで前屈したら、肘で作る羽根を互いのほうへ押しあい、肩の前面を開きます。両手の親指の付け根を強く押しつけます。背中が鍛えられており、もっと難度の高いバージョンに挑戦したい人は、写真のように頭のすぐ後ろに手を持ってくるとよいでしょう。このまま、5回呼吸をします。

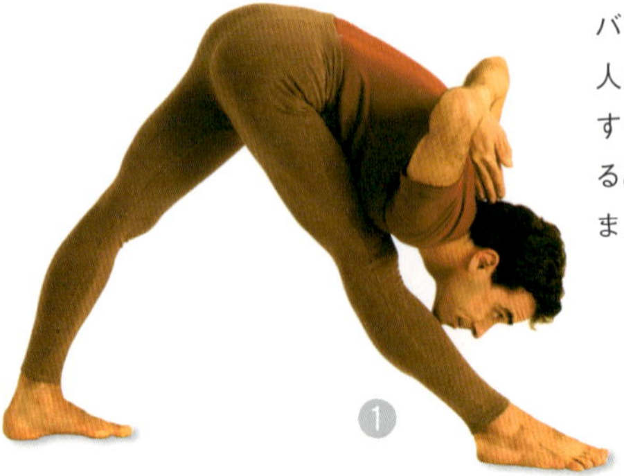

①

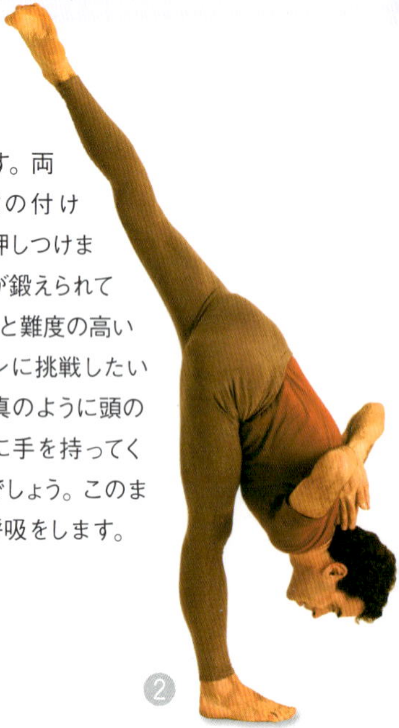

②

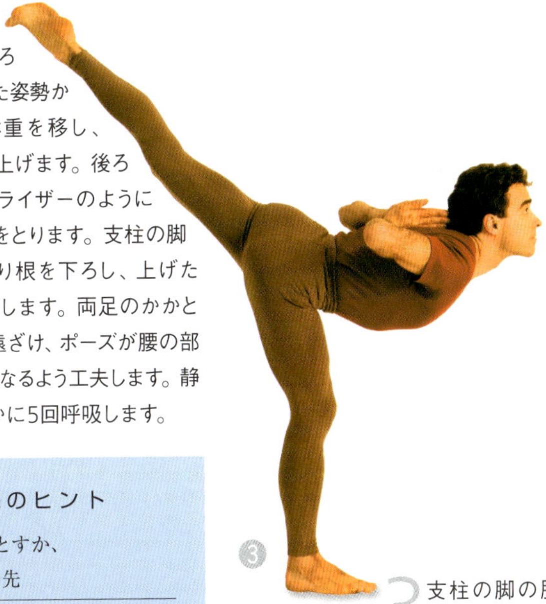

2 できるところまで前屈した姿勢から、前の脚に体重を移し、後ろの脚を宙に上げます。後ろ脚を船のスタビライザーのように使い、バランスをとります。支柱の脚は大地にしっかり根を下ろし、上げた脚は空高く伸ばします。両足のかかと同士をなるべく遠ざけ、ポーズが腰の部分でうまく一体となるよう工夫します。静止したまま、静かに5回呼吸します。

実践のヒント

視点：床に落とすか、前方のかなた先

予備ポーズ：立位の片脚の前屈、深い前屈、頭を膝につけるポーズ、立位の前後の開脚

逆ポーズ：このポーズの3の段階、山のポーズ、半弓の立位のバランス

もっと易しく：a）視線を一点に固定します。b）背中で両腕の肘をつかむか、または後方へまっすぐ腕を伸ばし、脚の付け根の先まで指先を伸ばします。c）後ろの足を床につけたままにします。d）静止時間を短くします。

効果：集中力が高まる

3 支柱の脚の膝を曲げ、上体を起こして、胸と肩を腰より高くします。背中を反らし、背骨の両側の筋肉を使って胸を高く上げます。このポーズは、支えのない白鳥のポーズと言い、前屈のあとに、背中への逆ポーズとして行なわれます。この姿勢で5回呼吸します。

4 上げた脚を下ろして両足をそろえ、上体を起こして、山のポーズ（46ページ）をとります。反対側も同様にくり返します。

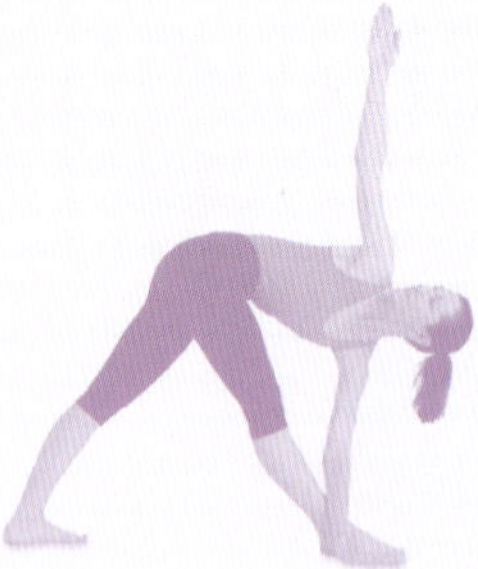

ねじった三角のポーズ

パリヴリッタ・トリコーナ・アーサナ　前屈し、大きく身体をねじる立位のポーズです。このポーズを使って、足でしっかり地面をとらえ、土台を堅固にする練習をしてください。深く前屈し、大きく身体をねじると、それだけ難度が増します。

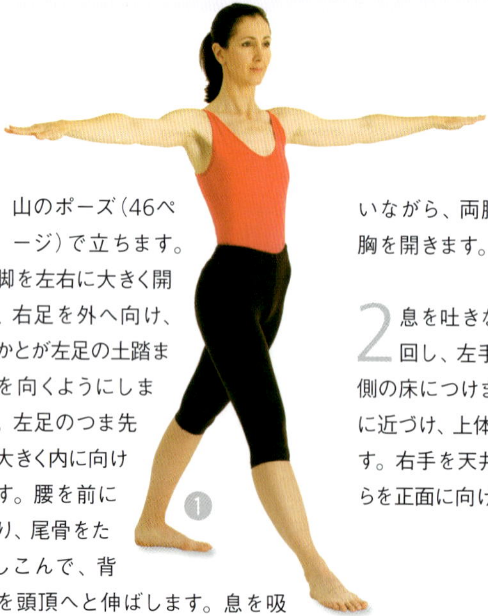

1 山のポーズ（46ページ）で立ちます。両脚を左右に大きく開き、右足を外へ向け、かかとが左足の土踏まずを向くようにします。左足のつま先を大きく内に向けます。腰を前に張り、尾骨をたくしこんで、背筋を頭頂へと伸ばします。息を吸いながら、両腕を肩の高さまで上げ、胸を開きます。

2 息を吐きながら胸を右足のほうへ回し、左手の手のひらを右足の外側の床につけます。左の脇腹を右の腿に近づけ、上体にさらにねじりを加えます。右手を天井に向けて上げ、手のひらを正面に向けて指先まで伸ばします。

3 首を回して右手のほうへ視線を仰向けつつ、頭の後ろと首の後ろと背骨が、一列に並ぶようにします。右の座骨を後ろに引いて持ちあげ、仙骨を水平に保ちます。後ろの足の外側のへりを強く床に押しつけます。

4 右の腰と腋の下を引き離すようにして、右側のウエストを長く伸ばします。息を吸いながら、座骨を後ろに引くと同時に、頭頂を前に押しだし、背骨に隙間を作ります。胸が開くのを感じてください。

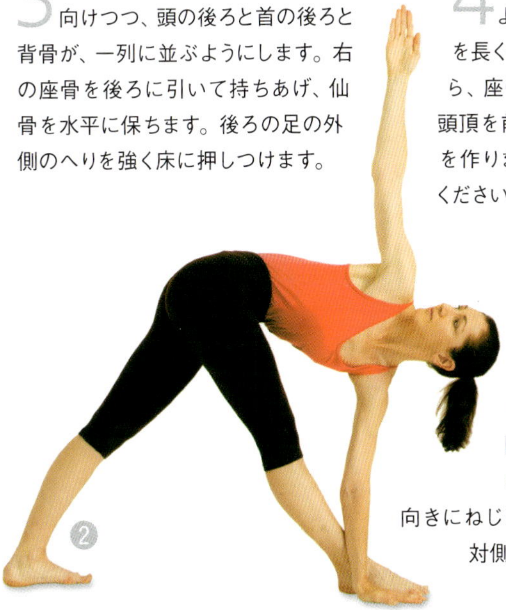

5 息を吐きながら、ゆっくり腹筋を背骨のほうへ引きしめ、上体をさらに仰向かせて、ねじりを加えます。そのまま5回呼吸します。息を吸いながら、体位に入ったのと逆向きにねじりをほどいていきます。反対側も同様にくり返します。

実践のヒント

視点：頭上の手

予備ポーズ：立位の片脚の前屈、深い前屈、安楽座のねじり

逆ポーズ：椅子のポーズ、山のポーズ

もっと易しく：a)前の脚の膝を曲げます。
b)床につく手を、代わりに向こうずねに置くか、足の親指の側につきます。
c)上げる手を、代わりに仙骨に置きます。
d)視線は上げず、床か正面に向けます。
e)脚の開きを狭めると、バランスがとりやすくなります。

効果：平衡感覚がつく

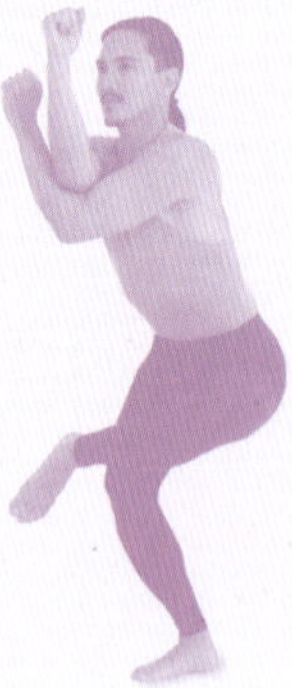

鷲のポーズ

ガルダ・アーサナ　足首を強める立位のバランスで、肩の凝りをほぐすのに最適の体位です。バランスは安定感や落ちつきを与えてくれる体位ですので、精神的ストレスのたまっているときには、とくに効果を発揮します。

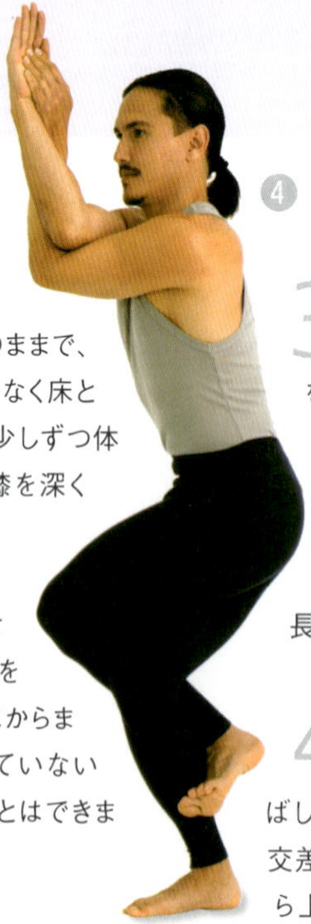

1 山のポーズ（46ページ）で立ちます。しばらくそのままで、足の裏が均等に、余すところなく床と接するようにしてください。少しずつ体重を右足にかけながら、右膝を深く曲げます。

2 左脚を右膝の上にのせて脚を組み、さらに左足を後方に回して、右脚のすねにからませます。支柱の脚が曲がっていないと、すねに足をからませることはできません。

3 やや腰を落として座るような体勢になり、右膝をさらに曲げます。尾骨は内側にたくしこみ、背筋を上に伸ばして、上体を垂直方向に持ちあげます。あごを引き、首の後ろは長く保ちます。

4 息を吸いながら、両腕を肩の高さで前方に伸ばします。右腕を左腕の上に交差させてから、前腕を肘から上に折り、互いにからませて手のひらを合わせます。肘を肩の高さに上げ、手を顔から遠ざけます。肩は力を抜いて耳から遠ざけ、肩胛骨を腰のほうに引きさげます。

5 心臓の裏の隙間に息を吸いこみます。6回呼吸したら、息を吸いながら腕と脚をほどき、山のポーズに戻ります。反対側も同様にします。

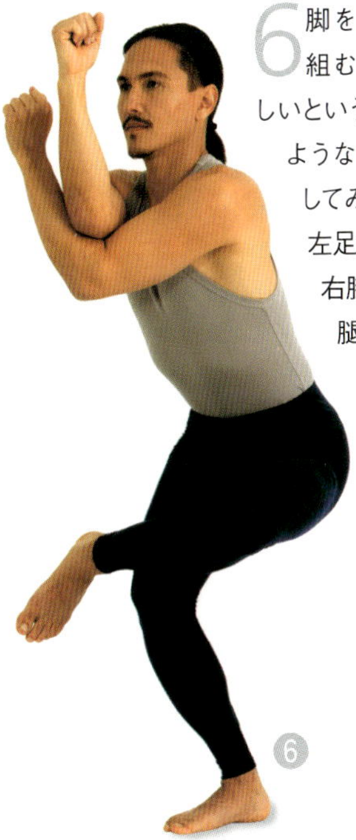

6 脚を前述の形に組むのがまだ難しいという人は、次のようなやり方を試してみてください。左足首の外側を、右膝のすぐ上の腿に当てます。

左膝は横に突きだしておき、支柱の右脚をさらに曲げて、しゃがみこむような格好になります。手のひらを合わせられない場合は、両手でこぶしを作り、手首の外側同士を向きあわせます。

実践のヒント

視点：両手

予備ポーズ：つま先立ちの山のポーズ、つま先立ちの半蓮華座のバランス、ねじった三角のポーズ、うつむいた犬のポーズ、牛のポーズ

逆ポーズ：指を組みあわせる立位の開脚の前屈、猫のポーズ

もっと易しく：a）左脚を右脚にからませるのが無理な場合は、単に脚を組んで、左足のつま先を右足首の外側に置くようにします。
b）バランスがとれなければ、背中を壁にもたせかけて行ないます。
c）腕と脚のポーズを、それぞれ別々に行ないます。

効果：集中力が高まる

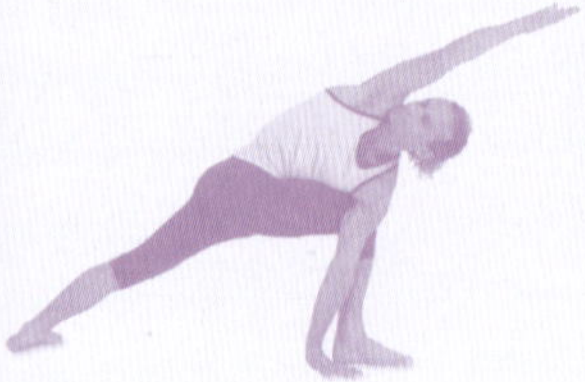

ねじった脇ストレッチ

パリヴリッタ・パールシュヴァ・コーナ・アーサナ

ねじりを加えた立位のポーズですが、立位系にしては非常に大地に近いという特徴があります。高度の柔軟性が必要とされるねじりによって、腹部の臓器を強く圧縮します。マッサージ効果で消化が促進され、排便がスムーズになります。

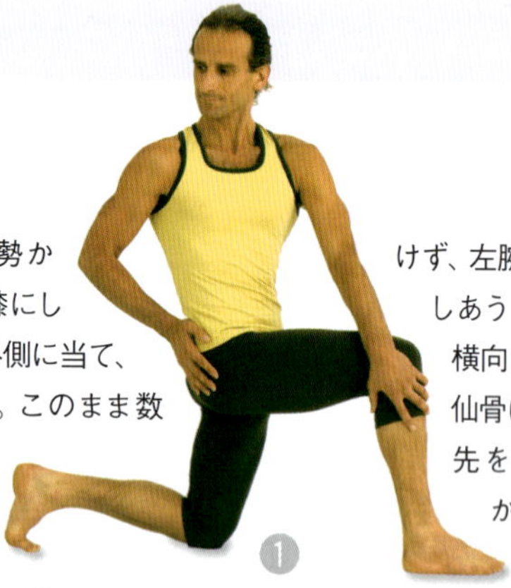

①

1 両膝をついた姿勢から、右脚を立て膝にします。左手を右膝の外側に当て、右手は腰に置きます。このまま数回呼吸し、背筋を上に伸ばします。次に、左手で右膝を押し、膝で手を押しかえして、胴にねじりを加えていきます。

2 下腹部を引っこめながら胴の前部を持ちあげ、右足の小指のそばの床に左手をつきます（右膝が腋の下のあたりに来るはずです）。胸は床に向けず、左腕と右脚が互いに押しあう力を使って、さらに横向きにします。右手は仙骨に当て、左足のつま先を立てて、左膝を床から離します。左足のかかとを外に伸ばし、左膝の裏を天井に向けます。視線は右肩の先へ向けます。

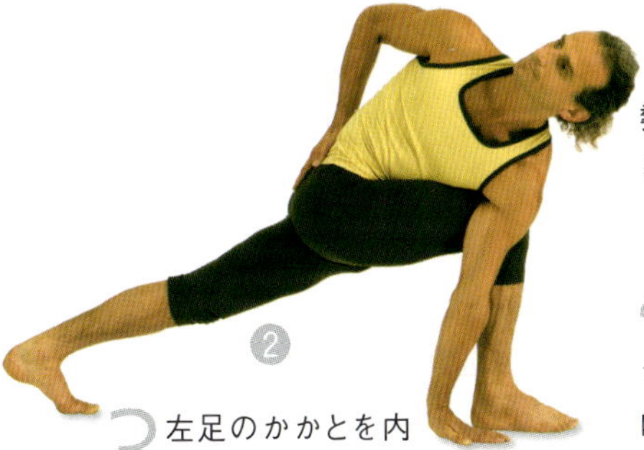

3 左足のかかとを内側に回し、足を床に下ろします。足の外側のへりを床に押しつけます。右腕を脇からまっすぐ斜め上に伸ばし、手のひらを床に向けます。この体勢でバランスがとれたら、顔を腋の下ごしに天へ仰向けます。

4 首の後ろを長く保ち、頭の後ろが背骨の延長線上にあるようにします。左の腰は落とさずに、少し上げ気味にします。

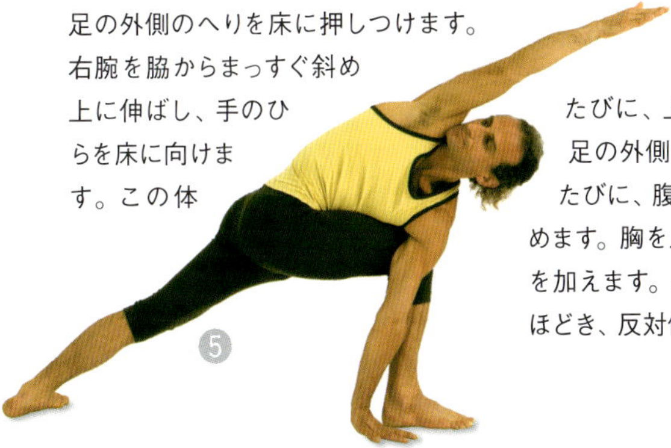

5 静止して数回呼吸します。息を吸うたびに、上げた手の指先から後ろ足の外側までを伸ばし、息を吐くたびに、腹筋を背筋のほうへ引っこめます。胸を上方へ開き、さらにねじりを加えます。息を吸いながらポーズをほどき、反対側も同様にくり返します。

実践のヒント

視点：上げた手の指先か、まっすぐ上方

予備ポーズ：ねじった三角のポーズ、ねじった半月のポーズ、立て膝をして反対の脚を後ろへ伸ばす体勢

逆ポーズ：立位の開脚の前屈、うつむいた犬のポーズ

もっと易しく：a)第1ステージと第2ステージでやめておきます。b)左肘（または左の腋の下）を右膝の外側にもっていき、両手の手のひらを合わせ、親指を胸骨に当てて合掌します。c)床に下ろす手を、立て膝をした足の親指の側につきます。

効果：エネルギッシュになる

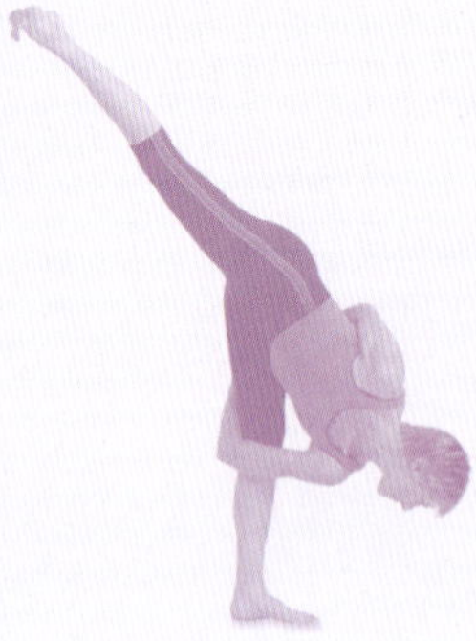

▲

横向きのポーズのシークエンス

ニラーランバ・パールシュヴァ・コーナ・アーサナ

腿を強化し、胸部と肺を押しひろげる、立位の脇ストレッチです。肩も、より広範囲に動くようになります。ぐらつかずに身体を最大限に伸ばすという、ストレッチと安定性の問われる本格的なダンスです。

1 両脚を左右に大きく開きます。左足は外へ90度、右足は内へ15度の角度に向けます。左膝を直角に曲げます。腕を横に広げ、胴の両脇を長く伸ばします。左の脇腹が伸びたら、息を吐きながら左手を下ろして左足の親指の脇の床につき、立位の脇ストレッチ（52ページ）の体勢になります。

2 右手の甲を背骨の基部に当てます。息を吸いながら、左腿の内側に沿って、左側の肋骨を伸ばします。胸を上げ、右肩は落として後ろに引き、身体の前部を開きます。左の臀部を内側にたくしこみながら下げ、右足のかかとから後頭部まで、身体の背面すべてがひとつの平面に収まるようにします。

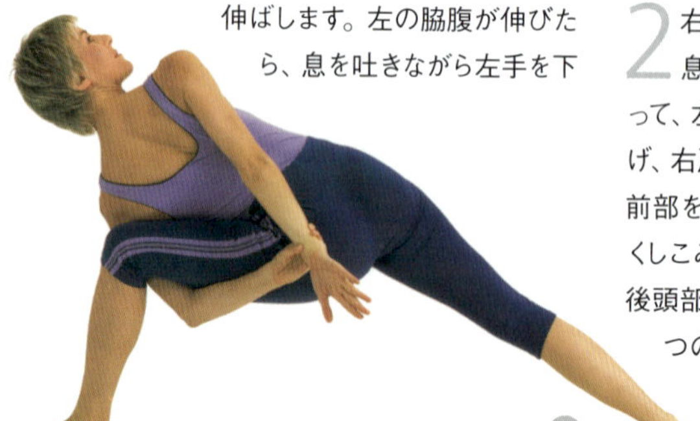

3

3 左肩を内へ回しながら左肘を曲げ、左手を左脚の下にくぐらせます。左手を腰まで上げ、右手の手首をつかみます。息を吐きながら、胸を回して天井に仰向けます。左肘と左膝で互いを押しあうようにしましょう。右手首を左膝から遠ざけるようにし、両肘をなるべく伸ばして、ひねりを強化します。顔は天に仰向けます。静止して2〜3度呼吸し、息をするたびに、伸ばしている部位をそれぞれ意識するようにします。

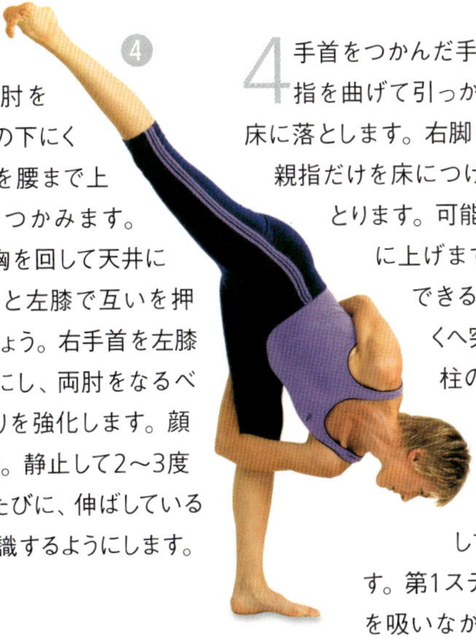

4 手首をつかんだ手を緩め、両手の指を曲げて引っかけます。視線は床に落とします。右脚を1歩引きよせ、親指だけを床につけて、バランスをとります。可能なら、右脚を宙に上げます。脚を伸ばし、できるだけかかとを遠くへ突きだします。支柱の左脚も伸ばし、両足のかかとを互いに遠ざけます。静止して、5回呼吸します。第1ステージに戻り、息を吸いながら上体を起こします。反対側で同様にくり返します。

実践のヒント

視点：第1ステージ——上方
第2ステージ——床

予備ポーズ：戦士のポーズ2、立位の脇ストレッチ、半月のポーズ、マリーチのねじりC

逆ポーズ：立位の開脚の前屈、安らかな深い前屈、山のポーズ

もっと易しく：a)左肘を左膝の上に当てるだけにします。b)右の前腕を背中に回し、右手の指先を左の腰の割れ目に挟んでから、左手を床につきます。c)後ろの足は軽く床につけたままにしておくと、バランスがとりやすくなります。

効果：集中力が高まる

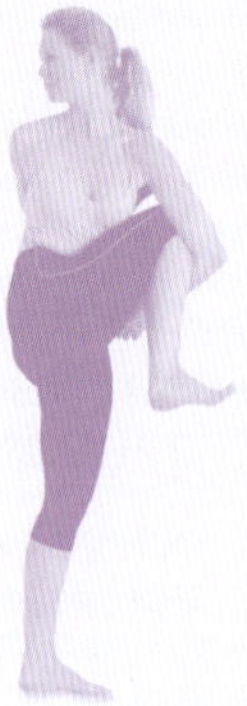

片脚の花輪のポーズ

エーカパーダ・マーラー・アーサナ　難しいポーズですが、腹筋が鍛えられます。また、臓器に適度な運動が加えられ、肩が開くようになります。腕で脚をしばる一連の座位のポーズを立位にし、さらにバランスを組みあわせたバージョンですので、よりいっそう集中力を発揮することが求められます。

1 山のポーズ（46ページ）で立ちます。体重を左足にかけ、右膝を曲げて胸のほうに持ちあげます。バランスをとりながら膝を胸に抱えこみ、基本のストレッチを行ないます。

2 右腕を前に伸ばし、腋の下が右膝の内側に具合よく収まるようにします。腕を肩から内側に回し、前腕で、右脚の向こうずねを外からくるむようにします。右手の甲を脚の付け根近くに持っていき、右腕で脚をしっかり押さえこみます。

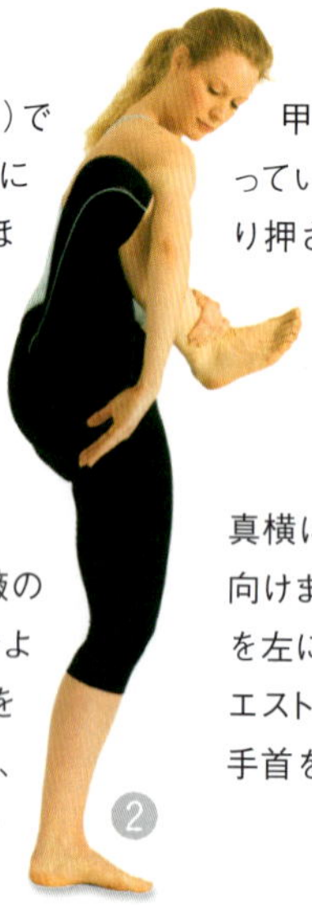

3 心臓を持ちあげ、背筋を上に伸ばしながら、左腕を真横に上げ、手のひらを後方に向けます。息を吐きながら、上体を左にねじり、左腕を背面のウエストに伸ばします。右手で左手首をつかみます。

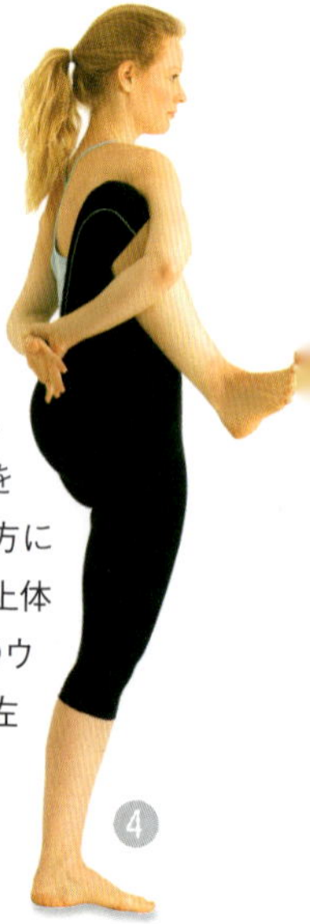

4 正面を向き、高く背を伸ばしながら、5回呼吸します。肘を伸ばそうとするように、両手をなるべく身体から遠ざけ、肩と胸を開きます。上げた足のつま先をぴんと張ります。ゆっくりと、抑制された動きでポーズを解きます。

5 さらにねじりを加えたバージョン、ねじった片脚の花輪のポーズを行なうには、ふたたび右膝を胸に抱えます。息を吸いながら左腕を高く天へ伸ばし、下腹部から上体を大きく右へひねります。左肘を曲げ、左肩の外側を右膝の外側へ持っていきます。左腕を内側に回し、肘が天井を指すようにします。そこから右膝に腕を巻きつけ、左手を左脚の付け根近くに持っていきます。右膝がしっかり固定されたら、右腕を背中に回し、左手で右手首をつかみます。首をめぐらして後方を見つめます。なるべく身体を持ちあげ、背を高く保って、効きを強めましょう。支柱の脚はまっすぐ伸ばします。両肘も、なるべくまっすぐにするよう意識します。右足の指は、すべてつま先をぴんと伸ばします。

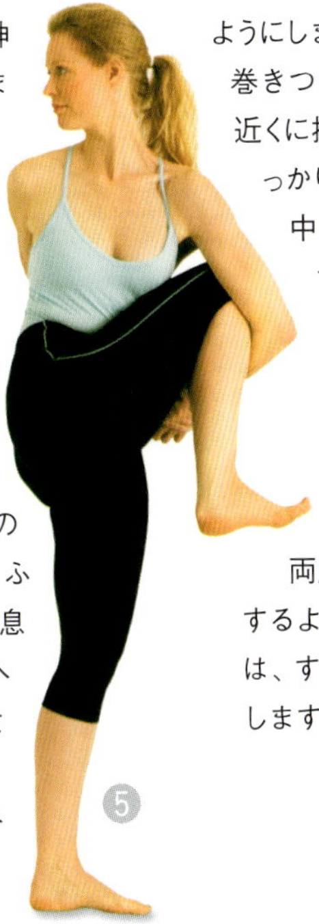

実践のヒント

視点：第1ステージ――まっすぐ前方
第2ステージ――横のかなた先

予備ポーズ：半らせんのねじり、マリーチの前屈A、マリーチのねじりC、輪なわのポーズ

逆ポーズ：椅子のポーズ、安らかな深い前屈、山のポーズ

もっと易しく：a）膝を胸に抱えこむだけにします。b）両手をじかにつながず、ベルトをあいだに入れます。c）座ったまま行ないます。

効果：集中力が高まる

つま先立ちの
半蓮華座のバランス

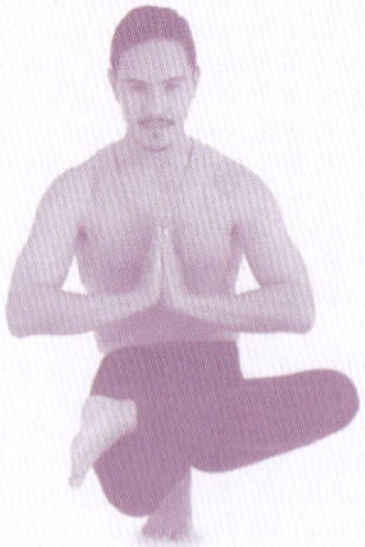

パーダーングシュタ・パドマ・ウトカタ・アーサナ

心臓に意識を集中したまま支えの脚を沈めていき、呼吸とともに反対側の脚の付け根をゆっくり開くという、立位のバランスです。足首を強化し、股関節の柔軟性を高めるのに役立ちます。また、平衡感覚がつき、頭が明晰になります。

1 山のポーズ（46ページ）で立ちます。右膝をやや曲げて、右の腿に左足のかかとをのせます。左膝を床のほうに下げ、左脚の付け根を開きます。尾骨を下に伸ばし、背骨を上方へ引きあげます。

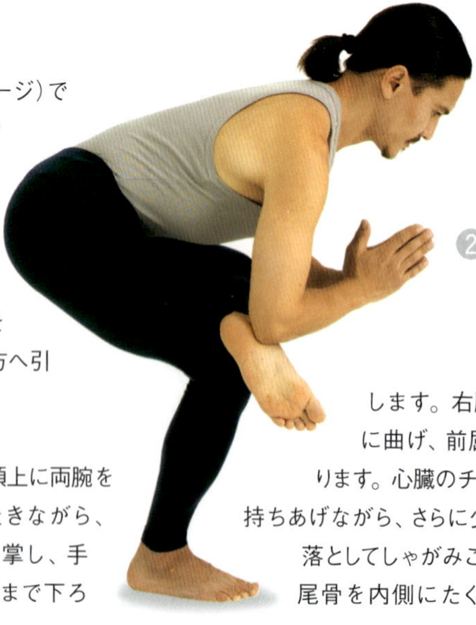

②

2 息を吸いながら、頭上に両腕を上げます。息を吐きながら、手のひらを合わせて合掌し、手を心臓のチャクラの前まで下ろします。右脚をさらに曲げ、前屈みになります。心臓のチャクラを持ちあげながら、さらに少し腰を落としてしゃがみこみます。尾骨を内側にたくしこみ、背筋を長く保ちます。上体はやや前傾するものの、なるべく垂直方向に立てておきます。手の指先を見つめながら、胸を柔らかく開くよう、意識を集中します。そのほうがやりやすければ、肘をすねに置きます。

3 背骨を垂直に立て、右膝をさらに深く曲げながら、右のかかとを上げて、つま先立ちでしゃがみこみます。右手を左右の座骨のあいだに当てます。必要なら指先を床につけて軽く支えながら、右足の親指の付け根に重心を置き、バランスをとります。両手でふたたび合掌し、このまま静かに5回呼吸します。

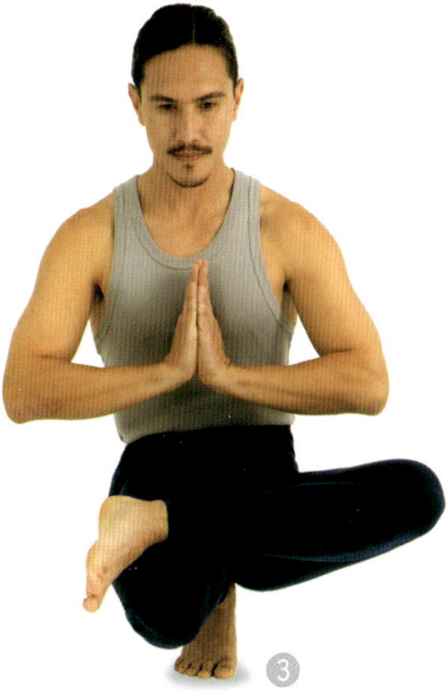
3

4 注意深くポーズを解いていきます。息を吸いながら、右脚を伸ばして立ちます。抑制された動きで、蓮華座に組んだ左足を下ろし、山のポーズに戻ります。意識を中心に集めなおしたら、反対側も同様にくり返します。

実践のヒント

視点：鼻の先

予備ポーズ：木のポーズ、鷲のポーズ、半蓮華座のストレッチ、椅子のポーズ

逆ポーズ：山のポーズ、深い前屈、立位の前後の開脚、半弓の立位のバランス

もっと易しく：a）第1ステージのみ行ないます。b）蓮華座に組む足を膝の近くに置きます。c）蓮華座の足を片手で押さえておきます。

効果：集中力が高まる

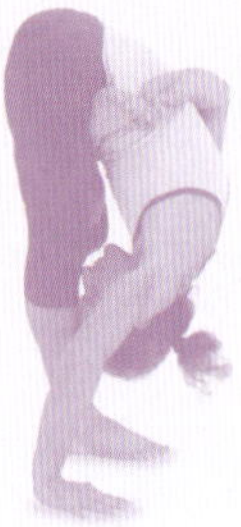

半蓮華座のストレッチ

アルダ・バッダ・パドマ・パシュチモターナ・アーサナ　腹部の臓器をもみ、大腸の機能を高めるポーズです。股関節が硬いと膝に負荷がかかりますので、注意が必要です。股関節を柔らかくするには、牛のポーズ（140ページ）や半蓮華座の前屈（146ページ）を参照してください。

1 山のポーズ（46ページ）で立ちます。息を吸いながら、尾骨から頭骨の基部まで背骨をぴんと伸ばし、さらに頭頂を上に引きあげます。息を吸いながら、右手を使って左足を右腿の最上部に持ちあげ、かかとが右脚の付け根のすぐ下に来るようにします。左膝の内側を下げるとともに後ろに引き、左の腿の前部が脚の付け根と一直線になるようにします。

実践のヒント

視点：鼻の先

予備ポーズ：牛のポーズ、半蓮華座の前屈、立位の片脚の前屈

逆ポーズ：椅子のポーズ、山のポーズ、
半弓の立位のバランス、賢者のバランス1・2

もっと易しく：a）第1ステージのみ行ないます。
b）背後から足をつかむのが難しければ、両手を床につきます。

効果：集中力が高まる

2 右手で左足を持ったまま、左腕を横に広げ、背後に回して、できるようなら左足のつま先をつかみます。息を吸いながら背筋を伸ばし、右腕を天に上げます。

3 息を吐きながら腰から前屈し、右手を右足のかたわらの床につきます。首の後ろを長く伸ばし、頭頂を床に近づけます。額は膝のほうへ引きよせます。息を吸いながら、胸を腿から遠ざけるように上体を起こし、前方を見つめて、背筋を尾骨から頭骨の基部まで伸ばします。息を吐きながらふたたび前屈し、背骨の力を抜いて、身体の前部全体を腿に沿って伸ばします。静止して一定のリズムでなめらかに呼吸し、全身が伸びるのを感じてください。

4 息を吸いながら右腕を上げ、上体を起こして立ち姿に戻ります。息を吐きながら左手を足から離し、左足を下ろして、山のポーズになります。反対側も同様にくり返します。

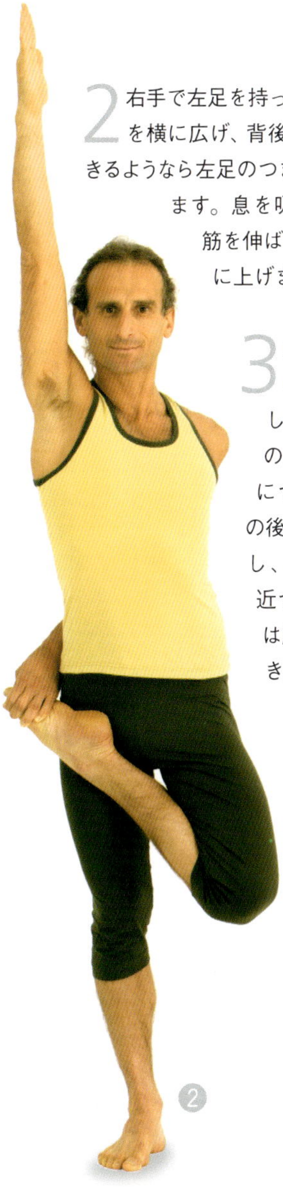

2

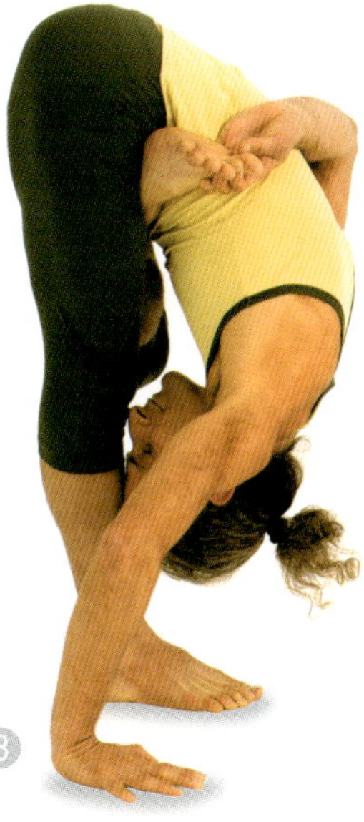

3

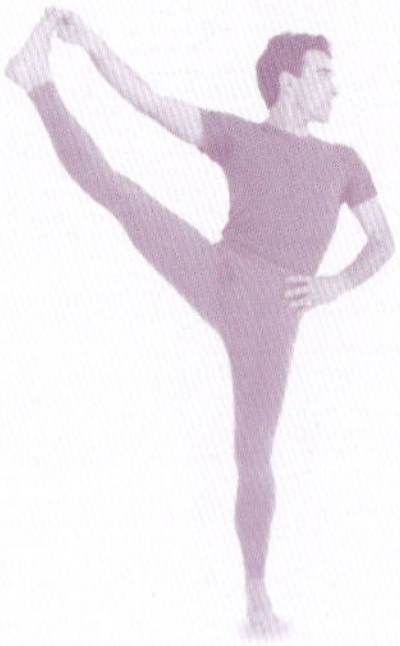

足の親指のシークエンス

ハスタ・パーダーングシュタ・アーサナ　股関節を柔らかくし、腿の裏の筋肉を伸ばすポーズです。また、両脚の調子を調え、平衡感覚を高めます。アシュターンガ・ヴィンヤーサ・ヨーガ(385ページ)にある、立位のシークエンスの一部です。

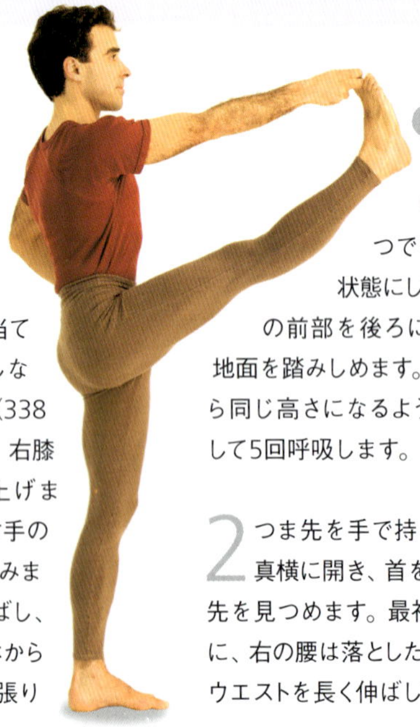

1　山のポーズ(46ページ)で立ちます。左脚に体重を移し、左足で床を踏みしめます。左手をウエストに当てます。指で腹部を押しながら、腹部の締めつけ(338ページ)を行ないます。右膝を曲げ、右足を高く上げます。右足の親指を、右手の人差し指と中指でつかみます。右脚をまっすぐ伸ばし、足の内側のへりを身体から遠ざけるようにぴんと張ります。左脚は曲げずに伸ばし、いつでも動かせるような状態にしておきます。左腿の前部を後ろに引き、足の裏で地面を踏みしめます。左右の腰は床から同じ高さになるよう保ちます。静止して5回呼吸します。

2　つま先を手で持ったまま、右脚を真横に開き、首をめぐらして左肩の先を見つめます。最初のポーズと同様に、右の腰は落としたままにし、右側のウエストを長く伸ばしておきます。静止

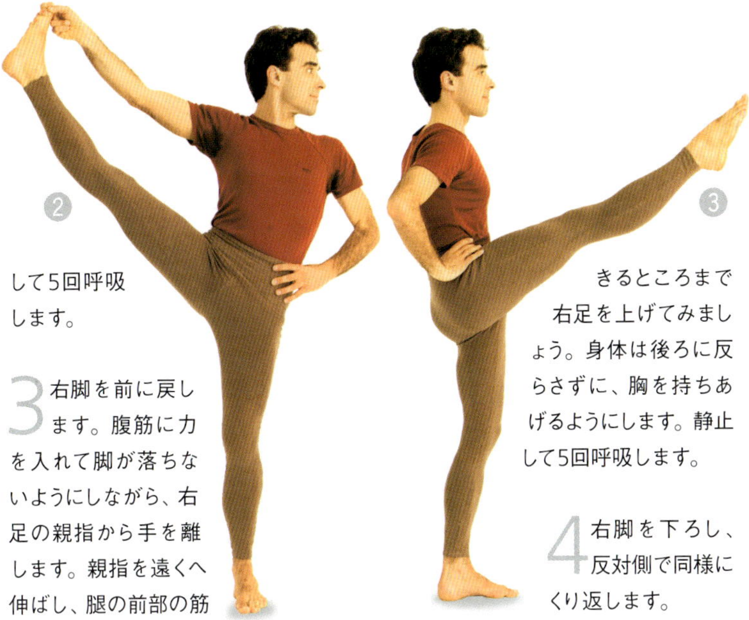

して5回呼吸します。

3 右脚を前に戻します。腹筋に力を入れて脚が落ちないようにしながら、右足の親指から手を離します。親指を遠くへ伸ばし、腿の前部の筋肉と腹筋の力で、足を高く上げたままにします。右手はウエストに置き、指で腹部を押さえます。できるところまで右足を上げてみましょう。身体は後ろに反らさずに、胸を持ちあげるようにします。静止して5回呼吸します。

4 右脚を下ろし、反対側で同様にくり返します。

実践のヒント

視点： 足の親指と、横

予備ポーズ： 木のポーズ、深い前屈

逆ポーズ： 半弓の立位のバランス、山のポーズ

もっと易しく： a) 上げる脚の膝を曲げ、片手で抱えます。b) 足の親指でなく、腿の下をつかみます。
c) 膝を曲げたまま足の親指をつかみます。
d) 足の親指の付け根にベルトを掛け、それを両手で引っぱります。
e) 壁際に立ち、補助として壁を使いながらバランスをとります。

効果： 柔軟性が高まる

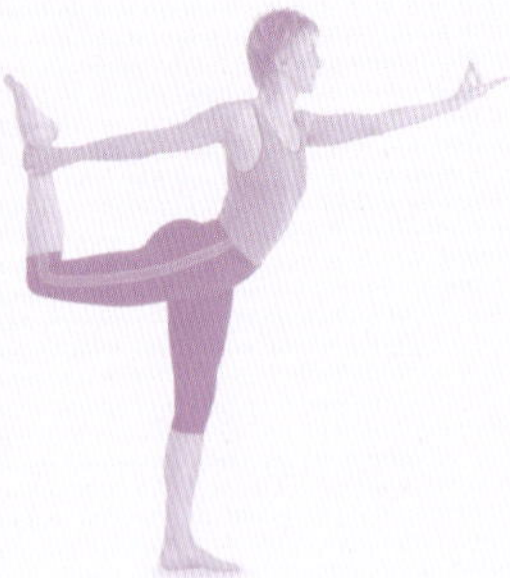

半弓の立位のバランス

ウッティタ・アルダ・ダヌラ・アーサナ　後屈を取りいれた立位のバランスで、背骨の弾力性を高め、腹部の臓器を調え、両脚を強化します。このバランスを実践すると、力強さと優美さは両立することが可能なのだとわかるでしょう。

1 山のポーズ（46ページ）で立ちます。全身に深く息を吸いこみます。少しずつ左足に体重を移動し、右足を後ろに下げて、親指を床に立てます。手は左右の腰に置き、背部の腰から身体を引きあげ、背筋を伸ばしたまま背中を反らします。

2 右膝を曲げ、かかとを宙に上げます。この後屈の姿勢で2〜3度呼吸し、背筋を強化します。

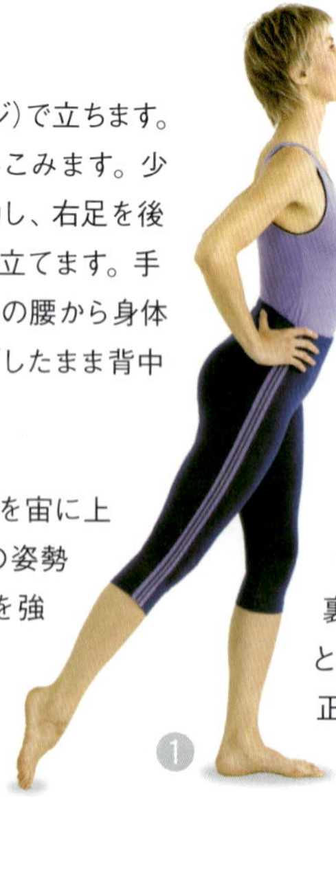

1

3 右足のかかとを臀部に寄せ、右手を背後に回して、かかとの外側をつかみます。右足を後ろに押しながら右手でかかとを前に引っぱり、できるだけ大きな「弓」を作ります。右脚をさらに上げて、腿が床と平行になるようにします。すねは垂直に立て、足の裏を正面に向けます。右の腰と脇腹を前に押しだし、上体を正面に向けておきます。

4 支柱の左脚を曲げ、前方へやや身体を傾けます。左手の手のひらを上に向け、腕を床と平行になるまで上げます。左手の人差し指と親指の先を合わせて輪を作ります。視線を和らげ、人差し指と親指が合わさる点を見つめてください。なめらかに同じリズムで呼吸し、右足を後方と上方へ引きつつ、左脚で無理せず優美にバランスをとります。背骨が心臓の後ろでなめらかにカーブするのを意識しながら、胸を押しひらき、左右の肩を水平に保ちます。

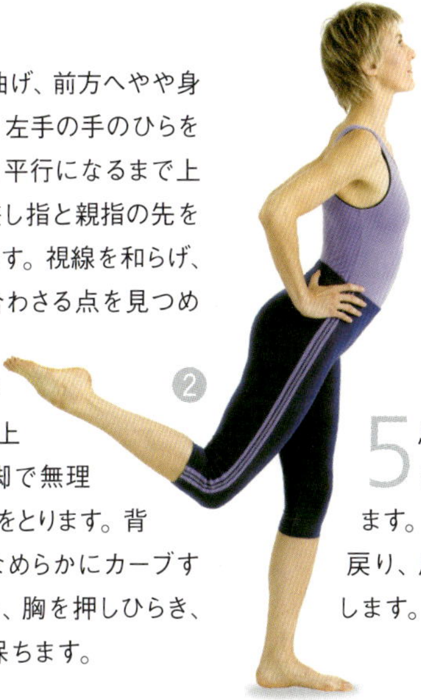

②

5 息を吐きながら、右足をほどいて床に下ろします。直立して山のポーズに戻り、反対側で同様にくり返します。

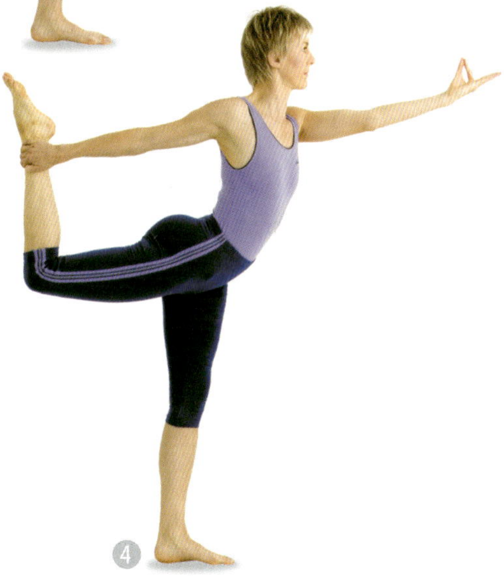

④

実践のヒント

視点：指先

予備ポーズ：戦士のポーズ3、弓のポーズ、片脚の白鳥のバランス

逆ポーズ：安らかな深い前屈、立位の片脚の前屈

もっと易しく：a）最終ステージの手前でやめます。b）壁際でバランスをとりながら行ないます。

効果：集中力を高める

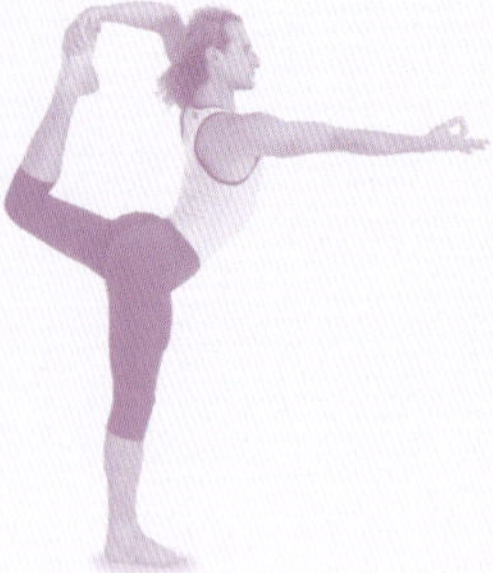

舞踏の王のポーズ

ナタラージャ・アーサナ　壮美なポーズとも呼ばれ、美しいと同時に、非常に難度の高いポーズです。平衡感覚と、背中、脚、肩の高度な柔軟性が必要とされます。ヒンドゥー教の3番目の主神で、舞踏の神でもある破壊神シヴァに捧げられた体位です。

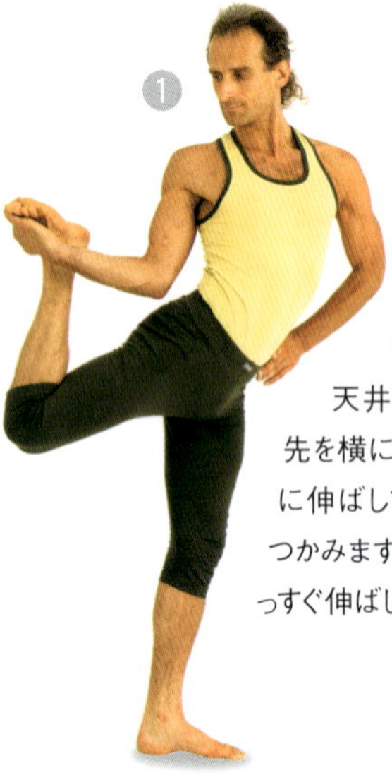

1 山のポーズ（46ページ）で立ちます。右足を床から上げ、膝を後ろに曲げて、足の裏を天井に向けます。つま先を横に向け、右手を後ろに伸ばして、右足の内側をつかみます。支えの左脚はまっすぐ伸ばし、力強く保ちます。

2 右肘を外側へ、さらに上方へ回して、右足の親指をつかみます。右腕を頭の後方に伸ばすと同時に、右足を後頭部に近づけます。右の腰は落としたままにし、右腿をなるべく床と平行にします。左手の手のひらを上に向けて、腕を水平に伸ばし、人差し指と親指の先を合わせます。これが、舞踏の王のポーズ1です（次ページの写真は、身体の左側で行なったときのものです）。

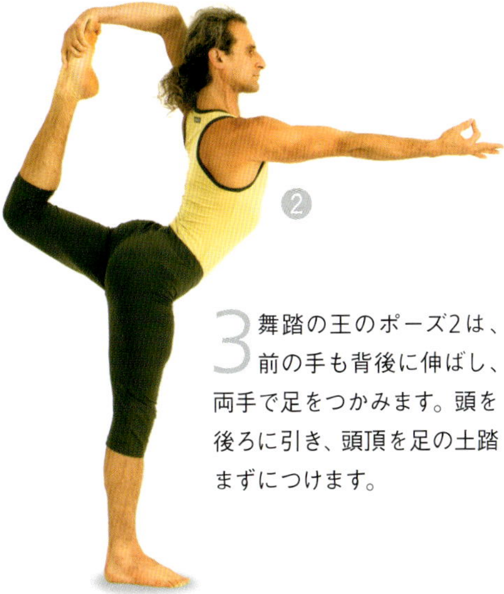

3 舞踏の王のポーズ2は、前の手も背後に伸ばし、両手で足をつかみます。頭を後ろに引き、頭頂を足の土踏まずにつけます。

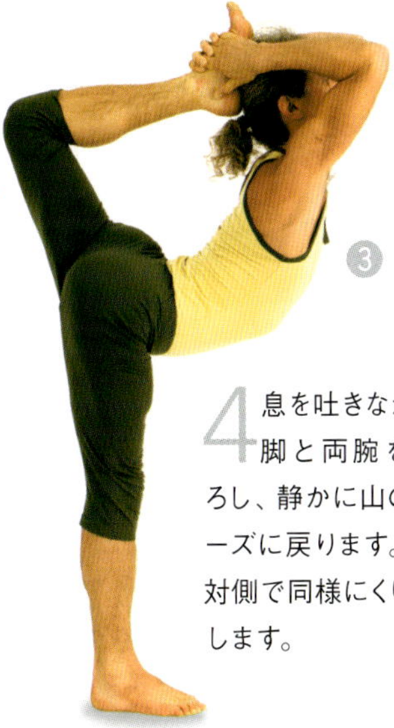

4 息を吐きながら脚と両腕を下ろし、静かに山のポーズに戻ります。反対側で同様にくり返します。

実践のヒント

視点：舞踏の王のポーズ1――伸ばした手の人差し指と親指の先
舞踏の王のポーズ2――第三の眼

予備ポーズ：立て膝をして反対の脚を後ろへ伸ばす体勢、蛙のポーズ、半弓の立位のバランス、鳩のポーズ、鳩の王のポーズ。肩を開くには、牛のポーズ

逆ポーズ：立位の前後の開脚、深い前屈、立位の片脚の前屈

もっと易しく：a）床にうつぶせになって行ないます。足を臀部に引きよせてから腿を床から離し、かかとを頭のほうへ持っていきます。b）60センチほど離れて壁に面して立ち、壁を補助に使ってバランスを行ないます。c）上げた足に、輪にしたベルトを掛けます。

効果：若返る、エネルギッシュになる

座位と床を使ったポーズ

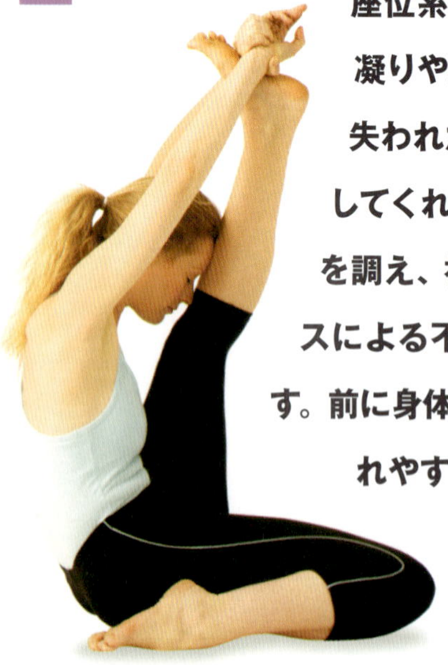

座位系のポーズや床を使ったポーズは、凝りや緊張をほぐして全身を柔らかくし、失われたバランスを取りもどす手助けをしてくれます。とくに前屈は、腹部の臓器を調え、神経系を静めるのに加え、ストレスによる不調を軽減するはたらきがあります。前に身体を折ることで、心が物事を受けいれやすい、直観的な状態になります。自然と、自分の心の声も聞こえて

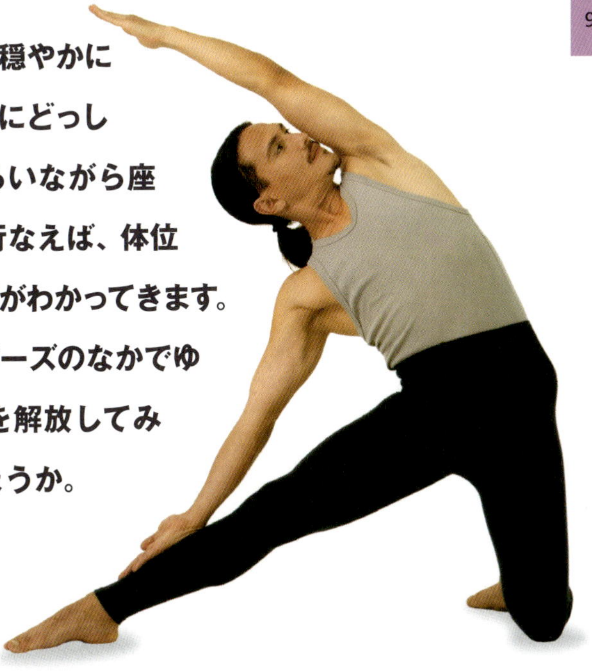

くるでしょう。穏やかに凪いだ心で、床にどっしりと支えてもらいながら座位のポーズを行なえば、体位に身を任せる術がわかってきます。抵抗はやめ、ポーズのなかでゆったりと自分を解放してみてはどうでしょうか。

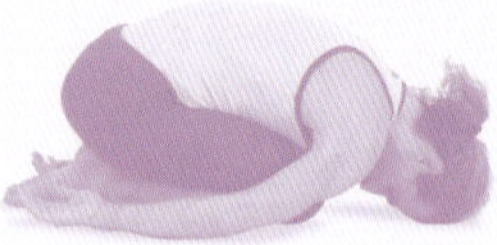

子どものポーズ

バーラ・アーサナ　安らぎを感じるポーズです。身体の失われたバランスと調和を取りもどし、心を開かれた状態にして、物事を受けいれやすくしてくれます。難しいポーズの合間にこのポーズを組みいれながら、アーサナを実践するようにしましょう。

1 床の上で、足の親指を重ねない正座をします。これを、金剛座と呼びます。

2 背筋を上に伸ばします。息を吐きながら、上体を骨盤から前へ倒し、心臓を膝よりの腿の上にのせ、額を床

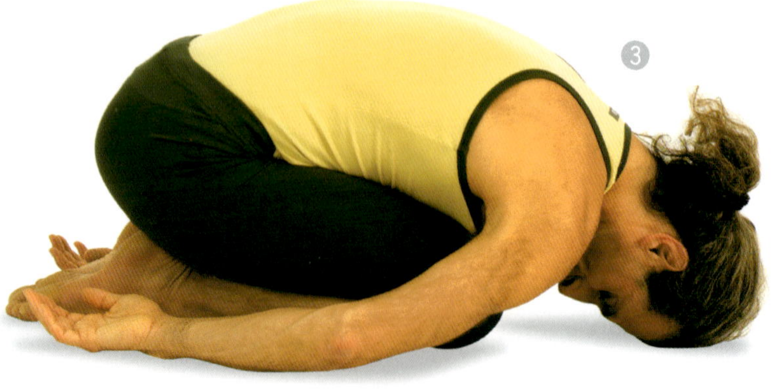

につけます。腕を脇から後方に伸ばし、指は軽く曲げたまま、手の甲を床につけます。背中上部を左右に広く開き、緊張がすべて肩から腕へ、そして身体の外へと逃げていくようにします。肘は完全に力を抜きます。首の緊張はすべて解きほぐしてください。腰は力を抜き、柔らかく保ちます。

3 子どものポーズは、呼吸をつぶさに知るのにちょうどよい体位です。上体の前部は腿の上で力が抜けていますので、胸部と腹部がさほど広がりません。息を吸うときは、呼吸の動きに合わせて、背中を使うようにしてください。背骨の基部の仙骨に至るまで、背中全体が柔らかくなり、外へ広がっていくのを感じましょう。息を吐くと、逆に内側に収縮していくような感覚があるはずです。自然な呼吸が全身をめぐるのを意識します。額をそっと圧す床の力で、脳の前部が弛緩し、深くリラックスするのに身を任せましょう。

実践のヒント

視点：目は閉じ、内面を見つめる

予備ポーズ：ヨーガの印のポーズ

逆ポーズ：東のストレッチ、蓮華座

もっと易しく：a) 膝の裏に、畳んだ毛布を挟みます。

b) 必要なら、足の甲の下に敷物を当てます。

c) 腰から上が宙に浮いてしまい、顔を下げていくときに不快に感じるようなら、床に必要なだけクッションを重ねて、その上に額をのせます。または、両手のこぶしを重ね、その上に額をのせます。

d) 逆に、身体が柔かすぎて首の力がうまく抜けないという人は、腿の上に畳んだ毛布を敷いてから胸をのせ、頭が少しぶら下がるような格好を作ってください。

効果：意識が中心に集まる

腕を伸ばした子どものポーズ

ウッティタ・バーラ・アーサナ　腕を伸ばした子どものポーズは、肩と胸を開き、胸部と腹部全体に息が行きわたるようにしている点で、元のポーズに比べてやや動的になっています。

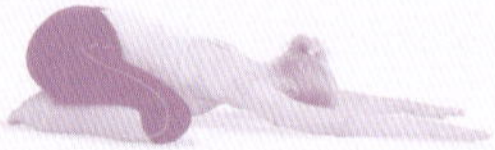

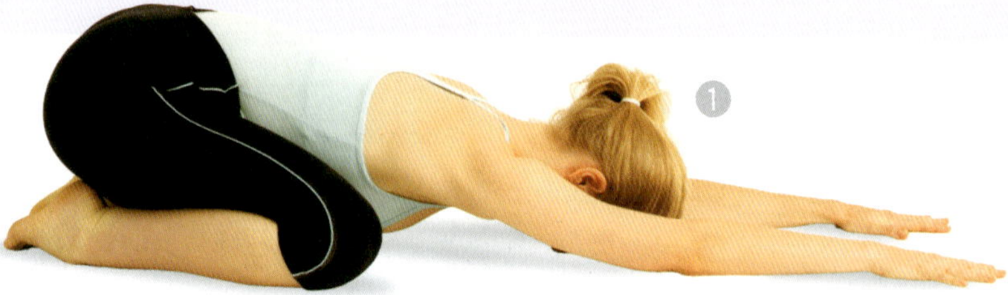

1 左右の膝を開いたまま、床に膝をつきます。膝を大きく開くと、そのぶんだけ腰に効いてきます。両足の親指を寄せ、その上に腰を下ろします。背筋を引きあげ、息を吐きながら両腕を遠くへ伸ばして、上体を前に折ります。手を床につっぱって少し身体を押しもどし、臀部をふたたびかかとにしっかり落ちつけたら、そのまま身体を前方に伸ばします。まず腰から腋の下まで、次に腋の下から指先までを伸ばしてください。肩は落として耳から遠ざけ、首の後ろを長く保ちながら、額を床につけます。ポーズを維持しつつ、骨盤をさらに前へ傾け、脇腹の力を抜いて、肋骨を内腿のあいだに落とします。

胎児のポーズ

ピンダ・アーサナ　人生がストレスに満ちた、せわしなく苦しいものに感じられ、与える以上に奪われるつらいものだと思うのは、だれにでもあることでしょう。そんなときは、つねに私たちのなかに潜んでいる、穏やかな生命力との絆を取りもどすことが大切です。ただ静かに安らぐだけで、人生が心地よく感じられてきます。

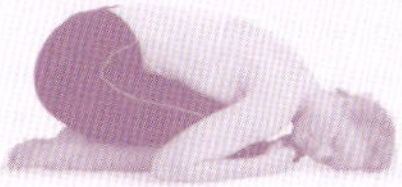

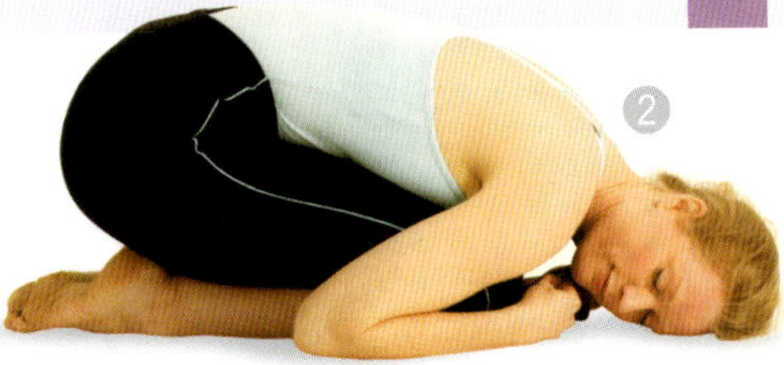

1 金剛座を組んで上体を腿の上に倒し、子どものポーズ（100ページ）の体勢になります。左右どちらかに頭を向け、床に頬をつけます。指をそっと丸めて、緩いこぶしを作ります。両のこぶしを、あごと膝のあいだの隙間にちょうど収まるように置きます。

2 安らぐような呼吸のリズムに身をゆだねましょう。変わることなく穏やかに続く呼吸が、心身を癒してくれます。目は閉じ、心臓に息を吹きこむつもりで、静かに呼吸します。息をするたびに、次第に心臓のチャクラの緊張がほぐれ、全身が深い安息に沈んでいきます。この姿勢のまま、好きなだけ時を過ごしてください。

実践のヒント

視点：目は閉じ、内面を見つめる

予備ポーズ：子どものポーズ、ヨーガの印のポーズ

逆ポーズ：東のストレッチ、蓮華座

もっと易しく：子どものポーズを参照してください。

効果：心が安らぐ

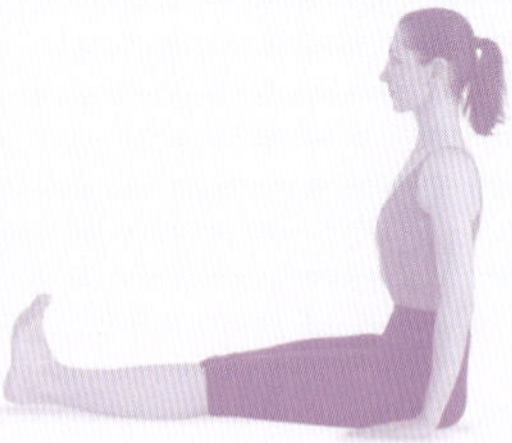

座位の杖のポーズ

ダンダ・アーサナ　基本の座位の体位で、あらゆる座位とねじりのポーズの出発点であり、終着点になるポーズです。全身を目覚めさせ、より複雑なアーサナに向かうための準備を調えます。一見簡単なポーズに見えますが、細部に注意を払うことの難しさを教えてくれます。

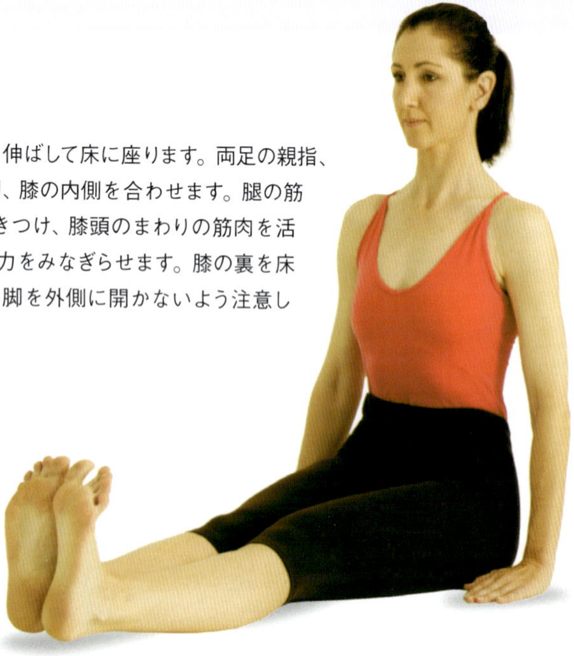

1 前方に両脚を伸ばして床に座ります。両足の親指、かかとの内側、膝の内側を合わせます。腿の筋肉を腿の骨に引きつけ、膝頭のまわりの筋肉を活発にして、両脚に力をみなぎらせます。膝の裏を床に押しつけます。脚を外側に開かないよう注意してください。

⑤ Ⓐ

2 かかとを身体から遠ざけるように伸ばし、骨盤をやや前に傾けて、かかとの骨と座骨がなるべく離れるようにします。足の裏と背面の腰が、長く伸びる感覚がするはずです。腰を落とさず、筋肉を引きしめて、骨盤から腰を持ちあげておくことが大切です。左右の座骨に、均等に体重がかかるように留意します。

3 指を前方に向けて、腰の脇の床に両手をつきます。胸を持ちあげ、さらに両肩のほうへ広げます。

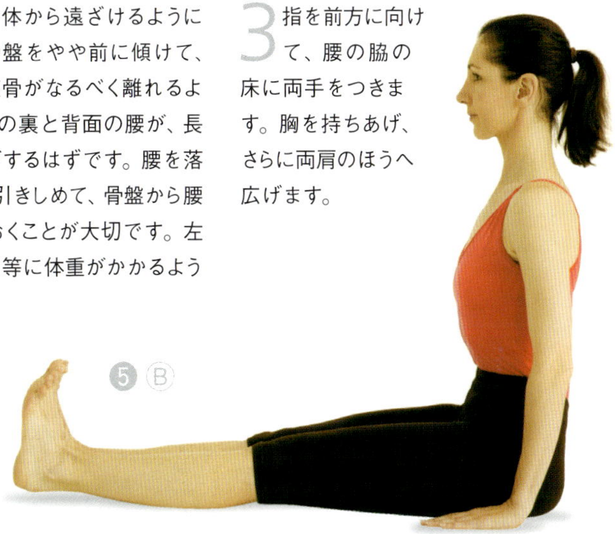

実践のヒント

視点：まっすぐ前を水平に見つめる

予備ポーズ：山のポーズ

逆ポーズ：東のストレッチ

もっと易しく：a) 座骨の下に畳んだ毛布を敷きます。
b) 背中を壁につけ、臀部をできるだけ壁ぎわに押しこんで、背を伸ばして座ります。

効果：神経が静まる

4 へそを背骨のほうへ引っこめ、身体の前面が伸びる感覚をつかみます。尾骨に船の錨の役目をさせ、そこから背骨を上に伸ばし、ぴんと背の伸びた姿勢で座るようにします。

5 頭と首の位置にも注意します。あごは床と平行にします。そうすることであごが前に飛びださず、首の後ろが適度に長く保てます。写真はそれぞれ、前から見たところⒶと、横から見たところⒷです。

安楽座

スカ・アーサナ　左右の腰や、腿の外転筋を開く、シンプルな座位のポーズです。蓮華座（152ページ）ができないという人は、この快適なポーズを組んで、瞑想やプラーナーヤーマを行なうとよいでしょう。

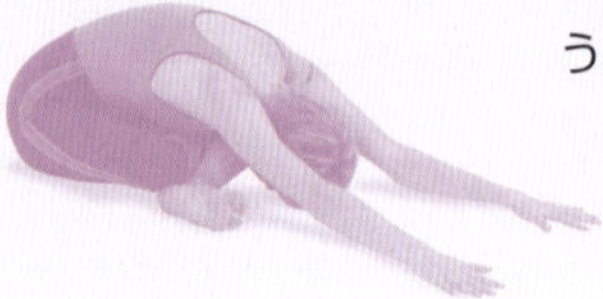

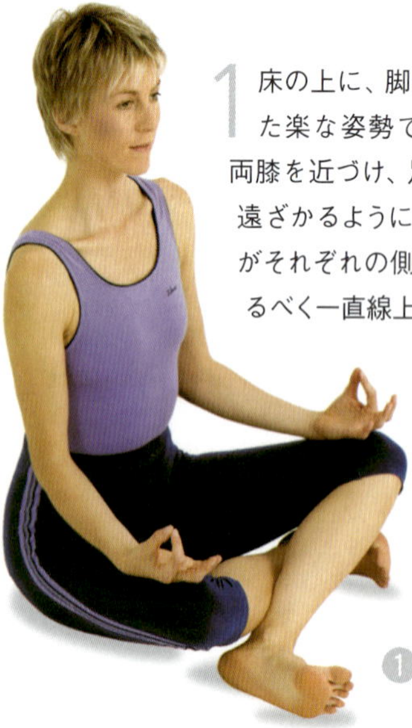

1

1 床の上に、脚を交差させた楽な姿勢で座ります。両膝を近づけ、足が互いに遠ざかるようにします。膝がそれぞれの側の腰と、なるべく一直線上になるようにしてください。足の甲ではなく、小指の側が地面につくよう、足首を曲げます。両脚のすねの脛骨を平行にしたこの姿勢をとると、身体がより開きやすくなります。膝が腰の関節より高い位置にあると、背骨をまっすぐ立てて座るのが難しいかもしれません。その場合には、臀部の下に畳んだ毛布を必要なだけ敷き、高さを出して座ってください。

2 腰をより鍛えるために、ここから、安楽座の前方ストレッチに入ります。前方の床に指をつき、息を吸いながら、恥骨から喉の基部までを伸ばし

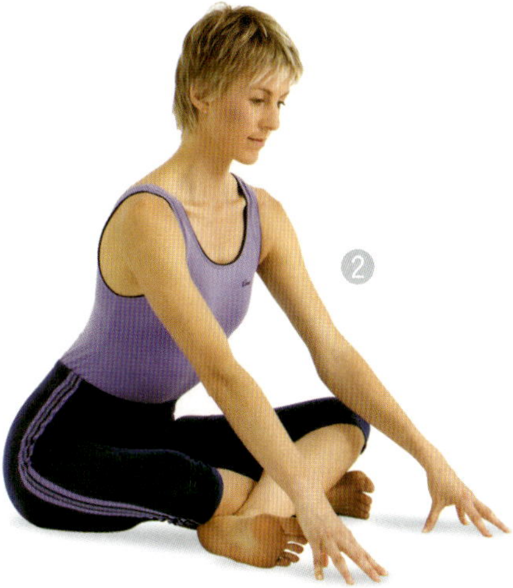
②

ます。息を吐き、上体前部は開いたまま、手を身体から遠ざけていきます。

実践のヒント

視点：背を伸ばしているとき――前方
前屈のとき――目を閉じる

予備ポーズ：合蹠《がっせき》前屈のポーズ、背をもたせる合蹠のポーズ。股関節を開くウォームアップとしては、半蓮華座の前屈、牛のポーズ

逆ポーズ：子どものポーズ、ヨーガの印のポーズ

もっと易しく：椅子に座り、片脚ずつ行ないます。

効果：意識が中心に集まる

3 座骨の前部のへりを床に押しつけ、心臓は持ちあげたまま、呼吸によって全身の力を抜き、床の上の両手を徐々に身体から遠くへ離していきます。1分ほど静止しながら、股関節周りに締めつけるような感覚があれば、呼吸でそれを解消させていきます。上体を起こし、脚を組みかえて、同様にくり返します。

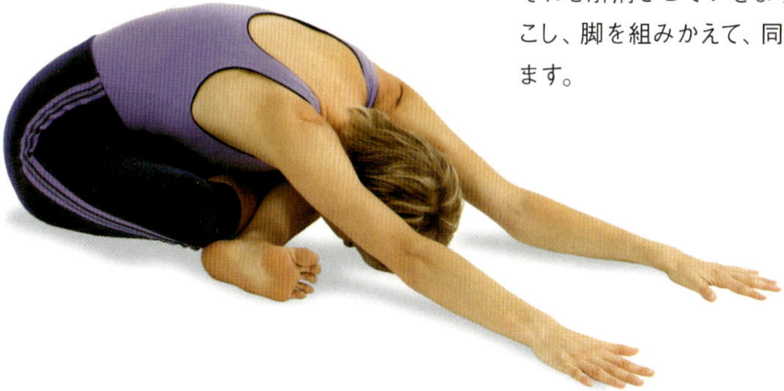
③

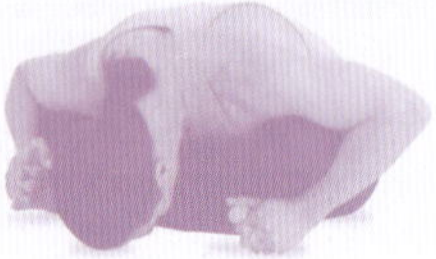

つま先を伸ばす前屈

ウッティタ・アングリ・スカ・アーサナ　私たちのほとんどは、足を靴に押しこんで生活しています。その結果、足が本来の活力を失ってしまうことも少なくありません。安楽座の前屈でつま先を押しひろげ、足の活力を生き生きとよみがえらせましょう。つま先に視点を置くポーズを行なったら、このつま先を伸ばす前屈を思いだしてください。

1 左脚を前にし、安楽座（106ページ）を組みます。上体を前傾させ、右手で補助しながら、左手の指を右足のつま先のあいだに挟みます。できるだけ指を奥まで差しこんでください。

2 今度は、右手の指を左足のつま先のあいだに挟みます。挟めたら、両足のつま先をそっと握りしめます。

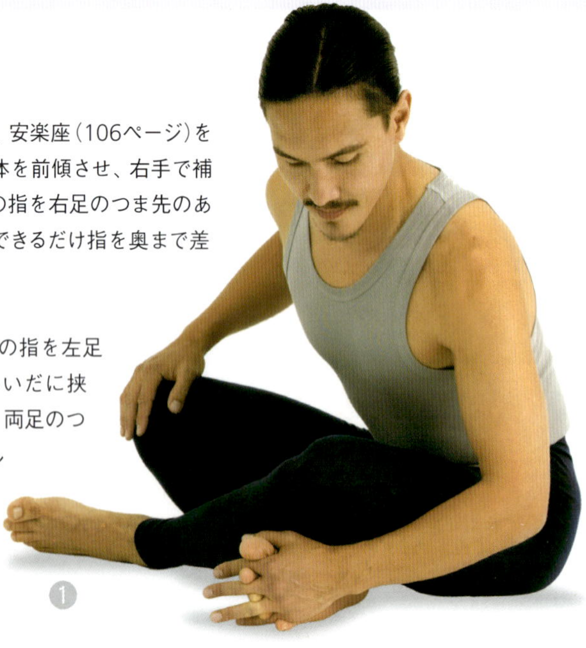

❶

3 足首を曲げ、身体の両脇に羽を広げたように肘を前部に押しだして、前屈します。息を吐きながら上体を前へ伸ばし、額を床につけます。静止して10回呼吸するあいだ、左右の座骨を床につけたままにし、上体の前部と背中をともに長く伸ばします。苦しい場合でも、逆境で心を平静に保つ練習と思って、挑戦してみてください。

4 息を吸いながら上体を起こし、手をほどきます。脚を代え、同様にくり返します。

実践のヒント

視点：目を閉じるか、鼻の先

予備ポーズ：安楽座

逆ポーズ：子どものポーズ、東のストレッチ

もっと易しく：a)挟むかわりに指でつま先をくるみ、ぎゅっと握ります。
b)クッションの上に座ります。
c)上体を起こしたままにします。

効果：身体を伸ばす、柔軟性が高まる

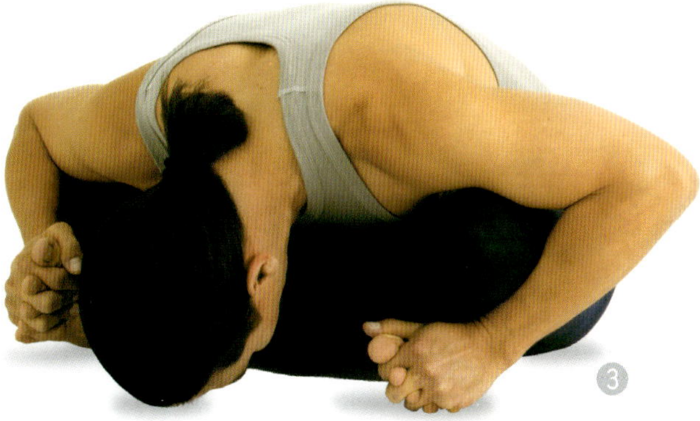
3

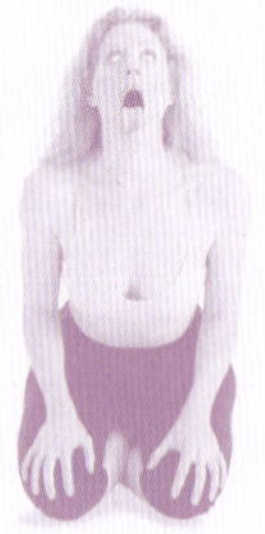

ライオンのポーズ

シンハ・アーサナ　このポーズで、自分のなかにある猛々しい衝動を、意識的に表現してみてください。体内のエネルギーの締めつけ（バンダ）を活性化させ、喉の通り道をきれいにするポーズです。顔の筋肉を動かすのに最適のエクササイズなうえ、感情を表に出す行のため、生き返ったような気持ちになります。

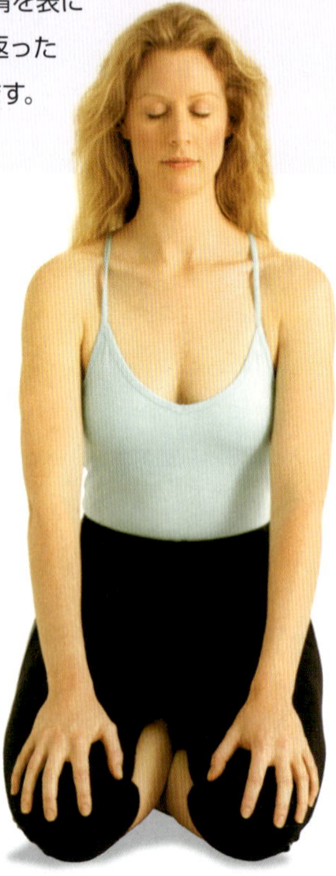

2

1 金剛座から上体を前へ傾け、腰を浮かせて足首を交差させます。左足が下に来るようにし、つま先は後方に向けます。尾骨を落として、背筋は上に伸ばします。

2 腕はぴんと伸ばして、両手を膝にのせます。指を大きく開き、肩から指先まで、腕と手にエネルギーをみなぎらせてください。

3 目を閉じ、ゆっくりと長く息を吸いこみます。息を吐きながらやや身をのりだし、できるだけ口を大きく開いて、舌を思いきり長く外に突きだします。舌の先をあごにつけるつもりで突きだしましょう。白目をむき、眉間にある第三の眼のあたりを見つめます。同時に、息を吐きながら、喉の裏からライオンの咆哮をほとばしらせます。このまま静止し、口を使って呼吸します。顔面の皮膚が大きく広がっているのを感じとってください。口をこれだけ大きく開け、口呼吸を行なうと、自分のなかに眠っている獣の本性を垣間見ることができます。

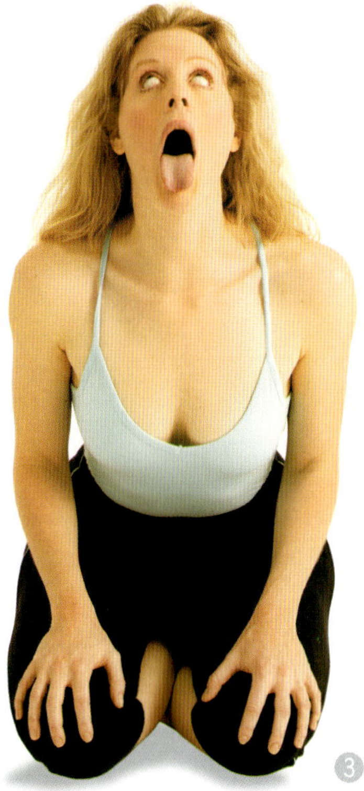
3

実践のヒント

視点：第三の眼

逆ポーズ：背をもたせる合蹠のポーズ、屍《しかばね》のポーズ

もっと易しく：a)足首の下に、畳んだ毛布を敷きます。b)単にひざまずいた姿勢で行ないます。

効果：身体をほぐす

4 舌を口内に戻してあごを閉じ、目も閉じます。しばらくそのままじっとしてから、ふたたび同様にくり返します。脚を組みかえ、さらに2度行ないます。

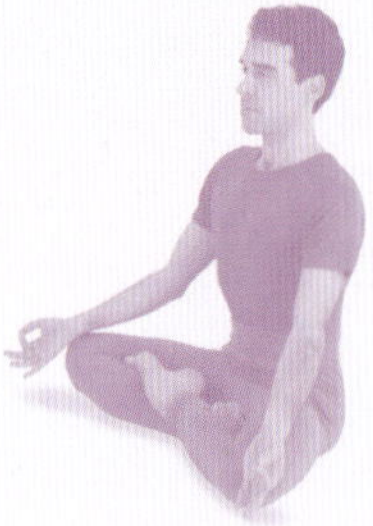

達人座

シッダ・アーサナ　腰椎と、骨盤上の腹部の血行を良くするポーズです。膝と足首の関節の可動性を高めるのに加え、プラーナーヤーマや読経や瞑想にうってつけの体位です。

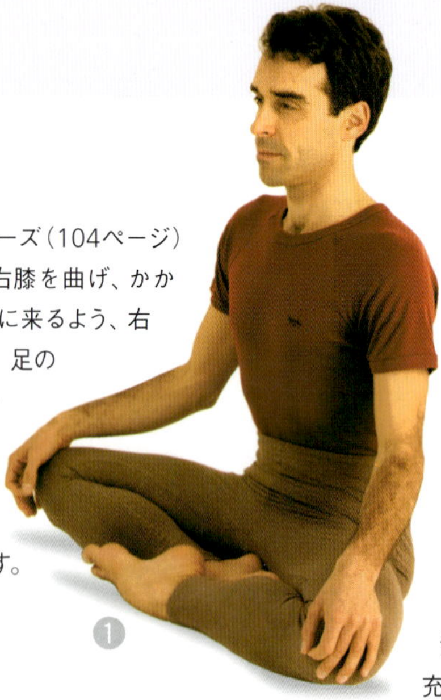

❶

1 座位の杖のポーズ（104ページ）で座ります。右膝を曲げ、かかとが身体の中心線に来るよう、右足を引きつけます。足の裏は左の内腿につけます。さらに、左足のかかとが右足首の前に来るよう、左足を寄せます。

2 または、右脚を折って、かかとを会《え》陰《いん》部（外陰部と肛門のあいだ）に押しつけます。左足の裏と外側のへりは、右脚のふくらはぎの筋肉と、腿のあいだに添わせます。膝が充分左右に開いており、床に近いようなら、この段階でしっかりした土台ができます。

実践のヒント

視点： 鼻の先か、目を閉じて内面を見つめる

予備ポーズ： 一般的なヨーガのポーズをいくつか行なって身体を温めてから組むと、楽に組めます。

逆ポーズ： 屍のポーズ

もっと易しく： a) 最初に折る脚のかかとを、会陰部ではなく身体の中心線につけます。b) 膝が床より高いようなら、臀部の下に畳んだ毛布を敷きます。c) 背中を壁にもたせて座ります。

効果： 瞑想に入りやすい

3 左右の座骨に体重をかけ、その土台をもとに、背筋を上に伸ばしてください。肘に力を入れずに腕を伸ばし、手を膝の上に軽くのせます。手のひらを天地どちらかに向けるか、または適当な印（ムドラー）を結びます。

4 あごはやや引き、背骨と頸椎が、流れるように一直線上に連なるようにします。目は閉じるか、鼻の先をそっと見つめます。しばらく静止したまま、深く穏やかに、全身を使って呼吸します。達人座を組むときは、最初に曲げる脚をそのつど代えるようにします。

5 さらにヨーガの印のポーズ（155ページ）を行なうには、背中でどちらかの手首を反対の手でつかみます。息を吸いながら背筋を伸ばし、息を吐きながら前屈します。可能なら、額を床につけます。このポーズは、ひざまずいた姿勢で行なうこともできます。神経が静まるポーズですので、瞑想前に心を落ちつけるのに行なうとよいでしょう。

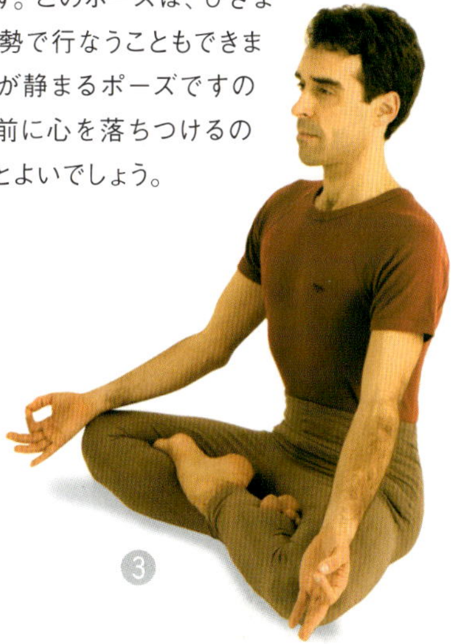

③

頭を膝につけるポーズ

ジャーヌ・シールシャ・アーサナ　肝臓、脾臓《ひぞう》、腎臓を調えるポーズです。初めから頭を膝につけようとすると背中が丸くなりますので、まずはへそと腿のあいだの隙間をなくそうとしてみてください。次に胸と腿、最後に額と向こうずねの隙間をなくすようにします。

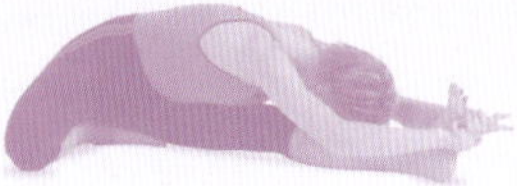

1 座位の杖のポーズ（104ページ）で床の上に座ります。右膝を脇に突きだすように曲げます。足の裏と左の腿のあいだがやや空くよう、右足を置きます。左右の腰は正面に張りだします。

2 かかとに向けて左脚をぴんと伸ばします。息を吸いながら、両腕を頭上に上げます。下腹部を回して上体を左に向け、胸骨が左脚の大腿骨の上に来るようにします。背筋は長く伸ばしたまま、息を吐いて上体を前へ倒し、両手で左足をつかみます。

3 足に手が届くようなら、右膝を後ろに引きつつ、なるべく横へ倒して、前屈を難しくします。こうすると、右足の甲が床につき、右の腰が左の腰より後方に下がる形になります。

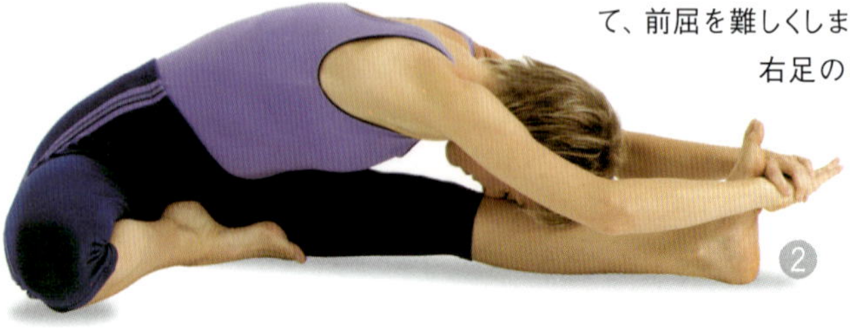
②

実践のヒント

視点：鼻の先（あごを向こうずねにつけるときは、つま先）

予備ポーズ：座位の杖のポーズ、腕を伸ばした子どものポーズ、安楽座の前方ストレッチ、合蹠前屈のポーズ

逆ポーズ：英雄座、東のストレッチ

もっと易しく：a）臀部の下に畳んだ毛布を敷きます。b）ベルトを両手で持って、足の裏に掛けます。c）膝に問題を抱えている人は、かかとを股間から遠ざけて脚を曲げるか、まっすぐ横に伸ばします。

効果：神経が静まる

4 さらに難度の高いバージョンは、曲げた脚のかかとの上に座るというものです。右足のかかとを会陰部の下に置き、可能なら、足首を直角に曲げます。つま先は横ではなく、前方へ向けます。さらにこれに偉大なる締めつけ（341ページ）を組みあわせると、偉大なる印というムドラーになります。

5 この姿勢のまま、浮動肋骨を前方へ動かしていきます。肩は耳から遠ざけます。足の裏側で左手の手首を右手でつかみ、輪を作ります。肘は曲げてください。左膝の裏を床に押しつけ、つま先は立てます。右腿と右膝を床に押しつけ、背面の腰の右側をさらに強く伸ばします。静止して、10回以上呼吸します。息を吸いながら上体を起こし、反対側も同様にくり返します。

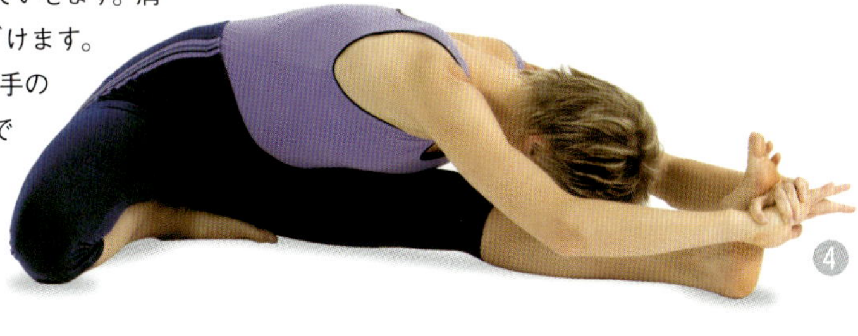
4

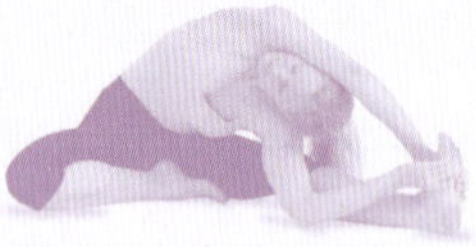

ねじって
頭を膝につけるポーズ

パリヴリッタ・ジャーヌ・シールシャ・アーサナ

日々の暮らしのなかに、前屈の動作は数多くありますが、脇を伸ばす動作はほとんどありません。この脇のストレッチでは、肋骨のあいだにある小さな筋肉に働きかけながら、上体に心地よいねじりを加えていきます。

1 座位の杖のポーズ(104ページ)で座ります。頭を膝につけるポーズ(114ページ)の手順で、右膝を曲げます。右腕を真横に上げ、肩を内に回して手のひらを後方に向けます。下腹部から上体を右へ回し、右腕を背中から回して、左の内腿をつかみます。

2 左腕を頭上に上げ、左の腰から腋の下までを伸ばしたら、腕を前に伸ばして左足の内側をつかみます。右の脇腹と左の腿を長く伸ばします。右肩を上げ、

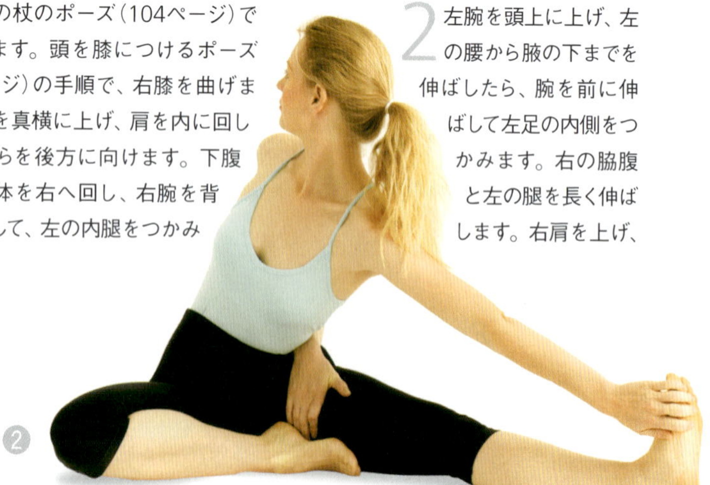

後ろに引いて、胸が右のほうへ完全に開くようにします。

3 柔軟性が高まると、ここから左肩を左膝の内側につけることもできるようになりますが、まずは足をつかんだまま、左肘を床につけるだけにしておきます。左の肋骨を内側に入れ、右の肋骨は外に開いて、背骨を「C」の形に曲げます。

4 さらに第2ステージへ進む場合は、左手の手のひらを天井に向けて、足をつかみなおします。右手を腿から離し、頭の上を添わせるように伸ばして、左足のつま先をつかみます。右肩を後ろに引いて、左肩の真上に持っていきます。左肘を曲げ、左肩を床に近づけます。右の脇腹を外へ押しだすようにし、肋骨のあいだの小さな筋肉を伸ばします。このとき、右の脇腹と背骨は、なるべく床から離して曲げるようにします。耳の上の腕ごしに、上方を見つめます。静止して5回から10回呼吸したら、反対側も同様にくり返します。

実践のヒント

視点： 上方

予備ポーズ： 立位の脇ストレッチ、安楽座のねじり、門のポーズ、座位の門のポーズ

逆ポーズ： 東のストレッチ、両脚の前方ストレッチ

もっと易しく： a) 右手を座骨か、背後の床につきます。
b) 左手は腿か向こうずねに置きます。
c) 伸ばした足にベルトを掛けます。

効果： 意識が中心に集まる

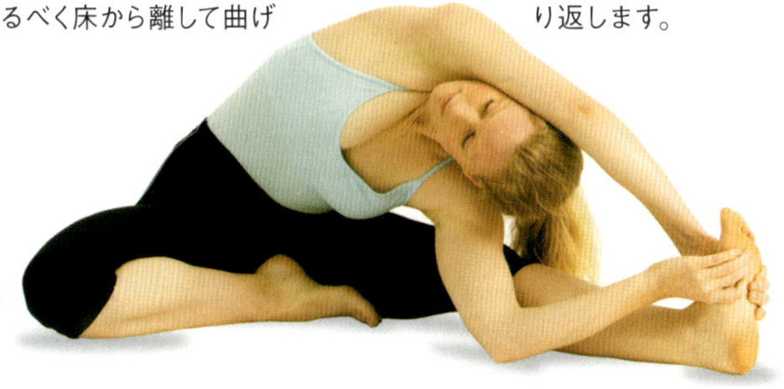
4

両脚の前方ストレッチ

パシュチモターナ・アーサナ　上半身を下半身の上に折り、背中を強く伸ばすストレッチです。頭を内側に入れるこのポーズによって、内なる自分とふたたび深い絆を結ぶことができるでしょう。

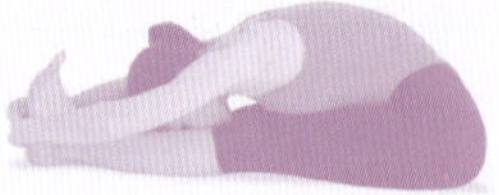

1 座位の杖のポーズ（104ページ）で座り、腰の両側の床に手のひらか指をつきます。骨盤を前へ傾け、体重が座骨の前面のへりにかかるようにします。座骨はしっかり床に固定したまま、息を吸って、腕を頭上に上げます。心臓を持ちあげ、背筋を頭頂に向けて伸ばします。

2 息を吐きながら、下腹部をそっと背骨のほうへへこませ、上体を前に折ります。腕を伸ばし、足の親指か側面をつかむか、または手首をつかんで輪を作り、足の裏に回します。

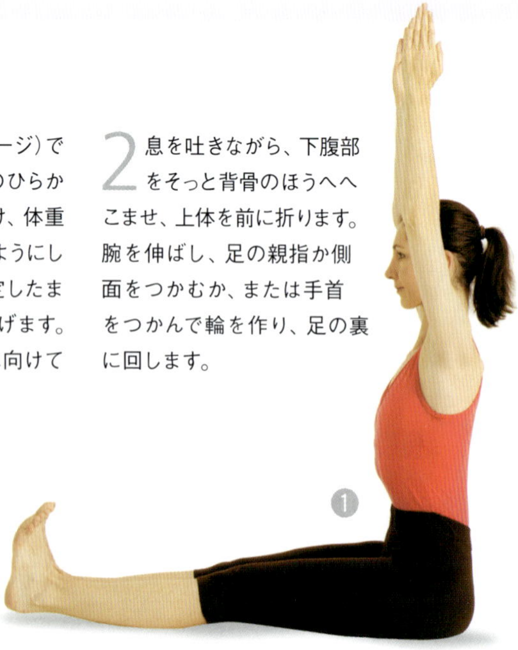

3 背中の上部は丸めずに、胸を開いたままにし、楽に呼吸ができるようにします。息を吸いながら前方を見つめ、心臓のチャクラを持ちあげます。浮動肋骨を腰から遠ざけ、膝のほうへ動かします。上体を前へ伸ばすときは、頭と肩で持っていくのではなく、骨盤上の腹部と、腰椎から伸ばすようにします。

4 簡単に足に手が届くようなら、肘を曲げ、息を吐きながら額を膝につけて、さらに深く前屈します。ただし、胸を腿に近づけられない場合は頭を下げることはせず、頸椎が背骨と一直線になるようにしておきます。肩は耳から離します。

5 これ以上伸びないところまで行ったら静止して、身体の伸びを心地よく味わえるあいだ、深い呼吸を続けます。脚の裏はすべて床につけておきます。骨盤は前へ傾けたままにし、背骨を長く伸ばします。

実践のヒント

視点：つま先か、第三の眼

予備ポーズ：座位の杖のポーズ、安楽座の前方ストレッチ、深い前屈、頭を膝につけるポーズ

逆ポーズ：背をもたせる合蹠のポーズ、東のストレッチ、蓮華座

もっと易しく：a) 膝を曲げたままにします（安らかな両脚の前方ストレッチを参照）。
b) 膝を曲げ、胸を腿にのせます。
c) 足をつかむ代わりに、腿か向こうずねをつかみます。

効果：神経が静まる

6 息を吸いながら、ポーズを解きます。下腹部を背骨のほうへ引っこめ、腕と胸を上方へ起こします。息を吐きながら腕を腰の両脇に下ろし、座位の杖のポーズに戻ります。

5

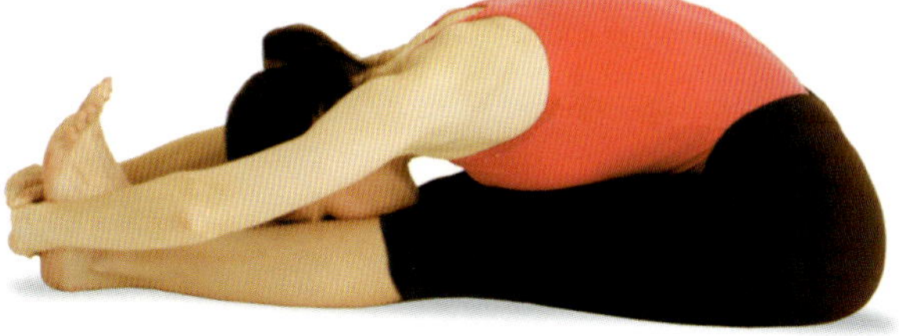

▲

英雄座

ヴィーラ・アーサナ　腿の前部を伸ばし、足首の関節を開く、割り座のポーズです。脚への血液の供給が抑えられ、体内の感覚が遠のくため、瞑想をするのに向いています。ポーズをほどいたとき、新鮮な血液が膝下に流れだす心地よい感覚を味わってください。

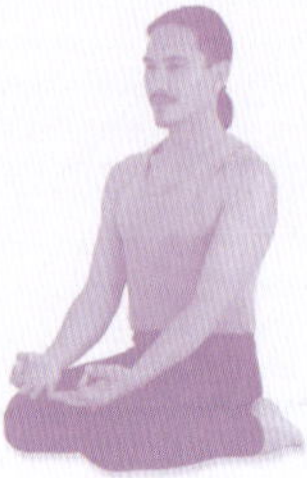

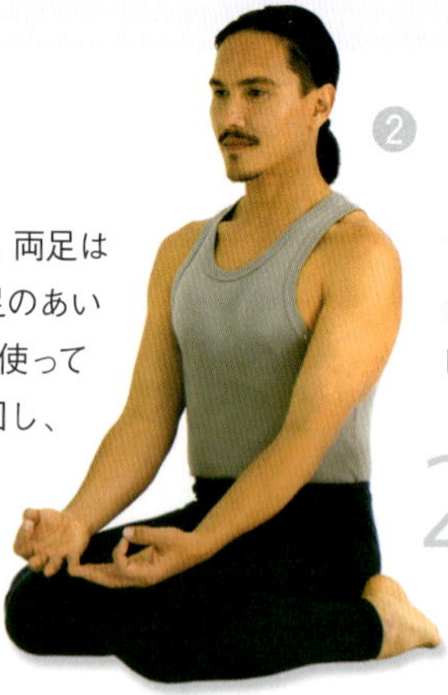

1 両膝をなるべく近づけ、両足はなるべく離して、足と足のあいだに腰を下ろします。手を使ってふくらはぎの肉を外側に回し、かかとのほうへ肉を押しやって、膝下の脚がなるべく外腿の近くに収まるようにします。足の甲は床につけます。このポーズでは、つま先は横ではなく、後方に向けてください。横に向けると、膝の内側を痛めるおそれがあります。左右の大腿骨は平行にします。手の親指と人差し指で足の親指をつかみ、第2指から離します。同様に、足の指が互いに離れるようにし、足の裏を広げます。

2 座骨が具合よく床につくようにします。しっかりと土台が床に根を張ったら、背をぴんと伸ばし、下腹部を背骨のほうへ引いて、背筋が上に伸びるのを感じます。手の甲を膝の先にのせ、親指と人差し指の先を軽く合わせます。柔らかなまなざしで前を見つめるか、目を閉じ、眉間のあたりに意識

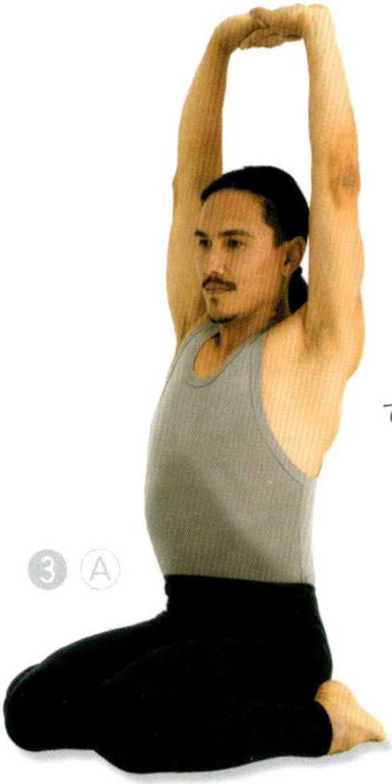

を集中します。好きなだけ静止して、意識を深く内面へ沈降させていく心地を楽しんでください。

3Ⓐ

実践のヒント

視点：鼻の先

予備ポーズ：片脚を折った前屈、子どものポーズ

逆ポーズ：背をもたせる合蹠のポーズ、頭を膝につけるポーズ、座位の杖のポーズ、東のストレッチ

もっと易しく：a）金剛座で行ないます。
b）長枕やクッションの上に座ります。
c）膝を少し開きます。
d）足首の下に、畳んだ毛布を敷きます。
e）膝の裏に、薄い布地を挟みます。

効果：意識が中心に集まる

3 ポーズを解きたいと思ったら、息を吸いながら手を頭上に上げます。腕を精一杯伸ばし、指を組みあわせて、手のひらを天井に向けます。これが、山のポーズ2ですⒶ。腕の力を抜き、手のひらを軽くかかとに当て、上体を前に折ります。できるようなら、額を床につけてくださいⒷ。その後、膝をついたまま胴を起こし、四つんばいの姿勢になります。

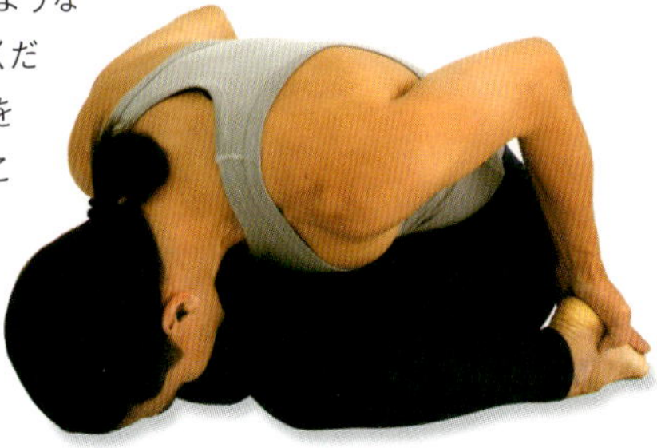

3Ⓑ

▲

片脚を折った前屈

トリアンガ・ムカ・エーカパーダ・パシュチモターナ・アーサナ　腿の後ろの筋肉を伸ばし、膝と足首を柔らかくするポーズです。座骨神経痛の痛みを和らげるのにおすすめです。ほとんどの前屈がそうですが、このポーズも消化系の臓器を調えるのに適しています。

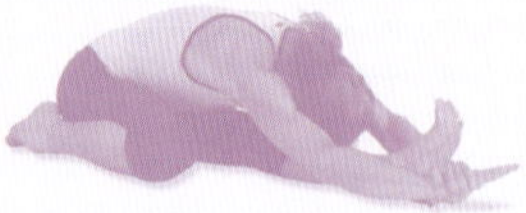

1 座位の杖のポーズ（104ページ）で座り、膝の裏を強く床に押しつけます。

2 右膝を曲げ、右足を腰の脇に持ってきます。左側に身体を傾け、右手の親指をふくらはぎの筋肉の上に置きます。親指を使ってふくらはぎの肉を右側に押しだし、かかとのほうへ押しやります。つま先は後方か、やや内側に向け、親指と小指の爪側がともに床についているようにします。つま先が外側を向いていると膝を痛めますので、気をつけてください。右膝と左膝があまり離れないようにし、大腿骨は平行に保ちます。

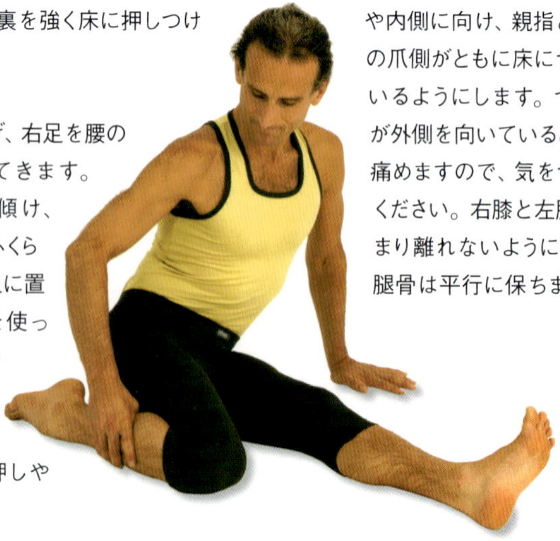

②

3 右の臀部を床に押しつけ、左右の座骨に均等に体重がかかるようにします。この段階で右の足首が痛むようなら、英雄座(120ページ)を行なってください。

4 息を吸いながら、身体の前部を伸ばします。胸を持ちあげ、へその下の腹部を内側に引っこめます。息を吐きながら、上体の前部を伸ばしたまま前屈します。足の裏側で、右手首を左手でつかみます。膝より先の向こうずねに、額かあごをつけます。

5 肩は丸めずに開いて、ストレッチのあいだもリラックスさせておきます。右の座骨を、あらためてしっかり床につけます。胸をさらに前へ、下へと持っていき、深く前屈します。静止して10回呼吸します。

実践のヒント

視点:足の親指

予備ポーズ:英雄座、両脚の前方ストレッチ

逆ポーズ:猫のポーズ、東のストレッチ

もっと易しく:a)左の臀部の下に、畳んだ毛布などを敷きます。b)曲げた足の甲の下に、布などを当てます。c)前へ伸ばした脚の膝を曲げます。d)伸ばした足にベルトなどを掛けます。

効果:神経が静まる、大地を踏みしめる

6 息を吸いながら上体を起こし、息を吐きながら右脚を前へ伸ばして、座位の杖のポーズに戻ります。反対側も同様にくり返します。

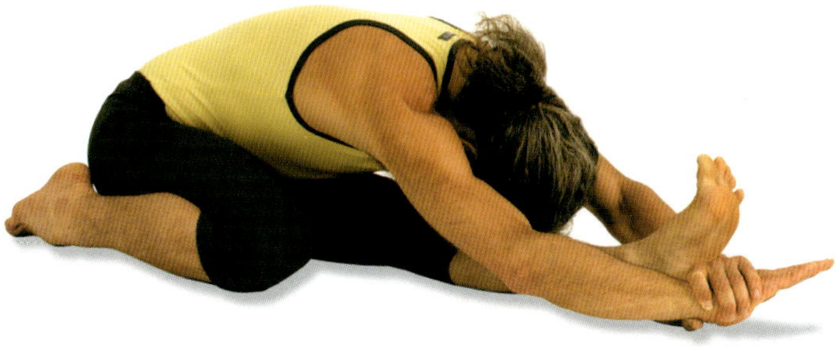
5

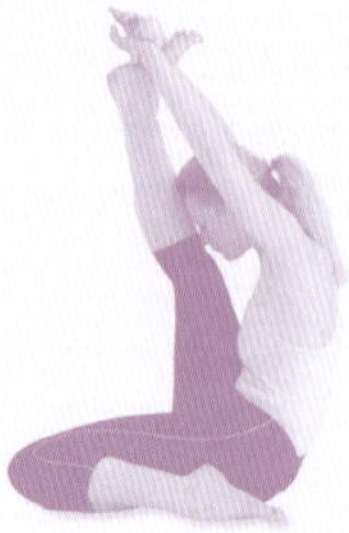

鷺《さぎ》のポーズ

クラウンチャ・アーサナ　伸ばした脚が、首を伸ばした鷺を思わせる体位です。腿の裏の筋肉を伸ばし、股関節、膝、足首を柔らかくします。三肢の前方ストレッチに似ていますが、重力に対する向きが違っています。

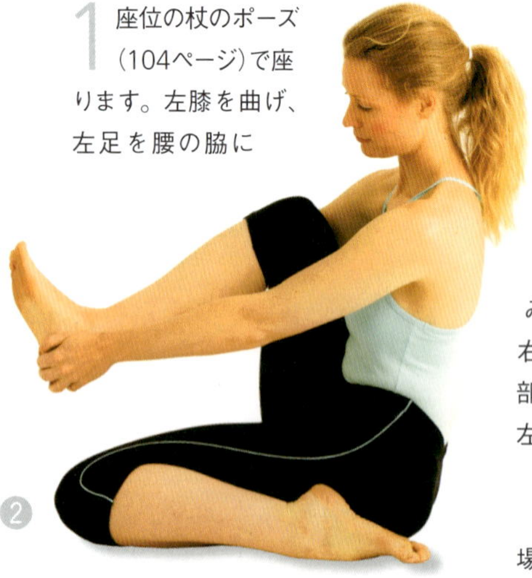

2

1 座位の杖のポーズ（104ページ）で座ります。左膝を曲げ、左足を腰の脇に引きよせて、つま先を真後ろか少し内側に向けます。外側には向けないように注意してください。右側に身体を傾け、左手の親指をふくらはぎの筋肉の上に置きます。親指を使ってふくらはぎの肉を外へ押しだし、かかとのほうへ押しこみます。ふたたび背筋を伸ばして座り、右の座骨を床に押しつけて、左右の臀部に均等に体重がかかるようにします。左足の親指と小指の爪側がともに床につくようにし、両膝は5センチほど離します。この段階で左足首が痛む場合は、この体位の前に、英雄座（120

ページ）や片脚を折った前屈（122ページ）を行なってください。

2 右膝を曲げ、上体に近づけます。右足のかかとを両手でつかみ、脚を垂直方向に伸ばします。そのとき、かかとと右の座骨との距離を縮めるつもりで、手でかかとを押しさげるようにします。矛盾するようですが、こうすると逆に脚を伸ばしやすくなります。

3 右腿の筋肉を大腿骨にしっかりとつけ、右膝の裏を開いて、右脚（鷺の首）をまっすぐに長く伸ばします。尾骨から上体を引きあげ、腰を丸めて、ゆっくりあごを右足の向こうずねに近づけます。顔を上げ、右足を見つめます。可能なら、右手で左手首をつかんでください。背筋はなるべく伸ばし、胸も落とさないようにします。右脚が中心軸からずれないようにし、静止して10回呼吸します。

4 息を吐きながら右脚を下ろし、左脚を伸ばします。反対側も同様にくり返します。

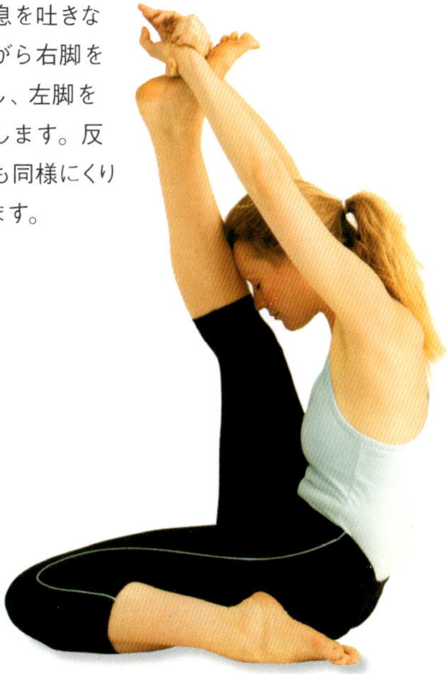
③

実践のヒント

視点：つま先

予備ポーズ：英雄座、片脚を折った前屈、両脚の前方ストレッチ

逆ポーズ：合蹠前屈のポーズ、東のストレッチ

もっと易しく：a）最終ステージに進む前にやめます。b）ベルトを足に掛けるか、上げる脚の膝を曲げます。またはその両方を行ないます。c）折りたたんだ足の甲の下に布を当てます。

効果：意欲がわく、神経が静まる

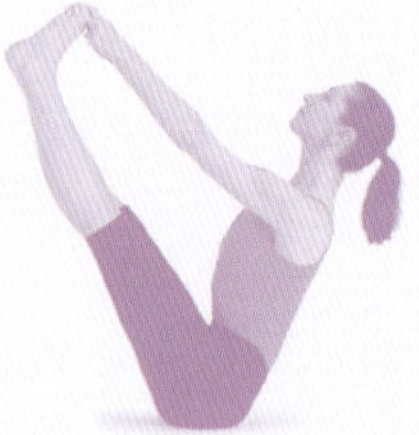

両足の親指をつかむポーズ

ウバヤ・パーダーングシュタ・アーサナ　両脚の前方ストレッチ（118ページ）と同様の効果のあるポーズですが、さらに難しいバランスが加わっています。

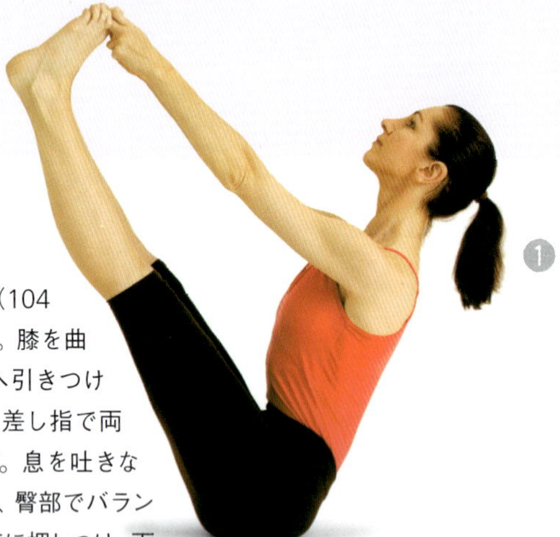

1 座位の杖のポーズ（104ページ）で座ります。膝を曲げ、かかとを腰のほうへ引きつけます。両手の親指と人差し指で両足の親指をつかみます。息を吐きながら脚を上方へ伸ばし、臀部でバランスを取ります。座骨を床に押しつけ、下腹部を背骨のほうへ引っこめます。肋骨は落とさず、腹部より上に保っておきます。背面の腰を前方へ引き、胸を膝のほうへ持ちあげながら、背筋を伸ばします。脚の裏は、かかとまでぴんと伸ばします。首の後ろは長く保ったまま、顔を仰向けます。

2 まだ余裕があるようなら、両脚の前方ストレッチと同様に、足の裏で指を組んで難度を上げてもかまいません。静止して何度か呼吸してから、ポーズを解きます。

実践のヒント

視点：第三の眼

予備ポーズ：舟のポーズ、
両脚の前方ストレッチ、鷺のポーズ、
半蓮華座の鷺のポーズ

逆ポーズ：屍のポーズ、
東のストレッチ

もっと易しく：a)膝を曲げたままにし、膝の後ろで前腕を組みます。
b) 足の裏にベルトを掛けます。
c) 親指ではなくかかとをつかみ、かかとをしっかり後方へ引きながら、脚と上体を伸ばします。
d) 背中またはつま先を壁につけて行ないます。

効果：集中力が高まる

3 さらに難度を上げたバージョンが、上向きの前方バランスです。座位から両脚を上げます。すねが床と平行になるよう、膝を曲げます。前腕をふくらはぎの脇に添わせ、かかとを指で包みます。腹部と腿をぴったりつけますⒶ。息を吐きながら脚を伸ばし、同時に手でかかとを後方に引っぱります。胸と腿を近づけてください。顔を向こうずねに寄せます。膝の裏を開き、完全に膝をまっすぐにします。このポーズに偉大なる締めつけ（341ページ）を組みあわせると、落雷の印というムドラーになりますⒷ。息を吐きながら手を離し、脚を床に戻して楽な姿勢で寝そべり、屍のポーズ（310ページ）をとります。

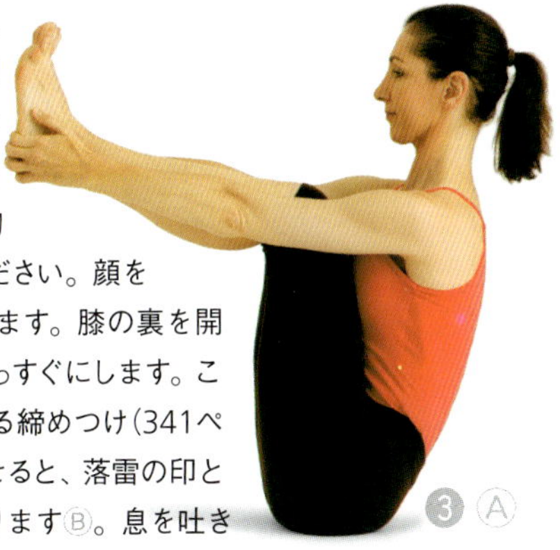
3Ⓐ

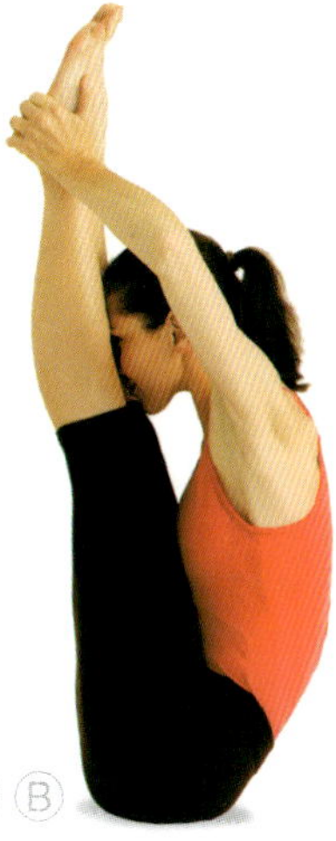
3Ⓑ

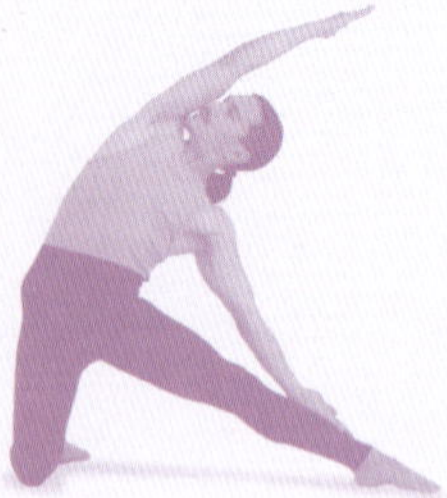

門のポーズ

パリガ・アーサナ　ふだんとらない姿勢をとるため、本当の自分を見極め、自分がどのような姿で生きているかを知る出発点になってくれるポーズです。身体の両方の側で行なうことで、生命エネルギーであるプラーナ（気）の循環がよくなります。

1 ひざまずいた姿勢から左脚を外へ踏みだし、左足のかかとを右膝の真横に置きます。腿の前部の筋肉を引きしめながら、左足のかかとを床に押しつけます。息を吸いながら右腕を頭上に上げ、手のひらを内に向けます。尾骨を内側にたくしこみ、背筋を長く伸ばします。

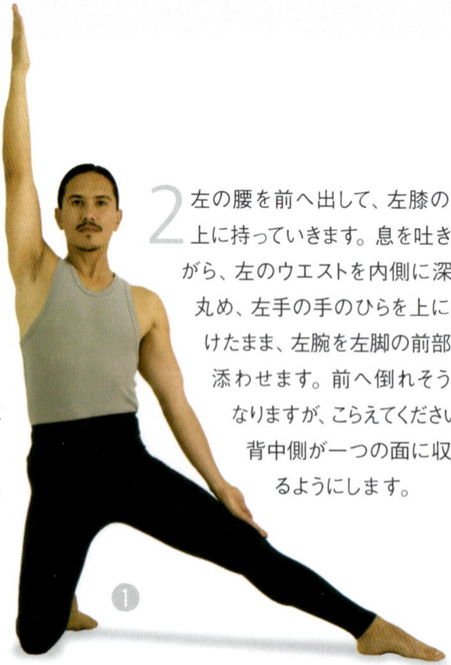

2 左の腰を前へ出して、左膝の真上に持っていきます。息を吐きながら、左のウエストを内側に深く丸め、左手の手のひらを上に向けたまま、左腕を左脚の前部に添わせます。前へ倒れそうになりますが、こらえてください。背中側が一つの面に収まるようにします。

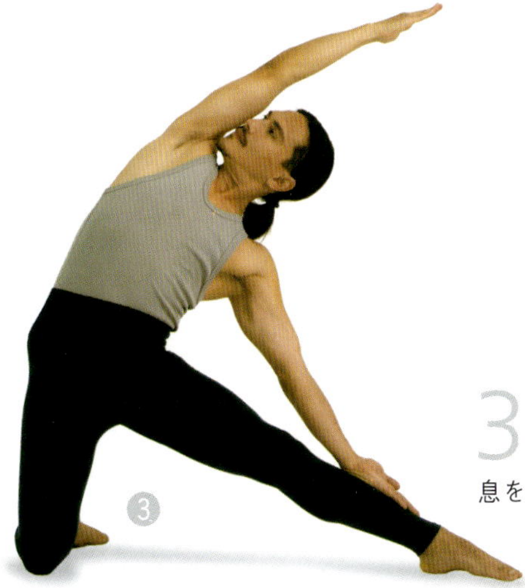

3 息を吸いながら、右膝から指先まで、身体の右脇を上に伸ばします。息を吐きながら、右腕を頭の上から山なりに伸ばし、左脚へと近づけます。右腕をゆっくり後方にずらして両肩が上下に並ぶようにし、右の腋の下にあるスペースが外に開かれているようにします。両手の手のひらを互いに向きあわせ、首をめぐらして、右腕ごしに天井を眺めます。静止して2〜3度呼吸し、上部の肋骨が伸びるのを感じます。

4 息を吸いながら右腕を降ろし、上体を垂直に戻します。左脚を引きよせて、ひざまずく姿勢に戻ります。目を閉じ、しばらく呼吸をしながら、身体の右側と左側の長さが違うように感じられる感触を味わってください。その後、反対側も同様にくり返します。

実践のヒント

視点：腋の下ごしに上方へ

予備ポーズ：立位の脇ストレッチ、ねじって頭を膝につけるポーズ、座位の門のポーズ

逆ポーズ：東のストレッチ、両脚の前方ストレッチ、うつむいた犬のポーズ

もっと易しく：a) 右手の手のひらを腿に当て、支えにします。
b) 左手を腰に当てるか、垂直に上に伸ばします。
c) 脚を交差させて行ないます。

効果：身体をほぐす

座位の開脚のポーズ

ウパヴィシュタ・コーナ・アーサナ　内腿を伸ばし、足を調え、腰を開くポーズです。また、骨盤付近の血行も刺激します。月経の血流や卵巣の機能を調整するため、婦人科の疾病にもっとも効果的な体位の一つです。生理中や妊娠中の女性に適しています。

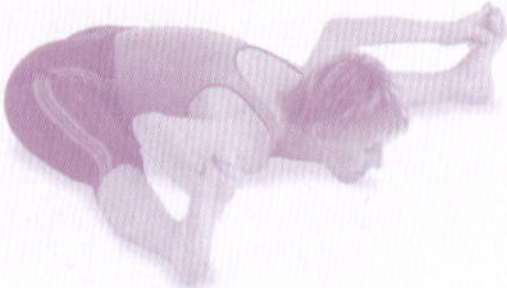

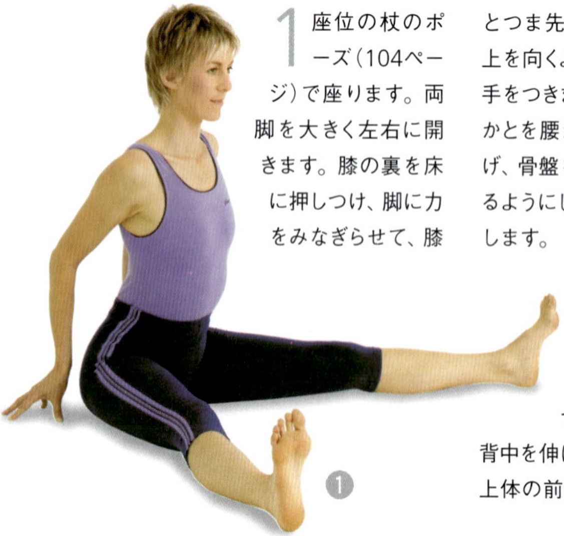

1　座位の杖のポーズ（104ページ）で座ります。両脚を大きく左右に開きます。膝の裏を床に押しつけ、脚に力をみなぎらせて、膝とつま先が内や外に傾かず、まっすぐ上を向くようにします。腰のそばの床に手をつきます。脚の裏を長く伸ばし、かかとを腰から遠ざけます。胸を持ちあげ、骨盤を前へ傾けて、背面の腰が反るようにします。静止して2〜3度呼吸します。

2　息を吐きながら前屈し、腕を伸ばして、人差し指と中指で足の親指をつかみます。この姿勢の場合、背中を伸ばす感覚はすぐつかめますが、上体の前部を伸ばしておくのはそう簡

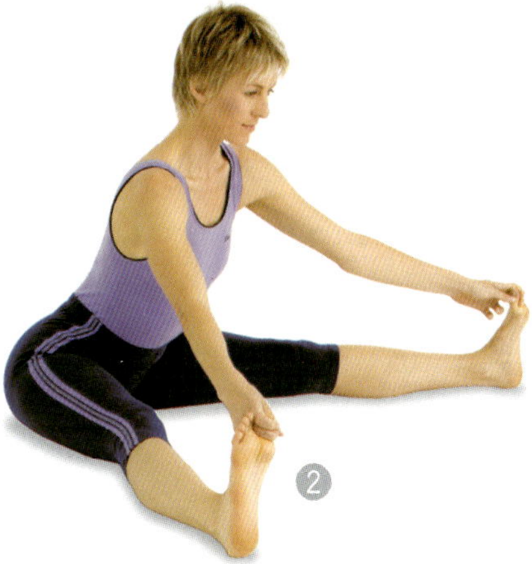

単ではありません。息を吸うたびに、へそを背骨のほうへ引っこめ（338ページ、「腹部の締めつけ」を参照）、背中を丸めないようにします。腿の前部の筋肉を強く引きしめます。静止して2〜3度呼吸します。

3 息を吐きながら、胸を前へ伸ばし、前屈します。額か、可能ならあごと胸を床につけます。つま先と膝は天井に向けておきます。ゆっくり穏やかに呼吸しながら、身体の抵抗が薄れてポーズに深く入っていくのを、気長に待ちます。ポーズを解くには、膝の下に手を入れて補助しながら、両脚を元に戻します。

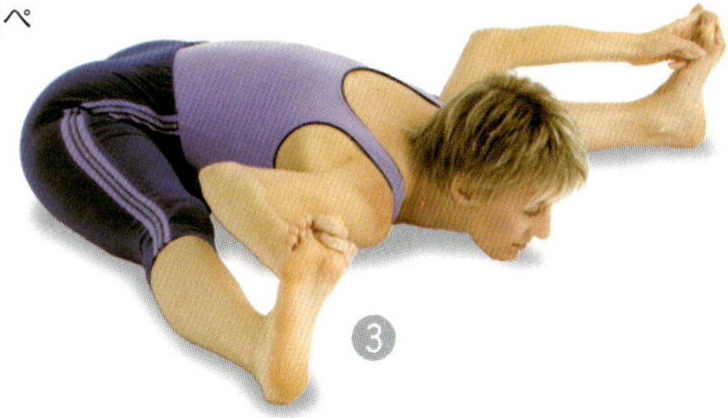

実践のヒント

視点：前方斜め上

予備ポーズ：頭を膝につけるポーズ、両脚の前方ストレッチ、立位の開脚の前屈

逆ポーズ：合蹠前屈のポーズ、牛のポーズ、東のストレッチ

もっと易しく：a）最終ステージの前でやめます。b）足にベルトを掛けるか、脚の上のほうをつかみます。c）腰の下に畳んだ毛布を敷くか、背中を壁にもたせます。または、その両方を行ないます。

効果：神経が静まる

▲

座位の脇ストレッチのシークエンス

パールシュヴァ・ウパヴィシュタ・コーナ・アーサナ　背中の硬さを取り、身体を柔らかくほぐす、横向きのストレッチです。ねじりを加えたバージョンは、頭を膝につけるポーズ（114ページ）と同様、背面の腰を解放してくれます。

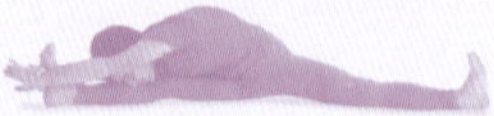

1 両脚を左右に大きく開いて座ります。膝頭とつま先はまっすぐ天井に向けるようにします。かかとを外に伸ばし、つま先は身体のほうへ反らせます。背後の床に指をつきます。数回呼吸しながら、上体を腰から上へ浮かせます。必死に歯を食いしばりながら伸ばすのではなく、無理をせず、楽しみながら行なってください。

2 充分上方へ伸びたと思ったら、左腕を上げます。右手は右の腿に置きます。息を吐きながら、左の腰から左手首までを大きくしならせ、上体を右へ傾けます。上体の右側をしっかり折り、左の肋骨を部屋の壁に向けて遠ざけるようなつもりで、上体の左側をさらに曲げていきます。左の肋骨を外へ押しだすことによって、ポーズに軽さが生まれます。

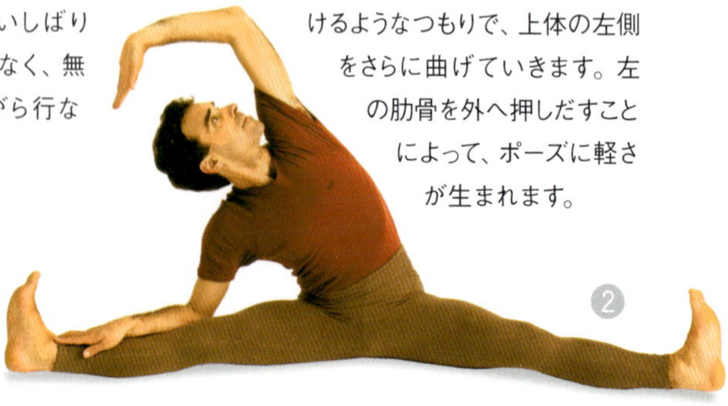

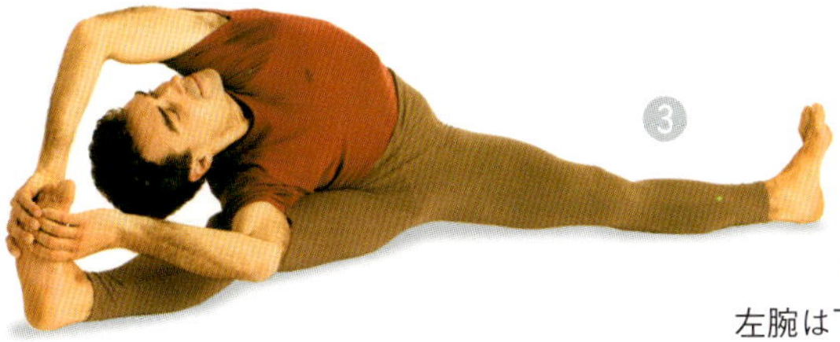

3 もっと身体の柔らかい人は、両手で右足をつかんでみてください。ただし、足をつかもうとするあまり、身体の脇のカーブが失われないように気をつけます。左肩は、右肩の斜め上ではなく、真上に来るようにします。左の座骨をしっかり床に落ちつけます。左の腰から左手まで、エネルギーの通り道を伸ばすようにします。静止して、5回から10回呼吸します。

4 今度はねじりを加えてみましょう。下腹部から身体を右へ回し、へそを腿の上に持っていきます。胸骨と右脚をまっすぐそろえると同時に、背面の腰の左側を斜めに伸ばします。左肩と左腕は下げ、右側と同じ高さにします。両手で足の親指の付け根をつかみます。心のなかで、左脚にエネルギーを送りましょう。左脚の裏側はぴったりと床に押しつけ、かかとを外へ伸ばします。息を吸うたびに、へそを内側に引っこめ、息を吐くたびに、浮動肋骨を膝のほうへ近づけてください。息を吐くときにさらにねじりを加え、ウエストが狭まる感覚をつかみます。5回から10回呼吸したら、反対側で同様にくり返します。

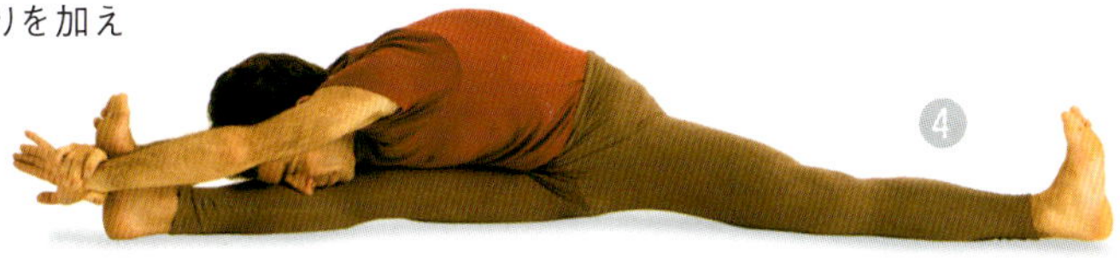

実践のヒント

視点：鼻の先

予備ポーズ：安楽座のねじり、座位の門のポーズ、頭を膝につけるポーズ、座位の開脚のポーズ

逆ポーズ：合蹠前屈のポーズ、牛のポーズ

もっと易しく：a）右膝を曲げます。b）脇ストレッチ――第2ステージまででやめます。c）ねじり――腿か向こうずねをつかみます。

効果：柔軟性が高まる

合蹠《がっせき》前屈のポーズ

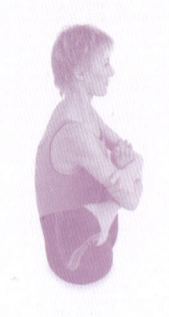

バッダ・コーナ・アーサナ　内腿の内転筋を強く伸ばす、座位のポーズです。腰の硬い人は、このポーズを毎日行なうと、硬さが解消されるでしょう。会陰部に意識を集中するため、骨盤全体の臓器が調い、活発になります。

1 座位の杖のポーズ（104ページ）で座ります。両膝を外側に曲げ、足の裏を合わせます。脚を身体に引きよせ、かかとが会陰部にしっくりと収まるようにします。この姿勢を、蹠《あしうら》を合わせると書いて、合蹠と呼びます。

2 背後の床に指をつきます。座骨で強く床を押しつけながら、背骨を上に伸ばし、心臓のチャクラを持ちあげます。意識を両脚の内腿のへりに向けてください。両膝を壁に近づけるようなつもりで、膝の内側を外へ伸ばします。こうすると、膝を床に近づけやすくなります。何度か長く息を吐きながら、内腿の緊張を取りのぞきます。力で無理に持っていこうとしても、このストレッチはうまくいきません。抵抗するのをやめ、身体がほぐれるのに任せましょう。

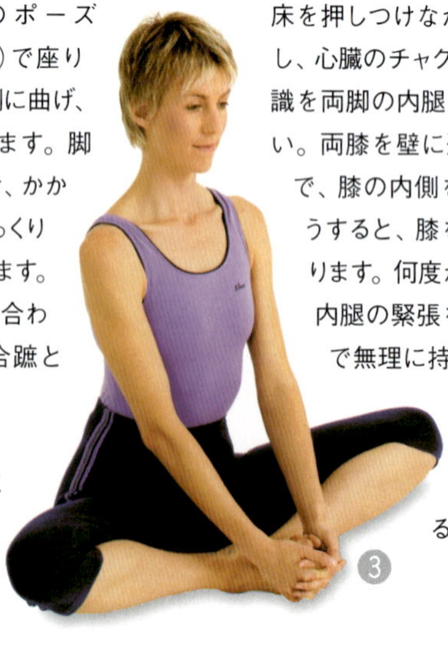

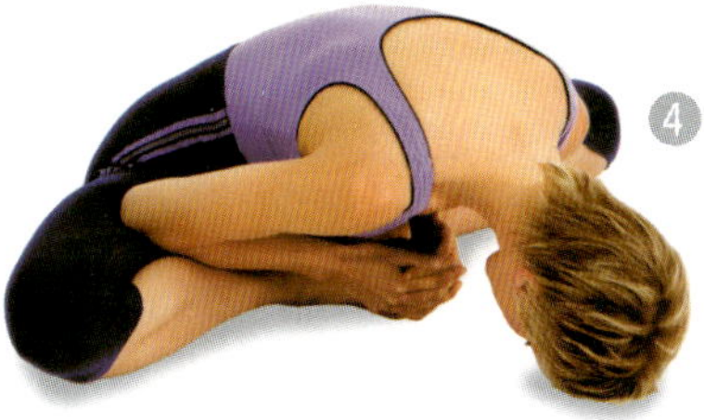

4

3 身体が充分上に伸びたと思ったら、両手で足をつかみます。両手の親指を使って、両脚の親指を引きはなし、本を開くように、足の裏を左右に開きます。こうすると、膝を床に近づけやすくなります。または、足をつかんだ手の指を組み、両サイドのウエストを伸ばして、上体を腰から浮かせるようにします。

4 肘を内腿につけ、上体を前に倒します。身体の前部を長く保ったまま、額を床につけます。

5 合蹠前屈のポーズにバランスを加えたバージョンが、へそを押すポーズです。足を両手でつかみ、宙に持ちあげます。できるだけ足を上げてから、足の親指を胸に近づけます。足を身体に近づけると同時に、膝を後ろに引きます。もし可能なら、上げた足を腕でくるみ、両手で反対側の肘をつかみます。

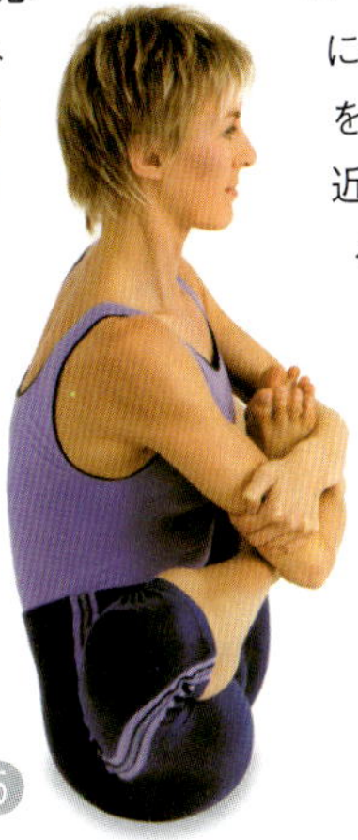

5

実践のヒント

視点：鼻の先、または前方まっすぐ

予備ポーズ：背をもたせる合蹠のポーズ、頭を膝につけるポーズ、腕を伸ばした子どものポーズ、花輪のポーズ、蓮華座のポーズの準備段階

逆ポーズ：座位の開脚のポーズ、英雄座、東のストレッチ

もっと易しく：a) 背を壁につけて座ります。b) 臀部の下に長枕や畳んだ毛布などを敷きます。c) 両腿の上に、砂袋などの重しをのせます。

効果：身体が開く

背をもたせる合蹠《がっせき》のポーズ

スプタ・バッダ・コーナ・アーサナ　内腿の内転筋や腰を、やさしく開くポーズです。骨盤に安定した血液が供給されるため、消化や生殖に関するさまざまな不具合が和らぎます。ここで紹介するバージョンでは、胸が大きく開くことによって、安定した呼吸が行ないやすくなります。

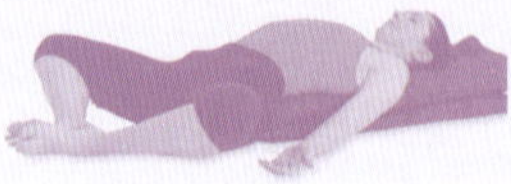

1 座位の杖のポーズ（104ページ）で座ります。長枕の薄いほうの端か、2〜3回畳んだ毛布の低い端を仙骨に当てます。両足の裏を合わせ、膝を大きく左右に開いて、かかとを引いて会陰部に当てます。柔らかいベルト（またはバスローブの腰ひもなど）を使って足を固定すると、仙骨が程よく牽引されてやりやすいかもしれません。その場合は、足の外側にベルトを巻いてから、両膝の内側を上へ通し、腰の後ろに回します。この段階では、背中を伸ばして座ったときにベルトが内腿から少し浮くくらいに緩めておき、横になってからきつく締めるようにしてください。

2 椎骨を下から順に寝かせていき、完全に背中をつけて横になります。臀部はぴたりと床につけ、上体は完全に長枕で支えられているようにします。可能なら、かかとをより身体に近づけ、ベルトをきつく締めなおします。首の後ろを背骨と一直線にし、あごは胸のほうに引きます。頭の下にちょっとした敷物を置くと、頭が心臓より高くなって心地よいかもしれません。アイ・ピローを目の上にのせてもよいでしょう。

3 腕は両脇の床に垂らし、目を閉じて、意識を自我の奥深くまで沈めます。腹部は柔らかく保っておきます。股関節の緊張を解いてリラックスし、重力にそっと引っぱられるままに内腿を開きます。このまま5分ないし10分静止します。そのあいだ、ゆったりと静かに呼吸を続けます。

4 アーサナの合間に行なうときは、もっと手近な方法もあります。床の上に屍のポーズ(310ページ)で横になります。股間のそばで足の裏を合わせ、膝を左右に開きます。かかとと股間の距離をいろいろ試し、自分の身体に一番いいと思う場所を見つけてください。腕は力を抜き、両脇に伸ばしておきます。首の後ろを長く保ち、あごは胸に引きます。

実践のヒント

視点:内面へ

予備ポーズ:腕を伸ばした子どものポーズ

逆ポーズ:子どものポーズ、英雄座

もっと易しく:a)それぞれの膝の下に畳んだ毛布を敷きます。
b)背をもたせる毛布を高くします。

効果:栄養を行きわたらせる

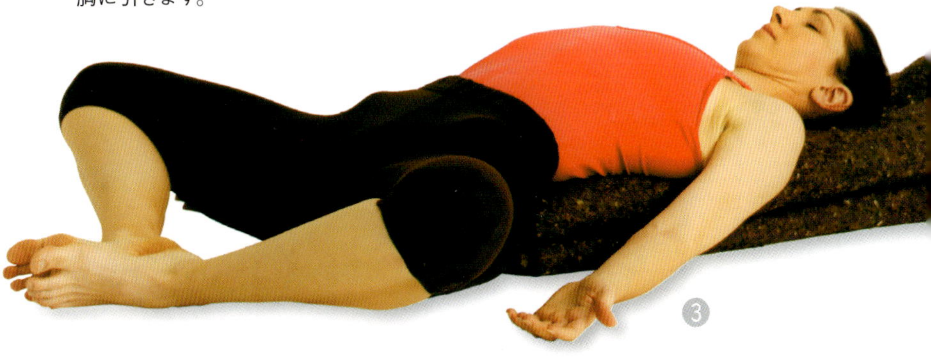

花輪のポーズ

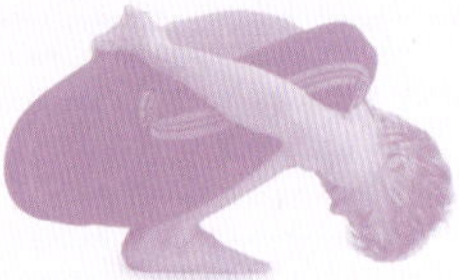

マーラー・アーサナ　両足を寄せて深くしゃがむポーズで、筋肉や内臓、腹部の柔組織が改善されます。脚の活力がよみがえり、股関節が開くのに加え、安定した土台に支えられて、腰椎を充分に伸ばすことができます。シンプルなポーズですが、しゃがむ姿勢に慣れていない西洋人にとっては、予想外に難しい体位です。

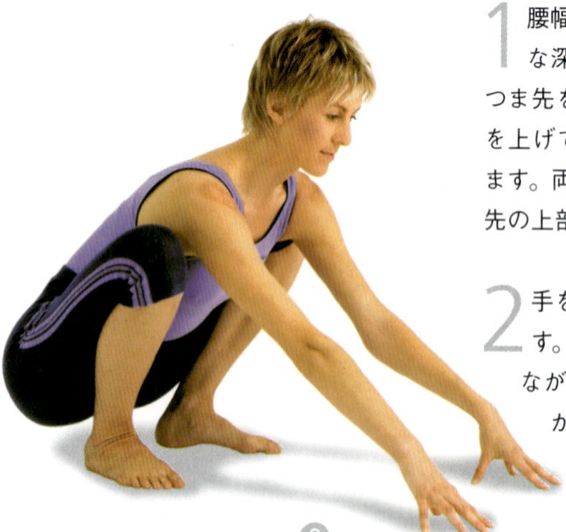

②

1 腰幅に足を開き、前屈して、安らかな深い前屈（313ページ）をします。つま先を外に向け、膝を曲げ、かかとを上げて腰を沈め、深くしゃがみこみます。両膝は大きく左右に開き、つま先の上部に膝が来るようにします。

2 手を前に伸ばし、指を床につきます。骨盤にかかる体重を手で支えながら、さらに腰を落とします。かかとをなるべく床に近づけます。

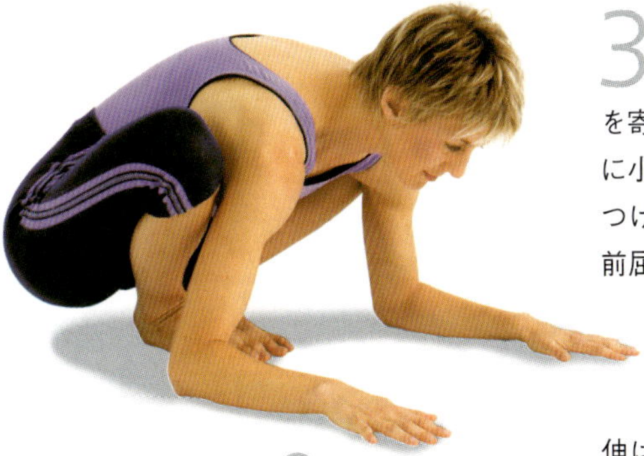

③

3 かかとを床近くまで、または床に下ろしたら、親指が触れあうまで両足を寄せ、またかかとを下ろします。尾骨に小さな重りがついていて、床に引きつけられるのだと想像してみましょう。前屈し、可能なら指先を前に向けたまま、前腕を床につけます。もし余裕があるようなら、指先を後方に向けて、前腕を脚の下の床に伸ばします。かかとをつかみ、上体をさらに前へ倒します。

4 ポーズを最後まで完成する場合は、肩を内側に回転させ、腕を片方ずつ、すねの下から背中の仙骨へと回し、両手の指をからませます。かかとはそっと床につけます。最後までできないからといって、悲観する必要はありません。できたところまでで満足し、静止して5回から10回呼吸します。

実践のヒント

視点：鼻の先

予備ポーズ：合蹠前屈のポーズ、座位の開脚のポーズ、頭を膝につけるポーズ

逆ポーズ：英雄座、座位の杖のポーズ、東のストレッチ

もっと易しく：a) 初期のステージでとどめておきます。b) かかとの下に畳んだ毛布を敷きます。c) 手を背中に回したとき、ひもなどをつかみます。

効果：意識が中心に集まる

④

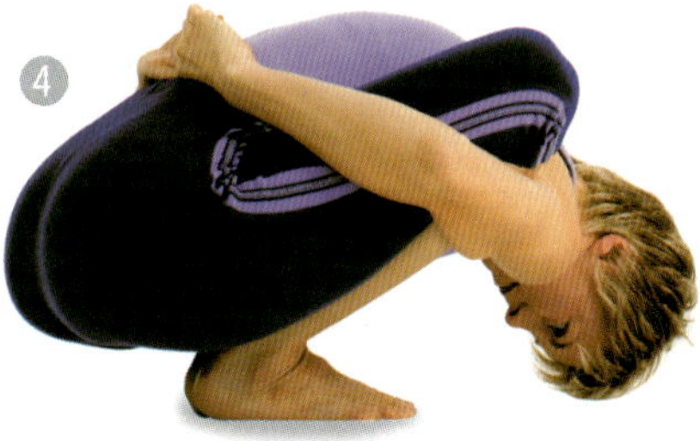

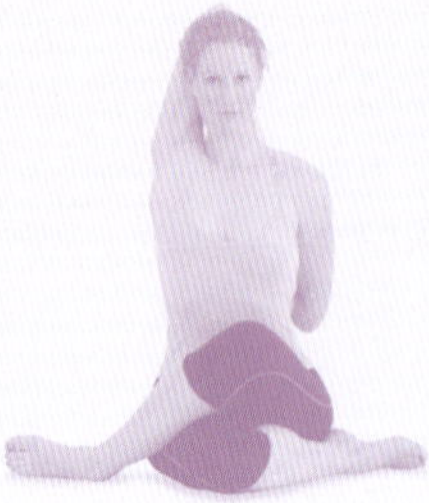

牛のポーズ

ゴームカ・アーサナ　上から見ると脚が牛の角、膝が口となり、牛の顔に似ているため、この名があります。ですが、ユニコーンでなく牛の角に見えるように脚をシンメトリーに組むのは、練習しないと難しいという人が多いでしょう。股関節と脚、さらに肩が柔らかくなる体位です。

1 まず股関節のウォームアップとして、足首を膝にのせるポーズを行なうとよいでしょう。左脚を前にして、脚を交差させて座ります。左足を持ちあげ、足首を右膝にのせます。右足首が床と左膝に挟まれ、すねの骨が腿と三角形になるよう、右脚を置きます。両足首を曲げて、ふくらはぎの筋肉と内腿に効かせます。重力に引かれるまま、左膝を下げていきます。股関節をさらに開くには、前に上体を傾け、床に添って手を前方に動かしていきます。1分間静止してから、脚を入れ換えます。

2 牛のポーズに入ります。両足を少し離して座り、膝を軽く曲げます。右足を左膝の下にくぐらせ、かかとを左脚の付け根に近づけます。つま先は左に向けてください。次に左足を右脚の付け根に近づけ、つま先は右に向けます。このポ

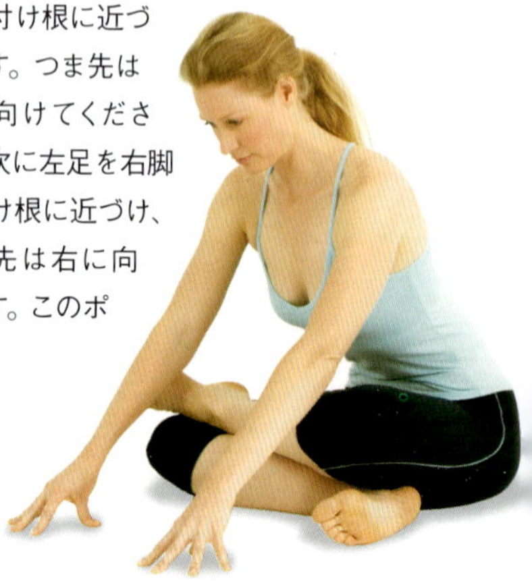
1

ーズでは、左膝が右膝の上に来ます。この体勢がとれない人は、足首を膝にのせるポーズ(140ページ)や半蓮華座の前屈(146ページ)など、股関節を開く準備運動を行なってください。左右の座骨に均等に体重がかかるようにします。両手で左膝を押し、膝同士をくっつけてください。

3 左腕を真横に伸ばし、肩を内側に回して、手のひらが後方、親指が下を向くようにします。肘を曲げ、左手を背中に回し、手のひらは外側に向けます。右腕を真上に伸ばし、腕をねじって親指を後方に向けてから、肘を曲げて、背中で左手と指をからませます。右肘を後方にずらしてから身体の中心線のほうへ寄せ、頭の後ろに持っていきます。胸は持ちあげます。前から見た図がⒶ、後ろから見た図がⒷです。手をほどいてから脚をほどき、反対側も同様にくり返します。

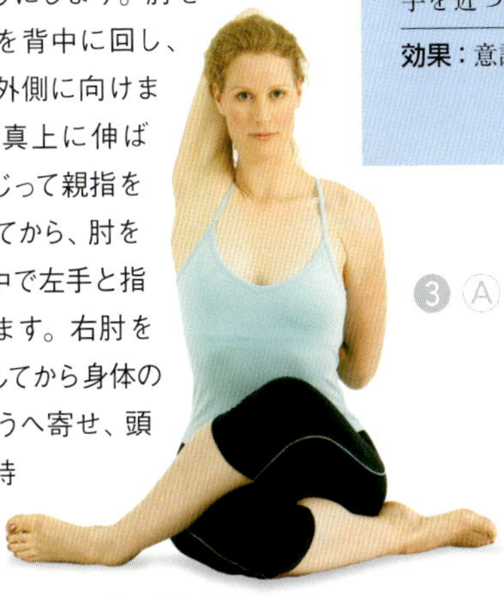
3 Ⓐ

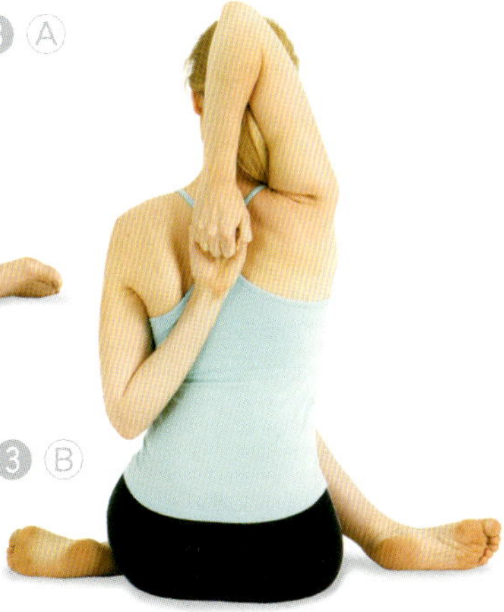
3 Ⓑ

実践のヒント

視点：上方

予備ポーズ：安楽座の前方ストレッチ、半蓮華座のポーズ、牛の顔の前屈

逆ポーズ：英雄座、腕を伸ばした子どものポーズ、座位の杖のポーズ

もっと易しく：a) 木製ブロックの上か、畳んだ毛布の上に座ります。b) 両手でベルトをつかみ、徐々に手を近づけていきます。

効果：意識が中心に集まる

牛の顔の前屈

ゴームカ・パシュチモターナ・アーサナ　ごまかしのきかないポーズだと言えるでしょう。上にのせた脚の腿を押すことによって、自然と膝が曲がらなくなり、そのぶんきつさも倍増されます。手を組んでいるため背中が丸まらず、背骨の上部の筋肉をたえず使うことになります。

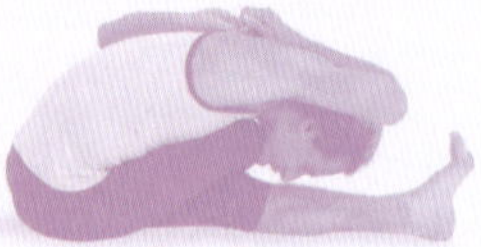

1 座位の杖のポーズ（104ページ）で座ります。右脚を曲げ、左腿の上にわたして、つま先を左に向けます。右膝は左脚の上に重ねます。

2 右腕を真上に伸ばします。肩の関節を柔らかくし、肩を回して小指が前を向くようにします。肘を曲げ、右手を肩胛骨のあいだに伸ばします。左手を真横に伸ばし、腕と肩を内側に回して親指を床に向け、肘を曲げて左手を背中の上のほうに伸ばし、右手と指をからませます。

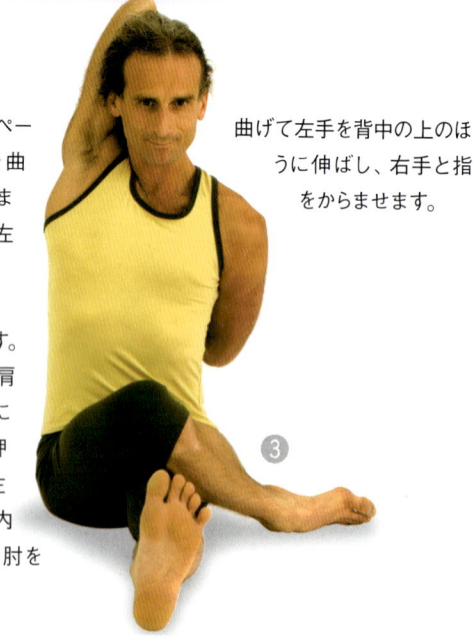

③

3 顔を上げ、あごを引いて、首の後ろを長く保ちます。心臓を持ちあげながら、右肘を頭の後ろに持っていき、身体の中心線に近づけます。

4 背筋をぴんと張ります。上体を腰から上に伸ばします。この状態で苦しくない人は、下腹部を背骨のほうへ引っこめ、身体の前部を伸ばしてから、息を吐きながら上体を前へ倒します。浮動肋骨を、上にのせた脚の膝のほうへ引きよせるつもりで、前屈してください。肩は開いたまま、腹筋を使ってさらに前へ、下へと上体を伸ばしていきます。静止して5回呼吸します。手を背中で組んでいるために、背筋がまっすぐに伸びているはずです。ここから、背中を丸めることなく腕をほどき、前に伸ばした脚のすねか足をつかんで、深い前屈に入ります。息を吸いながら上体を起こし、腕を頭上に伸ばします。息を吐きながら腕を下ろし、座位の杖のポーズに戻ります。反対側も同様にくり返します。

実践のヒント

視点：伸ばした足のつま先

予備ポーズ：両脚の前方ストレッチ、牛のポーズ、安楽座の前方ストレッチ、半らせんのねじり、半蓮華座の前屈

逆ポーズ：東のストレッチ、バッタのポーズ

もっと易しく：a) 足の裏は床につけたまま、上にのせる脚の膝を宙に浮かせます。
b) 前屈の前でやめます。
c) 両手で柔らかいベルトを持ち、徐々に手を近づけます。

効果：身体が開く

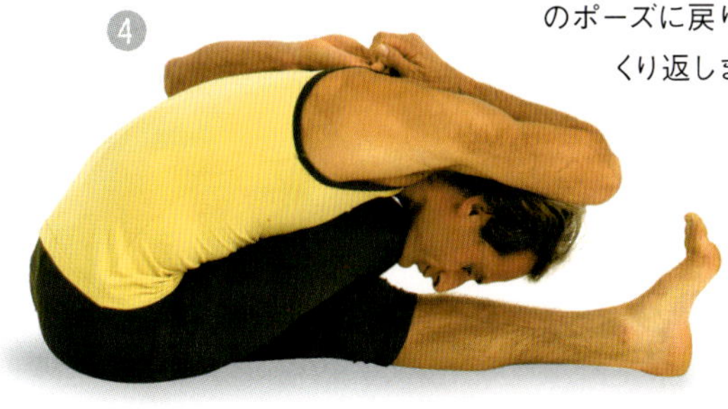

▲

マリーチの前屈 A

マリーチ・アーサナ A　膝の裏を伸ばし、股関節を開くと同時に、骨盤付近や腹部の血行を活発にするポーズです。ヒンドゥー教の神マリーチ（仏教の摩利支天）の名を冠した、一連のポーズの一つです。

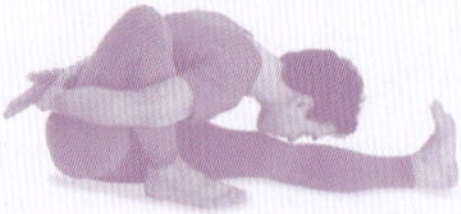

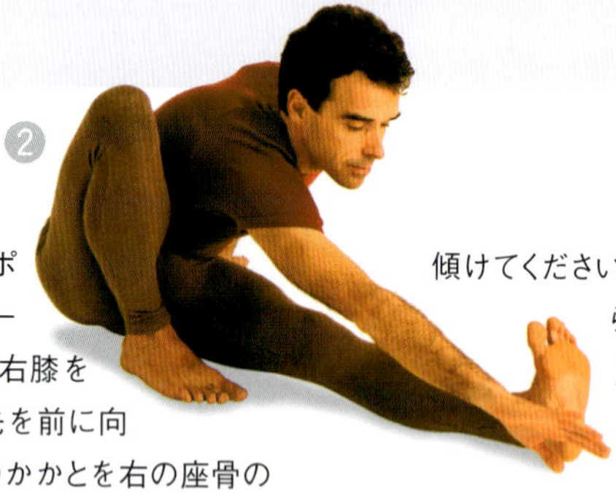

1 座位の杖のポーズ（104ページ）で座ります。右膝を上に曲げ、つま先を前に向けたまま、右足のかかとを右の座骨の前に持っていきます。右足と左の内腿は、5〜8センチ離しておきます。何度か向こうずねを身体に引きつけるように寄せ、そのたびにかかとが臀部に食いこむようにします。

2 背後の床に左手をついて支えながら、骨盤の端を前に動かします。可能なら、臀部を浮かせて骨盤を前に傾けてください。右脚の内側から右腕を伸ばし、腋の下を右脚のすねに当てます。右肩を内側に回し、親指を床に向けます。

3 その位置から右手を背後に回し、曲げた膝に腕を巻きつけます。右腕がしっかり固定されたら、臀部を左右とも床に下ろします。

③
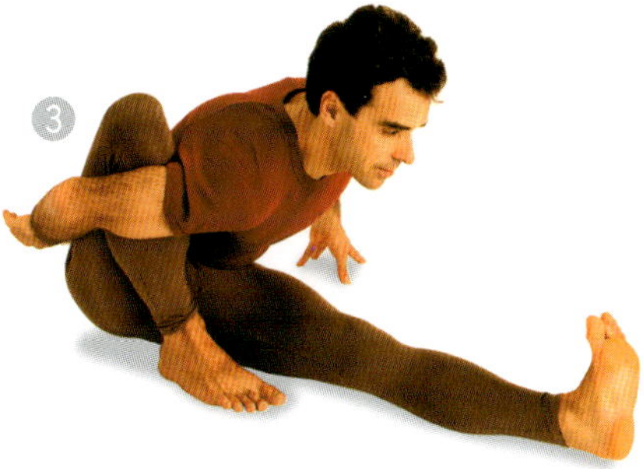

4 左腕を前に伸ばし、肩を内側に回してから左腕を背後に持っていき、右手で左手首をつかみます。身体の前部を伸ばし、息を吐きながら前屈します。浮動肋骨を腰骨から離して、なるべく前へ、下方へと持っていきます。頭頂からつま先までをぴんと伸ばし、あごを左の向こうずねに近づけます。左脚に力をみなぎらせ、膝とつま先が外側でなく、真上を向くようにします。左脚の裏を床に強く押しつけます。右足の裏で床を踏みしめながら、いまにも立ちあがろうとするようなつもりで、右脚に力を込めます。両肩は床と平行にし、腕を伸ばす感覚で、両手首を後方へ引きます。静止して10回以上呼吸します。息を吐きながら手をほどき、座位の杖のポーズに戻ります。反対側も同様にくり返します。

④
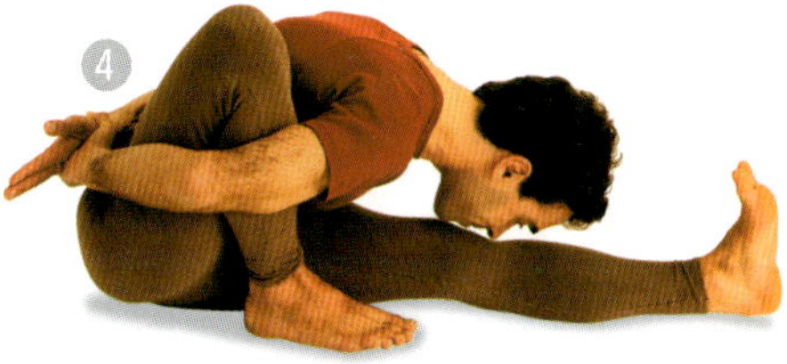

実践のヒント

視点：つま先

予備ポーズ：頭を膝につけるポーズ、両脚の前方ストレッチ、マリーチのねじりC

逆ポーズ：東のストレッチ

もっと易しく：a）背中に回した手はつながず、ベルトをあいだに入れます。
b）前屈に入る前にやめます。
c）前屈の代わりに、上体を左側（伸ばした脚の側）にねじり、ねじりの体位にすることもできます。

効果：神経が静まる、しっかり固定される

半蓮華座の前屈

アルダ・バッダ・パドマ・パシュチモターナ・アーサナ　股関節と膝を開き、背骨を伸ばす、前屈のポーズです。腹部の臓器が調えられ、骨盤への血液の供給が増加します。かかとが腹部に当たるために、消化系も改善されます。

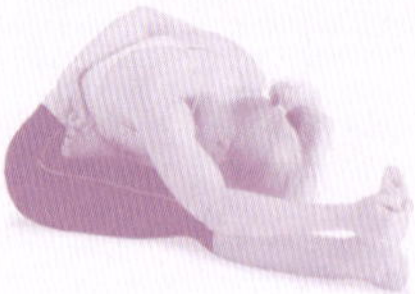

1 まず、片脚を胸元で抱える準備体操をすると、腰へのよいウォームアップになるでしょう。膝と足を手に取り、互いに押しあうようにするか、できる人は膝と足を両肘の内側に抱え、両手の指を組みあわせます。曲げた脚をゆっくり左右に動かし、股関節を柔らかくします。あせらず、時間をかけて、脚の付け根が最大限動くようになるまで続けます。脚を代えてくり返します。

2 両脚を伸ばし、座位の杖のポーズ（104ページ）で座ります。準備体操と同様に、左膝を曲げます。半蓮華座のポーズ（152ページ）を組むには、左足をへそ近くに寄せ、膝を前に押しだしながら、床に下ろします（このとき、左右の腰を正面に向けて張ると、股関節で、大腿骨がボールのように回転する感覚があるはずです）。

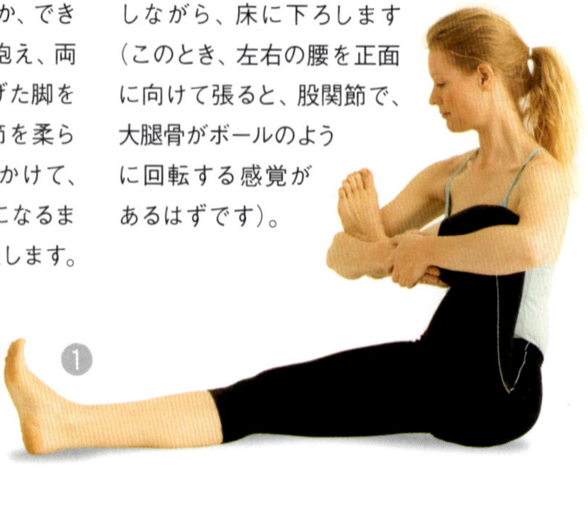

実践のヒント

視点：伸ばした足のつま先か、鼻の先

予備ポーズ：背をもたせる合蹠のポーズ、頭を膝につけるポーズ、花輪のポーズ、牛のポーズ

逆ポーズ：片脚を折った前屈、東のストレッチ

もっと易しく：a) 第1ステージのみ行ないます。b) 腕を背中に回さないようにします。c) 伸ばしたほうの足か、半蓮華座にした足首に、輪にしたベルトを掛けます。または、両方にベルトを掛けます。d) 前に伸ばす手を、足でなく膝に置きます。e) 曲げた脚を腿にのせず、足の裏を床につけます。

効果：神経が静まる

3 左足首の外側を右腿の上にのせます。足首の代わりに足のへりをのせてしまうと、靭帯を伸ばしすぎて、痛める危険があります。足のへりしか届かない人は、股関節を開く準備体操を充分行なってから、再度挑戦してください。

4 息を吐きながら、上体を左にねじります。左肩を内側に回し、左腕をウエストの背面に伸ばして、背中から左足のつま先をつかみます。

5 背筋を伸ばし、上体を腰から前へ折って、前屈します。胸を右の腿に近づけ、右手で右足をつかみます。左手は、親指と人差し指で左足の親指をつかむようにします。

6 静止して、5回から10回呼吸します。肩胛骨は背中の下方に下げ、胸部を開きながら、上体をさらに前に倒します。身体の前面を長く伸ばしてください。息を吸いながら身体を起こし、反対側も同様にくり返します。

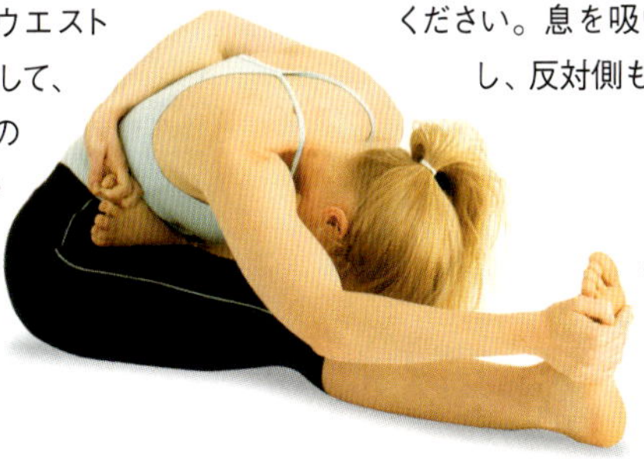
5

マリーチの前屈 B

マリーチ・アーサナ B　膝の裏を伸ばし、股関節を開くポーズです。また、骨盤付近の血行を活発にします。かかとを腹部におしつけることで、消化器が刺激されます。

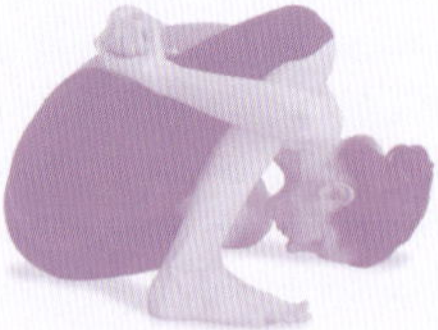

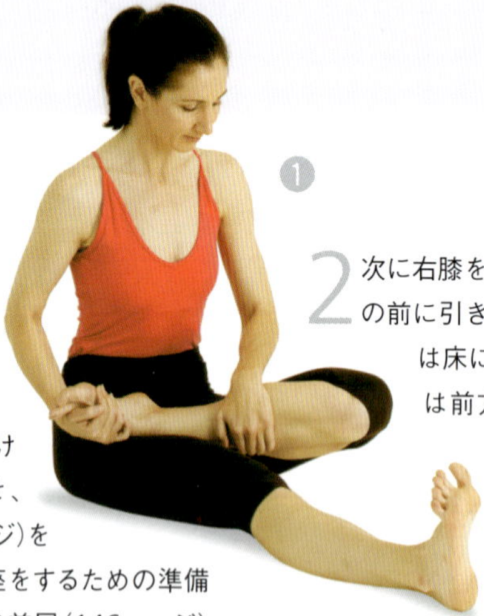

1 座位の杖のポーズ（104ページ）で座ります。左膝を曲げ、足をできるだけ引きつけて右腿の上にのせ、半蓮華座（152ページ）を組みます。半蓮華座をするための準備体操は、半蓮華座の前屈（146ページ）を参照してください。

2 次に右膝を曲げ、右脚を座骨の前に引きよせます。足の裏は床に押しつけ、つま先は前方に向けます。右脚と左の内腿は5～8センチ離しておきます。息を吐きつつ、右腿の内側から、右腕を前に伸ばします。肩を内側に回し、肘を天井に向けます。左手で背後の床を押し、できるだけ前に身体を傾けながら、右の肋骨を内腿の先へ動かします。

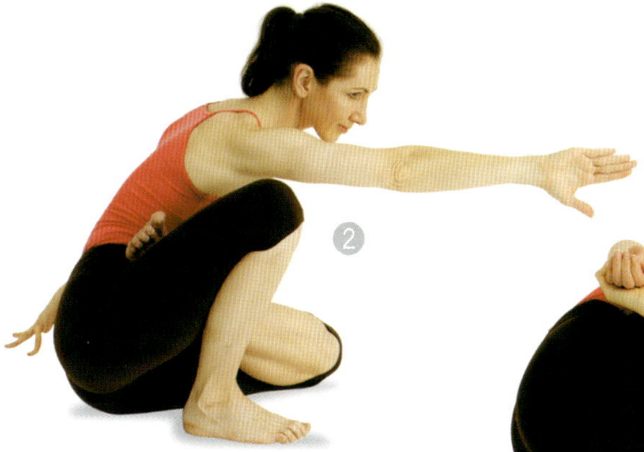

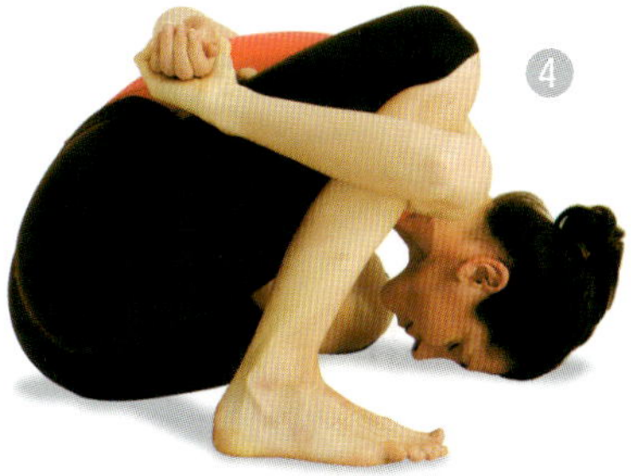

3 右腕を外に折り、曲げた膝を抱えこみます。両手を背中に伸ばし、右手で左手首をつかみます。

4 息を吐きながら前屈し、額を床につけます。肩は床と平行にします。上体の前部を長く保ち、背筋をまっすぐ伸ばします。手首を後ろに引きつつ、持ちあげます。静止して10回以上呼吸します。

5 息を吐きながら手をほどき、上体を起こして、脚を伸ばします。反対側も同様にくり返します。

実践のヒント

視点： 鼻の先

予備ポーズ： マリーチの前屈A、半蓮華座、半蓮華座の前屈

逆ポーズ： 東のストレッチ

もっと易しく： a) 最後のステージの前でやめます。
b) 背中に回した手をつながず、ベルトをあいだに入れます。
c) 背中で手をつなぐ代わりに、両手で右膝をつかみ、背筋を伸ばして座るだけにします。

効果： 神経が静まる

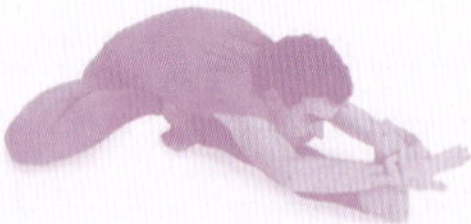

つま先を立て頭を膝につけるポーズ

ジャーヌ・シールシャ・アーサナ C　つま先の関節、腰、膝を強く鍛えるポーズです。また、膝の裏とアキレス腱を伸ばし、腹部の臓器を調えます。

1 座位の杖のポーズ（104ページ）で座ります。右膝を曲げ、右足のかかとを左手で、つま先を右手でつかみます。右の前腕は、右脚の腿とすねの間に挟んでください。左手でかかとを垂直に立てながら、右手でつま先を身体に引きつけて、会陰部の前に置きます。これをかなりきつい体勢と感じる人も多いはずです。前屈をする余裕のない人は、背筋を立てたままにしておきましょう。この体位をここまででやめても、ほかのヨーガを適切に行えば、残りの内容を行なったと同じことになります。

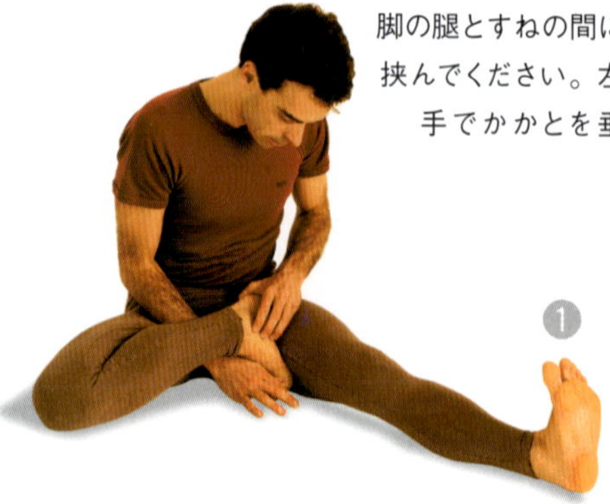

❶

2 腹部を左に回し、ねじりを加えます。息を吸いながら、右手と右肩を前に伸ばし、左足の内側をつかみます。

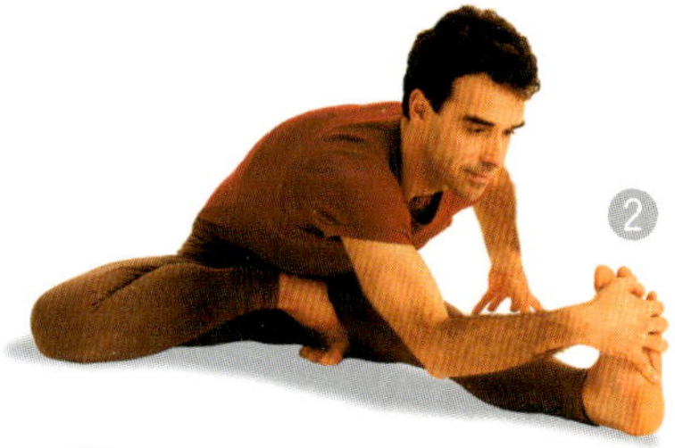

3 息を吐きながら前屈し、頭を左のすねに、頭頂をつま先に向けて伸ばします。

4 左手を前に伸ばし、足の裏側で右手首をつかみます。身体の柔らかい人は、向こうずねにあごをのせ、前方を見つめてください。これで、つま先を立て頭を膝につけるポーズが完成します。

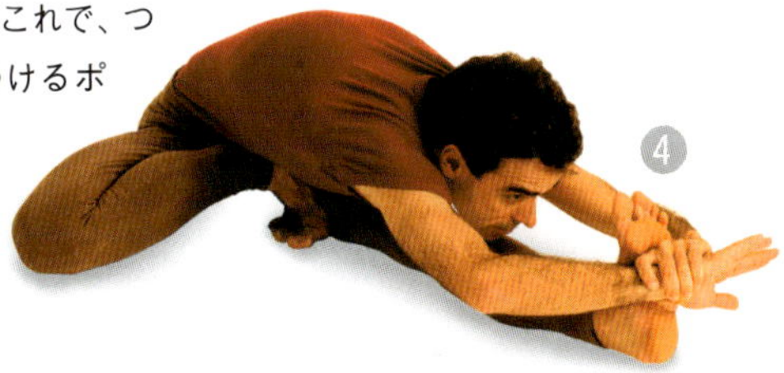

5 背筋を立てている人も、前屈を行なった人も、同じように息を吸いながら、下腹部の筋肉を引っこめます（338ページ、「腹部の締めつけ」を参照）。これで身体が浮きあがりますので、息を吐きながら、胸を前に持っていきます。浮動肋骨を腿から膝へとずらしていくつもりで行なってください。

6 息を吸いながら身体を起こします。座位の杖のポーズに戻り、反対側も同様にくり返します。

実践のヒント

視点： 伸ばした足のつま先

予備ポーズ： 頭を膝につけるポーズ、合蹠前屈のポーズ、つま先を伸ばす前屈

逆ポーズ： 座位の杖のポーズ、舟のポーズ（ただし以上2つはつま先を反らし、膝をまっすぐ伸ばして行なう）、東のストレッチ

もっと易しく： a）最後のステージの前にやめます。b）伸ばした足をつかめないときは、腿・ふくらはぎ・足首などをつかみます。または、足の裏に柔らかいベルトを掛けます。

効果： 神経が静まる

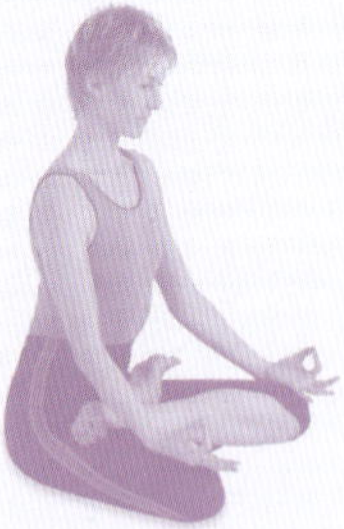

蓮華座

パドマ・アーサナ　もっとも古典的なヨーガの体位です。脚への血液の循環が抑えられ、体内の感覚が薄れるため、瞑想やプラーナーヤーマに最適のポーズです。仏陀も、この座法（結跏《けっか》趺坐《ふざ》）を行なっている姿でよく描かれます。

③ Ⓐ

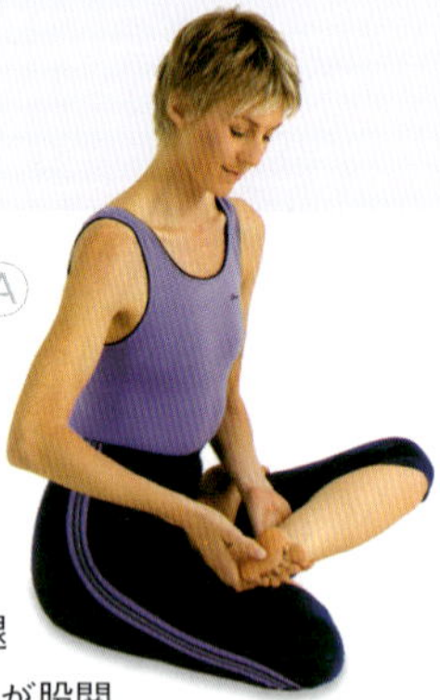

1 蓮華座を組むときは、まず、牛のポーズ（140ページ）や半蓮華座の前屈（146ページ）の欄で述べた、準備体操を行なってください。

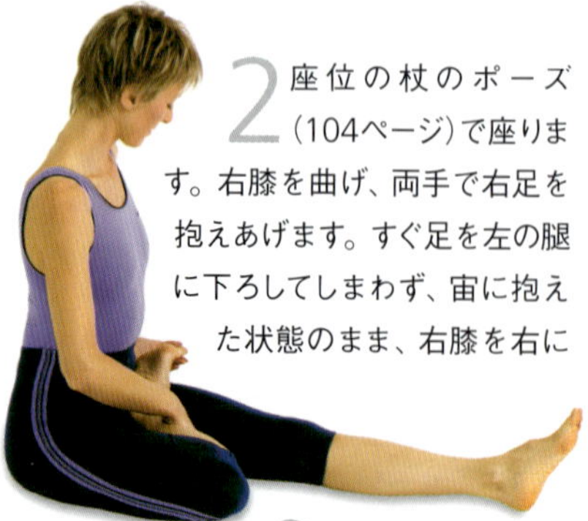

②

2 座位の杖のポーズ（104ページ）で座ります。右膝を曲げ、両手で右足を抱えあげます。すぐ足を左の腿に下ろしてしまわず、宙に抱えた状態のまま、右膝を右に突きださずに前に向け、左右の腰の骨を互いに引きよせて、大腿骨の丸いふくらみが股関節のなかで回るのを感じてください。右脚を左腿の、できるだけ脚の付け根に近い部分にのせ、かかとをへそに近づけます。このポーズは、しばしば半蓮華座（半跏趺坐《はんかふざ》）と呼ばれます。右脚のすねに左手、右膝に近い腿に右手を置き、両手で右脚を押しさげて、膝に適当な力を加えます。

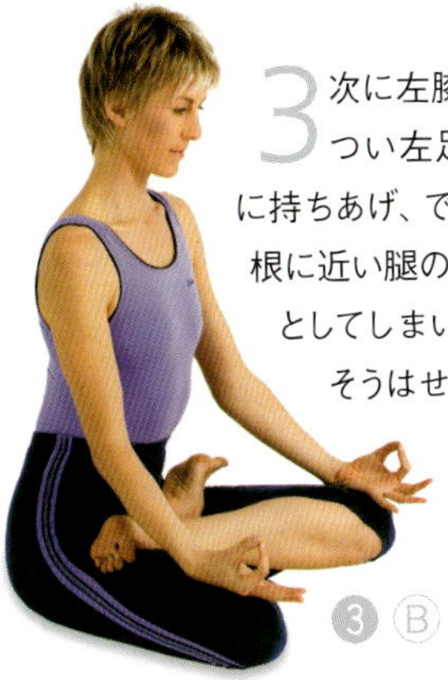

3 次に左膝を曲げます。つい左足を右膝の上に持ちあげ、できるだけ付け根に近い腿の上にのせようとしてしまいがちですが、そうはせずに、息を吐きながら右膝を床に近づけ、左足が自然と右膝の上にずれこむようにします。その後、右膝にのった左足を、腿のほうへ手で押していきますⒶ。両足とも、足の裏を天井に向けますⒷ。膝に痛みを感じるようなら、ポーズをほどき、代わりに予備ポーズを行なってください。蓮華座を組むと腰がやや反る姿勢になりますので、組むたびに、最初に曲げる脚を代えるようにします。

③ Ⓑ

注意点

『ハタ・ヨーガ・プラディーピカー』は、「蓮華座はあらゆる病を癒す」としています。しかし、膝と股関節の柔軟性が求められる座法のため、必ずしも初心者向きとは言えず、かなりの人が蓮華座を難しい体位であると感じています。ヨーガ行者の多くが、蓮華座を安全に組むためには、最低10年は熱心にヨーガを実践しなくてはだめだとしています。脚を力で押しこめ、無理に体位を組むことだけは、絶対にしないでください。膝に深刻なダメージを与えるおそれがあります。ヨーガを成功に導く鍵は、たゆみない反復練習です。実践をくり返していると、股関節や膝が次第に動くようになり、楽に蓮華座が組めるようになります。

実践のヒント

視点：水平にまっすぐ前方を見つめるか、目を閉じる

予備ポーズ：達人座、合蹠前屈のポーズ、半蓮華座の準備体操、牛のポーズ、半蓮華座の前屈、マリーチの前屈B、マリーチのねじりD

逆ポーズ：英雄座、座位の杖のポーズ

もっと易しく：a) 左足を右脚の上ではなく、下に置きます。
b) 単に脚を交差させた安楽座で行ないます。

効果：神経が静まる、瞑想に入りやすい

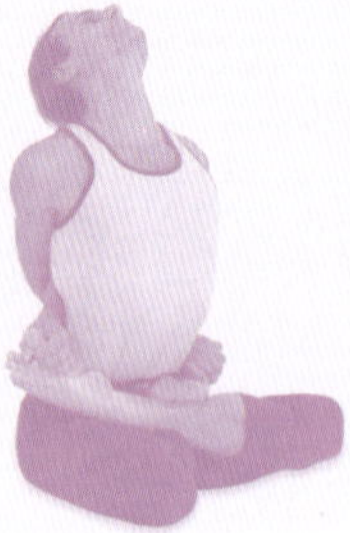

しばられた蓮華座

バッダ・パドマ・アーサナ　蓮華座（152ページ）を発展させたポーズで、背中で腕を交差させ、足をつかみます。肩を強く後ろに伸ばし、胸を開き、背骨の上部の湾曲を軽減します。前屈するバージョンは、消化を助けます。

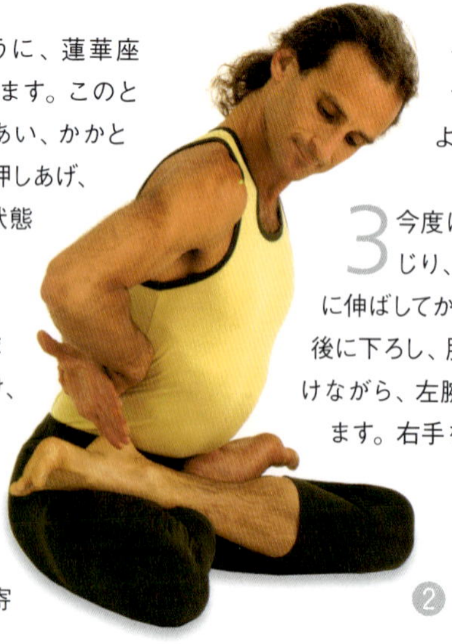

1 左足が上に来るように、蓮華座（152ページ）を組みます。このとき、両膝をなるべく寄せあい、かかとを腿の付け根いっぱいに押しあげ、足がやや外に飛びだす状態にします。

2 左手を背中に回します。身体を前に傾け、左手で左足のつま先をつかみます。胴を左にねじり、必要なら、右手で左手首を引っぱってください。かかとをさらに腹部に寄せ、つま先をつかみやすいようにします。

3 今度は胴を右にねじり、右腕を頭上に伸ばしてから思いきり背後に下ろし、肘同士を近づけながら、左腕の上に重ねます。右手を右足のほうへ伸ばします。最初のうちは、先ほどしたようにやや上体を前に傾けると、つま先がつかみやすいでしょう。背を伸ばし、腹部を引っこめ、肩を後ろに引きます。胸を持ちあげ、顔は天井に向けます。

4 さらにここから前屈すると、また別の体位になります。上体をかかとの上に折りかさね、手で足をつかんだまま、あごを床につけます。これはヨーガの印のポーズと呼ばれ、達人座（112ページ）の欄で述べた体位の、より難度の高いバージョンになります。息を吸いながら上体を起こし、手を離します。脚をほどいて伸ばし、脚を替えて同様にくり返します。

実践のヒント

視点： 鼻の先

予備ポーズ： 蓮華座、半蓮華座のねじり

逆ポーズ： 英雄座

もっと易しく： a）両足にそれぞれ輪にしたベルトを巻き、それを手でつかみます。b）足をつかむ代わりに、背中で両手の指を組みあわせるか、両肘を互いに手でつかみます。

効果： 神経が静まる

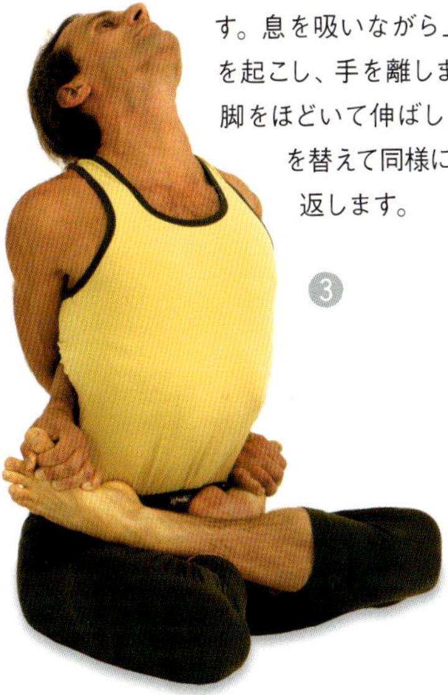

3

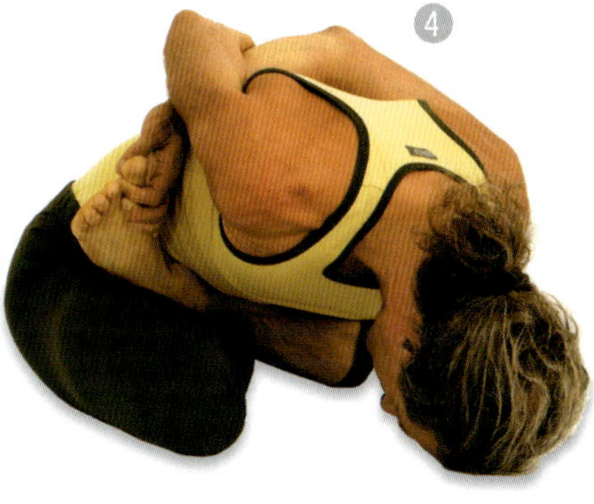

4

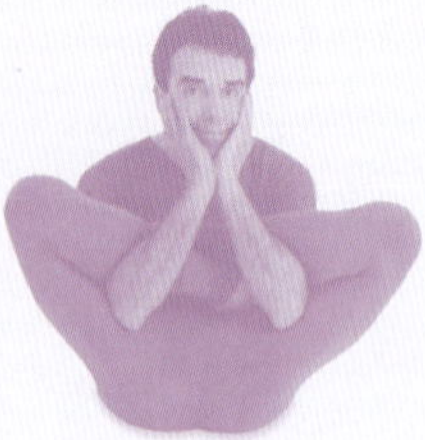

子宮の胎児のポーズ

ガルバ・ピンダ・アーサナ　蓮華座（152ページ）を発展させたポーズで、腕を腿とすねの間に挟みます。通常の蓮華座にある効用に加え、この体位では腹部の臓器が調えられます。必ず、まず蓮華座をマスターしてから、この体位を試すようにしてください。

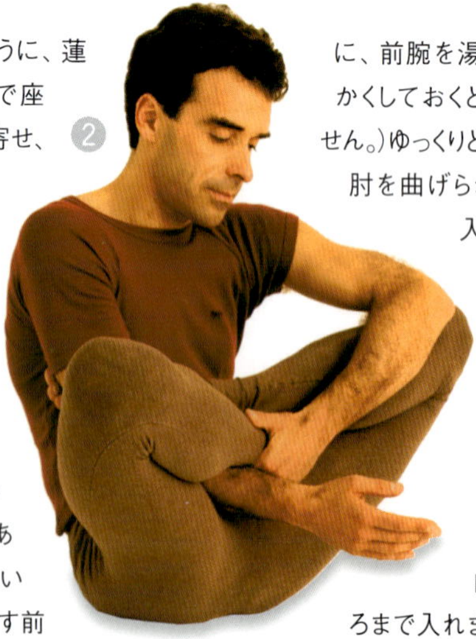

1 左足が上に来るように、蓮華座（152ページ）で座ります。両膝はなるべく寄せ、かかとは腿の付け根近くにまで上げます。

2 右手を右脚の腿とすねのあいだに差し入れます。（脚がとても細いか、蓮華座に非常に慣れている人以外は、腿とすねのあいだにほとんど隙間がないはずです。そこで手を通す前に、前腕を湯につけて柔らかくしておくと楽かもしれません。）ゆっくりと腕を差しこみ、肘を曲げられるところまで入れます。

3 同様に、左手を左脚の腿とすねのあいだに差しこみ、肘を曲げられるところまで入れます。膝を胸の

③

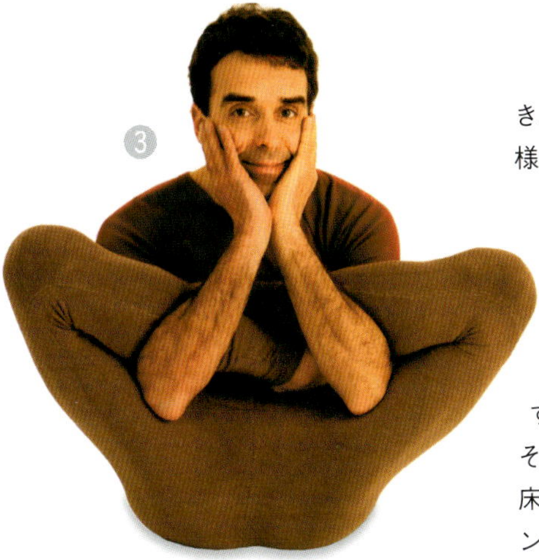

ほうへ引きあげ、肘を曲げて両手を頬につけ、可能なら指で耳を触ります。座骨でバランスを取りながら、数回長く呼吸します。息を吸いながら腕をほどき、脚をまっすぐ伸ばして、反対側も同様にくり返します。

4 アシュターンガ・ヴィンヤーサ・ヨーガ（385ページ）を行なう上級者は、子宮の胎児のポーズから、背中を床につけて前後に身体を揺するというバージョンを行ないます。そのたびに少しずつ角度をつけて回り、床の上で一周します。下にはクッションになるものを敷きましょう。最後に、はずみをつけて前へ身体を起こし、両腕で全体重を支えて、雄鶏のポーズになります。

実践のヒント

視点： 鼻の先

予備ポーズ： 蓮華座

逆ポーズ： 英雄座、東のストレッチ

もっと易しく： 脚のあいだに腕を通す代わりに、腕で脚を抱きこみ、膝を胸に引きあげます。

効果： 神経が静まる

④

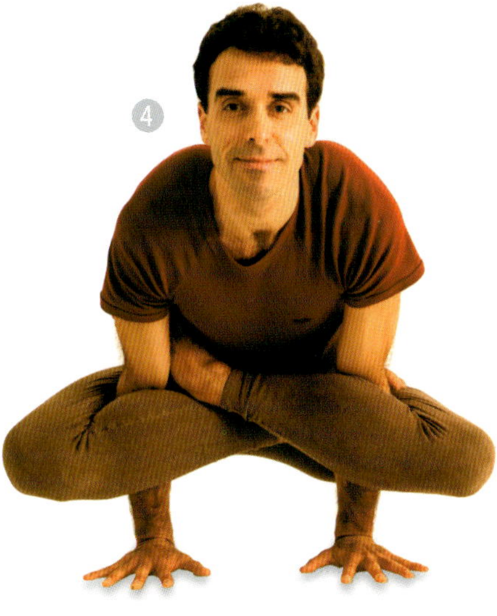

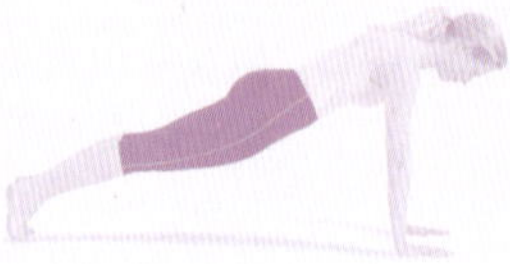

板のポーズ

クンバカ・アーサナ　厚板のようにしっかりと、まっすぐ身体を支えるポーズです。腕立て伏せと同じように、腕と手首を強化し、腹筋を鍛えます。背中がめいっぱい広がるので、筋肉組織への酸素供給量が増え、肩胛骨と肩胛骨のあいだの緊張がほぐれます。

1 床にひざまずき、両手を肩幅に開きます。手を肩より前の床につき、重心を前に移動して、手に体重をかけます。腕を長く伸ばすつもりで、手のひらを強く床に押しつけます。肩胛骨に挟まれた脊椎を天井に向けて押しあげ、肩胛骨のあいだの皮膚が伸び、背中の上部が広くなるようにします。首の後ろは長く保ち、あごをやや引いて、顔はうつむけます。腹を背骨のほうへ引っこめ、腹筋をフルに使います。これが、膝をついた板のポーズです。

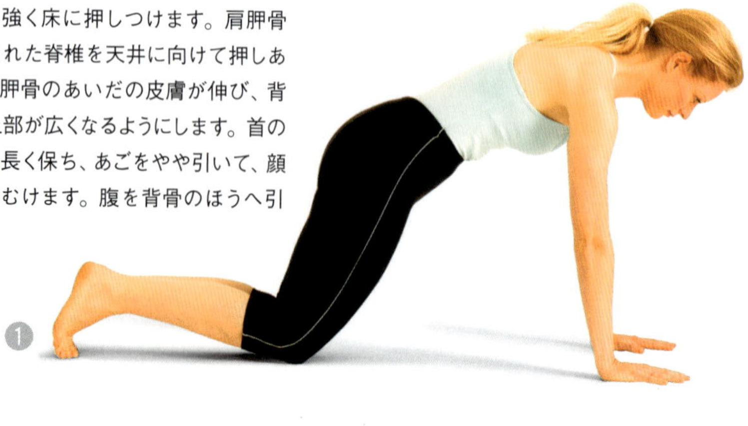

実践のヒント

視点：鼻の先

予備ポーズ：うつむいた犬のポーズ、四肢で支える杖のポーズ

逆ポーズ：バッタのポーズ、支えのある橋のポーズ、手首をほぐす体操

もっと易しく：a）第1ステージの、膝をついた板のポーズでやめます。b）静止時間を短くします。

効果：全身を強化する

2 つま先を立て、膝を上げます。腰を背中と一直線にし、後頭部から仙骨を通ってかかとに至るまで、すべてが一つの平面に収まるようにします。腰を下げすぎないように注意しましょう。身体が谷折りになってしまったら、腹筋を使って、もとの直線に戻します。臀部が山なりに盛りあがっている場合は、肩の位置が合っているか確認してください。体重を前に移動し、場合によっては手を前に動かして、肩が手首の真上に来るようにします。

3 背中の上部に丸みを持たせ、背中を広げるとともに、肩甲骨を左右に開きます。臀部を互いに寄せ、下腹部をゆっくり背骨のほうへ引っこめます。恥骨から下部の肋骨までを縮め、尾骨をかかとに向けて伸ばします。手のひらは左右同じ強さで床を押します。静止して、5回呼吸します。この板のポーズから、身体を下げると、四肢で支える杖のポーズ（160ページ）、身体を上げると、うつむいた犬のポーズ（162ページ）になります。

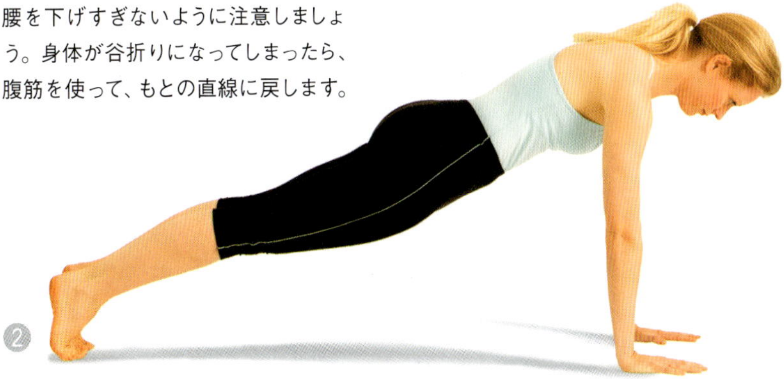

四肢で支える杖のポーズ

チャトゥランガ・ダンダ・アーサナ　ワニのポーズと呼ばれることも多い、全身強化に役立つポーズです。両手両足で体重を支えます。腕、手首、肩が強化され、腹部が鍛えられます。太陽礼拝のシークエンス（42ページ）に出てくるポーズです。

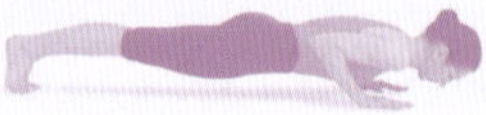

2

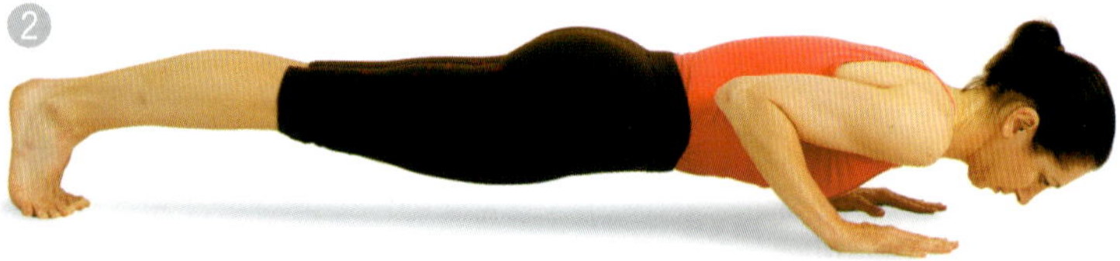

1 うつむいて床に寝そべります。肘を曲げ、指先を前方へ向けて、手を肩の下の床につきます。つま先を立て、両足を25センチほど離します。

2 腹筋に力を入れ、全身を床から持ちあげます。全体重を両手両足にのせ、胸は両手の親指のあいだに置きます。全身をまっすぐに保ちます。腹部を身体の中心に引っこめ、身体を持ちあげるときにお腹だけ残っていることのないようにしてください。腹筋を使うと、身体が弓なりにたわむのを防ぐことができます。臀部は突きださないようにします。エネルギーをかかとと頭頂に送りましょう。肘は身体にぴったりつけておきます。静止して、10回以上呼吸します。

3

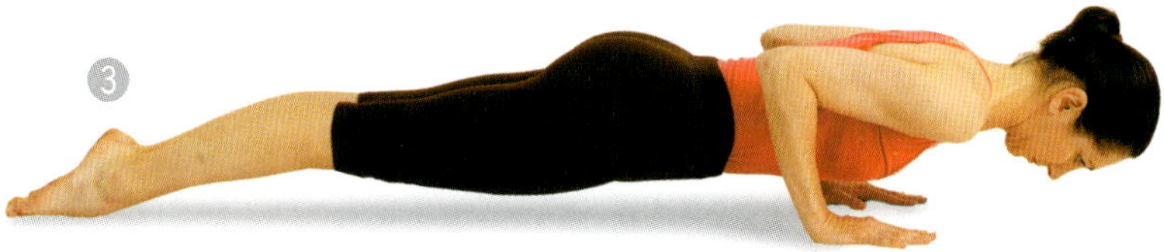

3 さらに、以下のような行をおこなうこともできます。息を吐きながら身体を前にずらし、足の甲と手で体重を支えます。こうすると、肩と腕によりいっそう力がかかります。このポーズから、後ろに身体をずらして最初のポーズに戻ってもいいですし、または太陽礼拝Bのシークエンス（42ページ）のように、肘を伸ばして、仰向いた犬のポーズ（244ページ）に移行してもいいでしょう。

4 板のポーズ（158ページ）から四肢で支える杖のポーズに移行するには、腹部に力を入れ、肩を指の少し先まで動かしながら、肘を直角に曲げます。つぶれて落ちないようにするためには、胸を前に動かし、指の少し先、床から30センチの高さに鼻を近づけるようにします。

4

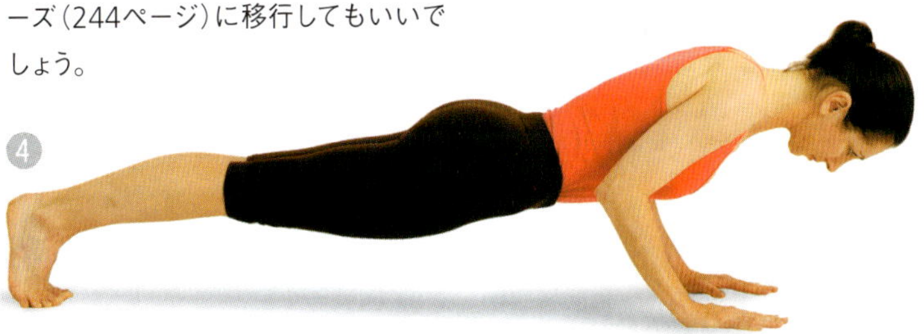

実践のヒント

視点：鼻の先

予備ポーズ：板のポーズ

逆ポーズ：仰向いた犬のポーズ、手首をほぐす体操

もっと易しく：a）前に身体をずらして最終ステージに進むのをやめます。
b）膝を曲げて床につき、手にかかる体重を減らします。
c）うつぶせに寝そべり、体重は床にかけたまま、手で床を押すだけにします。

効果：エネルギッシュになる

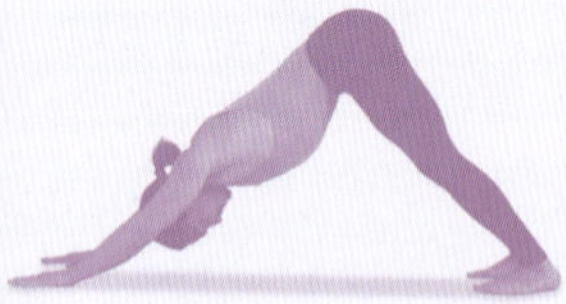

▲

うつむいた犬のポーズ

アド・ムカ・シュヴァーナ・アーサナ　犬が伸びをしているように見えるポーズで、実際にその通りの感覚を味わえます。背筋、膝の裏、肩をどこも力一杯伸ばすことができます。また、頭が低い位置に来るため、脳に血液が多く供給されます。

1 山のポーズ（46ページ）で立ちます。息を吸いながら、頭上に両腕を上げます。息を吐きながら腰から前屈し、深い前屈（68ページ）の姿勢になり、両手を足の脇につきます。息を吸いながら前方を見つめ、胸を腿から持ちあげます。息を吐きながら、まず右脚、次いで左脚を、後ろに大きく1歩下げます（または両足同時に、軽やかに後方にジャンプします）。手と足は90センチ以上離してください。

2 足を腰幅に開き、両脚に力を入れて伸ばします。手は中指が前を指すように置き、小指側だけに体重をかけないようにして、左右均等の力で床を押します。胸を腿に近づけながら、座骨を天井に押しあげ、背筋を伸ばします。腰は斜め上に引っぱるようにし、手首から遠ざけます。

3 背筋をこれ以上伸びないところまで押しあげたら、今度は脚の裏側を伸ばすことに意識を集中します。かかとをしっかり踏みしめ、膝は途中で固めずに、完全にまっすぐ伸ばします。足

実践のヒント

視点：へそ

予備ポーズ：深い前屈、牛のポーズ（肩）、厚板のポーズ、立位の開脚の前屈（手首）

逆ポーズ：山のポーズ、手首をほぐす体操、立位の半弓のバランス

もっと易しく：a）膝を胸のほうへ曲げます。
b）床に膝をつき、臀部を高く宙に上げて、腕を前方に伸ばします。

効果：全身を強化する、気分爽快になる

の裏がかかとまで簡単に床につく人は、さらに後ろに下がって、難度を上げてみてください。

4 肩を外側に回し、上腕を耳から離します。頭頂を床に近づけ、首の後ろを長く伸ばします。あごを引き、へそのほうを見つめます。

5 静止して10回から30回呼吸します。落ちついて深い呼吸をし、全身に活力を充たします。ポーズを解くには、息を吸いながら前方を見つめ、歩くかジャンプして足を前に進めて、手のあいだに戻します。息を吐きながら、頭を膝に近づけて深い前屈の姿勢になり、その後息を吸いながら腕を上げ、上体を起こして山のポーズに戻ります。

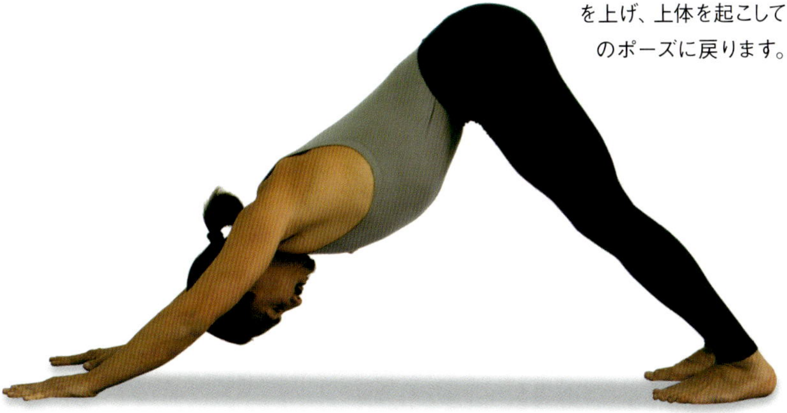
4

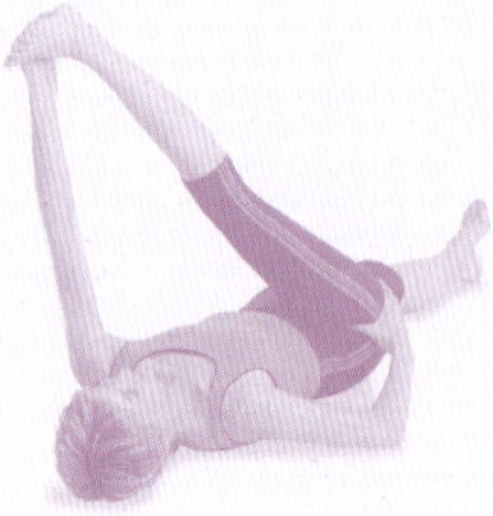

横になり手をつま先につけるシークエンス

スプタ・パーダーングシュタ・アーサナ　腿の裏の筋肉を伸ばし、足と股関節をほぐし、腰を柔らかくするポーズです。背中はほぼ定位置から動きませんので、座位や立位の前屈に伴う腰の痛みは軽減されます。

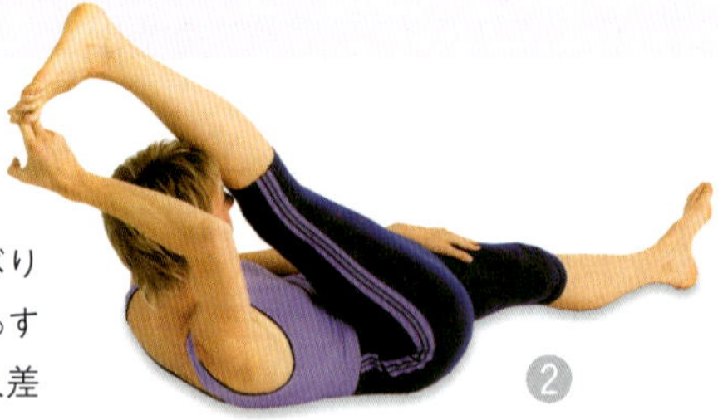

②

1 両脚を閉じて、仰向けに寝そべります。膝を曲げずに右脚をまっすぐ上げます。右手を上に伸ばし、人差し指と中指で足の親指をつかみます（手が届かない場合は、ベルトを使ってください）。左手の手のひらを左腿にのせ、腿を下に押して筋肉を意識すると同時に、腿が外向きにねじれないようにします。左足は、つま先をまっすぐ伸ばすか、またはかかとを突きだして足首を手前に曲げます。左脚を活発にしておくには、壁と垂直に横たわり、かかとで壁を押すのが大変効果的です。

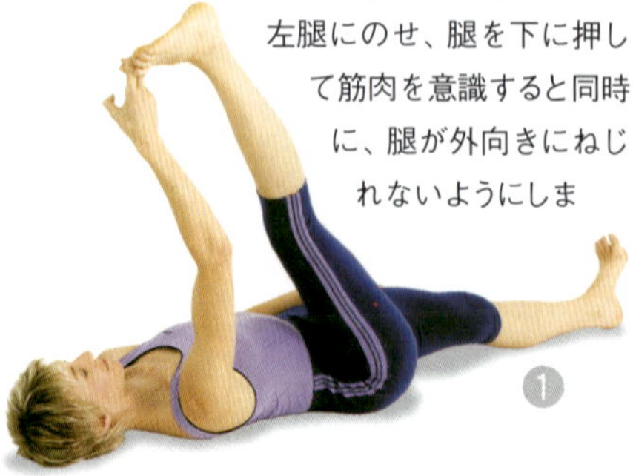

①

2 1〜2分したら、頭を上げ、腹筋を使って、胸を右膝に近づけます。同時に右脚を上体に近づけ、額を向こうずねに寄せます。静止して5回呼吸します。

3 後頭部を床に下ろし、右脚を外側に回して、つま先が外を向くようにします。左右の腰は水平に保ちながら、脚を右側に倒して下ろします。途中で左脚が浮きあがり、身体がかしいでしまうかもしれません。そのときは右脚をもう一度上げ、左腿で床を押し、左足のかかとを張りだして、しっかり地面をとらえるようにしてください。それから右脚をゆっくり倒し、行けるところまで下ろします。頭を左に向けます。静止して、5回から10回、ゆっくり呼吸します。

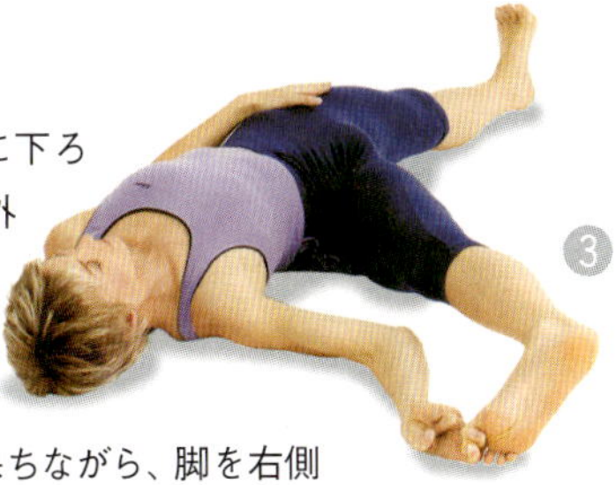
3

実践のヒント

視点：つま先／左右

予備ポーズ：座位の前屈

逆ポーズ：支えのある橋のポーズ

もっと易しく：a) 親指の代わりに足首をつかみます。
b) 上げた脚に輪にしたベルトを掛け、それを手でつかみます。

効果：安らぐ

4 右脚をふたたび宙に上げ、左手で右足の内側をつかみます。右脚全体を内側に回し、つま先を内向きにします。右手の親指を、脚の付け根の隙間に挟みます。隙間を指で押して、右側のウエストを長く保ちます。仙骨の右側でしっかり床をとらえたまま、右脚が身体を斜めに横切って左に伸びるようにします。頭を右に向け、静止して5回から10回呼吸します。反対側も同様にくり返します。

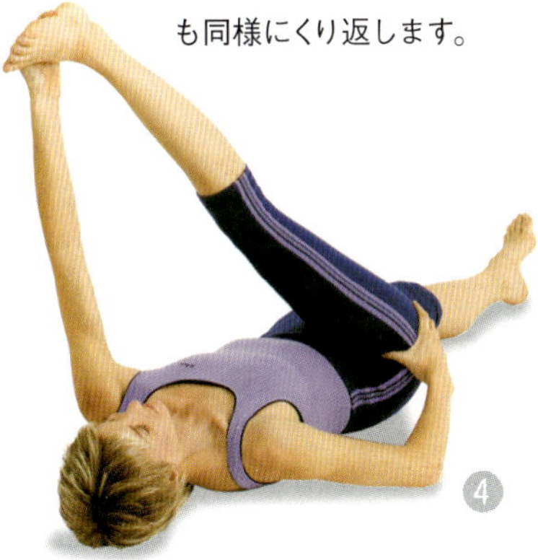
4

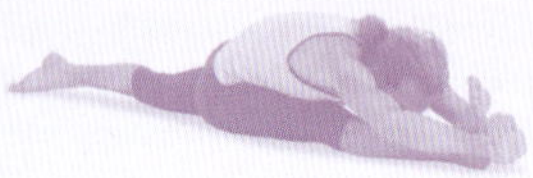

猿神のポーズ

ハヌマーン・アーサナ　バレエ・ダンサーや体操選手の行なう前後の開脚に似ており、難度は高いですが、優美なポーズです。腿の前と後ろの筋肉を強く伸ばすポーズで、民衆に人気の高い猿神ハヌマーンが名前の由来です。ハヌマーンが主人のラーマに仕えるときに見せたすばらしい跳躍から、この名があります。

1 床にひざまずき、右足を前に踏みだします。身体の両脇の床に手をつきます。右脚をまっすぐ伸ばし、ふくらはぎの筋肉が床につくまで、右足のかかとを前へ滑らせていきます。

2 同時に、左膝と左足を後ろにずらしていきます。つま先は真後ろに向け、左腿の前面が床につくまでずらします。脚と腰を強く床に押しつけます。左右の腰を調整してください。左の腰を前に張りだして、左右の腰が正面を向くようにします。右脚がまっすぐ前に伸びているか確認します。脚は外側にねじらず、膝頭を天井に向けます。

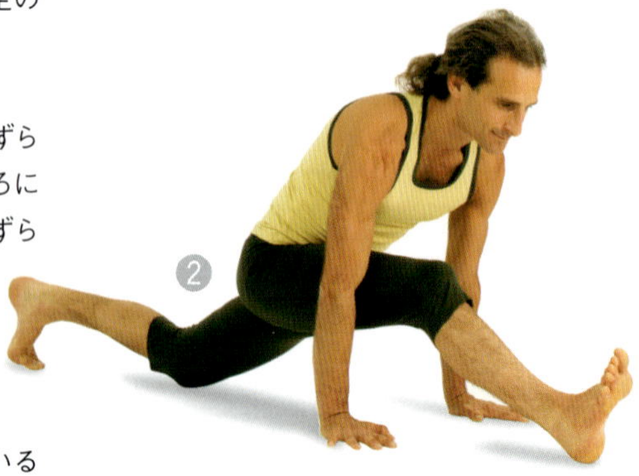

実践のヒント

視点：鼻の先

予備ポーズ：立て膝をして反対の脚を後ろへ伸ばす体勢、頭を膝につけるポーズ、立位の片脚の前屈、片脚の白鳥のバランス、横になる片脚の英雄座、蛙のポーズ、三日月のポーズ

逆ポーズ：英雄座、屍のポーズ

もっと易しく：a) 両手を床についたまま行ないます。
b) 会陰部の下か、両手の下に、木製ブロックを置きます。
c) 前屈の前でやめます。

効果：神経が静まる

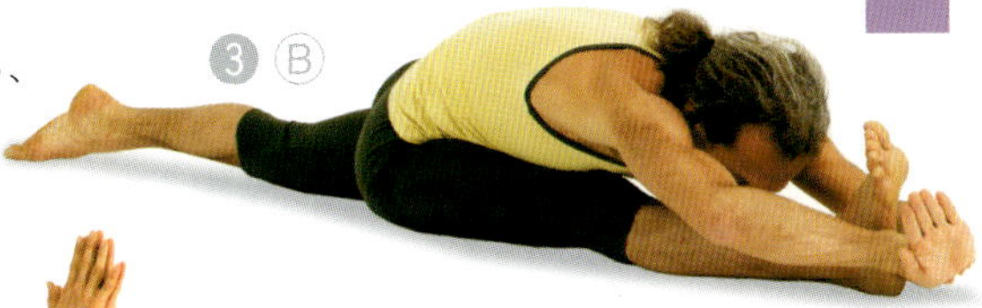

3B

3 両脚がまっすぐになったら、床に腰を下ろします。両手を胸の前で合掌するか、または宙に腕を差しあげて合掌します。静止して10回以上呼吸しますⒶ。次に息を吐きながら前屈し、足の裏側で左手首を右手でつかみ、頭をすねにつけますⒷ。

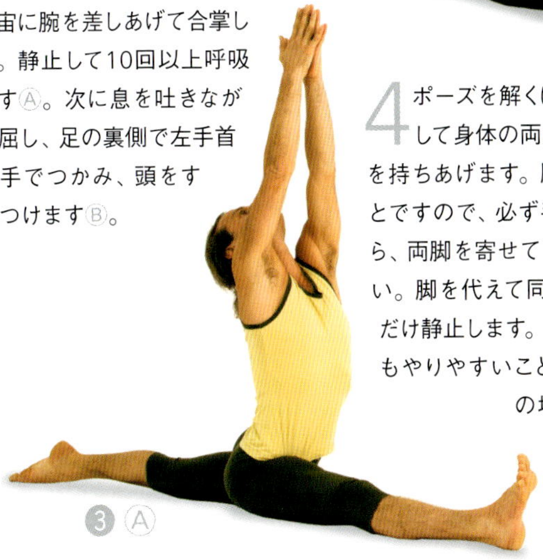

3A

4 ポーズを解くには、手を後方に戻して身体の両脇の床につき、全身を持ちあげます。脚を強く伸ばしたあとですので、必ず手を使って支えながら、両脚を寄せていくようにしてください。脚を代えて同様にくり返し、同じだけ静止します。片脚がもう一方よりもやりやすいことがよくあります。その場合は、硬いほうの脚で静止時間を長くします。

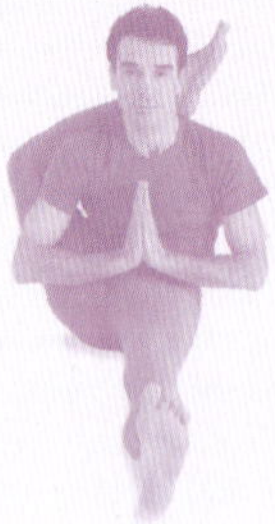

足を後頭部につける座位のポーズ

エーカパーダ・シールシャ・アーサナ　股関節にはたらきかけるポーズで、骨盤と腹部周辺の血行を刺激します。究極の前屈であるこの体位は、腰と首に大きな負担をかけますので、注意しながら行なうことが大切です。

1 座位の杖のポーズ（104ページ）で座ります。右膝を上げ、左手で右足をつかみます。右手を右膝の裏から差しいれ、腰のそばの床につきます。

2 膝を後ろに引きながら右脚を伸ばし、少しずつ右手を後ろにずらして、膝をできるだけ右肩より後ろに持っていきます。次の段階に進むには、必ず右膝が肩より後ろになくてはなりません。

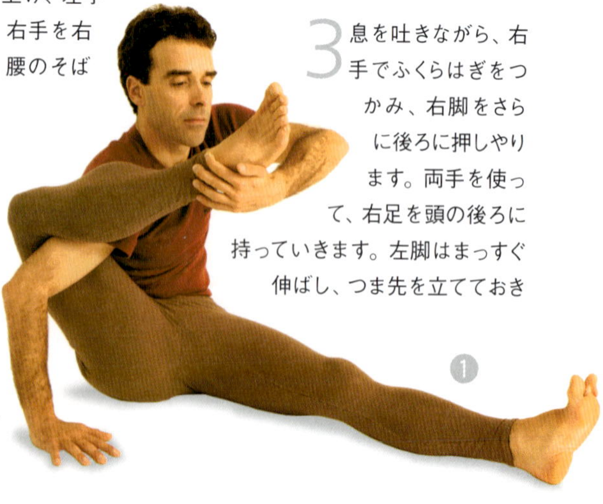

3 息を吐きながら、右手でふくらはぎをつかみ、右脚をさらに後ろに押しやります。両手を使って、右足を頭の後ろに持っていきます。左脚はまっすぐ伸ばし、つま先を立てておき

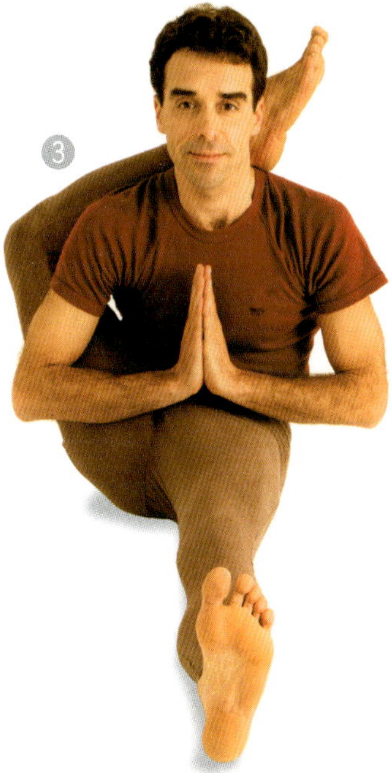

③

実践のヒント

視点：鼻の先

予備ポーズ：亀のポーズと寝ている亀のポーズ、片脚のコブラのポーズ

逆ポーズ：屍のポーズ、東のストレッチ、ラクダのポーズ

もっと易しく：a）足を後頭部に掛けないようにします。
b）足を掛けたあと、両手であごを支えながら首を伸ばします。
c）背をもたせる最終ステージの前でやめます。

効果：神経が静まる

ます。背中と首はできるだけまっすぐにし、あごを上げて前を見つめます。胸の前で合掌します。

4 左足は床につけたまま、少しずつ背を後ろにもたせかけていきます。この体勢は、「畏怖される者」という意味のヒンドゥー教のシヴァ神の異名から取って、バイラヴァのポーズと呼ばれています。息を吸いながら、はずみをつけて起きあがり、座位に戻ります。右脚をほどき、まっすぐ前に伸ばします。反対側も同様にくり返します。

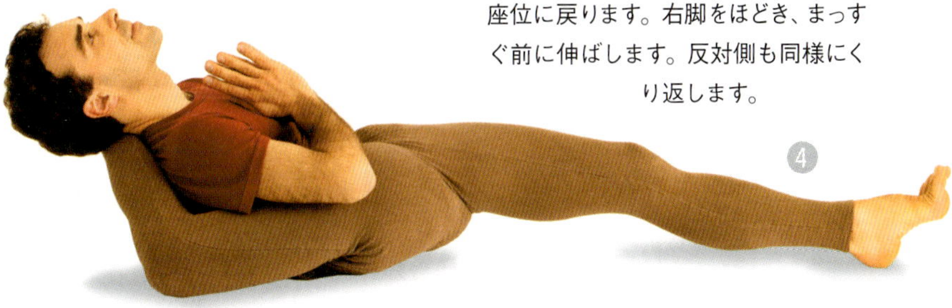

④

亀のポーズと、寝ている亀のポーズ

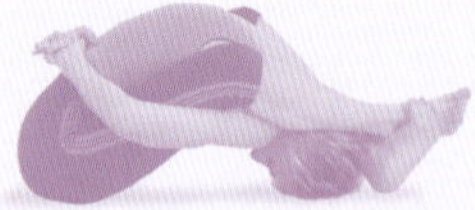

スプタ・クールマ・アーサナ　背中がちょうど亀の甲羅のように見えるポーズ2つです。腰を伸ばし、腹部の臓器を調え、腰を開くポーズです。また、神経系を静めるはたらきがあります。

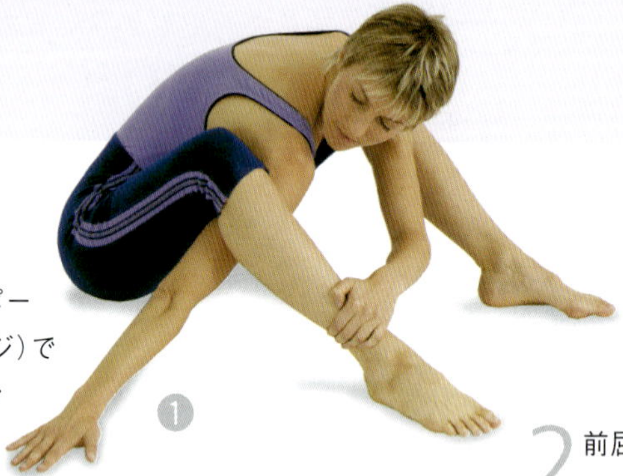

1 座位の杖のポーズ（104ページ）で座ります。膝を少し曲げ、両脚を左右に開き、60センチほど離します。腰から前屈し、身体を傾けて、片方ずつ膝の下に腕を通します。左右に身体を揺すり、肩をできるだけ膝に近づけます。腕は横に伸ばします。

2 前屈を続け、前方を見つめます。両足を遠ざけながら、あごと肩を床につけます。身体の前面を長く伸ばし、胸を床に近づけます。脚はま

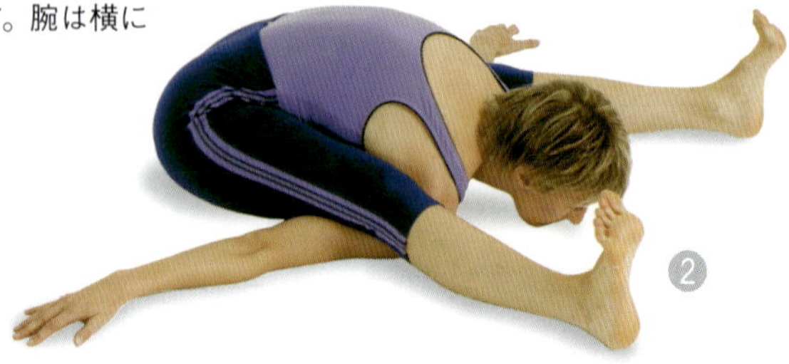

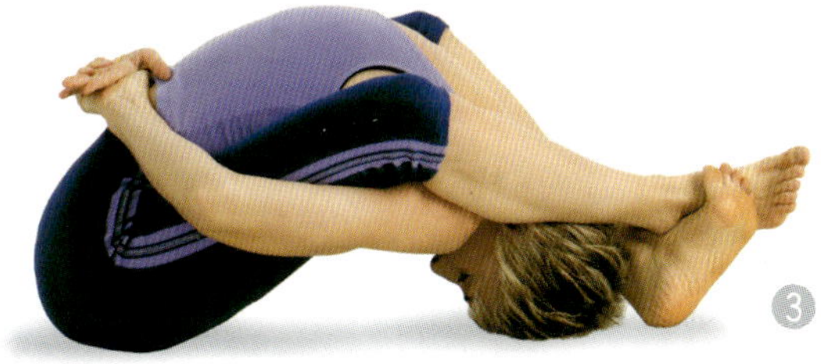

3

っすぐ伸ばし、やや内向きにして、膝が天井を向くようにします。足を床から離し、膝の裏で肩を押しさげます。胸は大きく開きます。これが亀のポーズです。静止して10回以上呼吸します。

3 肩を内側に回し、肘を曲げて、腕を背面の腰のあたりに持っていきます。必要なら、左右に少し身体を揺すってください。手を腰椎の近くに寄せ、両手をしっかり握ります。足を片足ずつ中央に寄せ、頭の上で足首を交差させます。これが、寝ている亀のポーズです。静止して10回以上呼吸します。足の位置を変え、同じ静止時間で同様にくり返します。

4 息を吸いながら膝を少し曲げ、肩を膝の裏から抜きだして、背筋を伸ばして座ります。

実践のヒント

視点：第三の眼

予備ポーズ：立位の開脚の前屈、座位の開脚のポーズ、横になり手をつま先につけるシークエンス、足を後頭部につける座位のポーズ

逆ポーズ：東のストレッチ、仰向いた犬のポーズ、うつむいた犬のポーズ

もっと易しく：a)亀のポーズで、あごの代わりに額を床につけます。b)脚を伸ばさずに亀のポーズを行ないます。c)足首を交差させずに、寝ている亀のポーズを行ないます。d)寝ている亀のポーズで、手と手のあいだにベルトを挟みます。

効果：神経が静まる

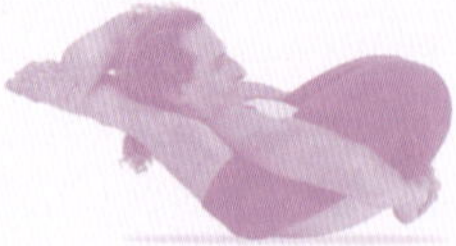

ヨーガの眠りのポーズ

ヨーガ・ニドラー・アーサナ　もっとも強力な前屈の一つです。一度マスターしてしまえば、大変リラックスできる体位で、全身を健康に保つはたらきがあります。腹部の血行を促進する前屈で、とくに消化系に効果があります。

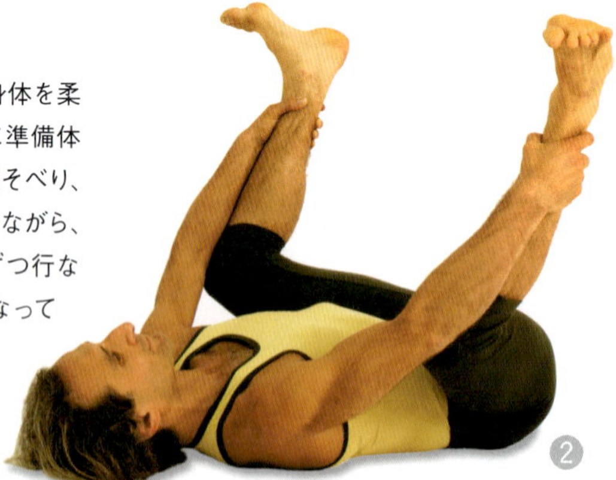

1 前屈をいくつか行なって、身体を柔らかくしておきます。さらに準備体操を行なう場合は、仰向けに寝そべり、両手で片足を持って額に近づけながら、膝を床に押しつけます。片足ずつ行なったら、今度は両足同時に行なってください。

2 ヨーガの眠りのポーズに入ります。仰向けに寝そべります。膝を曲げ、足首か、可能ならかかとを手でつかみます。膝を引きよせ、腋の下のそばの床に近づけていきます。このとき、足は頭よりも上に来るようにします。腰を床から離し、さらに深く下半身を折ります。ゆっくり時間をかけ、落ちついて、長く息を吐きながら行なってください。

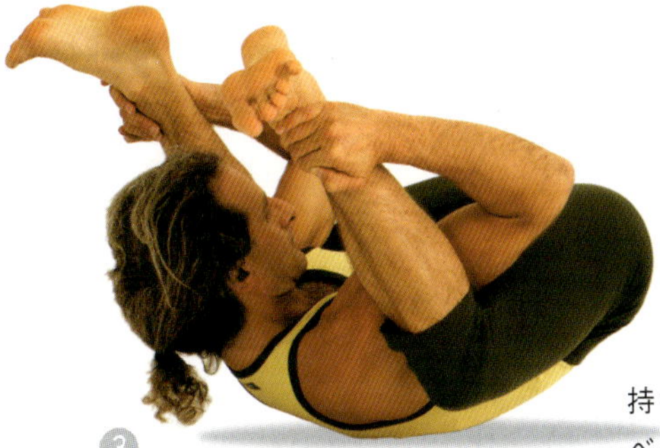

3

4 後頭部で足首を交差させます。脚が固定されたら、肩を持ちあげて完全に膝の上に出し、なるべく胸を開きます。腕は上体から遠ざけるように伸ばし、肩を内側に回して、手を片方ずつ背中に回し、両手をつかみます。胸を上げ、脚でできた「枕」に頭をもたせます。このまま静止して、10回以上呼吸します。

3 用意ができたら、頭を床から離し、手をかかとの外側に移動します。片方ずつ肩を差しいれ、膝を肩の上に持っていきます。必要なら、左右に少し身体を揺すりながら行ないます。

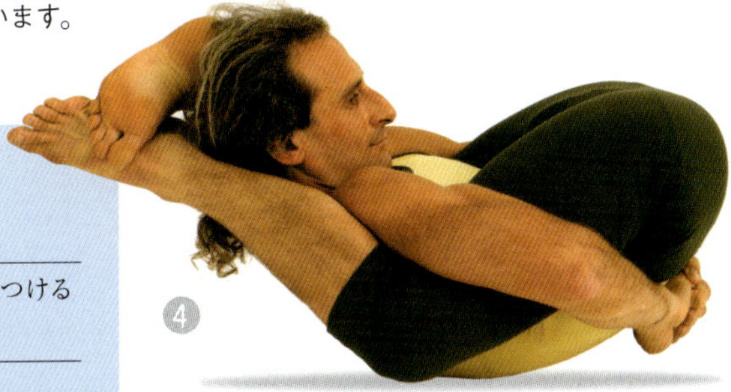

4

実践のヒント

視点：上方

予備ポーズ：足を後頭部につける座位のポーズ、亀のポーズ

逆ポーズ：東のストレッチ、うつむいた犬のポーズ、仰向いた犬のポーズ、ラクダのポーズ

もっと易しく：片脚ずつ行ないます。

効果：神経が静まる

5 手をほどき、脚を逆に交差させて同様にくり返します。

ねじりと
腹部調整のポーズ

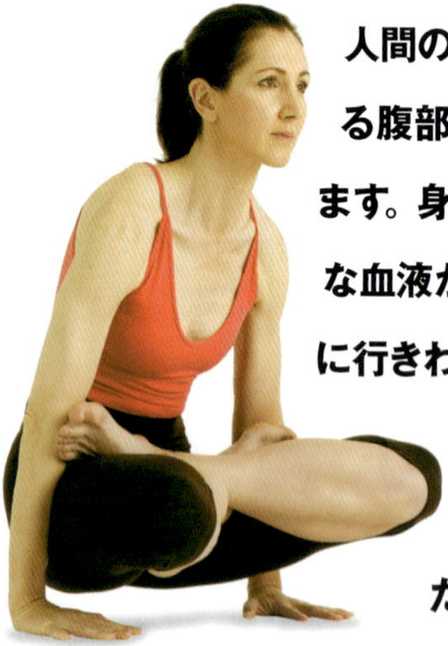

人間の重心は、腹部にあります。身体の芯である腹部には、非常に重要な臓器が集まっています。身体をねじると、酸素を豊富に含む新鮮な血液が腹部の臓器や腸をめぐり、栄養が各所に行きわたります。ねじるという行為には、腹部をもむというマッサージ効果に加え、健康を増進し、消化や排泄を助けるはたらきがあります。また、腹筋を鍛えることは、よい姿勢を保ち、腰痛から身を守るのに欠かせません。

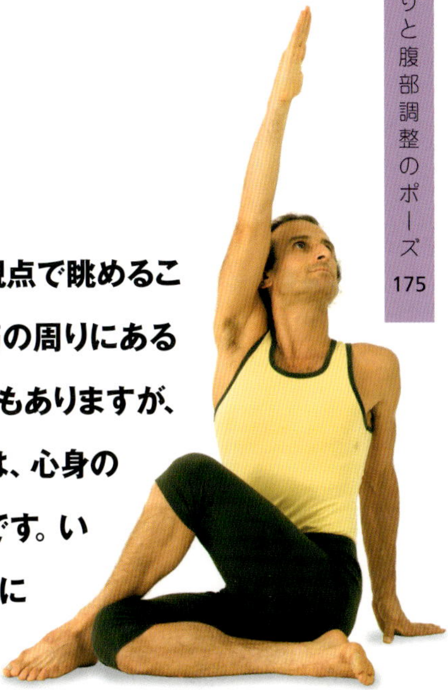

身体をねじると、物事を新たな視点で眺めることができるようになります。背筋の周りにある小さな筋肉の緊張をほぐす効果もありますが、ねじりが一番威力を発揮するのは、心身のバランスを保つというはたらきです。いらいらしてせわしない気分のときには、ねじり系の行法をおこなえば気持ちが落ちつきます。逆に、疲れて気力が出ないときには、気分を高揚させてくれます。この次人生に疲れたと感じたときは、全身をらせん状にねじってみてください。身体をほどくと同時に、気分がすっかりほぐれて、心身ともにリラックスしていることでしょう。

両脚を上げるポーズ

ウールドヴァ・プラサーリタ・パーダ・アーサナ

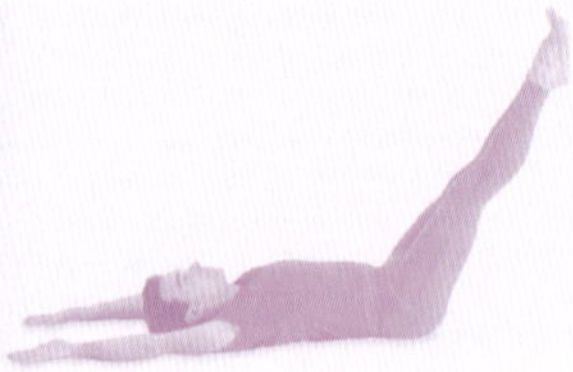

腹部を調えるのに、これ以上のポーズはないでしょう。腹筋と背筋を強化してくれます。いろいろなバリエーションを考えることができますので、あれこれ試して、一番効くポーズや、やりやすいポーズを開拓してみてください。

1 仰向けに寝そべり、脚をまっすぐ伸ばします。腕は頭上に伸ばし、手の甲を床に押しつけます。息を吸いながら、腕を遠くへ伸ばすと同時に、脚を天井に向けて持ちあげます。息を吐いて下腹部を背骨のほうへ引っこめ、脚を床に下ろします。同様に5回から10回くり返します。なるべくゆっくりと、力をコントロールして行なうのが理想的です。息は止めず、動きに合わせて一定のリズムで呼吸するようにします。

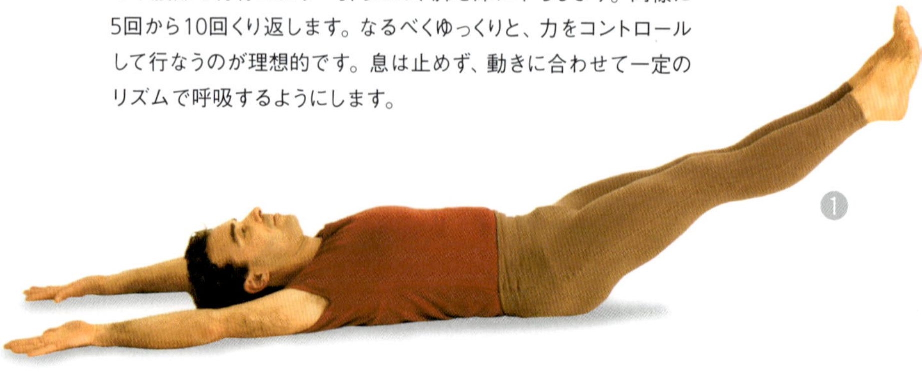

❶

2 脚を段階ごとに下げていくのがいいという人もいるでしょう。脚の角度が60度のときと30度のとき、さらにかかとが床から5センチになったときに静止して、それぞれ数回呼吸を行ないます。腹筋を最大限に使いますが、この最終ステージでも、あきらめずにやり通してください。呼吸は深く、同じ長さで行ないます。肩の力は抜いておきましょう。

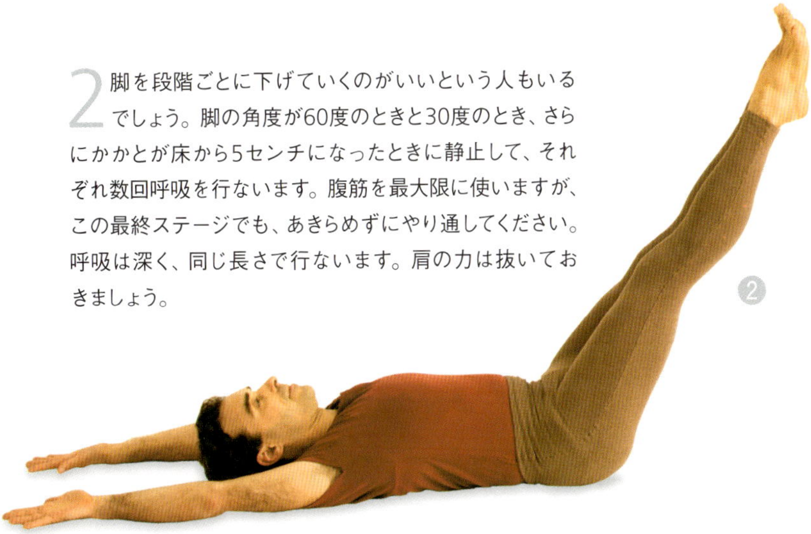

実践のヒント

視点：鼻の先

予備ポーズ：舟のポーズ、板のポーズ、腹部のねじりのポーズ、脚を伸ばした魚のポーズ

逆ポーズ：背をもたせる合蹠のポーズ、屍のポーズ

もっと易しく：a）膝を曲げます。
b）膝を曲げ、臀部の後ろの床に足をつけます。
c）両手で膝を抱えます。息を吐きながら肘を曲げ、膝を胸に近づけます。息を吸うときに両手をほどいて頭上に伸ばし、脚を天井に向けて伸ばします。
d）息を吐くときに、両手両脚を床に下ろして力を抜きます。

効果：全身を強化する

どのバリエーションも、仙骨の下に手を敷くか、または腰のそばの床に手のひらをついて行なってもかまいません。

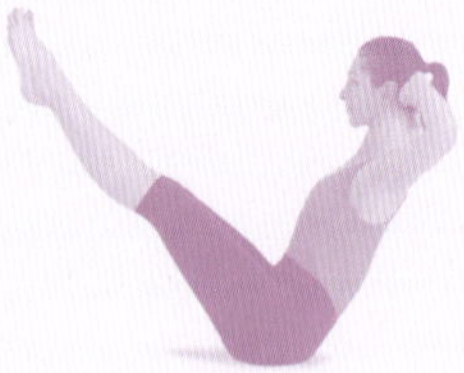

舟のポーズ

ナーヴァ・アーサナ　腹部の臓器を強化し、調えるのに最適なポーズの一つです。腰の背筋も鍛えられます。最初はとても難しいと感じるポーズですが、こつこつ練習を続ければ、遠からず効果が現れてきます。

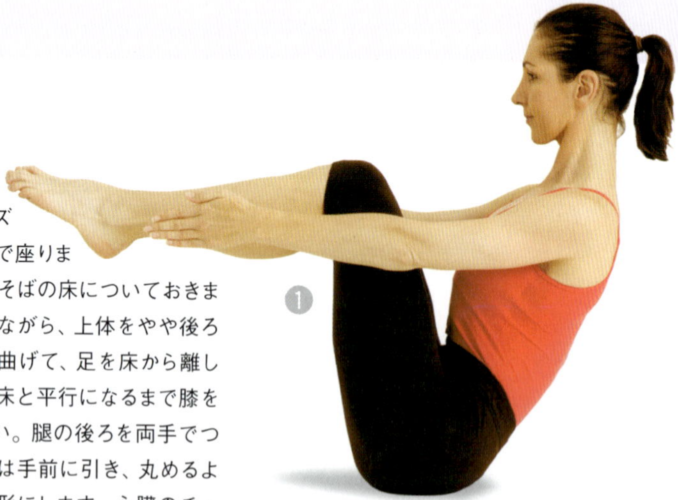

1 座位の杖のポーズ（104ページ）で座ります。手は腰のそばの床についておきます。息を吐きながら、上体をやや後ろに倒し、膝を曲げて、足を床から離します。すねが床と平行になるまで膝を曲げてください。腿の後ろを両手でつかみます。腰は手前に引き、丸めるよりは反らせる形にします。心臓のチャクラを持ちあげます。手のひらを互いに向きあわせ、腕を前に伸ばします。肩は後ろに引き、胸を前へ（膝のほうへ）持ちあげます。指先までぴんと腕を伸ばしながら、胸を開きます。このまま5回から8回呼吸します。しばらく休み、くり返すか、第2ステージに進みます。

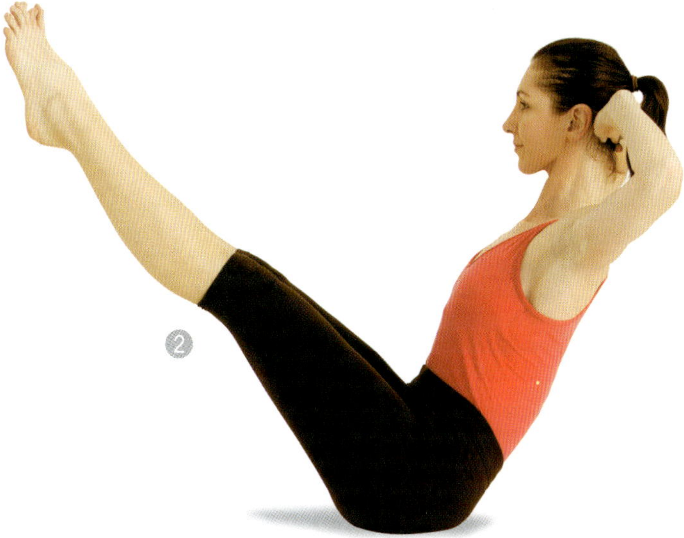

実践のヒント

視点：つま先

予備ポーズ：椅子のポーズ、
両脚を上げるポーズ、
脚を伸ばした魚のポーズ

逆ポーズ：屍のポーズ、
東のストレッチ

もっと易しく：a）第1ステージで、つま先を軽く床につけておきます。
b）膝を曲げます。
c）静止時間を短くします。

効果：全身を強化する

2 舟のポーズを完全に行なうには、膝を曲げた体勢から、徐々に脚を上方に伸ばし、まっすぐにします。足を頭より高い位置に上げてください。腹筋にしっかり力を入れながら、意識を集中して、脚をまっすぐに伸ばし、上体を起こして背中を丸めないようにします。余裕のある人は、頭の後ろで指を組み、肘を左右に大きく開いてください。腰がたわんだり、胸が腹のほうへ落ちたりしないよう気をつけましょう。5回から8回呼吸したら、息を吐きながらポーズを解きます。

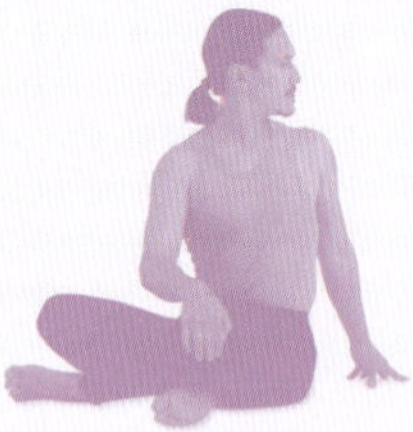

安楽座のねじり

パリヴリッタ・スカ・アーサナ　心臓のチャクラに幸福感を感じるポーズです。土台として上体を支える骨盤のほうへ、心臓がそっと沈みこんでいきます。身体が充ちていくような感覚を味わってください。

1 膝を曲げて脚を交差させ、かかとを互いに遠ざけて、膝の下か、近くにかかとが来るようにします（すねの脛骨をほぼ平行にします）。臀部の真後ろの床に、指先を後方に向けて指をつきます。

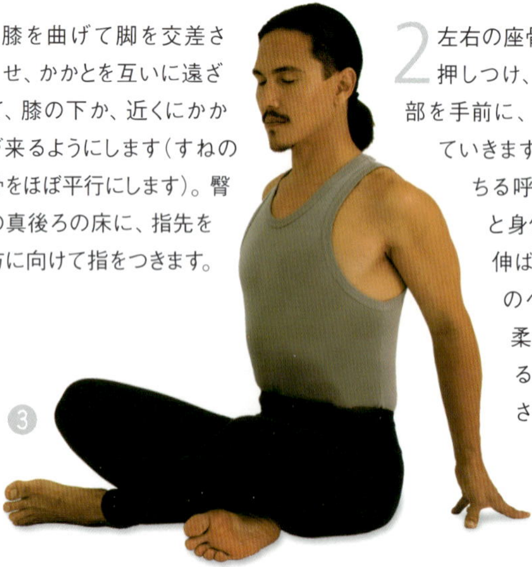

③

2 左右の座骨を均等の力で床に押しつけ、ゆっくりと背骨の下部を手前に、さらに上方へと引いていきます。会陰部まで深く落ちる呼吸をしながら、背筋と身体の両脇を上に長く伸ばします。肋骨の下部のへりにある横隔膜を柔らかくし、腹部に接するところまで肺を下降させるようにします。

実践のヒント

視点：横

予備ポーズ：安楽座の前方ストレッチ

逆ポーズ：反対側へのねじり、安楽座の前方ストレッチ

もっと易しく：a) 腕をあまり使わないようにします。
b) ひねりを弱めます。

効果：意識が中心に集まる

3 胸の基部に深く息を吸いこみ、胸を広げます。心臓に向かって呼吸してください。胸の上部は柔らかく保ち、あごはそっと引いておきます。上体の底深くまで、息が下りていくのを感じてください。骨盤のくぼみを息で充たすつもりで呼吸しましょう。

4 両腕を天井に向けて上げます。腰から腋の下まで、さらに腋の下から指先までをぴんと伸ばします。上体をできるだけ長く、左右に広く保ちながら、息を吐いて、胸を左に向けます。そのまましばらく、ねじりを補助する筋肉の動きを意識しましょう。

5 右手を左膝の外側に置き、左手は左脇から少し後方の床につきます。両手を梃子のように使い、さらにひねりを加えます。あごはやや引いたままにし、両肩は水平に保ちます。静止して10回呼吸します。息を吸うたびに、下腹部をゆっくり背骨のほうに引っこめ、心臓と胸を広げていきます。息を吐くたびに、さらにひねりを加えます。

6 息を吸いながら、ねじりをほどきます。目を閉じて正面を向き、しばし安楽座を組んだまま、身体の片側をひねった効果を感じてください。反対側も同様にくり返します。

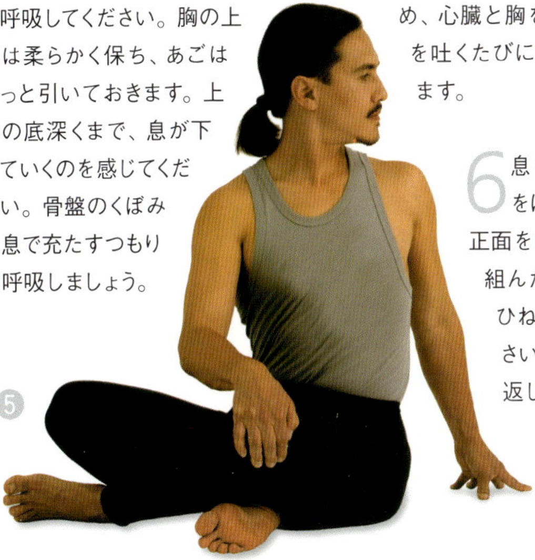
5

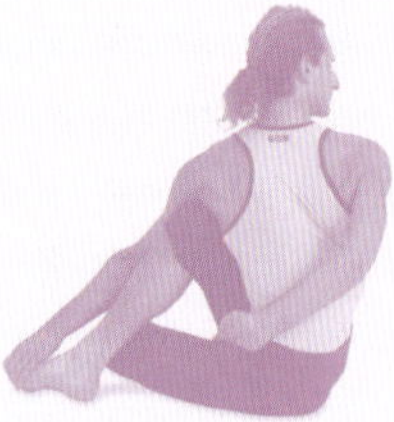

▲

半らせんのねじり

アルダ・マッチェーンドラ・アーサナ　腹部に腿が押しつけられることで、内臓がマッサージされ、健康を維持する機能が促進されます。

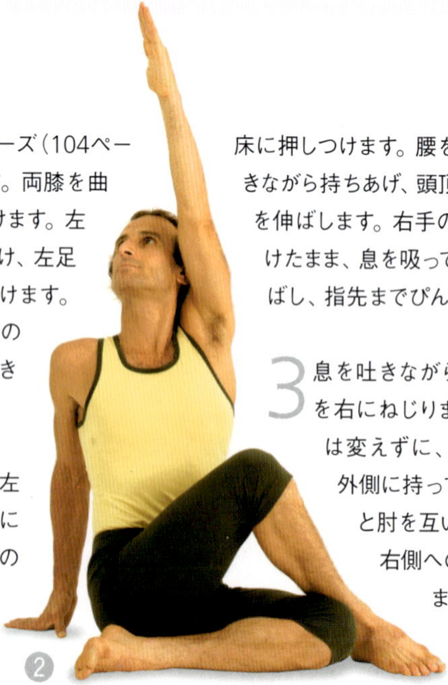

1 座位の杖のポーズ（104ページ）で座ります。両膝を曲げ、両足を床につけます。左膝を倒して床につけ、左足を右の臀部に近づけます。左足のかかとを右の座骨のすぐ前に置きます。

2 右脚を上げ、左腿の向こう側に渡し、右足を左膝のそばの床につきます。左右の座骨を床に押しつけます。腰をやや手前に引きながら持ちあげ、頭頂に向けて背筋を伸ばします。右手の指先を床につけたまま、息を吸って左腕を上に伸ばし、指先までぴんと張ります。

3 息を吐きながら、腹部と胸部を右にねじります。胴の長さは変えずに、左肘を右腿の外側に持っていきます。腿と肘を互いに押しあって、右側へのねじりを支えます。

②

4 ウエストの左側を縮めずに、左肘を右膝の外側にずらします。左の腋の下をできるだけ膝に近づけ、背筋の伸びを保ちます。左腕をまっすぐ伸ばし、右足のつま先に手を置きます。右腕は、背中をくるむように腰に添わせます。右肩の先を見つめます。

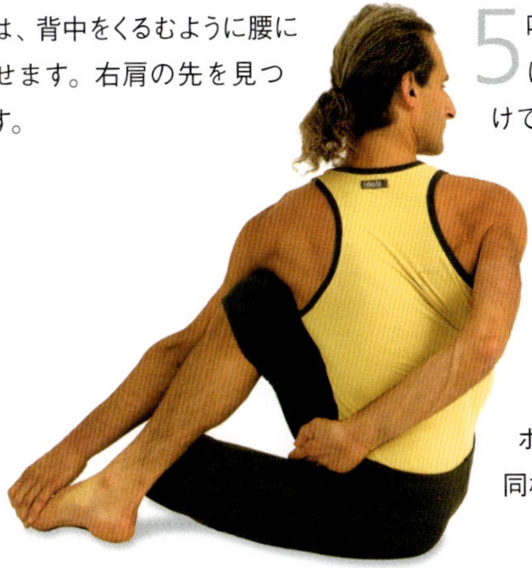

4

5 呼吸をします。息を吐くたびに下腹部をゆっくり背骨に向けて引っこめ、息を吸うたびに胸を持ちあげ、背筋を伸ばしてねじりを強化します。

6 息を吸いながら手をほどき、胸を正面に戻します。脚を解き、座位の杖のポーズで休んでから、反対側で同様にくり返します。

実践のヒント

視点：後ろの肩の先

予備ポーズ：東のストレッチ、両脚の前方ストレッチ

逆ポーズ：安楽座のねじり、マリーチのねじりC

もっと易しく：a) 立てた膝を反対側の腕で抱き、上体を腿に押しつけます。

b) 手で足をつかめないときは、後ろの手を床についたまま、前の肘を直角に曲げ、指を天に向けて立てます。

c) 難易度が中程度の代案として、右腕を膝の下の「窓」にくぐらせ、右手で左手をつかみます。

効果：バランスを調える——気分爽快にしたり、神経を静めたりする

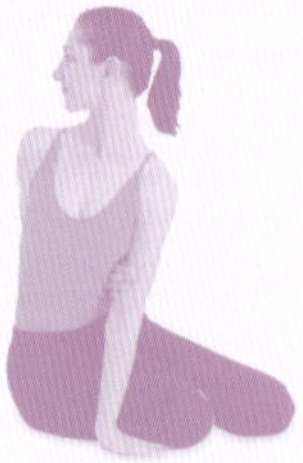

聖者のねじり

バラドヴァージャ・アーサナ　単純なねじりですが、首、肩、背骨の緊張をほぐすのに非常に効果があります。両側に身体をねじることで、中心軸を見つけることができます。自分の内面に意識を向け、身体の奥深くに眠る聖者の智慧を見いだすきっかけを与えてくれます。

1 座位の杖のポーズ（104ページ）で座ります。膝を曲げ、両足をともに左の腰のそばに寄せ、足の裏を天井に向けます。左足を下にして、右足を左足の土踏まずにのせます。両脚の大腿骨は、ほぼ並行にしておきます。

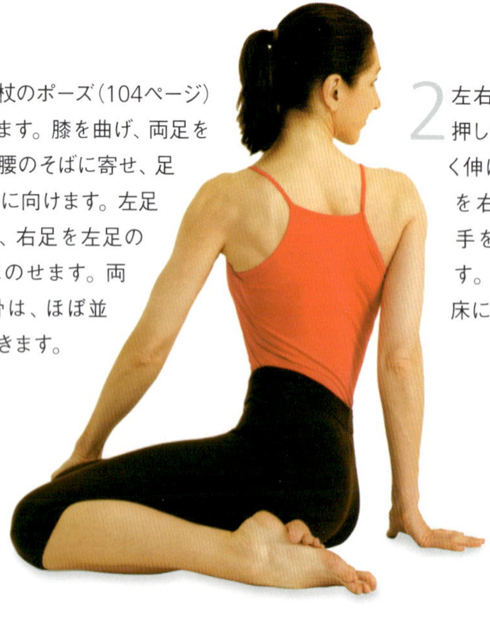
②

2 左右の座骨を床に押しつけ、背骨を長く伸ばします。左腕を右下に伸ばし、手を右膝に置きます。右手は後方の床につきます。

3 息を吸いながら、上体を浮かせるように伸ばします。息を吐き、背骨の長さは保ったまま、左の下腹部から右肩へと、上向きに身体を大きくひねります。

4 息を吸い、ふたたび上体を長く伸ばします。前に身体を傾け、左手首を突きだすようにして、左手の指を右膝の下に持っていきます。右腕を背面のウエストに回し、右手で左の上腕をつかみます。さらに身体を前傾させると、つかみやすいでしょう。しっかりつかめたら、みたび背筋を垂直方向に伸ばします。あごを引き、首を右にめぐらして、右肩の先を見つめます。

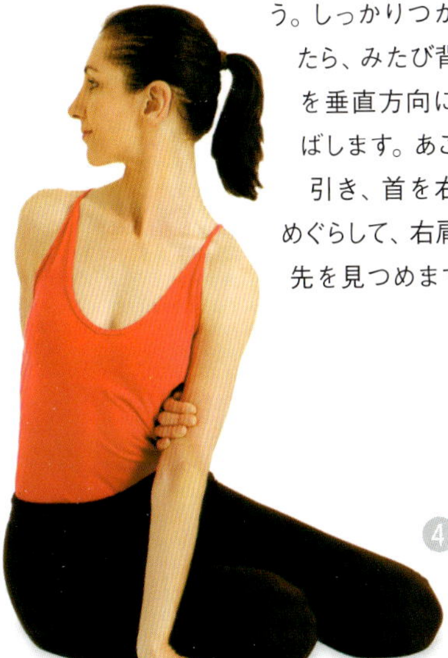
4

実践のヒント

視点：横

予備ポーズ：安楽座のねじり、半らせんのねじり

逆ポーズ：東のストレッチ、両脚の前方ストレッチ、安楽座の前方ストレッチ、腕を伸ばした子どものポーズ、うつむいた犬のポーズ

もっと易しく：a)第1ステージでやめておきます。b)左の臀部の下にクッションを敷きます。c)左手を背面のウエストに回さず、床につけたままにします。

効果：意識が中心に集まる

5 5回から10回呼吸します。息を吸うたびに背筋を伸ばし、吐くたびに徐々にねじりを強化してください。左手首は上体から遠ざけるように強く突きだし、右肩は後方に引いてひねりを加えます。左の座骨でしっかり床をとらえておきます。

6 息を吸いながら腕をほどき、両脚をまっすぐ伸ばします。反対側も同様にくり返します。

ねじりを加えた前方ストレッチ 2種

パリヴリッタ・パシュチモターナ・アーサナ／ウッティタ・パリヴリッタ・パシュチモターナ・アーサナ　背筋全体と足の裏が伸びる前屈です。腹部の臓器が強く引きしめられ、腎臓が締めつけられることによって、体内の血液が若返ります。

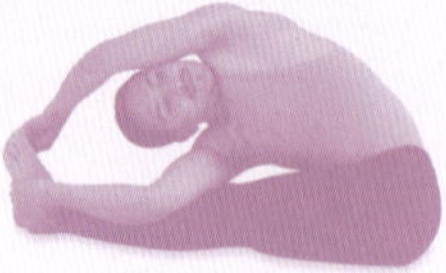

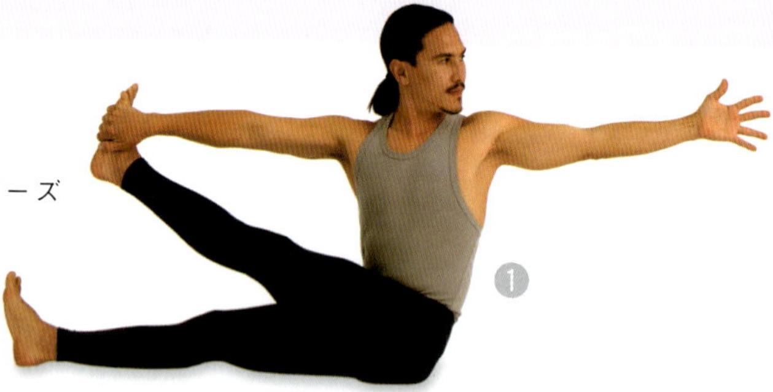

1

1 座位の杖のポーズ（104ページ）で座ります。右手を前に伸ばし、左足の外側をつかみます（必要なら膝を曲げてください）。息を吸いながら左脚を床から上げ、胴を真上に引きあげます。上体全体を左にねじり、左腕を肩の高さで後方へと伸ばし、手のひらを外に向けます。首をめぐらして左肩の先を見つめます。これが、ねじった前方ストレッチです。

2 2〜3度呼吸します。息を吸うたびに脚を上げて背骨を伸ばし、息を吐くたびに下腹部からさらにひねりを加えます。息を吐きながら身体を正面に戻し、上げた脚を下ろして、両腕は頭上に伸ばします。座位の杖のポーズに戻り、反対側も同様にくり返します。

3 次に、西側をねじるストレッチを行ないます。座位の杖のポーズで座ります。息を吸いながら、両腕を頭上に上げます。手首を交差させ、息を吐きながら上体を前に倒し、両手で足をつかみます。右手で左足を、左手で右足をつかんでください。左手首が右手首の上に来るようにします。

4 2〜3度呼吸し、この前屈の姿勢に身体をなじませます。次に、左肘と左の腋の下を高く上げ、腹部と胸部をねじって仰向かせます。首をめぐらし、左腕ごしに天を見つめます。

5 かかとは身体から遠ざけるように突きだし、同時に手で足を引っぱって、ねじりを強めます。息を吐くたびに、下腹部を背骨のほうへ引っこめ、さらに右へと身体をひねります。5回から10回呼吸したら、反対側も同様にくり返します。

実践のヒント

視点：第1ステージ——後ろの手の親指
第2ステージ——横に視線をめぐらす

予備ポーズ：両脚の前方ストレッチ、腹部のねじりのポーズ、ねじった椅子のポーズ

逆ポーズ：背をもたせる合蹠のポーズ、屍のポーズ、東のストレッチ

もっと易しく：a）膝を曲げます。
b）第1ステージ——脚を上げる側の手を、臀部の後ろの床につきます。
c）上げた脚にベルトを掛けます。
d）第2ステージ——手をそれぞれ反対側の膝に置きます。

効果：意識が中心に集まる

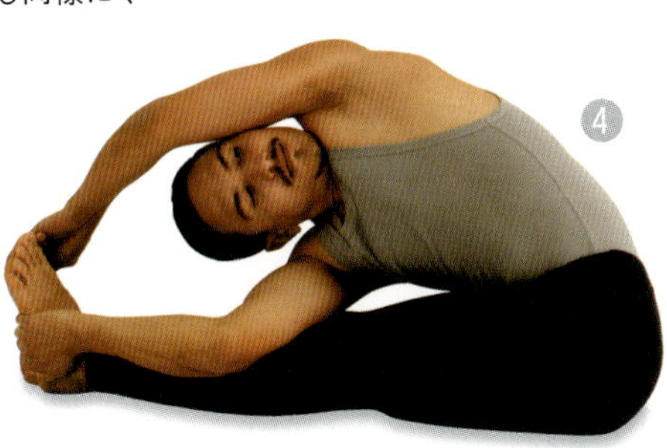
4

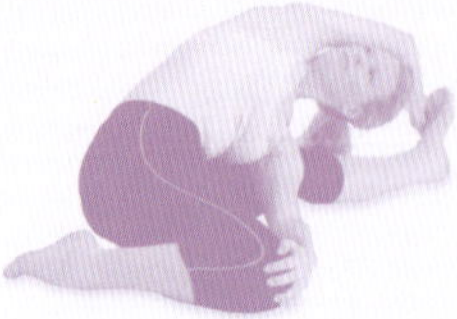

座位の門のポーズ

ヴィーラ・パリガ・アーサナ　私たちは、日々の生活で直線的な動きをくり返しているために、真の自分を解き放つことを抑えてしまいがちです。ところが、このポーズでふだん味わえない体勢をとると、一気に視界が開けてきます。肋骨のあいだの筋肉が伸び、吸った息がより自由に肺に流れこむようになります。

1 座位の杖のポーズ（104ページ）で座ります。右脚を折り、足の甲を床につけて、かかとを臀部のそばに寄せます。右膝は真横に向け、左右の大腿骨が直角になるようにします。

2 息を吸いながら背筋を伸ばし、左手を頭上に挙げます。息を吐きながら上体を右にねじり、左手を右膝にのせ、首をめぐらして右肩の先を見つめます。

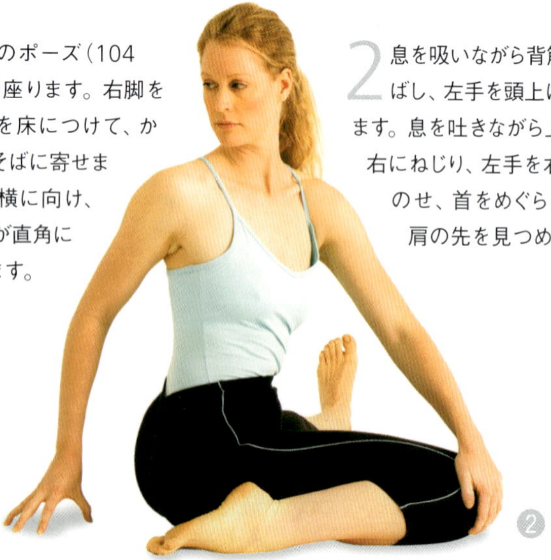

3 左膝を曲げ、かかとをしっかり床につけます。息を吸って、背筋を伸ばします。息を吐きながら、右にねじった腹部と胸部はそのままに、左肩を下げ、左膝の内側につけます。

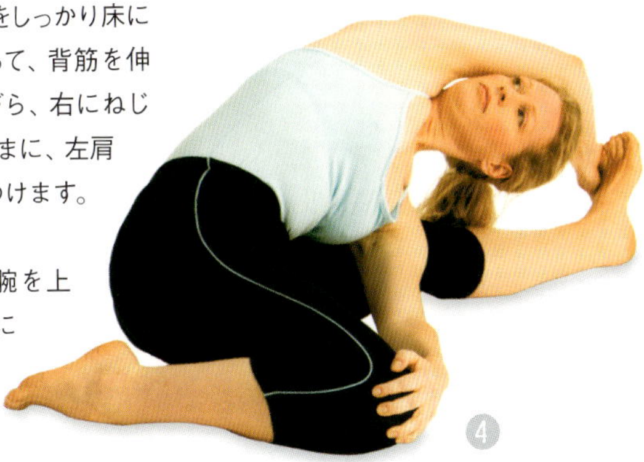
4

4 息を吸いながら右腕を上に伸ばし、頭の上に下ろして、左足の親指をつかみ、さらに足の外側をつかみます。手で左足を身体側に引きよせ、右側の肋骨を天に向けて山なりにします。肋骨が広がってばらばらになるような感覚と、背骨が均等に横へ屈曲する感覚を味わってください。左手でしっかり右膝をつかみ、左肘を曲げます。上体にさらにひねりを加えていきます。顔は仰向け、右腕ごしに天井を見つめます。ねじりを楽しめるあいだ、できるだけ長く呼吸を続けます。

5 息を吸いながらポーズを解きます。上体を起こし、腕は頭上に上げて、胸を正面に戻します。息を吐きながら、腕を腰の両脇に下ろします。反対側も同様にくり返します。

実践のヒント

視点：上方かなた先

予備ポーズ：門のポーズ、マリーチのねじりC、ねじった椅子のポーズ、ねじりを加えた前方ストレッチ2種

逆ポーズ：子どものポーズ、東のストレッチ、背をもたせる合蹠のポーズ

もっと易しく：a) 伸ばした脚の膝をさらに曲げ、足を身体に近づけます。b) 頭上の腕はまっすぐ伸ばし、足をつかまないようにします。

効果：身体をほぐす

▲

腹部のねじりのポーズ

ジャタラ・パリヴァルタナ・アーサナ　床に支えられて背骨をねじるポーズで、腹部の臓器をやさしく揉みほぐし、蓄積された毒素を排出してくれます。最初のバージョンを行なうだけで、硬い腰が驚くほど動くようになり、腰痛が和らぎます。全ポーズを行なうと、腹部が強力に鍛えられます。

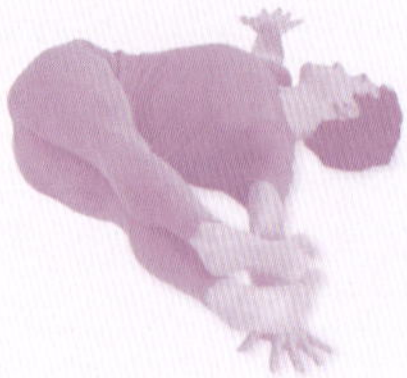

③Ⓐ

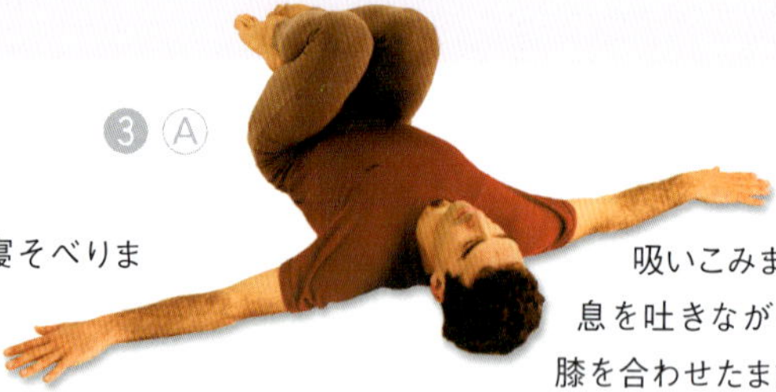

1 床に仰向けに寝そべります。腰を床に押しつけ、背骨を伸ばします。肩の高さで両腕を左右に広げ、手のひらを床につけます。

2 あごを引き、首の後ろを長く伸ばします。肩は力を抜き、耳から遠ざけます。

3 息を吐き、両膝を胸に近づけます。胸いっぱいに息を吸いこみますⒶ。息を吐きながら、両膝を合わせたままで右へ下ろしていきます。両肩を床から離さず、顔は左に向けますⒷ。息を吸って、膝を胸元に戻します。息を吐きながら、今度は膝を左側に下ろし、同様に行ないます。

③Ⓑ

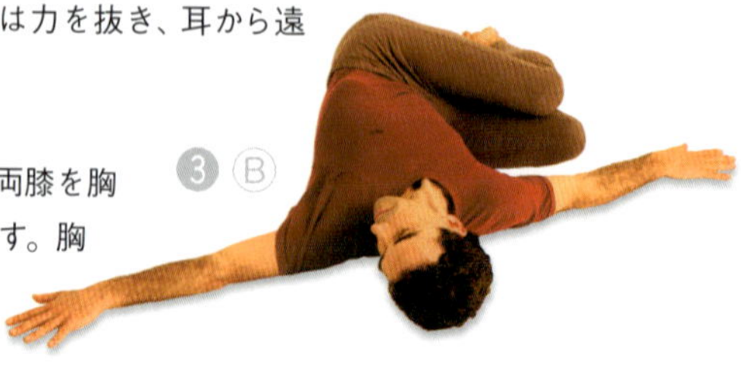

4 左右それぞれ5回ほどくり返したら、膝を右側に下ろして静止し、数回長く、たっぷり深呼吸します。息を吸うたびに、背骨が頭頂に向けて伸びていくと想像してください。息を吐くたびに、肩の後ろをさらに少し床に押しつけます。膝の位置をいろいろ変えて試してみてください。腋の下に近づけたり、逆に腋の下から遠ざけたりすると、背筋の伸びる箇所が違ってくるはずです。

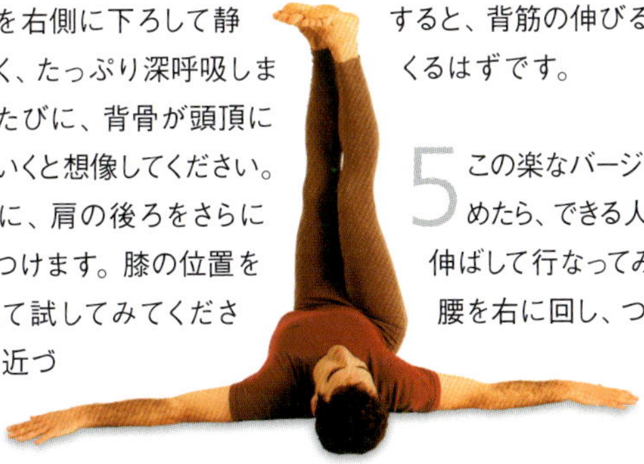

5

5 この楽なバージョンで身体を温めたら、できる人は脚をまっすぐ伸ばして行なってみましょう。まず腰を右に回し、つま先が左手のほうを向くようにします。

実践のヒント

視点：脚を倒したのと反対側の手

予備ポーズ：両脚を上げるポーズ、舟のポーズ、安楽座のねじり、ねじった三角のポーズ

逆ポーズ：バッタのポーズ、東のストレッチ

もっと易しく：a）膝を床につけたとき反対側の肩が浮くようなら、そちら側の手を臀部のほうへ下ろし、両肩がほぼ床につくようにします。b）首が苦しいようなら、頭は仰向けておきます。c）膝を伸ばさず、曲げたままにします。

効果：全身を強化する、意識が中心に集まる

6 息を吐きながら、つま先が左手の指先につくよう、脚を下ろしていきます。息を吸って脚を上げ、腰を左に回して、反対側も同様に行ないます。左右それぞれ5回ずつ行なってください。

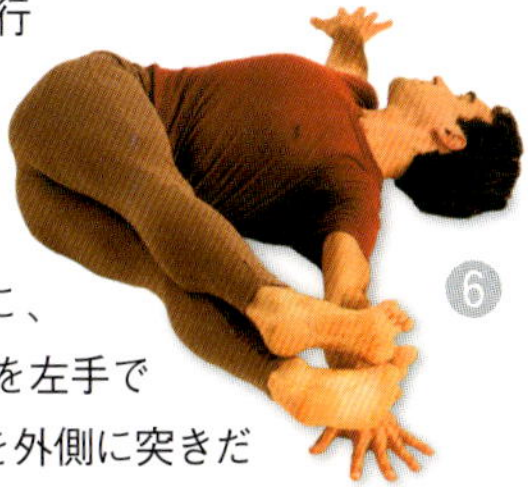

6

7 最後に脚を左に倒したときに、つま先か左足のわきを左手でつかみます。かかとを外側に突きだし、腹部を右側にねじります。背中の右側を床に押しつけながら、右手の先を見つめます。静止して数回呼吸し、反対側も同様にくり返します。

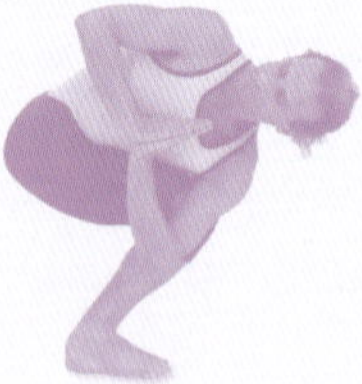

ねじった椅子のポーズ

パリヴリッタ・ウトカタ・アーサナ　しゃがむというのは、生まれつき備わった力強い体勢で、大地との絆を気づかせてくれるポーズです。このバージョンでは、上体をひねることで腹筋がマッサージされ、両脚が強化されます。

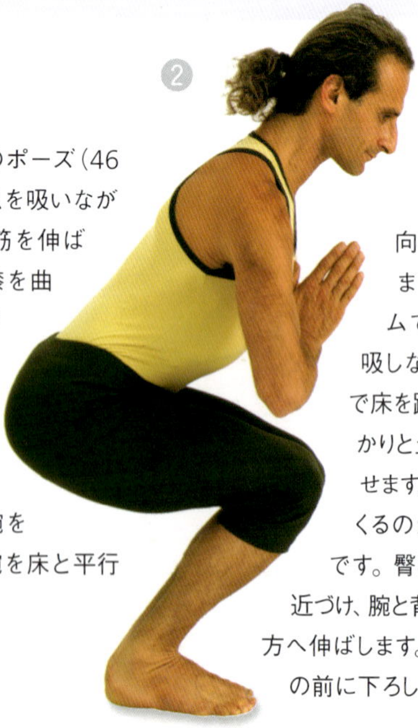

1 足を腰幅に開き、山のポーズ（46ページ）で立ちます。息を吸いながら腕を頭上に伸ばし、背筋を伸ばします。息を吐きながら膝を曲げて前屈し、胸を腿に近づけ、両手を床につきます。息を吸いながら足の裏を床に押しつけ、腕と胸を持ちあげて、腿から離します。胸は上げたまま腕を指先まで伸ばし、背骨と腕を床と平行にします。

2 座骨を天井に向けて突きあげます。同じリズムで滑らかに呼吸しながら、かかとで床を踏みしめ、しっかりと土台を安定させます。腿に効いてくるのがわかるはずです。臀部をかかとに近づけ、腕と背骨をさらに上方へ伸ばします。両手を心臓の前に下ろし、合掌します。

実践のヒント

視点：横

予備ポーズ：深い前屈、子どものポーズ、ねじった三角のポーズ

逆ポーズ：山のポーズ、木のポーズ

もっと易しく：a) 膝をあまり曲げないようにします。
b) 身体をひねる側の腰と膝に、両手を置きます。

効果：気分爽快になる

3 息を吐きながら胸を右に向け、身体を前に傾けて、左肘を右膝の外側に固定します。肘で膝を押しつつ、膝で肘を押しかえして、さらにひねりを加えます。両手の親指は胸骨につけたまま、手のひらを互いに強く押しあいます。右膝を前に押しだし、左膝と並ぶようにします。仙骨から上に向けて、上体が螺旋状にねじれているのを感じてください。首をめぐらして、右肩の先を見つめます。腰をさらに深く沈みこませます。体重をやや後方に移動し、膝が足首より先にさほど出ないようにします。こうすると、腿の上部の筋肉に、さらに強烈に効いてくるはずです。静止して5回呼吸します。

4 息を吸いながらポーズを解きます。腕の力を使って身体を起こし、山のポーズで立ちます。反対側も同様にくり返します。

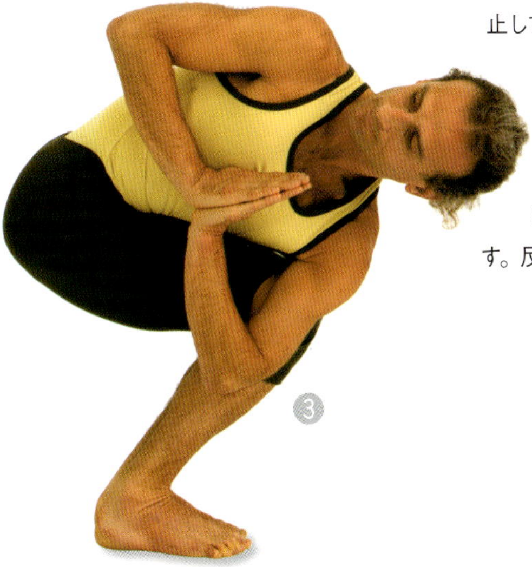

3

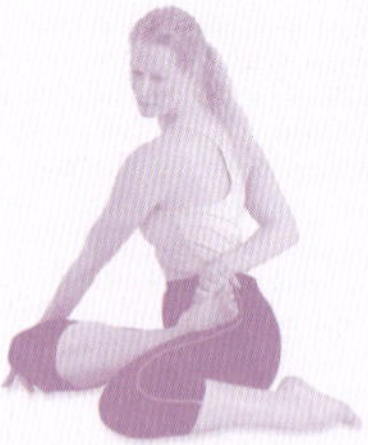

半蓮華座のねじり

バラドヴァージャ・アーサナ　Ⅱ　シンプルな座位のねじりですが、背中と肩の硬さをほぐしてくれます。ねじり自体は、聖者のねじり（184ページ）ほど強烈ではありませんが、股関節が硬いと、脚をこの位置に持ってくるのが難しいかもしれません。

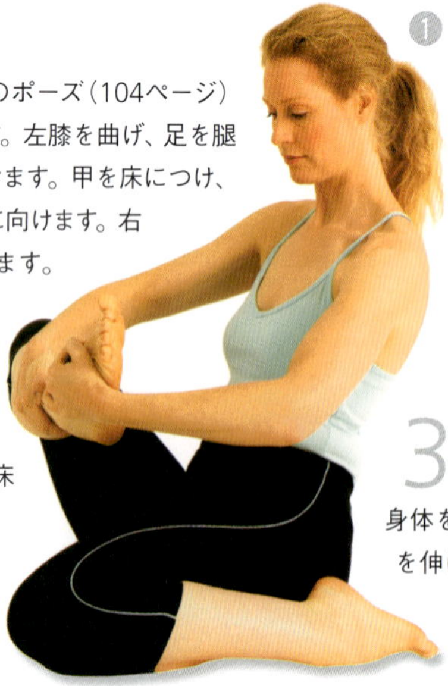

1 座位の杖のポーズ（104ページ）で座ります。左膝を曲げ、足を腿の脇に持ってきます。甲を床につけ、つま先は後方に向けます。右脚の膝を立てます。右脚を高く上げ、右足首を左腿の付け根近くにのせます。右膝は床に下ろします。

2 腹筋をゆっくり背骨のほうへ引っこめながら、尾骨を床に向けて引きさげます。やや後方へ身体を傾け、左右の座骨をしっかり床に押しつけます。

3 息を吸い、右腕を宙に上げます。下腹部から身体を右にひねります。背筋を伸ばしながら、へそから右肩に向けてねじり、右手は肩から指先までを

実践のヒント

視点：横

予備ポーズ：聖者のねじり、半らせんのねじり、牛のポーズ、半蓮華座の準備運動

逆ポーズ：東のストレッチ、両脚の前方ストレッチ、舟のポーズ、うつむいた犬のポーズ

もっと易しく：a)右手を後方の床につきます。
b)右足首に輪にしたベルトを掛け、それをつかみます。
c)左手を右膝の上に置きます。

効果：意識が中心に集まる

まっすぐ伸ばします。肩を内側に回し、肘を曲げ、ウエストの後ろに右腕を渡して、右足のつま先をつかみます。

4 さらにねじりを加えていきます。左腕を斜め右下に伸ばし、左手を右腿の下に挟みます。手首の内側を外に向け、手のひらをできるだけ床につけます。下腹部から上へと螺旋状に身体をひねりつつ、さらに上体を右へ回し、左肩の背後を見つめます。眼球を使って、なるべく後方を見つめるようにしてください。息を吸うたびに背筋を伸ばし、吐くたびにひねりを強化します。

5 息を吐きながらポーズを解きます。座位の杖のポーズに戻り、反対側も同様にくり返します。

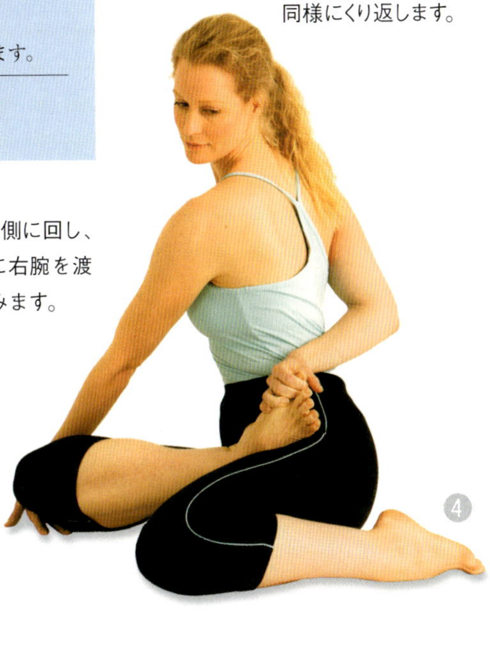

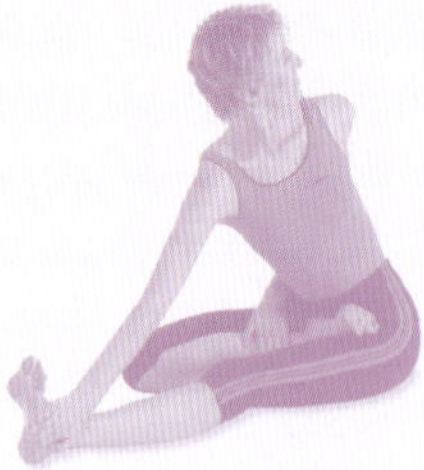

半蓮華座の背骨のねじり

アルダ・パドマ・マッチェーンドラ・アーサナ

股関節、膝、肩を開く、難度の高いねじりのポーズです。かかとで腹部を押さえつけることによって、腹部の内臓を調え、消化力を高めます。ヨーガの体位はどれもそうですが、この体位も、空腹時に行なうのがもっとも望ましいでしょう。

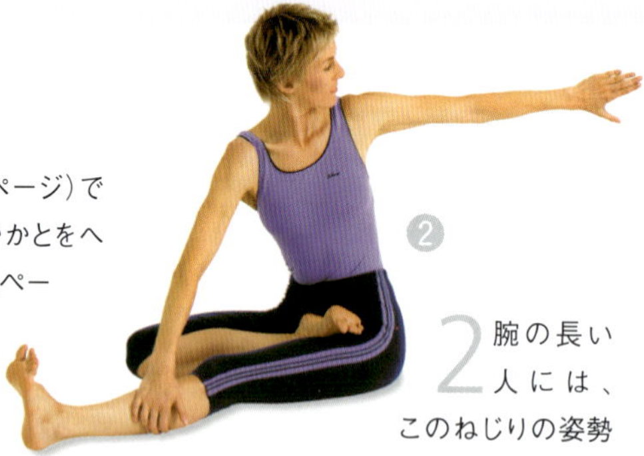

1 座位の杖のポーズ（104ページ）で座ります。右膝を曲げ、かかとをへそに近づけて、半蓮華座（152ページ）を組みます。必要なら、半蓮華座の前屈（146ページ）や牛のポーズ（140ページ）の欄に載っている、準備体操を行なってください。左脚の膝頭は天井に向け、脚を外向きにしないようにします。左足のかかとは外側に突きだします。

2 腕の長い人には、このねじりの姿勢はとりやすいでしょう。腕が肩から始まると考えずに、腹部から伸びていると思ってください。息を吐きながら腹部を左にねじり、左腕を横に伸ばします。

3 左肩を内側に回し、腕を背中に添わせて、右腿の内側をつかみます。へそから左腕への伸びを意識し、肩を

実践のヒント

視点：肩の先、後方

予備ポーズ：半蓮華座の前屈、半蓮華座のねじり、マリーチの前屈B、マリーチのねじりC、マリーチのねじりD

逆ポーズ：東のストレッチ、両脚の前方ストレッチ

もっと易しく：a) 蓮華座は組まずに、頭を膝につけるポーズの要領で、左脚の内腿に右足を寄せます。
b) 左手は後方の床につくか、すねではなく腿をつかみます。
c) 右脚のすねに輪にしたベルトを掛け、それをつかみます。

効果：身体が開く

後ろに引きながら、指を前に進めて右脚のすねをつかみます。前屈し、右手で補助しながらつかんでください。

3

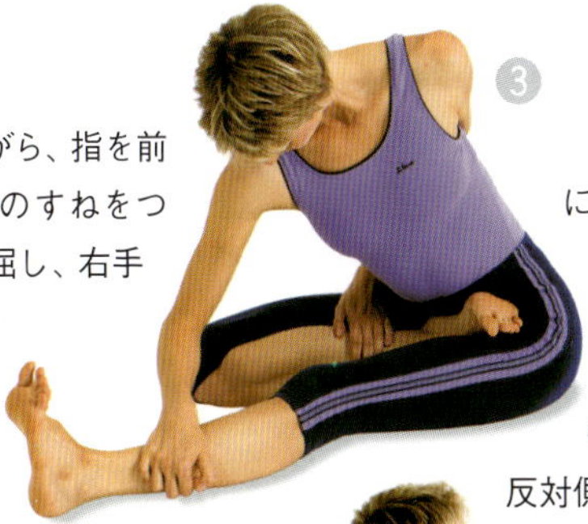

4 息を吸いながら胸を上げ、背筋を伸ばします。右腕を前に伸ばしてから下ろし、左足の外側のへりをつかみます。顔は後方に向け、左肩の先を見つめます。腹部から大きく身体をひねりながら、左肩を後方に、さらに上に引き、胸を外に開きます。静止して10回呼吸します。息を吐き、手を離して背筋を伸ばして座り、座位の杖のポーズに戻ります。反対側も同様にくり返します。

4

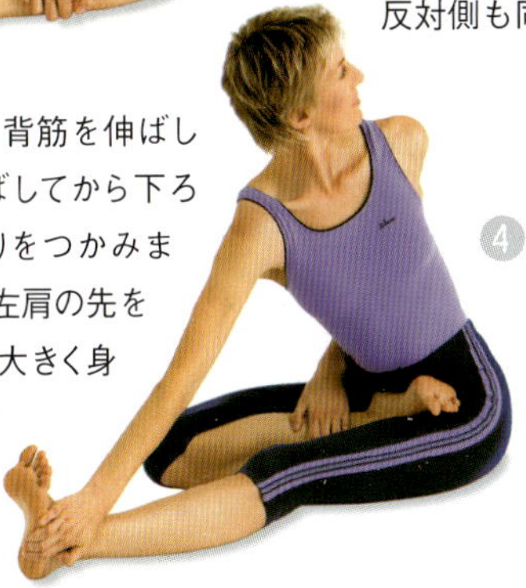

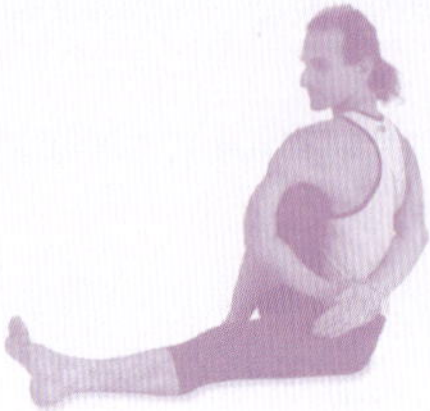

マリーチのねじり C

マリーチ・アーサナ　C　股関節を開き、腰痛を緩和し、腹部の臓器を調えるポーズです。肩を伸ばす効果もあります。身体の各所が互いに楔のように固定され、動きを封じられる体位ですので、心理的な壁を感じることがあるかもしれません。

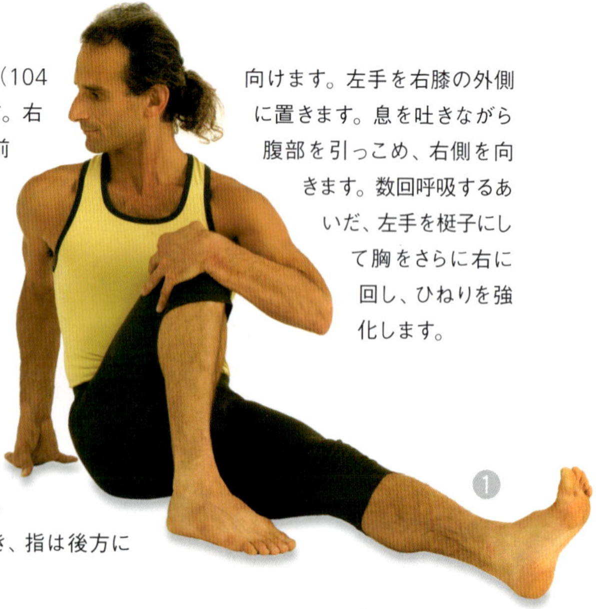

1 座位の杖のポーズ（104ページ）で座ります。右膝を曲げ、足を座骨の前に引きよせます。足の裏は床につけ、つま先は前に向けます。右足と左腿は5～8センチ離します（初級者は、このとき右足をやや内股にし、膝を身体の中心線に傾けるようにすると、やりやすいでしょう）。右手を右の腰から5センチほど後ろにつき、指は後方に向けます。左手を右膝の外側に置きます。息を吐きながら腹部を引っこめ、右側を向きます。数回呼吸するあいだ、左手を梃子にして胸をさらに右に回し、ひねりを強化します。

①

実践のヒント

視点：前方、肩の先

予備ポーズ：安楽座のねじり、マリーチの前屈A、聖者のねじり

逆ポーズ：東のストレッチ、両脚の前方ストレッチ

もっと易しく：a) 手をつなぐのが無理なようなら、左手で右足か右の腰をつかみます。
b) 背中で手をつなぐとき、ベルトをあいだに挟みます。

効果：身体が開く

2 用意ができたら、左肘を右膝の向こうに持っていき、腋の下をできるだけ膝の外側に近づけます。息を吸いながら胸を上げ、背骨の基部から背筋を伸ばします。息を吐きながら左腕で右膝をくるみ、左手を腰のそばに寄せます。右腕を伸ばしてから背中に回し、両手をつなぎます。可能なら、左手で右手首をつかんでください。顔を胴の向きと反対側に向け、左肩の先を見つめます。上体は後ろに反らせず、右足の裏、とくに親指の付け根でしっかり地面をとらえます。

3 立つようなつもりで右足を地面に押しつけ、右膝を左の腋の下から遠ざけて、ねじりを強化します。両肘はなるべく伸ばします。伸びた左脚はかかとを外に突きだし、力強く保ちます。静止して10回呼吸します。

4 息を吐きながら手をほどき、座位の杖のポーズに戻ります。反対側も同様にくり返します。

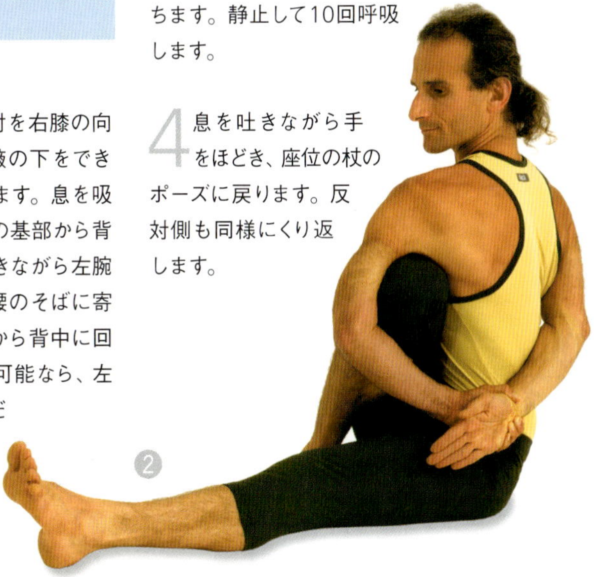

マリーチのねじり D

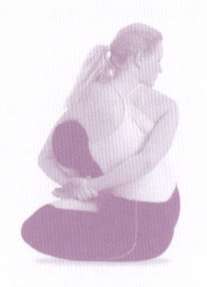

マリーチ・アーサナ D　股関節、膝、肩を開く、難度の高いねじりのポーズです。かかとを腹部に押しつけるため、腹部の臓器を調え、消化力を高めます。足首と膝を痛める危険を冒さないよう、充分にウォームアップをしてから行なってください。

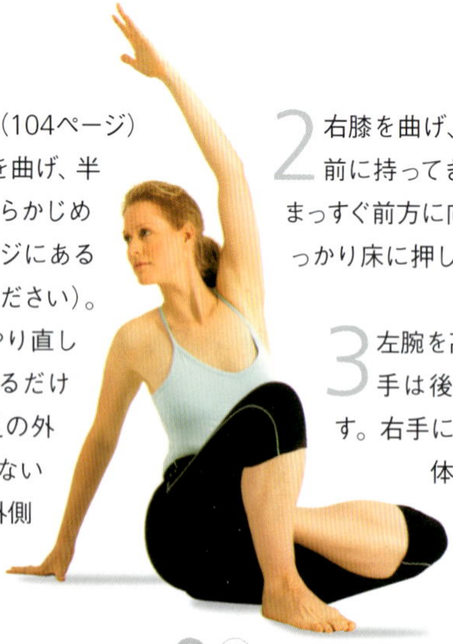

1 座位の杖のポーズ（104ページ）で座ります。左膝を曲げ、半蓮華座を組みます（あらかじめ140ページと146ページにある準備体操を行なってください）。時間をかけ、何度かやり直しながら、かかとをできるだけへそに近づけます。足の外側の靱帯を伸ばしすぎないようにするため、足の外側だけではなく、かかとが右腿に載っているようにします。

2 右膝を曲げ、足を臀部のすぐ前に持ってきます。つま先はまっすぐ前方に向け、足の裏はしっかり床に押しつけます。

3 左腕を高く宙に上げ、右手は後ろの床につきます。右手に体重を掛けて上体を反らし、息を吸いながら身体の、とくに右側を上に伸ばします Ⓐ。息を吐いて身体

3 Ⓐ

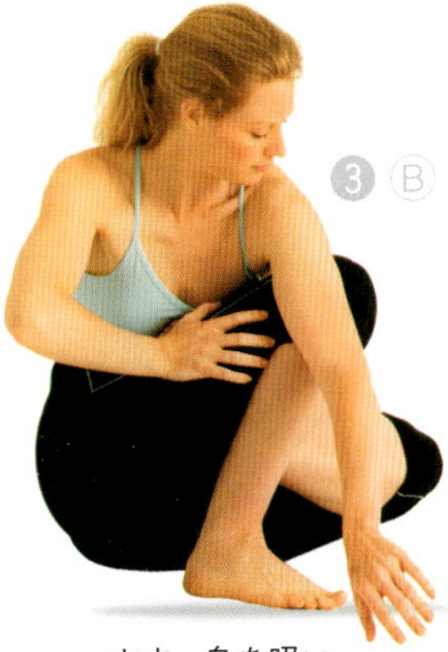

3 Ⓑ

を右にねじり、左肘を右膝の向こうに持っていきます。息を吸いながら胸を上げ、背筋を伸ばします。息を吐きながらさらに右へひねりを加え、腋の下を右脚のすねの向こうに伸ばします。右手で右の腿を押し、補助してください。肩を内側に回し、ひじが上を向くようにしますⒷ。

実践のヒント

視点：後方、肩の先

予備ポーズ：安楽座のねじり、マリーチの前屈B、マリーチのねじりC、半蓮華座のねじり

逆ポーズ：東のストレッチ

もっと易しく：a) 手をつなぐのが無理なら、左手で右足か右の腰をつかみ、右手は後方の床についておきます。
b) 背中で手をつなぐとき、ベルトをあいだに挟みます。

効果：身体が開く

4 左腕で右膝をくるみ、左手を左の腰近くに持っていきます。左の上腕は右脚に押しつけて固定したまま、右腕を上に伸ばします。右腕を背中に回し、左手で右手首をつかみます。両肩と首をさらに右に向け、右肩の先を見つめます。静止して10回呼吸します。

5 息を吐きながら手をほどき、座位の杖のポーズに戻ります。反対側も同様にくり返します。

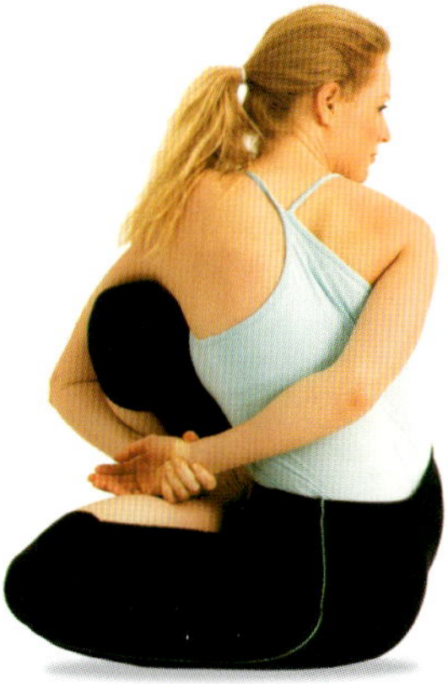

4

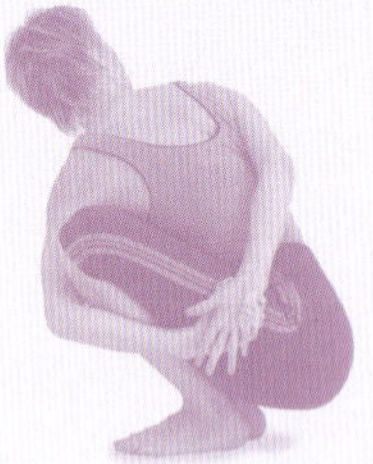

輪なわのポーズ

パーシャ・アーサナ　腕をロープのように脚に巻きつける、難度の高いねじりのポーズです。足首と肩に効くと同時に、腹部に強いねじりが加わります。まだ両足のかかとがしっかり床につかないという人には、バランス感覚も要求されます。

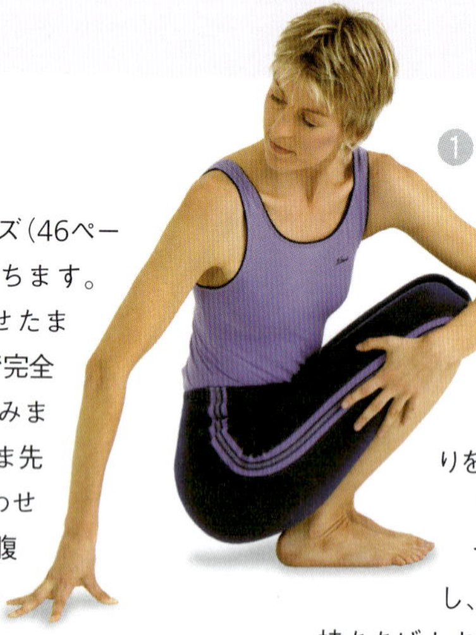

1　山のポーズ（46ページ）で立ちます。両膝を合わせたまま、かかとまで完全にしゃがみこみます。両足のつま先は開かず、合わせておきます。腹部をいっぱいまで右に回し、右手を床についてバランスを取ります。左手と右腿の外側を互いに押しあい、さらにねじりを強化します。

2　身体をねじったまま左肘を左膝に押しつけ、梃子の要領で、さらにできるところまでねじりを加えます。かかとは床に近づけるか、完全に床につけます。左肩を前に出し、右肩は後ろに引き、胸を持ちあげます。後ろに身体を反らせないでください。背骨の基部から、前へ、さらに上へと上体を伸ばします。膝は正面に向けておき、2～3度呼吸します。

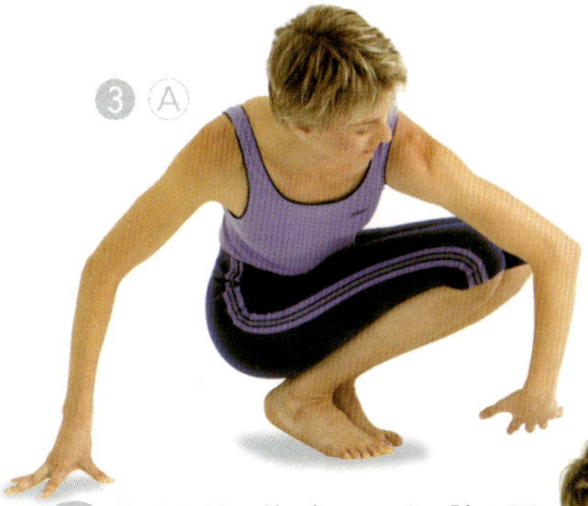

3Ⓐ

4 5回呼吸したら、息を吐きながら手をほどき、胴を正面に向けます。反対側も同様にくり返します。

3 左肩を前に伸ばしていき、腋の下を膝につけます。肩を内側に回して肘が正面を向くようにし、左手をすねの下に入れますⒶ。左手を左の腰の近くに持っていきます。体重を前にかけ、右手を床から離します。右肩と腕を内側に回し、右腕を背中に渡して、両手をつなぎますⒷ。右肩の先を見つめ、胸をできるだけ右側に開きます。

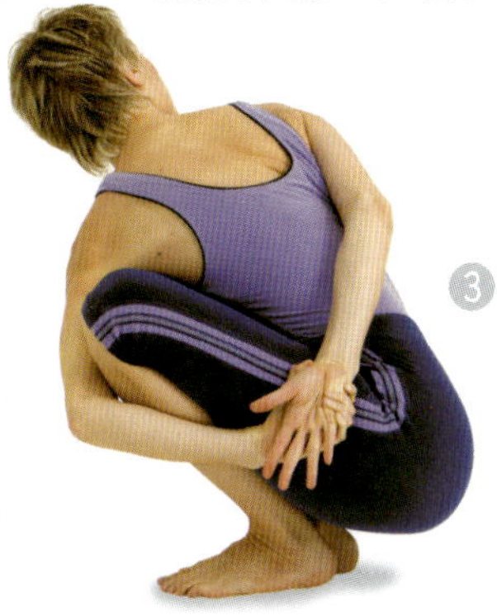

3Ⓑ

実践のヒント

視点：横

予備ポーズ：マリーチのねじりC、花輪のポーズ、ねじった椅子のポーズ

逆ポーズ：深い前屈、花輪のポーズ、東のストレッチ

もっと易しく：a)かかとの下に畳んだ毛布か木製ブロックを置き、バランスをとりやすくします。b)左手をつま先のそばの床につき、それを梃子にしてひねりを加えます。c)腕で脚をくるんだら、手と手のあいだにベルトを挟みます。d)左腕を両脚のあいだに入れ、左脚だけをくるむようにします。e)最後のステージ（腕で脚をしばる）の前にやめます。

効果：身体が開く

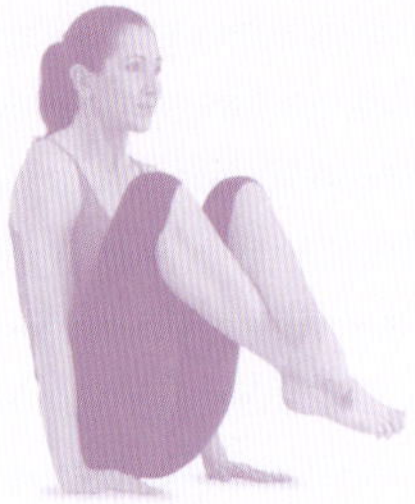

天秤のポーズ

トーラ・アーサナ　蓮華座を発展させた、臀部を床から持ちあげるポーズです。肩、腕、腹部の筋力を強化します。床から身体を持ちあげても、無理をせずに安定して身体を支えられたなら、このポーズをマスターしたと言っていいでしょう。

1 蓮華座（152ページ）で座ります。両膝は寄せて、きつく脚を組むようにします。

2 腰の両脇に、指先を前に向けて手をつきます。手で床を押しつけてから、息を吐くとともに強く気を締めつけ(バンダ)、臀部を床から持ちあげます。膝はできるだけ胸に近づけます。肩は落とし、肩胛骨を左右に広げます。静止して10回以上、長く深呼吸します。

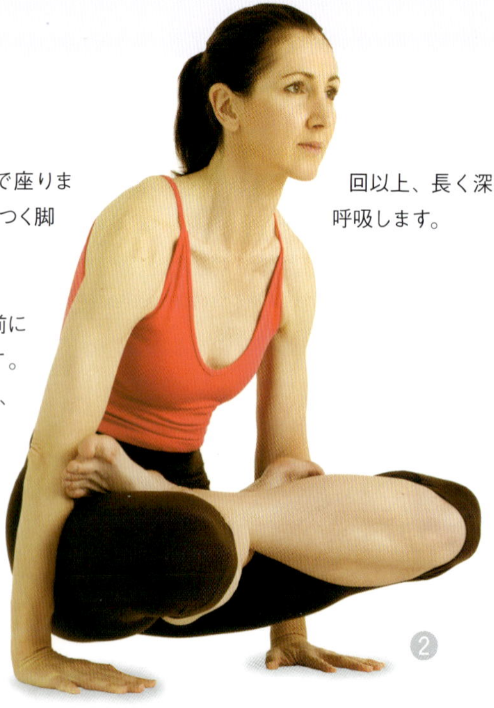

②

3 息を吐きながら身体を下ろし、手を床から離します。脚を伸ばし、反対側も同様にくり返します。

4 まだ身体が蓮華座を組む段階に来ていないときは、単に脚を交差させたポーズ（106ページ、「安楽座」を参照）で座ります。膝を胴に近づけ、身体をできるだけ小さくまとめます。腹筋を引きしめてください。腰のすぐ前の床に、両手を押しつけます。前に身体を傾け、臀部を持ちあげます。可能なら、足を床から離してください。

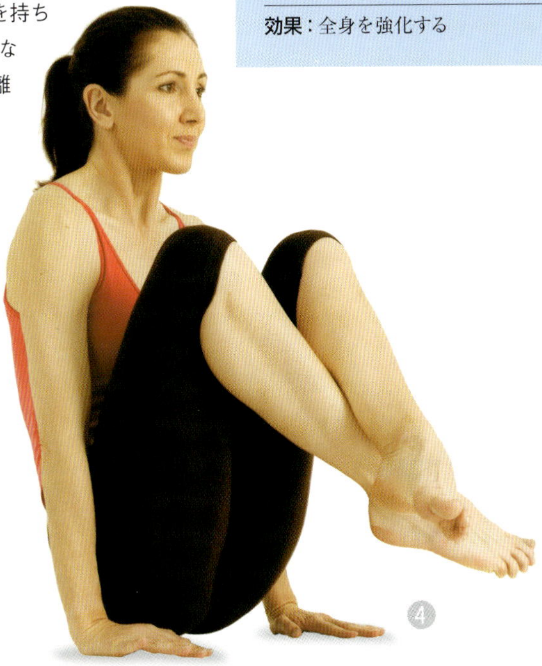

実践のヒント

視点： 鼻の先

予備ポーズ： 蓮華座（およびその準備体操）、舟のポーズ、片脚を腕に掛けるバランス

逆ポーズ： 山のポーズ2（英雄座内）、手首をほぐす体操

もっと易しく： a) 安楽座から、足は床につけたまま、臀部のみ床から離します。

効果： 全身を強化する

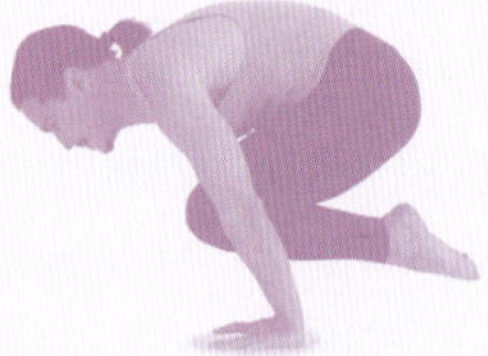

ペンダントのポーズ

ロラ・アーサナ　ネックレスの先に垂れるペンダントのように、身体が両腕のあいだで揺れる、ダイナミックなポーズです。肩を強化し、腹筋を鍛えます。

1 金剛座で床に座ります。

2 床に手をついて、つま先を立てます。身体を前に傾け、肩が指先と並び、膝が前腕の前に出る姿勢をとります。手で床を押しつけ、臀部はやや持ちあげ、膝を床から離します。

3 さらに前傾し、腹筋をめいっぱい使いながら腕を伸ばして、膝を胸に引きよせます。身体はできるだけ小さくまとめます。手でバランスをとりながら、つま先を後ろに伸ばします。肩

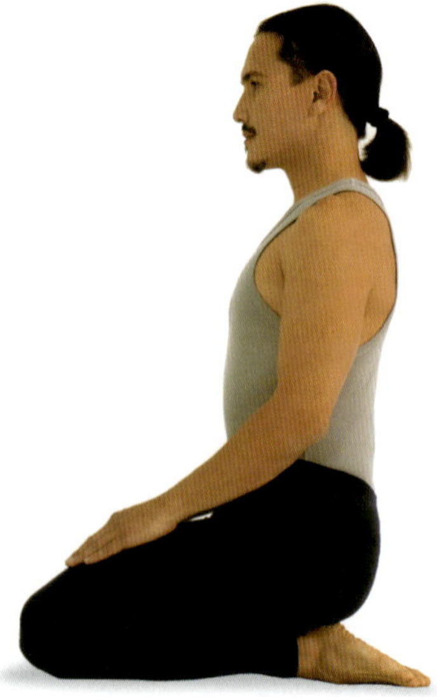

1

胛骨を左右に開き、左右の手に均等に体重をかけつつ、手のひらで床を押します。ペンダントのようにぶら下がったまま、前後に何回か身体を揺らします。

4 息を吐きながら脚を下ろします。いったん体位をマスターしたら、安楽座（106ページ）から身体を持ちあげ、両脚を空中で後ろに持っていき、このポーズをとることもできます。

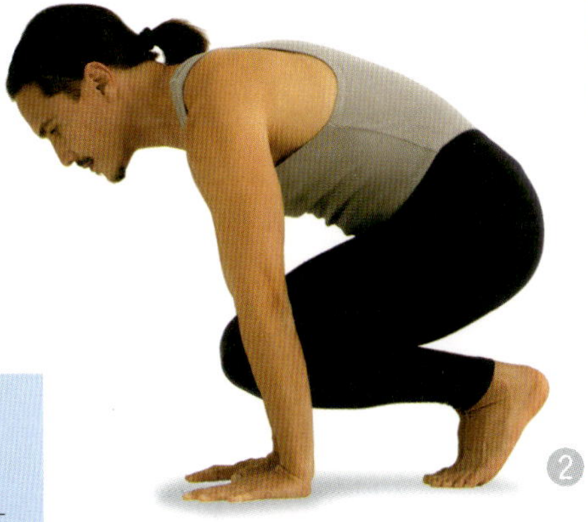

②

実践のヒント

視点：鼻の先

予備ポーズ：うつむいた犬のポーズ、舟のポーズ、天秤のポーズ、脚で腕を押すバランス

逆ポーズ：山のポーズ2（英雄座内）、手首をほぐす体操、東のストレッチ

もっと易しく：a）発泡スチロールや木材などの上に手をつき、高さを出します。b）足は軽く床につけたまま、膝だけを持ちあげます。

効果：全身を強化する

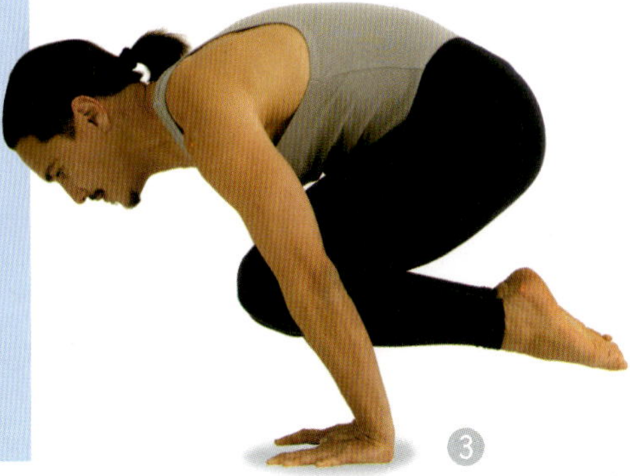

③

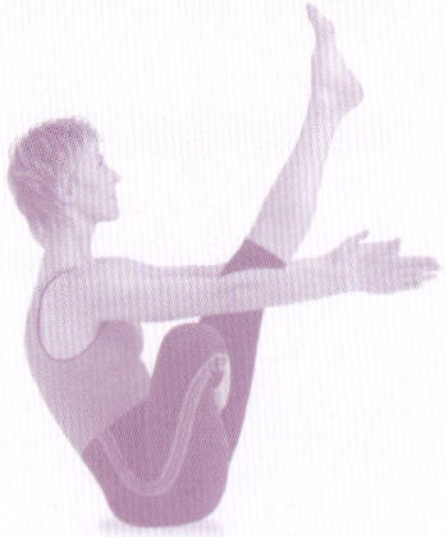

半蓮華座の鷺のポーズ

アルダ・パドマ・クラウンチャ・アーサナ　脚の裏を強力に伸ばすポーズです。宙に脚を伸ばす座位のポーズで、腹筋が鍛えられるという副産物もあります。半蓮華座の前屈（146ページ）と形は似ていますが、重力に対する向きが違っています。

1 両脚を伸ばし、座位の杖のポーズ（104ページ）で座ります。右膝を曲げて脇に倒し、右足のかかとを左腿の上に置きます。靱帯をのばしすぎないようにするには、足のへりではなく、足首の外側が腿に当たるようにします。膝を痛めないためには、股関節が蓮華座を組める状態になっていなければなりません。このポーズを組むのに役立つ、股関節を開く準備体操は、牛のポーズ（140ページ）と、半蓮華座の前屈（146ページ）を参照してください。

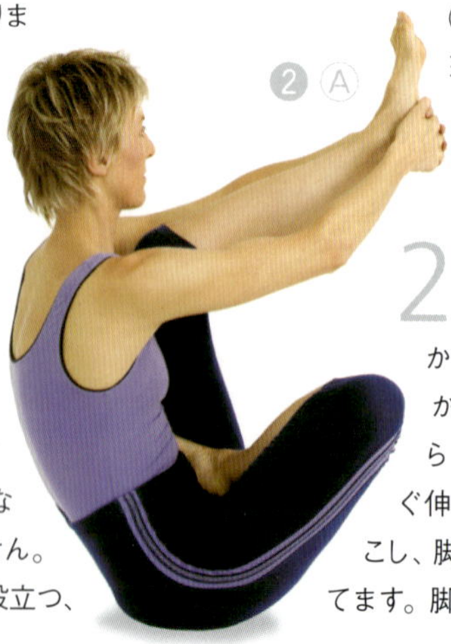

2 左膝を曲げて胸に寄せ、両手で左足のかかとをつかみますⒶ。かかとを引きよせながら、左脚を宙にまっすぐ伸ばします。上体を起こし、脚をなるべく垂直に立てます。脚を顔に近づけてくだ

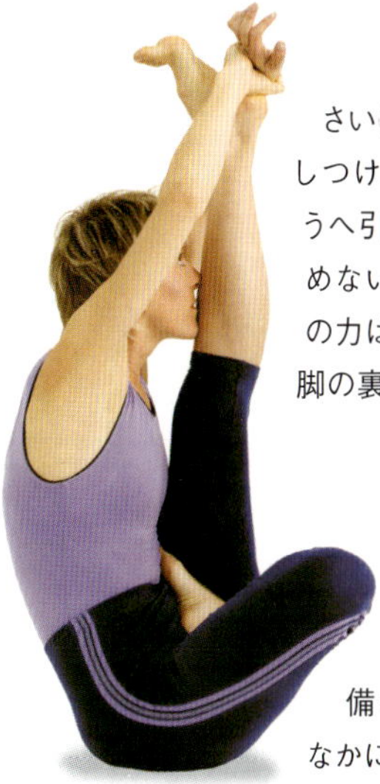

さいB。座骨を床に押しつけ、腰椎をへそのほうへ引きつけて、腰を丸めないようにします。肩の力は抜き、宙に上げた脚の裏を伸ばします。

3 数回呼吸したら、腹筋に力を入れて、脚を解放する準備をします。脚を手のなかに引き入れ、手はほどいて、床と平行に腕を伸ばします。脚は高く上げたままにし、静止して5回呼吸します。息を吐きながら、脚を床に下ろします。反対側も同様にくり返します。

②B

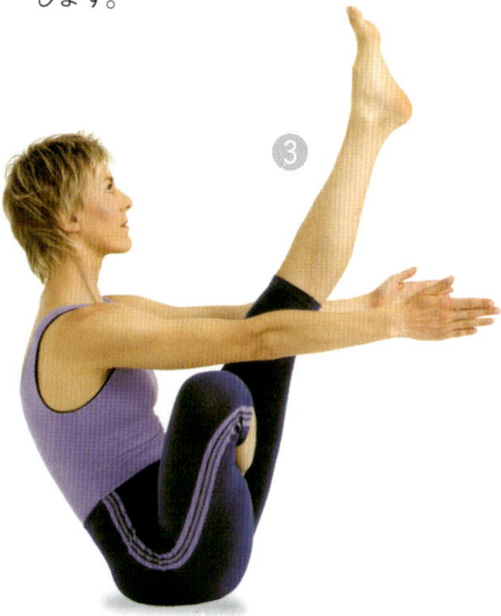

③

実践のヒント

視点：鼻の先

予備ポーズ：牛のポーズと半蓮華座の前屈の準備体操、半蓮華座の前屈、半蓮華座のストレッチ、舟のポーズ

逆ポーズ：英雄座、東のストレッチ

もっと易しく：a) 曲げたまま脚を上げます。
b) 上げた足にベルトなどを掛けます。
c) 上げた足のかかとではなく、ふくらはぎの筋肉か、腿をつかみます。
d) 蓮華座は組まず、足の裏か側面を床につけておきます。

効果：全身を強化する

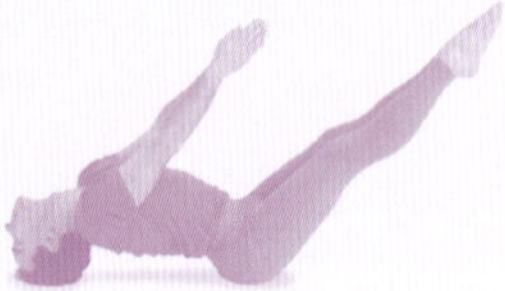

脚を伸ばした魚のポーズ

ウッターナ・パーダ・アーサナ　魚のポーズ（262ページ）を発展させたポーズで、まっすぐに伸ばした脚を床から持ちあげます。腹筋を鍛えるのに加え、頸椎に圧力をかけることで、頸椎の骨密度が薄くなるのを防ぎます。肩立ちのポーズ（286ページ）や、それに類した体位のあとに行なうと効果的です。

1 脚をそろえて仰向けに寝そべります。腕を身体の両脇に伸ばし、手のひらを下にして、臀部の下に手を挟みます。肘を床に押しつけながら、胸を床から持ちあげます。前方を見つめたまま、できるだけ高く胸を持ちあげてください。胸骨を押しあげ、心臓のチャクラを持ちあげます。あごを喉から遠ざけるように伸ばし、頭を後ろに反らします。頭頂を床につけ、魚のポーズをとります。腰椎は身体の前部へと引きつけます。腰を大きく弓なりに反

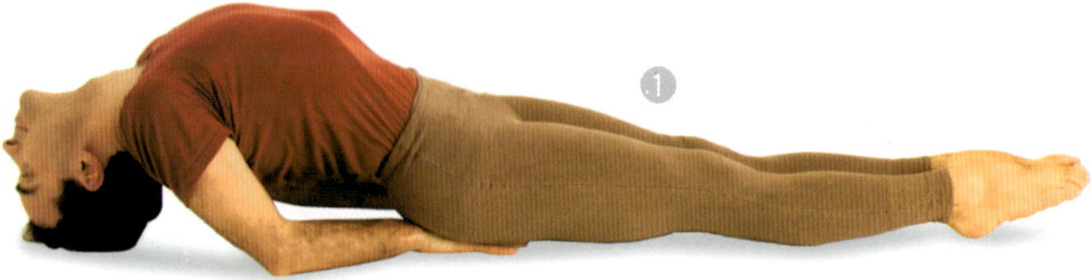

らしたまま、頭頂を仙骨に近づけ、胴の重さを頭で受けとめます。腕で体重を支えないようにしてください。

2 頭と胸は動かさず、腕を宙に上げます。腹部の上で手のひらを合わせ、脚と平行になるよう、斜め上45度の角度に腕を伸ばします。脚と腕は曲げずに、指先・つま先までぴんと伸ばします。体重は、頭頂と臀部だけにかかるようにします。

3 息を吐きながら脚と腕を下ろし、頭を楽にして床に横たえます。

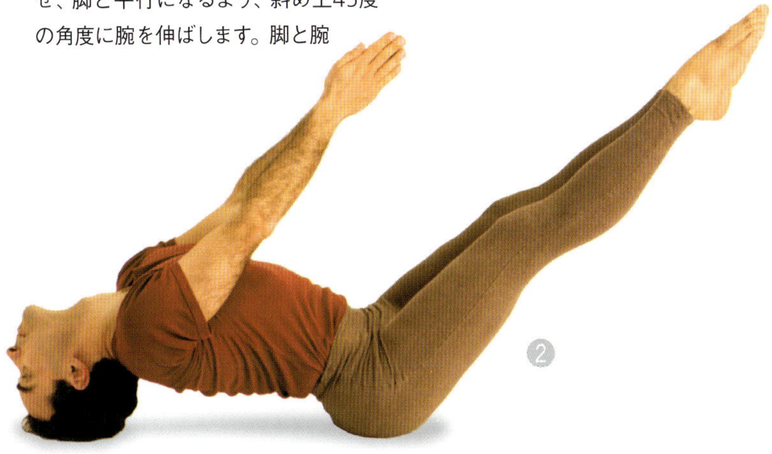

②

実践のヒント

視点：鼻の先

予備ポーズ：魚のポーズ、舟のポーズ、ウサギのポーズ

逆ポーズ：支えのある橋のポーズ、両脚の前屈、首をほぐす体操

もっと易しく：
a) 膝を曲げます。
b) 脚を宙に上げるとき、膝を曲げます。
c) つま先を軽く床につけたままにします。

効果：全身を強化する

バランス

心身の均衡が崩れていると、ストレスの大きな原因となり、いろいろな問題を引き起こしがちです。ヨーガのポーズでバランス感覚を養うことによって、ヨーガ以外の生活においても、失われたバランスを取りもどす訓練ができます。バランスの体位を

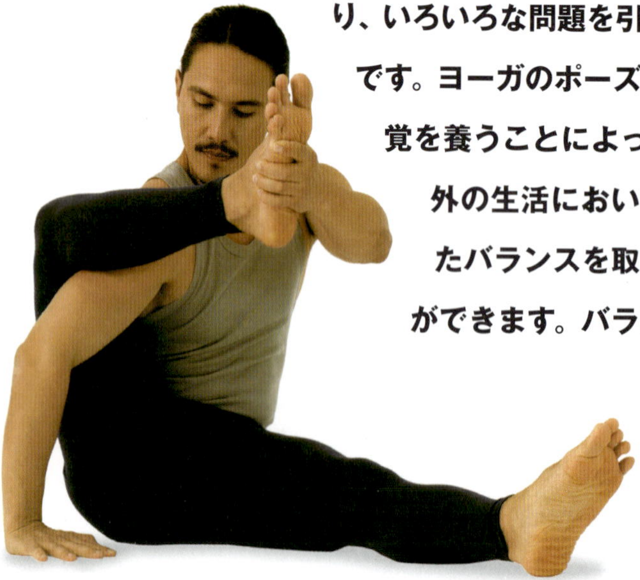

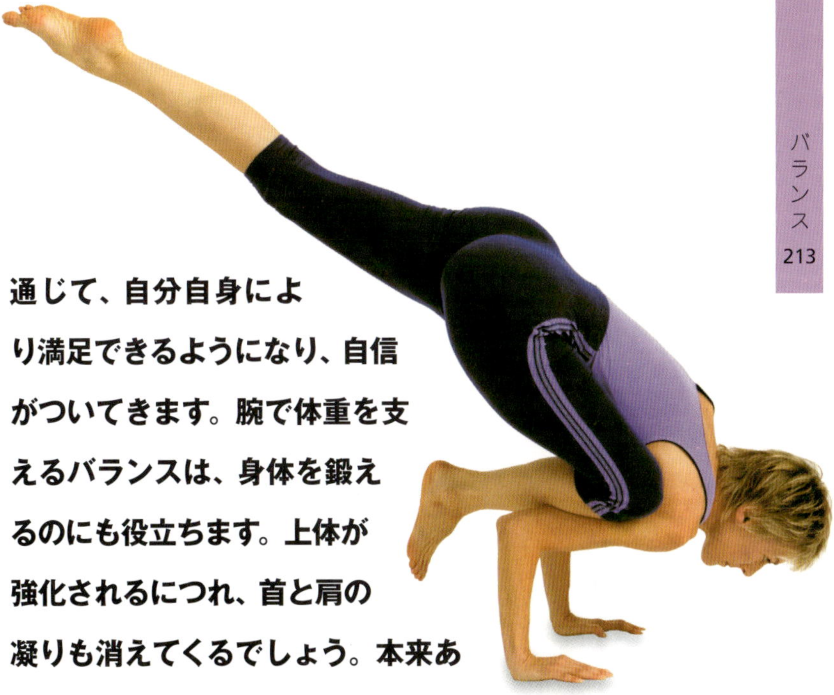

通じて、自分自身により満足できるようになり、自信がついてきます。腕で体重を支えるバランスは、身体を鍛えるのにも役立ちます。上体が強化されるにつれ、首と肩の凝りも消えてくるでしょう。本来あるべき場所に自分を据えるには、心身をともに鍛えることが大切です。バランスの体位でスタミナを増し、心身一如を実現してください。

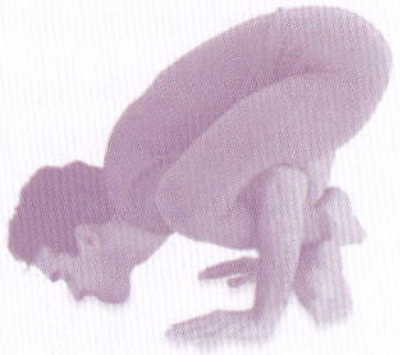

脚で腕を押すバランス

ブジャ・ピーダ・アーサナ　手首、腕、肩を強化するポーズです。脚を腕に押しつけるときに使う、内転筋も鍛えられます。

1 両足を30センチほど離して立ち、前屈します。左のかかとを持ちあげて、左腕を脚のあいだに通し、左膝の後ろに肩を固定します。かかとのすぐ後ろの床に、指を前方に向けて手をつきます。右手は前方の床についておきます。

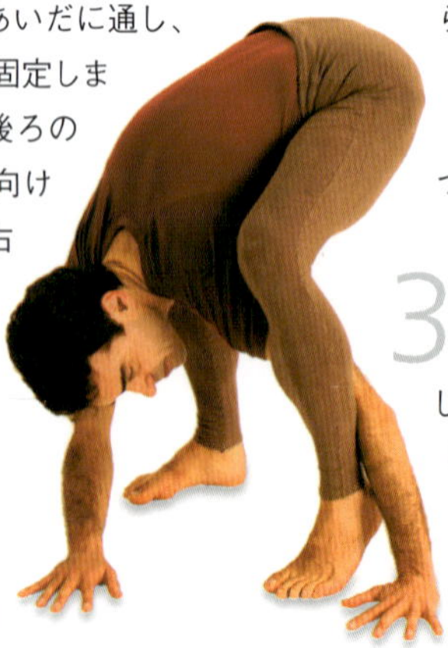

①

2 あまりしゃがみこまず、臀部は高く保ったまま、右腕も同様に脚にからませます。肘の上に座るようなつもりで、腿の裏を上腕のできるだけ高いところに落ちつかせます。

3 徐々に身体を後ろに傾けながら、体重を脚から手へと移動していきます。腕を伸ばし、両手でバランスをとります。足を床から離して、足首を絡みあわせます。腿を腕に押しつけ、ずり落ちるのを防ぎます。こ

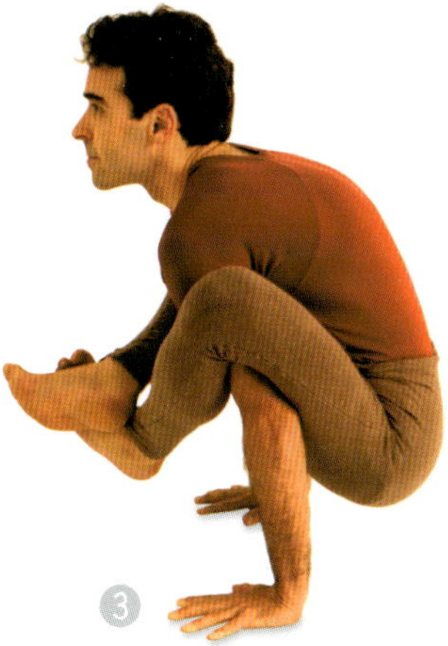

の姿勢のまま、5回から10回呼吸します。この体位を行なうたびに、交差させる足首の位置を替えてください。

4 この姿勢から、上級者はさらに進んだポーズをとることもできます。息を吐きながら肘を曲げ、身体を前に傾けて、足を両手のあいだをくぐらせて

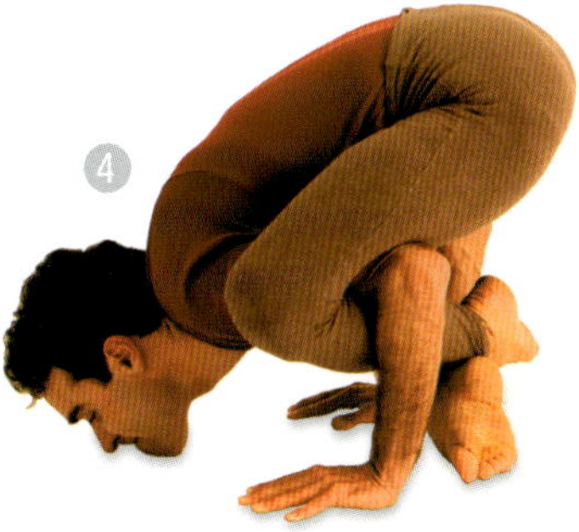

後ろに振ります。頭頂を下げるか、可能ならあごを床につけ、前方を見つめます。腹筋を使い、足を床につけないようにします。静止して5回から10回呼吸します。息を吸いながら身体を振りおこし、交差させた足首の位置を替えて、もう一度くり返します。

実践のヒント

視点：鼻の先

予備ポーズ：うつむいた犬のポーズ、片脚を腕に掛けるバランス

逆ポーズ：山のポーズ2（英雄座内）、手首をほぐす体操

もっと易しく：a）最後のステージの前でやめます。

b）足から手への体重移動を練習します。

c）手の下にブロックを置きます。

d）最後のステージで、あごではなく頭頂を床につけます。

効果：全身を強化する

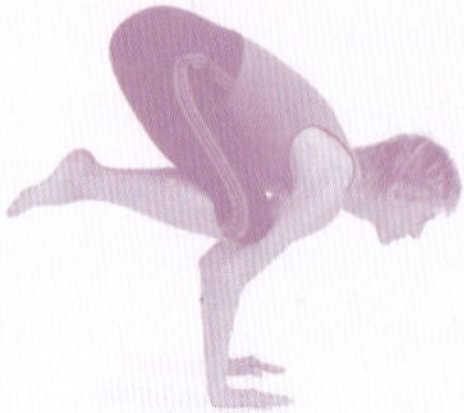

鶴のポーズ

バカ・アーサナ　全体重が両手にかかってくるポーズです。手首、腕、肩を強化し、腹筋を鍛えます。集中力が求められるほか、前へ倒れるのではないかという恐怖を克服することによって、生活のいろいろな局面で自信がつきます。

1 山のポーズ（46ページ）で立ちます。しゃがみこみ、肩幅に開いた手を、足の25センチほど前の床に、中指を前方に向けてつきます。両足はそろえたまま、つま先立ちし、膝を左右に開きます。肘を曲げ、かかとを高く上げて体重を前に移動し、膝を上腕の、できるだけ腋の下に近いところにつけます。膝はずっと上腕に押しつけたままにしておきます。

2 少しずつ前に身体を傾け、足から手に体重を移動します。支えとなる腕の力を信じて、顔を前に動かします。体重が両手にかかったら、足を上げ、腕をできるだけ伸ばします。両足はそろえておきます。手首の筋肉を鍛えるとともに、手首を痛めないようにするには、指先で地面を引っかくようにします。これが、鶴のポーズです。静止して5回から10回呼吸します。ポーズ

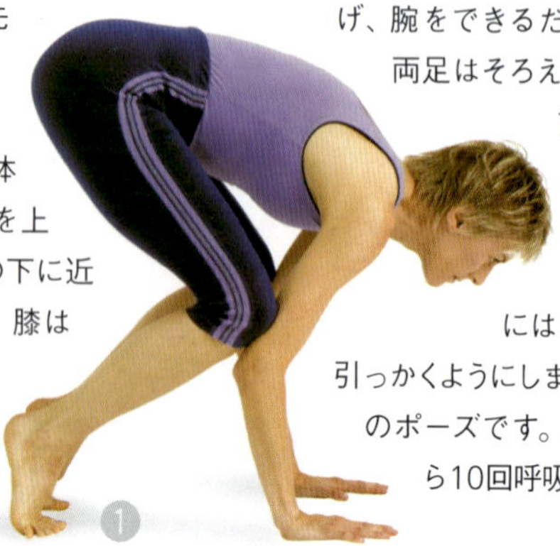

1

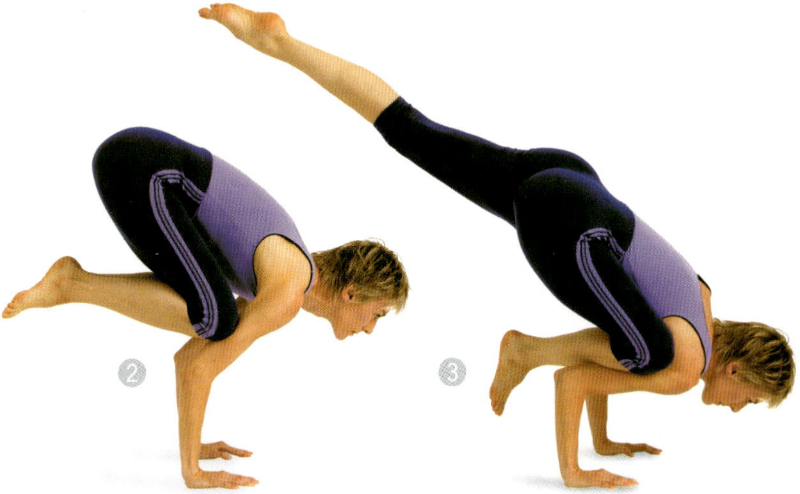

実践のヒント

視点：鼻の先

予備ポーズ：うつむいた犬のポーズ、脚で腕を押すバランス

逆ポーズ：山のポーズ2（英雄座内）、ラクダのポーズ、手首をほぐす体操

もっと易しく：a）つま先と手のひらのあいだで、体重を前後に移動する練習をします。b）初めは腕を伸ばそうとせず、肘を曲げたままでバランスをとります。c）手の下にブロックを置きます。

効果：全身を強化する

を解くときも、集中力は途切らせないでください。ゆっくり肘を曲げ、足を床に下ろして、立ちあがります。

3 上級者は、鶴のポーズから、片脚のカラスのポーズに進むこともできます。肘をさらに曲げ、片脚を後方の斜め上に伸ばします。2〜3秒静止してから、上げた脚を曲げ、鶴のポーズに戻ります。反対側も同様にくり返します。

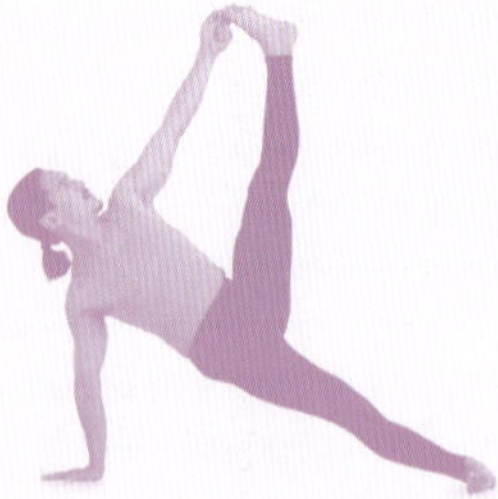

斜面のポーズ

ヴァシツァ・アーサナ　手首、腕、肩、腹部を鍛えるポーズです。最後のステージでは、両脚をほぐす効果もあります。この体位をこなすための力は、おそらくあなたにもあるはずです。精神力を駆使して、できるだけポーズを安定させてみましょう。

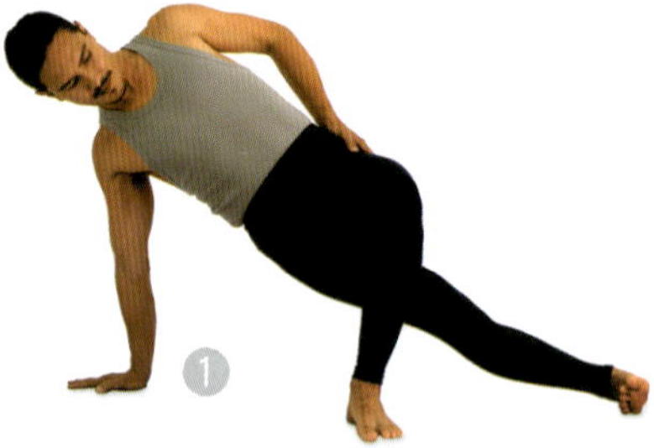

1 うつむいた犬のポーズ（162ページ）をとります。右足のかかとを外側に開き、右手の真後ろに来る位置で、右足の外側のへりを床に押しつけます。左足の裏を、前方の床につけます。

2 体重を前に移動し、右手に体重がかかるようにします。腰を落として身体を一直線にするためには、右の肩が右手首の真上に来る必要があります。そうなっていない場合は、ここでうつむいた犬のポーズに戻り、手と足のあいだの間隔を調整してください。

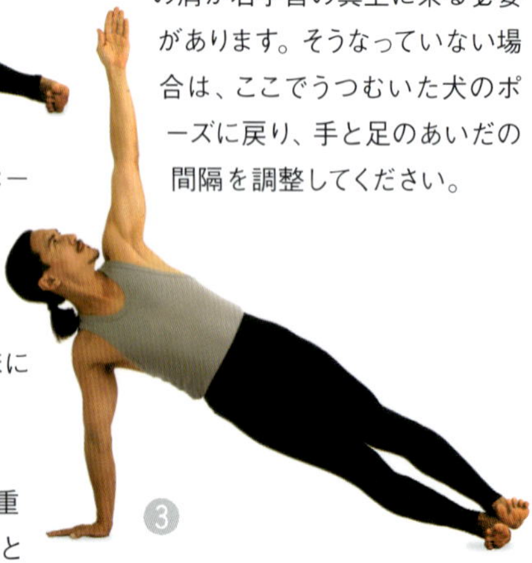

3 左足を右足の上にのせ、両足のかかとを外に張りだします。胴を左に向けながら、左手を天に伸ばします。腰はたわませず、腹筋を使って、全身を一直線に伸ばします。首をめぐらして、左手を見つめます。バランスをとり、静止して5回から10回呼吸します。

4 左脚の膝を胸のほうに曲げ、足の親指を左手の人差し指と中指でつかみます。腕と脚を上方に伸ばします。バランスがとれたら首をめぐらし、足の親指を見つめます。静止して5回から10回呼吸します。

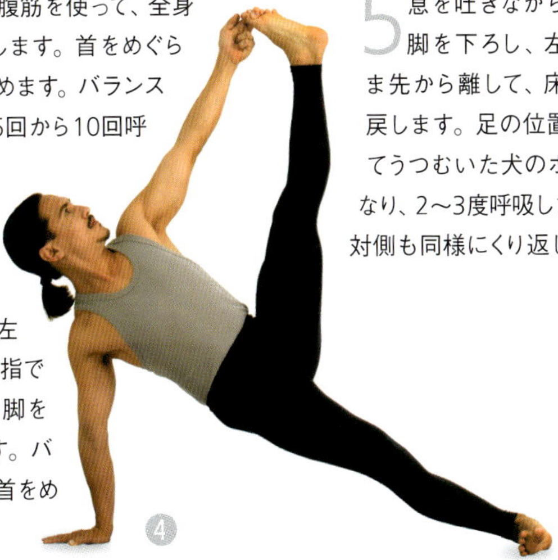

5 息を吐きながら上げた脚を下ろし、左手をつま先から離して、床の上に戻します。足の位置を戻してうつむいた犬のポーズになり、2〜3度呼吸します。反対側も同様にくり返します。

実践のヒント

視点：上げた手

予備ポーズ：足の親指のシークエンス、横になり手をつま先につけるシークエンス、うつむいた犬のポーズ、四肢で支える杖のポーズ

逆ポーズ：手首をほぐす体操、うつむいた犬のポーズ、子どものポーズ

もっと易しく：a) 下の脚の膝を曲げ、つま先を後方に向けて、膝とすねを床につけます。
b) 支えの手の前腕を床につけ、バランスをとります。
c) 下の足の裏を壁につけます。
d) 最後のステージの前でやめます。

効果：全身を強化する

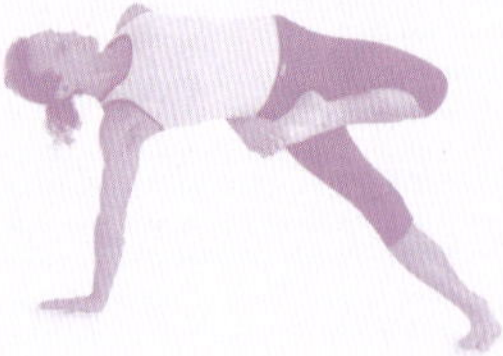

斜面のバリエーション

ヴァシツァ・アーサナ　斜面のポーズ（218ページ）を発展させたバリエーションで、腕と肩の力が求められます。斜面のポーズに比べ、より難度の高い柔軟性と平衡感覚が必要となるため、それだけ精神を集中させることが大切です。

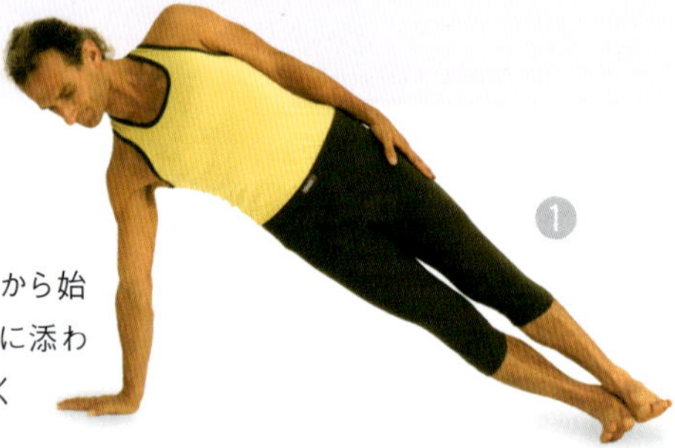

1 斜面のポーズ（218ページ）から始めます。上の腕を身体の脇に添わせます。全身をまっすぐ保ってください。

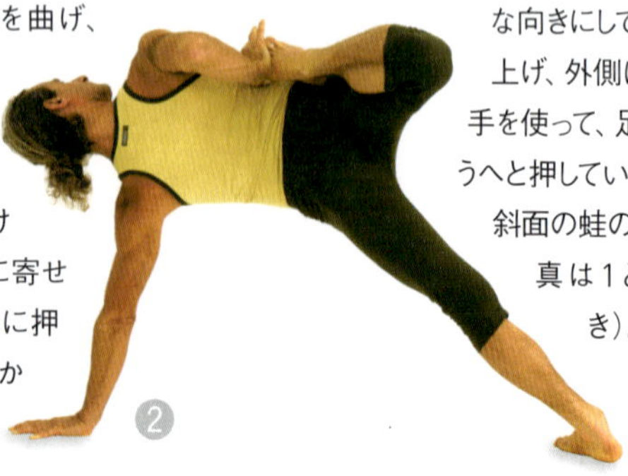

2 上の脚の膝を曲げ、胸に近づけます。手で足をつかんだら、膝をなるべく遠ざけて、かかとを臀部に寄せます。足の甲を前に押し、手は指先が足から遠ざかるような向きにして、肘をなるべく上げ、外側に突きだします。手を使って、足を腰の脇のほうへと押していきます。これが、斜面の蛙のポーズです（写真は1と反対側の向き）。静止して5回から10回呼吸します。

実践のヒント

視点：鼻の先

予備ポーズ：斜面のポーズ、蛙のポーズ、半蓮華座の準備体操、半蓮華座のポーズ

逆ポーズ：手首をほぐす体操、山のポーズ2（英雄座内）、両脚の前方ストレッチ、胎児のポーズか（腕を伸ばした）子どものポーズ

もっと易しく：a）の脚の膝を曲げ、つま先を後方に向けて、膝とすねを床につけます。b）支えの手の前腕を床につけ、バランスをとります。c）下の足の裏を壁につけます。d）カーシャパのポーズで、つま先を手でつかむのをやめます。e）斜面の蛙のポーズで、手の指先を後方に向けたままにします。

効果：全身を強化する、
意識が中心に集まる

3 息を吐きながら脚をほどき、ゆっくりと、うつむいた犬のポーズ（162ページ）に戻ります。必要なら、子どものポーズ（100ページ）で休んでください。反対側でくり返し、同じ時間だけ静止します。

4 次に、カーシャパのポーズを行ないます。神々と悪魔の父である、伝説的な仙人の名から取られています。基本の斜面のポーズから始めます。足の裏を床につけ、上の脚を内側に折ります。足を下の脚の腿の付け根につけ、半蓮華座（152ページ）を作ります。上の腕を背中から回して、蓮華座の足のつま先をつかみます。静止して5回から10回呼吸します。

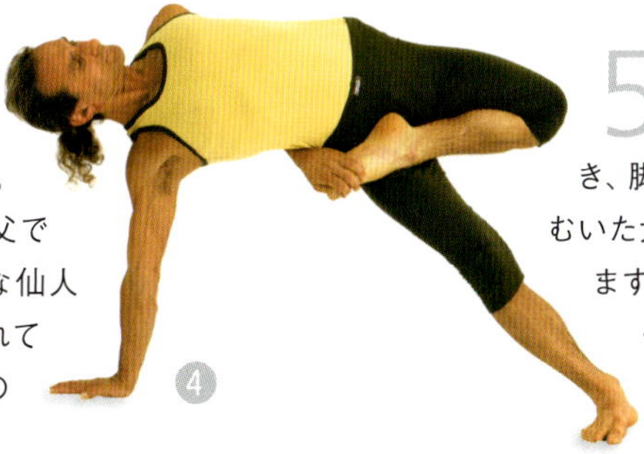
4

5 ポーズを解くには、左足をほどき、脚を伸ばして、うつむいた犬のポーズに戻ります。必要ならしばらく休み、反対側でくり返します。

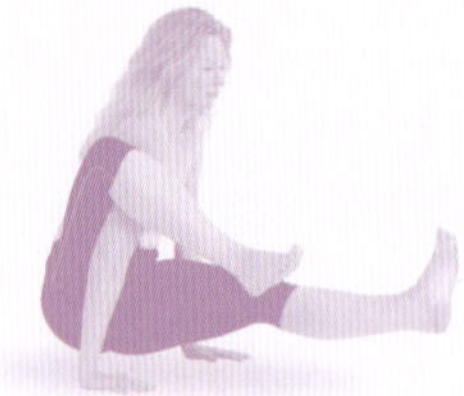

▲

片脚を腕に掛けるバランス

エーカハスタ・ブジャ・アーサナ　片脚を前に伸ばしているため、身体を持ちあげる際に、腕に相当の重さがかかってきます。手首、腕、肩を強化するポーズです。かなりの腹筋の力が必要です。

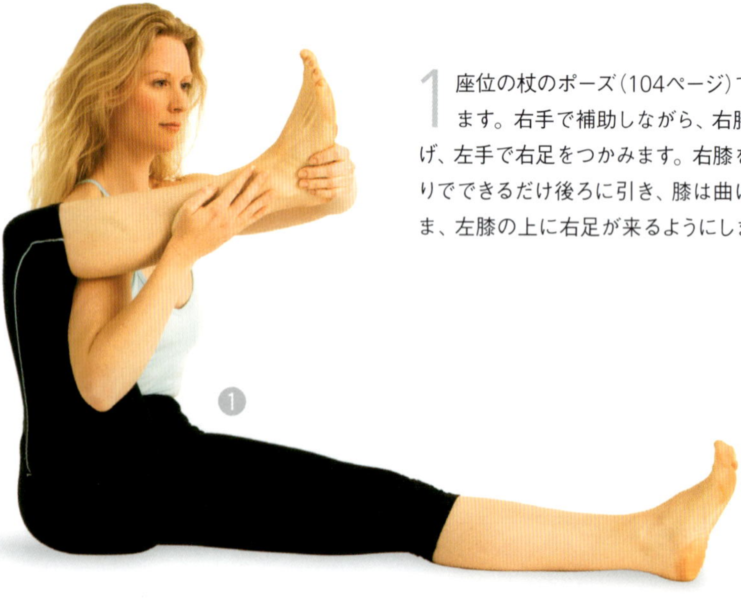

1 座位の杖のポーズ（104ページ）で座ります。右手で補助しながら、右膝を上げ、左手で右足をつかみます。右膝を肩よりでできるだけ後ろに引き、膝は曲げたまま、左膝の上に右足が来るようにします。

2 右腕を右膝の下に通し、腰のそばの床に、指先を前に向けて手をつきます。左手も指先を前に向けて、腰のそばの床につきます。上腕をつぶすようなつもりで、右脚のふくらはぎを強く腕に押しつけるのがこつです。肘は硬くせずに曲げておき、両手で強く床を押しながら、全身を持ちあげます。左脚はまっすぐ伸ばしたままにします。床と平行に伸ばすか、可能ならやや足を高くします。右脚はしっかり腕に押しつけ、ずり落ちるのを防ぎます。両足のつま先をぴんと伸ばします。静止して5回以上、同じリズムで呼吸します。

実践のヒント

視点：鼻の先

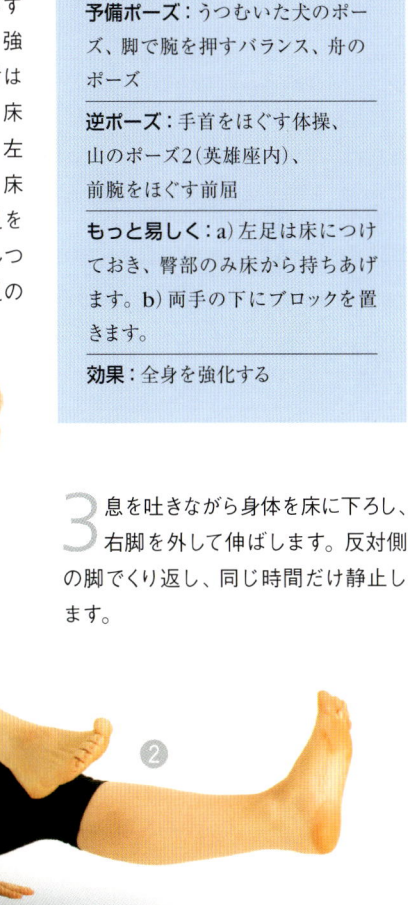

予備ポーズ：うつむいた犬のポーズ、脚で腕を押すバランス、舟のポーズ

逆ポーズ：手首をほぐす体操、山のポーズ2（英雄座内）、前腕をほぐす前屈

もっと易しく：a）左足は床につけておき、臀部のみ床から持ちあげます。b）両手の下にブロックを置きます。

効果：全身を強化する

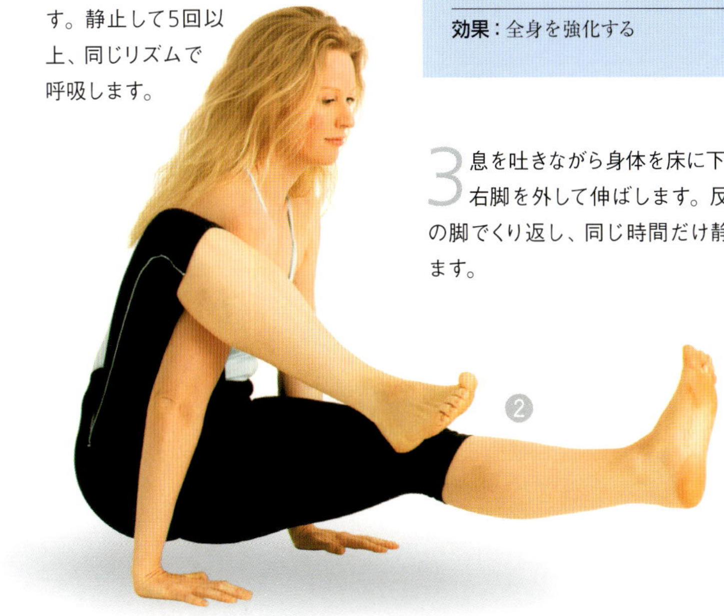

2

3 息を吐きながら身体を床に下ろし、右脚を外して伸ばします。反対側の脚でくり返し、同じ時間だけ静止します。

八曲がりのバランス

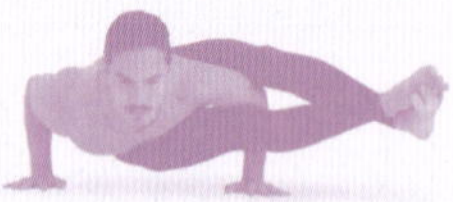

アシュターヴァクラ・アーサナ　手首、腕、肩を鍛える、非常に強力なねじりのバランスです。身体を前に傾けながら、腕を強力に使って身体を持ちあげておくというポーズで、微妙な平衡感覚が要求されます。そのため、身体の各部を互いに協力させる感覚が養われます。

1 両膝を立てて座ります。左脚を手にとり、身体を前に傾けて、左腕の上に脚を掛けます。膝の内側は腕のできるだけ高いところに置き、可能なら肩の後ろで固定させます。

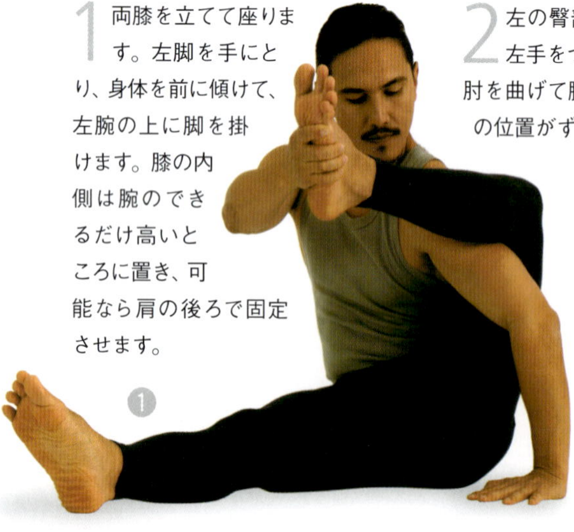

2 左の臀部の斜め前あたりの床に、左手をつきます。指先は前に向け、肘を曲げて腿を力いっぱい押し、左膝の位置がずれないようにします。右手を、右臀部の斜め前の床につきます。右足を上にして、両足首を交差させます。このステージでは、両膝はともに曲がっています。

2

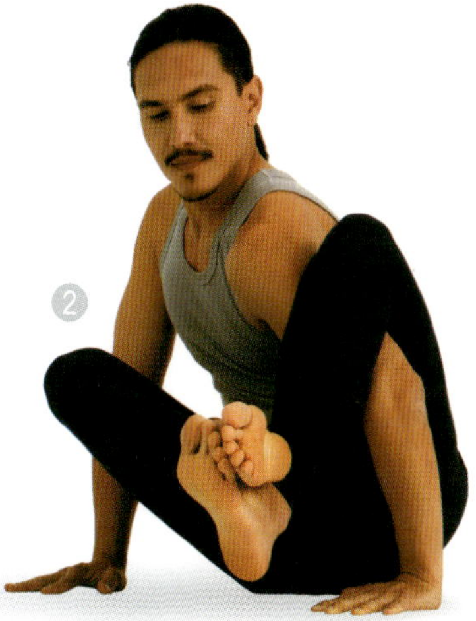

実践のヒント

視点：鼻の先

予備ポーズ：脚で腕を押すバランス、天秤のポーズ、片脚を腕に掛けるバランス

逆ポーズ：手首をほぐす体操、山のポーズ2(英雄座内)、両脚の前方ストレッチ

もっと易しく：a)最後のステージの前でやめます。
b)手の下にブロックを置きます。

効果：全身を強化する

3 少しずつ身体を前に傾け、体重を手のひらに移動します。臀部を持ちあげ、肘をさらに深く曲げながら、脚を左側に伸ばしていきます。

4 あごを床に近づけ、胴と上腕が床と平行になるようにします。両端はまっすぐにするようなつもりで、力を込めて張っておきます。この姿勢で5回から10回呼吸します。

5 ポーズを解くには、息を吸いながら腕を伸ばし、膝を曲げ、ふたたび臀部をついて座ります。脚をほどき、反対側で同様にくり返します。

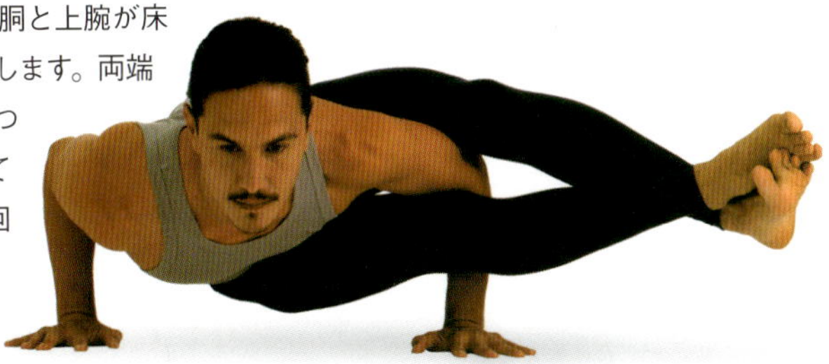

4

蛍のバランス

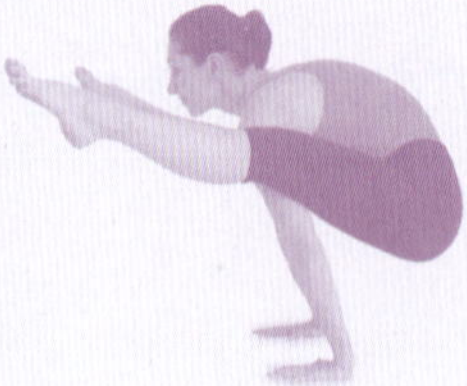

ティッティバ・アーサナ　腕を使ったバランスはすべてそうですが、蛍のバランスも、手首と腕と肩を鍛えるポーズです。また、股関節にもはたらきかけるうえ、腿の裏の筋肉を非常に強力に伸ばします。脚で腕を押すバランス（214ページ）から続けて行なってもよいでしょう。

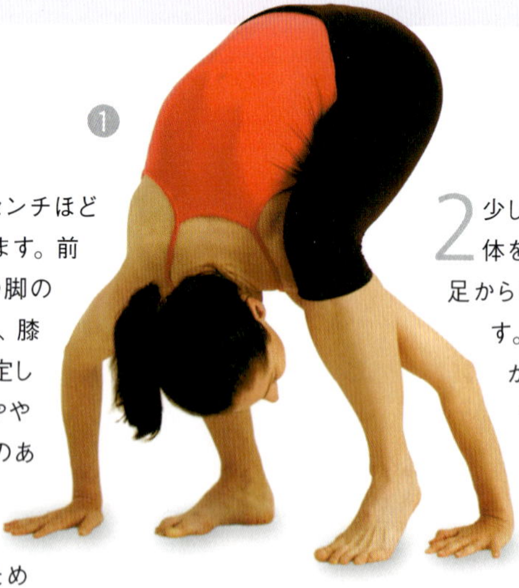

1 両足を30センチほど離して立ちます。前屈し、片腕ずつ脚のあいだを通して、膝の後ろに肩を固定します。かかとのやや後方、すぐ外側のあたりに手をつきます。正しくポーズを組むためには、両脚を腕のなるべく高いところに置かなくてはなりません。

2 少しずつ後ろに身体を傾け、体重を足から手に移動します。肘の上に腰かけるようなつもりで、腿の裏を上腕に置きます。腕を伸ばし、手でバランスを取ります。

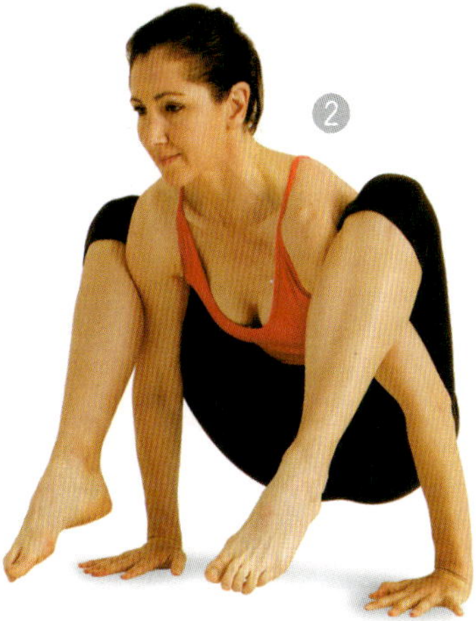

2

実践のヒント

視点：鼻の先

予備ポーズ：座位の開脚のポーズ、亀のポーズ、鶴のポーズ

逆ポーズ：手首をほぐす体操、束のストレッチ、前腕をほぐす前屈

もっと易しく：a）手の下にブロックを置きます。

効果：全身を強化する

3 床から足を離し、両脚をまっすぐ伸ばします。最初のうちは、この姿勢で脚を伸ばすのは難しいでしょう。身体を前に傾け、膝の裏の腱をゆるめる練習を重ねていけば、脚を楽に伸ばせるようになります。脚は腕に押しつけます。つま先を伸ばし、まっすぐ前方を見つめます。静止して5回から10回呼吸します。上級者は、腰を落として脚を上げ、脚を垂直に近い形にしてもよいでしょう。

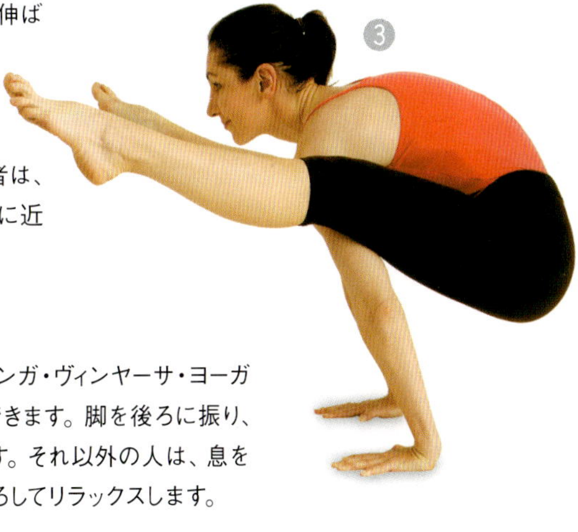

3

4 蛍のバランスから、アシュターンガ・ヴィンヤーサ・ヨーガ（385ページ）を行なうこともできます。脚を後ろに振り、鶴のポーズ（216ページ）を作ります。それ以外の人は、息を吐きながら肘を曲げ、床に腰を下ろしてリラックスします。

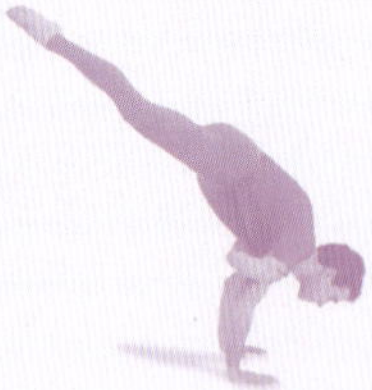

賢者のバランス 1

エーカパーダ・ガーラヴァ・アーサナ　手首と腕を強化する、難度の高い手のバランスです。腹筋を鍛え、集中力と持久力を養います。

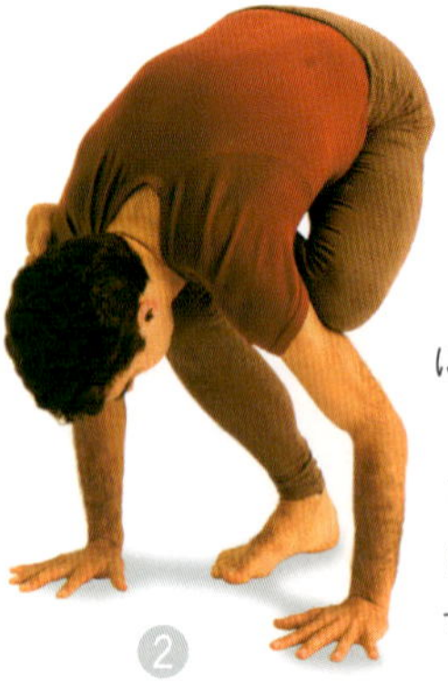

②

1 立った姿勢から、左足首を高く上げて、できるだけ右の腿の付け根に近い部分に置きます。少ししゃがみ、前屈して右の臀部の筋肉に効くようにします。

2 支えの脚を曲げたまま、前に身体を傾け、手を肩幅に開いて床につきます。右足のかかとを上げ、さらに前傾して、左脚を右の上腕、肘のすぐ上に持っていきます。足首を曲げ、足を腕に巻きつけます。左脚のすねが、テーブルのように上腕から伸びるようにします。

3 ポーズを習得中なら、頭頂を床につけるとやりやすいかもしれません。両手にさらに体重をかけ、右足を床から離し、右膝が両肘のあいだで宙に浮くようにしますⒶ。右

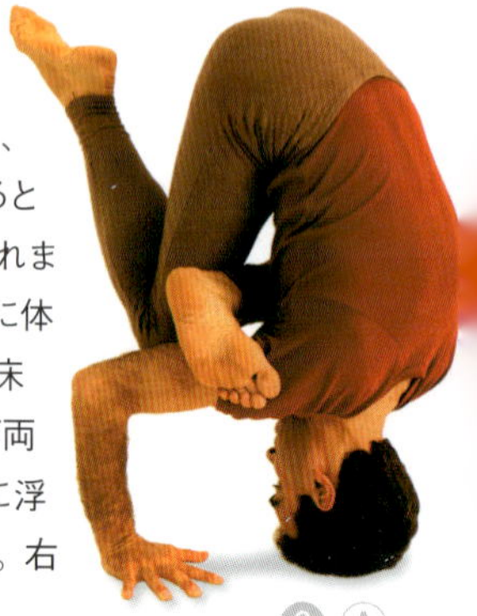

③ Ⓐ

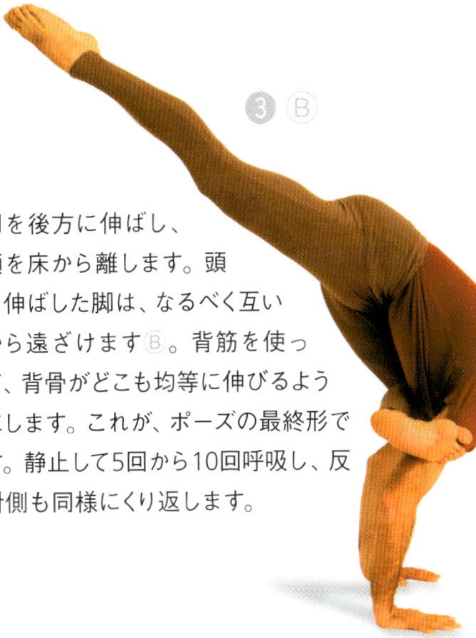

脚を後方に伸ばし、頭を床から離します。頭と伸ばした脚は、なるべく互いから遠ざけますB。背筋を使って、背骨がどこも均等に伸びるようにします。これが、ポーズの最終形です。静止して5回から10回呼吸し、反対側も同様にくり返します。

4 上級者は、三点倒立(302ページ)から始めることもできます。三点倒立をし、右膝を曲げて足を左腿の付け根に置き、半蓮華座(152ページ)を組みます。左膝を曲げます。

実践のヒント

視点：鼻の先

予備ポーズ：半蓮華座の準備体操、三点倒立、鶴のポーズ

逆ポーズ：子どものポーズ、手首をほぐす体操、前腕をほぐす前屈、両脚の前方ストレッチ

もっと易しく：頭を床につけたままにします。

効果：全身を強化する

5 脚を下げていき、右脚のすねを右の上腕に、右足を左の上腕につけます。ゆっくり頭を床から離し、左脚を元のように伸ばしていきます。息を吐きながら左脚を曲げ、頭を床に戻して、三点倒立の姿勢に戻ります。反対側も同様にくり返します。

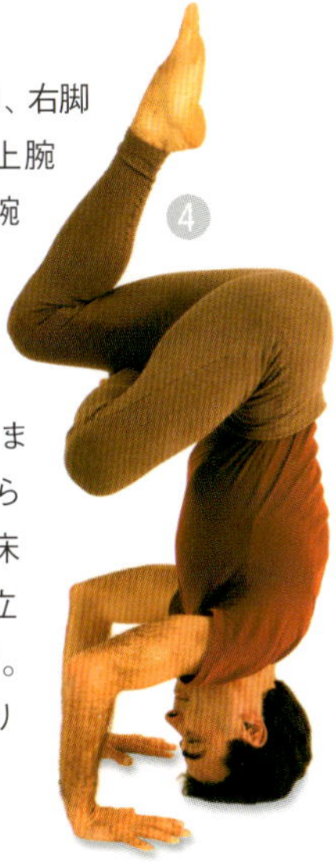

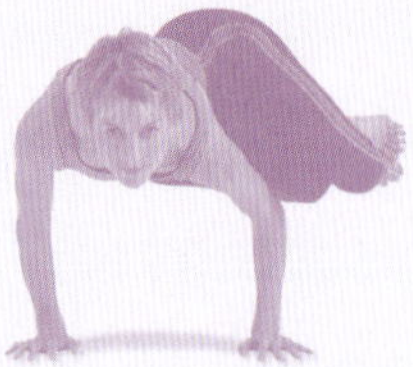

横向きのカラスのポーズ

パールシュヴァ・バカ・アーサナ　手首、腕、肩、腹筋を強力に使うバランスです。動きのあるねじりによって腹筋に非常に効いてくるポーズのため、腹部の臓器を調える効果が絶大です。

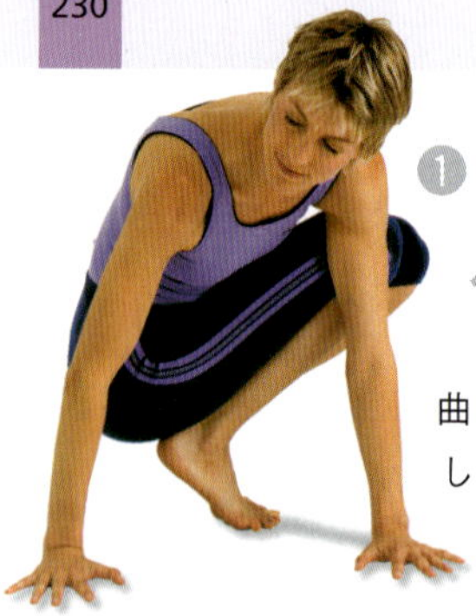

1 両足をそろえて立ちます。膝を曲げ、かかとを上げてしゃがみこみます。右に身体をねじり、右足の脇の床に、肩の真下に来るよう両手をつきます。手のひらをすべて床につけ、右足から30センチ以上離して、肩幅よりは少し広めに間隔をとります。胴は、できるだけ腿と垂直になるようにします。

2 左肘を曲げ、膝が収まる空間を作ります。両膝を左上腕のできるだけ高いところに押しつけ、最大限に身体をひねります。体重を足から手に移動させます。両手を充分前についていれば、身体を前に動かしながら、足を床から離すことができるはずです。

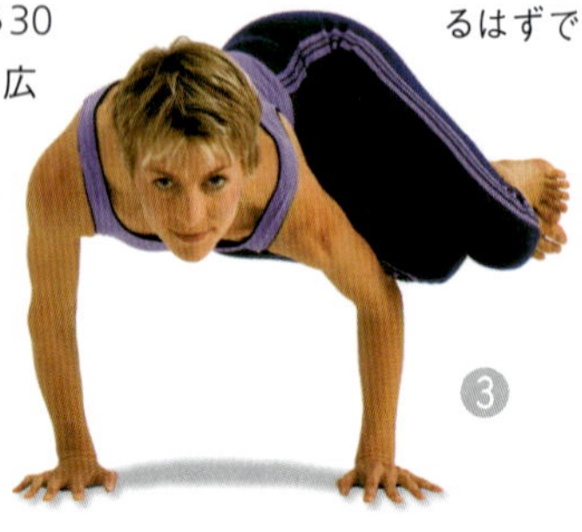

3 かかとを臀部に引きよせます。足をさらに左上腕に押しつけます。左腕で押しかえして、バランスをとります。指先が白くなるほど指でしっかりと地面をつかみながら、手首の筋肉を使います。

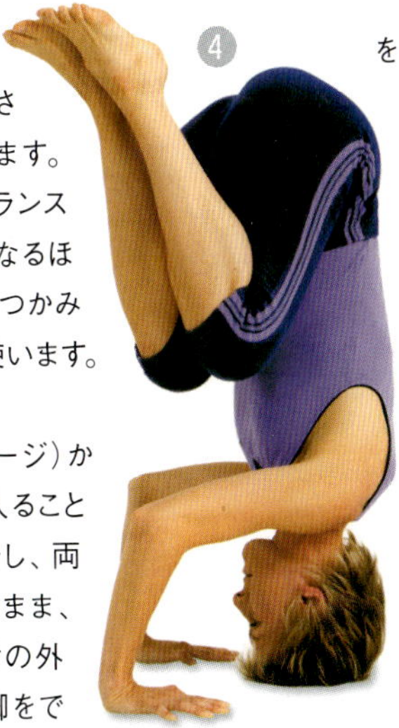
4

4 三点倒立（302ページ）から、このポーズに入ることもできます。三点倒立をし、両膝と両足首をそろえたまま、膝を曲げて、脚を右肘の外側へ持っていきます。脚をできるだけ外へと振りだし、左腿の脇を右上腕の裏側につけます。少しずつ頭を床から離し、同時に足を上に引きあげます。腕をまっすぐ伸ばします。両手に均等に体重がかかるようにします。

5 5回から10回呼吸したら、腕を曲げ、頭を床に戻して三点倒立の姿勢になり、反対側も同様にくり返します。

実践のヒント

視点：鼻の先

予備ポーズ：鶴のポーズ、八曲がりのバランス、ねじった椅子のポーズ、三点倒立

逆ポーズ：手首をほぐす体操、前腕をほぐす前屈、両脚の前方ストレッチ、東のストレッチ

もっと易しく：a）足から手のひらへの体重移動を練習します。
b）右に身体をひねったら、右手を身体に近い床につきます。右腕はまっすぐに伸ばさず曲げておき、肘で右の腰を支えます。両肘をテーブルのように使って身体を支えると、楽に行なうことができます。

効果：全身を強化する

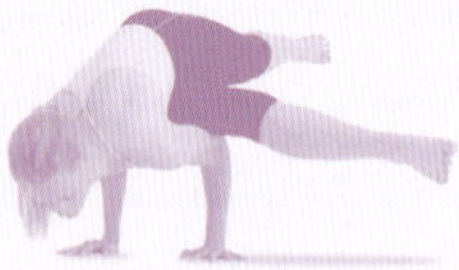

賢者のバランス 2

エーカパーダ・カウンディヌヤ・アーサナ　腕のバランスとねじりを組みあわせた、難度の高いバランスです。手首と腕を強化し、腹筋を鍛えます。また、腹部の内臓をマッサージする効果もあります。

1 うつむいた犬のポーズ（162ページ）から、右足を斜め前、左手の外側に踏みだします。

2 左肘を少し曲げ、右腿の外側を、左上腕の裏側のできるだけ付け根に近い部分に当てます。

3 少しずつ前に身体を傾けながら、肘を曲げ、体重を両手にかけていきます。右腿が左上腕を押しつける形になります。手でバランスを取ります。最初のうちは、頭を床につくとやりやすいかもしれません。

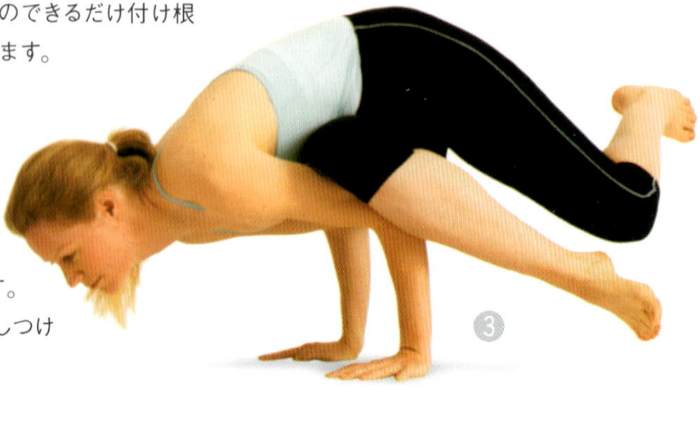

4 右脚を左に、左脚を後方に、まっすぐ伸ばします。頭を上げ、前方を見つめます。体重は両手に均等にかかるようにします。手首を痛めないよう、指先を床に押しつけます。これがポーズの最終形です。静止して5回から10回呼吸します。

5 伝統的なポーズへの入り方は、三点倒立（302ページ）から始める方法です。三点倒立をし、膝を曲げて右脚を左肘の外側に持っていきます。足をできるだけ外へ振りだし、右腿の脇が左上腕の裏につくようにします。右脚を左に、左脚を後方に伸ばします。

6 少しずつ頭を床から離し、前方を見つめます。脚はまっすぐ伸ばしておきます。この最終形で静止し、5回から10回呼吸します。息を吐きながら腕と膝を曲げ、頭を床に戻し、三点倒立の姿勢に戻ります。反対側も同様にくり返します。

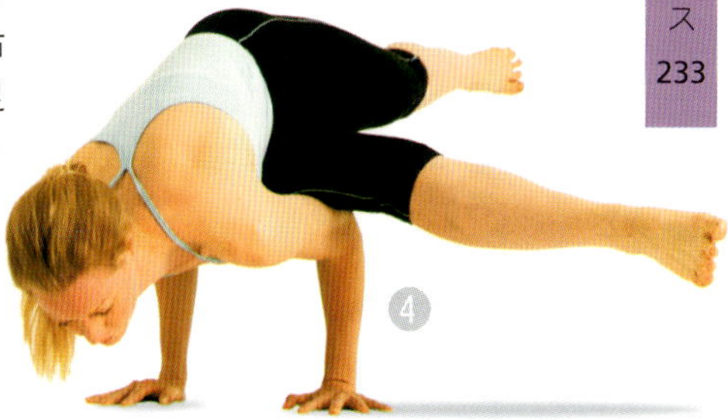
4

実践のヒント

視点：鼻の先

予備ポーズ：三点倒立、鶴のポーズ、横向きのカラスのポーズ

逆ポーズ：うつむいた犬のポーズ、仰向いた犬のポーズ、両脚の前方ストレッチ、手首をほぐす体操

もっと易しく：
a) 左肘だけでなく右肘も曲げ、右の腰を支えます。
b) 下の脚を曲げておきます。
c) 倒立から入るときに、頭を床につけたままにします。

効果：全身を強化する

孔雀のポーズ

マユーラ・アーサナ　古典的なバランスのポーズで、伝統的なヨーガの教本では、利するところ大だと称賛されています。肘で腹部を押すため、消化器および腹部の臓器への血液供給量が増加します。また、腹筋と手首も強化します。

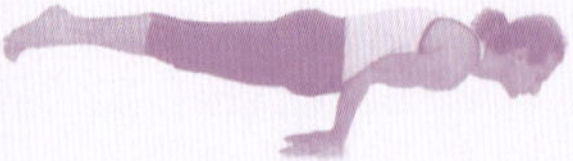

1 両膝をやや離して、床にひざまずきます。前に身体を傾け、指先を後方に向けて、前方の床に手をつきます。小指が互いに触れあうようにします。両肘をそろえたまま少し曲げ、前屈して、肘で腹部を押すようにします。

2 脚を後方にまっすぐ伸ばし、体重が手首と足の甲にかかるようにします。ゆっくり身体を前に動かし、体重を両手にかけながら、足を床から離します。頭と脚を持ちあげ、互いに遠ざけるように伸ばします。静止して5回から10回呼吸します。脚が高く宙に上がってしまうかもしれませんが、胴と足を床に平行に

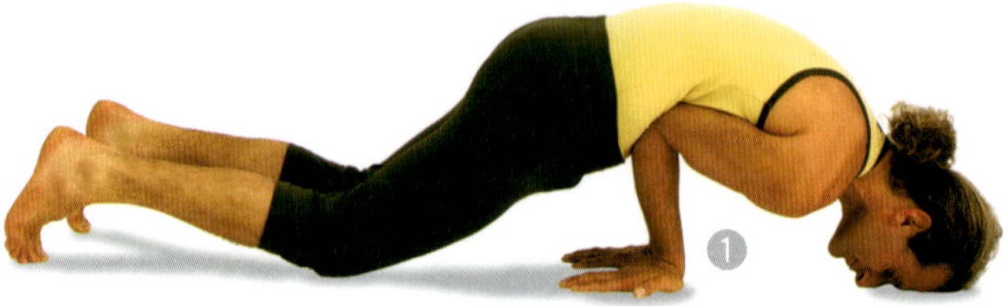
1

実践のヒント

視点：鼻の先

予備ポーズ：四肢で支える杖のポーズ、バッタのポーズ

逆ポーズ：手首をほぐす体操、山のポーズ2（英雄座内）、前腕をほぐす前屈、うつむいた犬のポーズ

もっと易しく：a）両手をやや離します。
b）足を床につけたままにします。

効果：全身を強化する

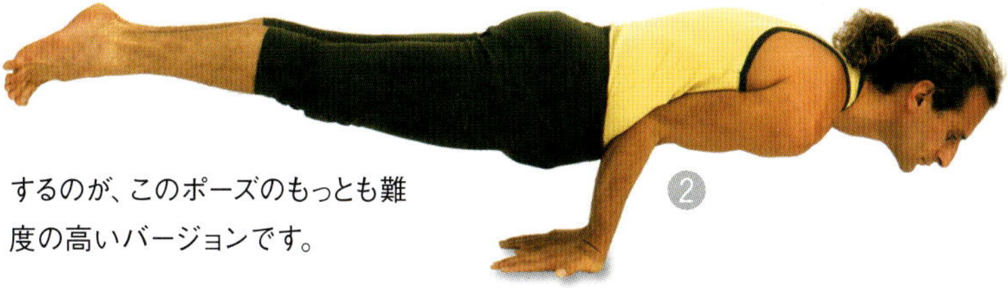

するのが、このポーズのもっとも難度の高いバージョンです。

2

3 息を吐きながら脚を下ろし、ひざまずく姿勢に戻ります。

4 このポーズのバリエーションとしては、脚を蓮華座（152ページ）に組む体位があります。これをマスターするには、蓮華座の行が完全に身についていなくてはなりません。足と頭を床から離し、手でバランスを取ったら、片脚を曲げて、足首をもう一方の脚の腿の付け根に置きます。次に2本目の脚を曲げ、勢いをつけて足首を最初の脚の腿にのせ、蓮華座を組みます。これが、蓮華座の孔雀のポーズです。ポーズを組むたびに、交差する脚の上下を替えて行なってください。

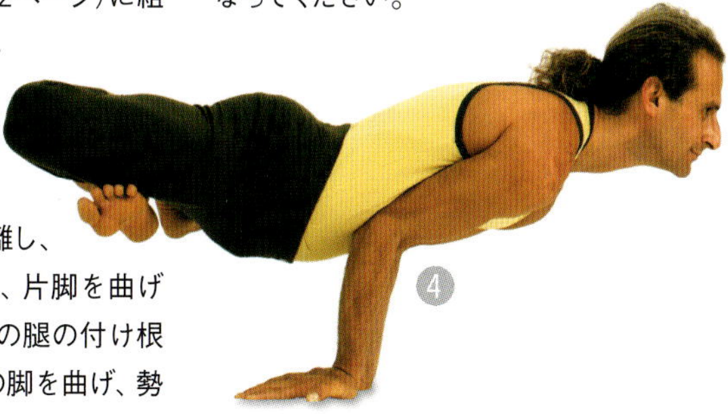

4

後屈

後屈には、体内の組織を暖め、エネルギーを増し、活気をよみがえらせる効果があります。身体を支える中心軸を柔軟にし、弱くなった背筋を鍛えます。私たちの多くは、座る、運転する、家事をする、机に向かうといった、前屈に支配された暮らしをしています。後屈は、それに対抗する逆のポーズです。後屈を行なうことで、決断力や意志が身につき

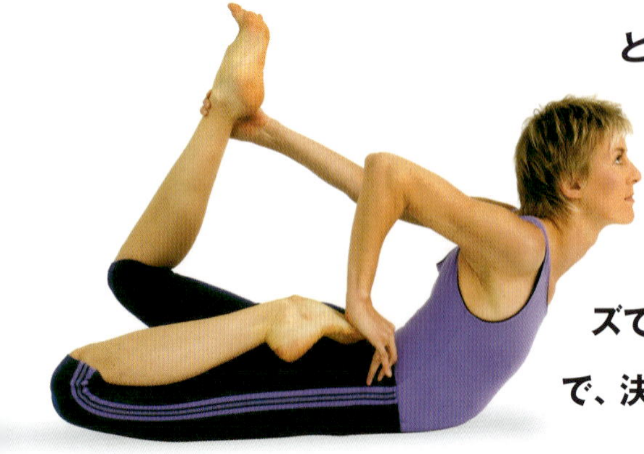

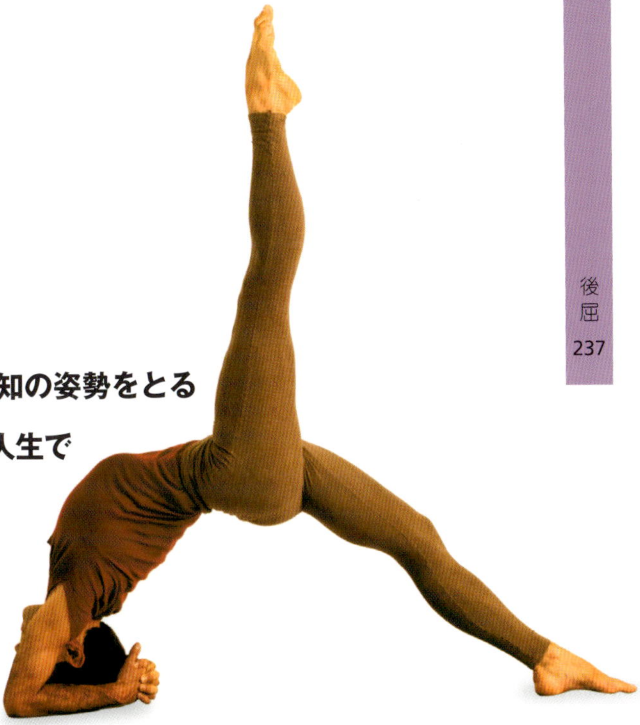

ます。後屈で未知の姿勢をとることによって、人生で見知らぬ要素にぶつかったときの恐怖を克服することができます。後屈は胸部を開く姿勢をとるため、胸が高くなる効果もあります。また、胸が開くことによって呼吸が改善され、心臓のチャクラが広がって、生命力と喜びに充ちた人生が送れるようになります。

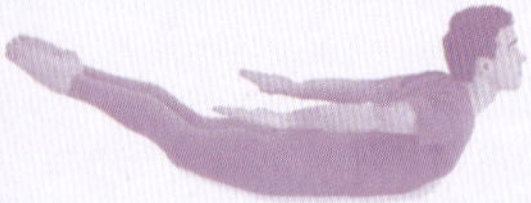

バッタのポーズ

シャラバ・アーサナ　背筋を集中的に強化するポーズです。胸を開くため、呼吸が改善されます。また、精神的な疲労を解消します。

1 うつぶせに寝そべり、脚を伸ばして、甲を床につけます。額を床につけ、首の後ろを長くします。身体の両脇に腕を伸ばし、腰の両脇に手を置き、甲を床につけます。

2 床が支える力に身をゆだね、身体の前面をどこも柔らかくします。左右の臀部を互いにゆっくり押しあわせ、腿を内側に回しこみながら、恥骨を床に押しつけます。

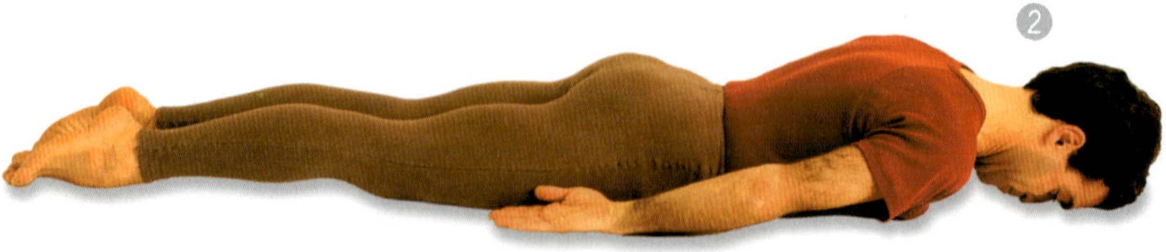

実践のヒント

視点：第三の眼か、上方のかなた先

予備ポーズ：コブラのポーズ、スフィンクスのポーズ、ワニのポーズ

逆ポーズ：両脚の前方ストレッチ。仰向けに寝そべり、膝を胸元に引きよせて抱く

もっと易しく：a) まず脚だけを持ちあげ、次に上体を持ちあげ、それから脚と上体を同時に持ちあげます。b) 手のひらを下にして、腿の脇の床につきます。手のひらで床を押しながら、胸を持ちあげます。

効果：気分爽快になる、全身を強化する

3 指先まで腕をぴんと張って、足のほうに伸ばします。肩を背中の下のほうに押しさげ、胸の前面を開きます。

4 息を吸いながら、胸と脚を床から離します。肩に力を入れず、首の後ろを充分に長く保ってください。

5 手と手首を持ちあげ、指先を足のほうへ伸ばします。そのまま2〜3度呼吸します。目線は上げますが、あごはやや引き、首と肩はリラックスさせておきます。

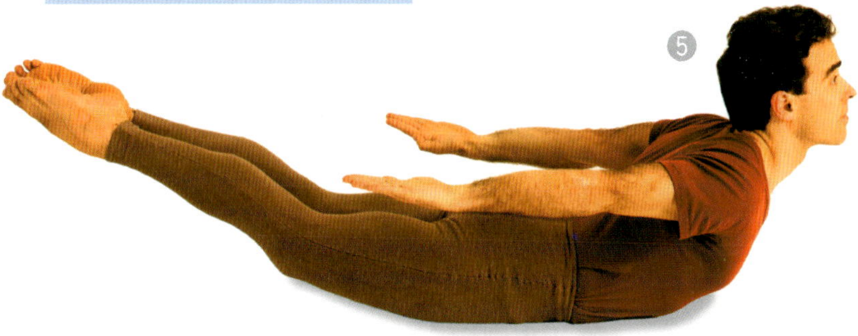

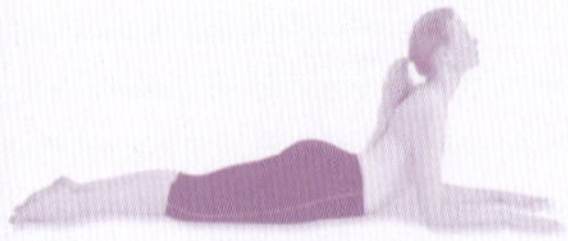

スフィンクスのポーズ

ブジャンガ・アーサナⅡ　腰から胸部までの背骨のカーブを持ちあげる、うつぶせの後屈です。腰よりも、上体を後ろに曲げるのが難しいでしょう。肩をほぐし、心臓のチャクラを開くポーズです。身体の前面を気持ちよくストレッチします。

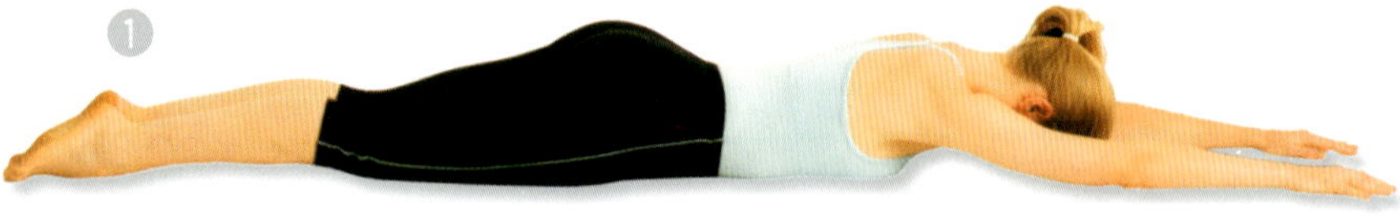

1 うつぶせで寝そべります。手のひらを下にして腕を頭上に伸ばし、指を大きく開きます。脚はまっすぐ伸ばし、内腿、膝、足首を床につけます。床に溶けていくような感覚で、身体の前面を徐々に柔らかくします。肩から肘までを伸ばし、次に肘から手首まで、さらに指先1本1本までをぴんと伸ばします。

2 息を吸いながら頭と胸を上げ、腕を後ろにずらし、肘を肩の真下に持っていきます。肩は開き、耳たぶから遠ざけるように落とします。背骨を上に引きあげると同時に、肩胛骨を身体の内部、肺のほうへと引きよせます。尾骨を床のほうへ押し下げ、腰を長くします。

3 前腕と手のひらを、左右均等に床に押しつけます。肘から腋の下までを長く伸ばしながら、胸を指先に向かって前方へと伸ばし、肋骨を上腕のほうへ動かします。背中の真ん中より上をよりカーブさせ、背中が均等に後ろに曲がるようにします。

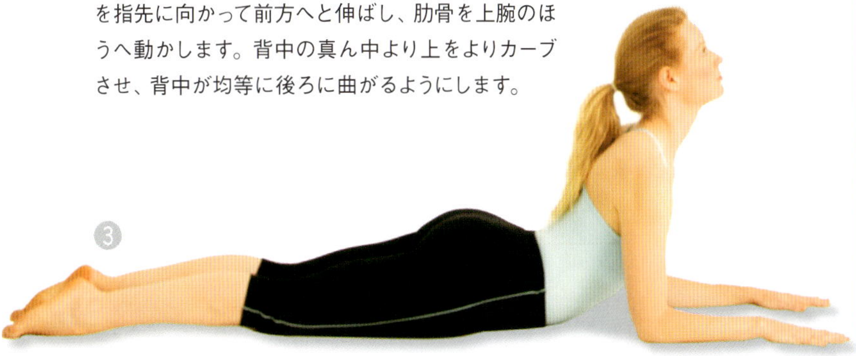

③

4 柔らかい目線で前方かなた先を見つめ、胸の前面にある心臓部へと息を吸いこみます。息を吐きながらポーズを解き、顔を片側に向けて、頬を床につけます。全身をめぐるどんな感覚も、残らず感じとってください。さらに二度くり返します。

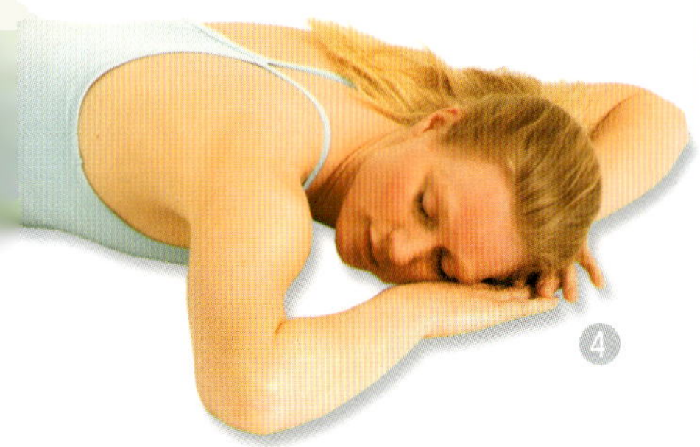

④

実践のヒント

視点：前方まっすぐ

予備ポーズ：ワニのポーズ、バッタのポーズ

逆ポーズ：胎児のポーズ、子どものポーズ

もっと易しく：a) 肘を床についたまま、両手をお椀の形にしてあごを包みます。
b) 腹部をあまり床から離さないようにします。
c) 肩より前に肘をつきます。

効果：エネルギッシュになる

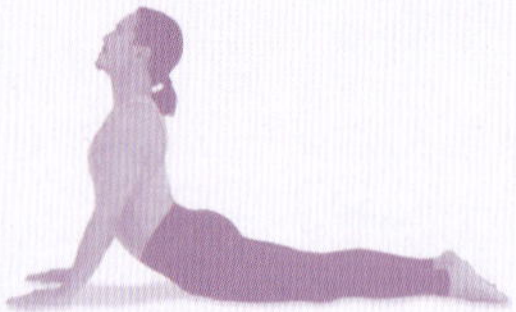

コブラのポーズ

ブジャンガ・アーサナ I　スフィンクスのポーズよりも、腕の力が必要となる後屈です。胸を開き、消化器を刺激します。また、腰椎の可動性を高めます。

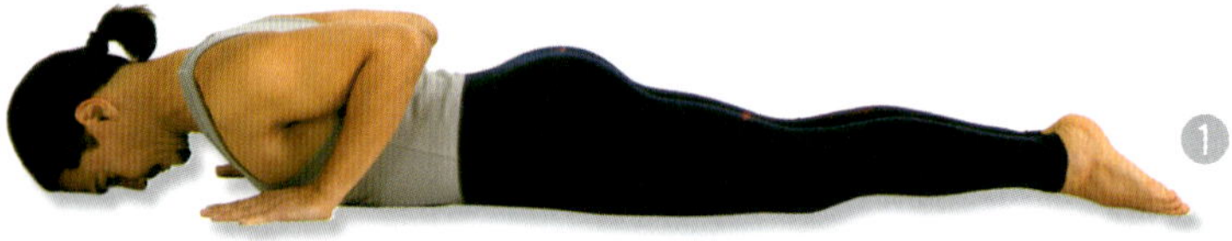

1 うつぶせに寝そべります。指先を前方に向け、肩の下に手のひらをつきます。何度か呼吸しながら、息を吐くあいだに、身体をできるだけ長く、生き生きとさせます。背面のウエストから、腰、臀部、腿、ふくらはぎ、足の裏までを、しっかり伸ばします。

2 尾骨を内側に引きこみ、恥骨を床に押しつけます。足の甲は床につけたままで、膝を曲げずに床から離し

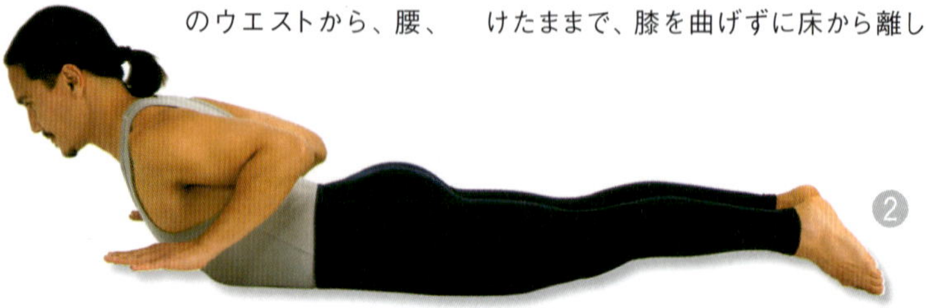

ます。手のひらは押さずに、息を吸いながら胸を持ちあげます。静止して、2〜3度呼吸します。このポーズは、背中を強化するのに効きます。どの筋肉をはたらかせたらよいか、また、腕の補助なしに背筋がどれほど強いかがわかります。

3 次に、背中の可動性を高めます。手のひらを床に押しつけ、背骨をさらに曲げて、床から遠ざけます。両脚の内側はぴったりと寄せたまま、恥骨を床に押しつけます。背骨を反らせる動きを、背中の中ほどでやや上に引きあげます。手のひらの腹の部分を後ろに引くように力を込め、腕の力で胸が前に向かうような感覚を味わいます。

実践のヒント

視点：第三の眼か、上方かなた先

予備ポーズ：花輪のポーズ、戦士のポーズ1

逆ポーズ：深い前屈、安らかな深い前屈

もっと易しく：長時間静止できるようになるまでは、なめらかな動きでポーズを組んだり、解いたりしながら練習します。

効果：エネルギッシュになる、全身を強化する

4 肩は硬くせずに落とし、腕を伸ばします。あごは引いて、首の後ろを長く保ちます。静止して2〜3度呼吸し、息を吸うときに胸を広げ、息を吐くときに背骨を伸ばすようにします。

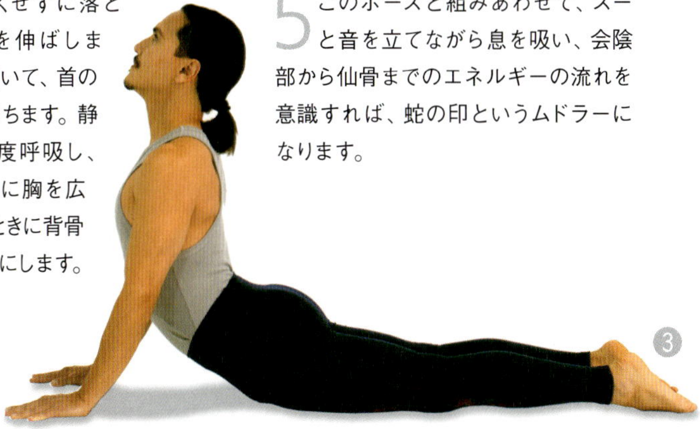

5 このポーズと組みあわせて、スーと音を立てながら息を吸い、会陰部から仙骨までのエネルギーの流れを意識すれば、蛇の印というムドラーになります。

③

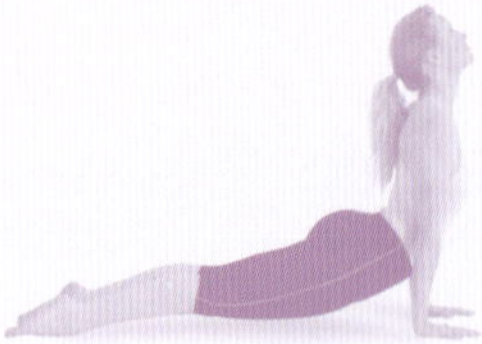

仰向いた犬のポーズ

ウールドヴァ・ムカ・シュヴァーナ・アーサナ

手首と肩を強化し、胸を開くポーズです。背骨全体に効いてきます。太陽礼拝のシークエンス(42ページ)に含まれるポーズです。

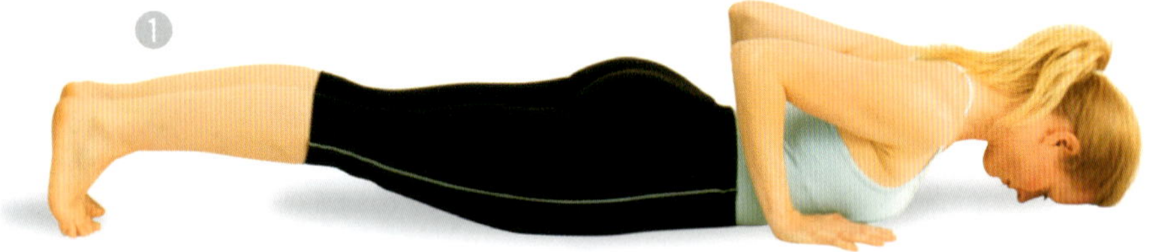

1 うつぶせで寝そべります。指先は前方に向け、肩の真下で手のひらを床につきます。肘は身体から離さないようにします。足は腰幅に開きます。つま先を立てます。

2 息を吸いながら手のひらを床に押しつけ、身体を床から少し離します。手と足で補助しながら、左右の腰を前に移動し、足の甲を床につけます。腕を伸ばし、胸を持ちあげて前に突きだします。脚はまっすぐ伸ばしたまま、力を込めます。臀部はリラックスさせたまま、腿の前面の筋肉を活発に使って、膝を床から持ちあげます。体重が足の

実践のヒント

視点：第三の眼か、鼻の先

予備ポーズ：バッタのポーズ、コブラのポーズ

逆ポーズ：うつむいた犬のポーズ、両脚の前方ストレッチ

もっと易しく：a) 膝を少し曲げ、床につけておきます。
b) 腰痛がある人は、腰を高めに上げます。

効果：身体が開く、若返る

甲と手のひらにかかるようにします。

3 肩は後方に引いて落とし、胸は斜め上に引きあげます。実際には手を動かさないまま、手のひらを後方の腰のほうへと引くようなつもりで、腕の筋肉をはたらかせます。こうすると、肋骨が上腕より前に出て、胸をより開くことができます。頭をゆっくりと後ろに反らし、目線を上げます。

4 息を吐きながら、膝を曲げて元の姿勢に戻ります。

5 ポーズを解く方法は、ほかにもあります。息を吐きながら、つま先を立てて腰を後ろに引き、うつむいた犬のポーズ（162ページ）をとります。これは、太陽礼拝Bのシークエンスで行なう方法です。

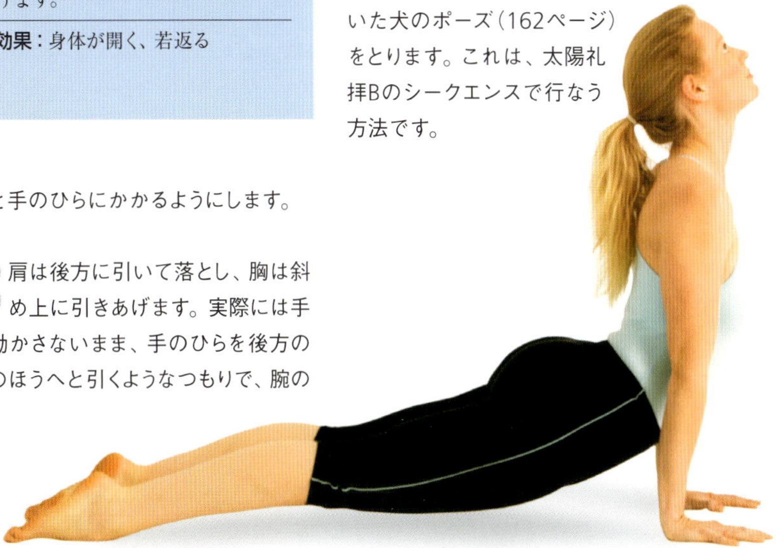

3

▲

ワニのポーズ

ナクラ・アーサナ　ほとんどの後屈が外に開く形をとるのに対し、これは身体を休めながら、思考を内面に向けるポーズです。次第に難度を上げていくつかの後屈を連続して行なう際には、合間にワニのポーズを組みいれるといいでしょう。背中を丸める逆ポーズをとらなくても、ワニのポーズで適度な休憩をとることができます。

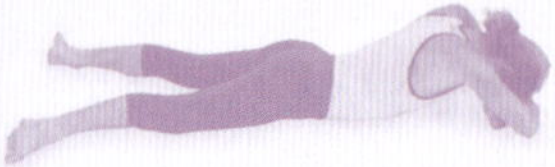

1 うつぶせに寝そべり、腕を頭上に伸ばします。息を吸いながら頭と胸を上げ、腕を身体に引きつけて、肩より少し前で肘をつきます。

2 脚は左右に大きく開き、かかとを内側に回して、内腿、膝、足首が床につくようにします。尾骨をかかとに向けて伸ばし、左右の臀部をゆっくり寄せて、恥骨を床に押しつけます。

3 腹部は柔らかく保ったまま、へそから喉までの身体の前部を長く伸ばします。腰椎のあいだに隙間ができるようにします。

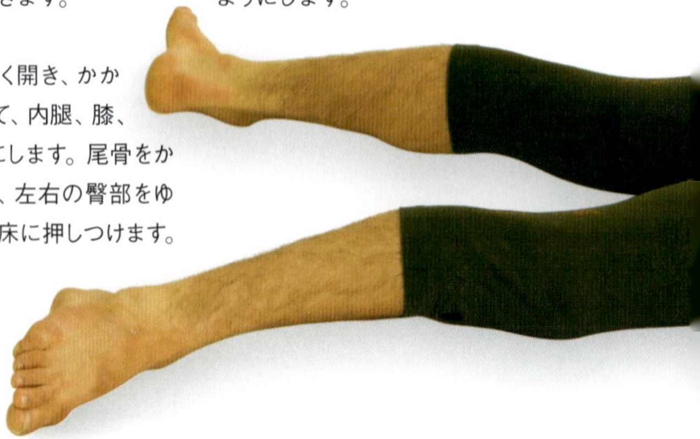

4 胸をさらに少し上げ、前腕を重ねて、手のひらで肘を包みます。

5 あごを引き、首の後ろを長く保ちます。額を前腕にのせます。肘の位置を前後に調整し、額をのせて心地よく感じる場所を探してください。足の内側のへりから内腿、骨盤、腹部、胸部に至るまで、身体の前面をすべて伸ばします。静止して、静かに呼吸します。息を吐きながらポーズを解きます。頭を片側に向け、額を床につけます。

実践のヒント

視点：目を閉じる

予備ポーズ：コブラのポーズ、スフィンクスのポーズ、バッタのポーズ

逆ポーズ：胎児のポーズ、子どものポーズ、腕を伸ばした子どものポーズ

もっと易しく：a）両脚をさらに寄せます。b）肘をさらに前に置きます。c）肘をあまり床に押しつけないようにします。

効果：安らぐ、直観力がつく

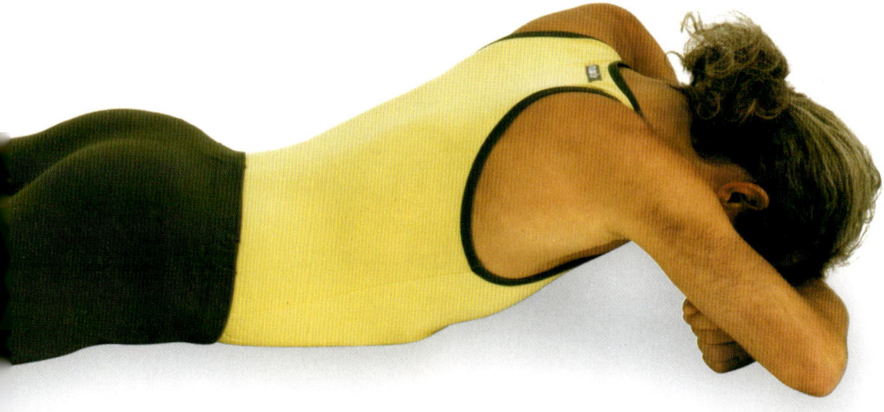

5

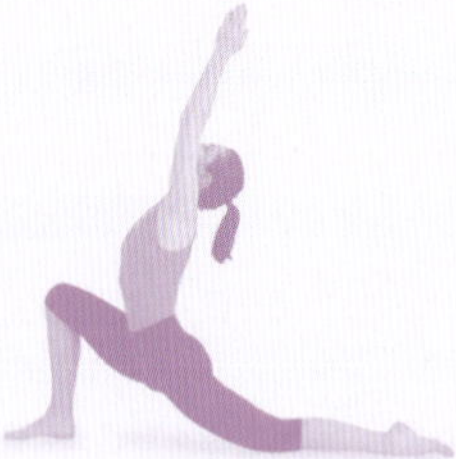

三日月のポーズ

アンジャネーヤ・アーサナ　腿の前面の筋肉を伸ばすポーズです。奥のほうにある腸腰筋《ちょうよう》は、たいていの人が硬いものですが、三日月のポーズはこの筋肉にも効いてきます。強力な後屈によって、腎臓と肝臓を調えます。

1 ひざまずいた姿勢から、膝を曲げたまま右脚を前に踏みだし、右の腿を床と平行にします。

2 左脚前面を伸ばします。左脚の付け根から膝までをよく伸ばし、さらに膝から足首、足の甲からつま先にかけてを伸ばします。両手は立てた膝に置き、右膝をさらに深く曲げて、左膝の前面をよりしっかりと伸ばします。

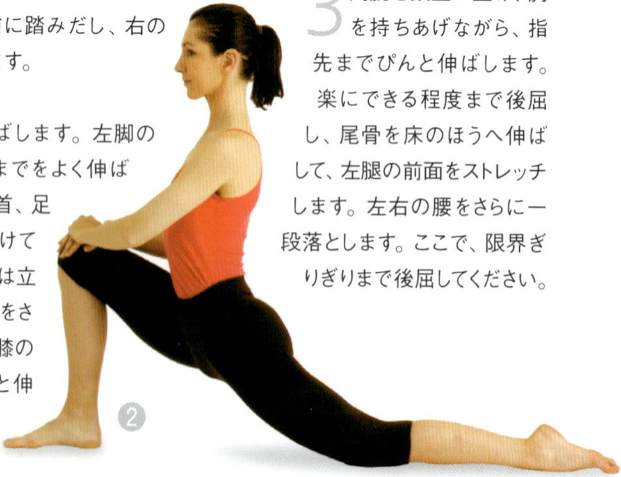

3 両腕を頭上に上げ、胸を持ちあげながら、指先までぴんと伸ばします。楽にできる程度まで後屈し、尾骨を床のほうへ伸ばして、左腿の前面をストレッチします。左右の腰をさらに一段落とします。ここで、限界ぎりぎりまで後屈してください。

4 背中に比べ、腰はもともと深くカーブしています。意識的にそのカーブを、背骨の中ほどまで引きあげてください。同時に、腕を頭の後方に向けて優美に伸ばし、胸を斜め上に持ちあげます。手のひらを互いに向きあわせるか、または首や肩が硬くならないようなら、手のひらを合わせて合掌します。

5 顔は仰向け、まっすぐ上方を見つめます。静止して2〜3度呼吸し、身体が描く三日月の形を心ゆくまで味わいます。息を吐きながら手を戻し、床に四つんばいの姿勢になります。反対側も同様にくり返します。

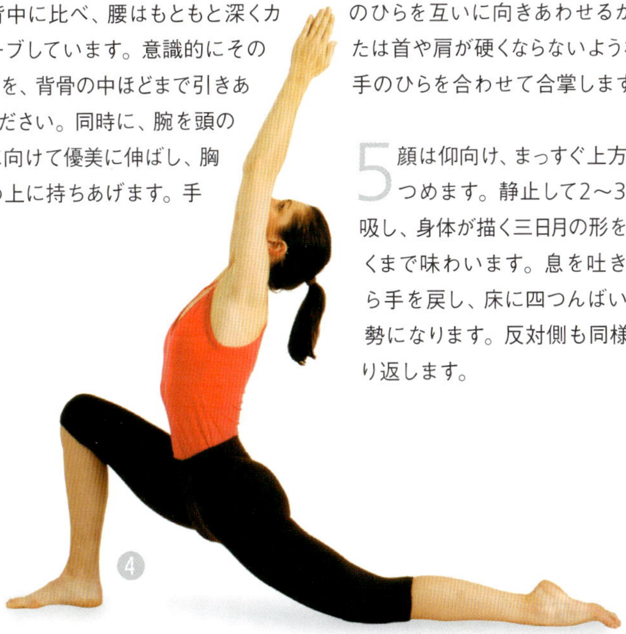

実践のヒント

視点：両手

予備ポーズ：猫のポーズ、バッタのポーズ、コブラのポーズ、弓のポーズ、片脚の蛙のポーズ、横になる片脚の英雄座

逆ポーズ：子どものポーズ、猫のポーズ、頭を膝につけるポーズ

もっと易しく：a) 指先を、膝を立てた脚の両脇につくか、膝の上に置いておき、あとは同様に後屈を行ないます。
b) 立てた膝を深く曲げないようにします。
c) 立てた膝を足首の真上に据えます。
d) 必要なら、後ろに伸ばした膝の下に敷物を敷きます。

効果：さまざまな筋力を使う

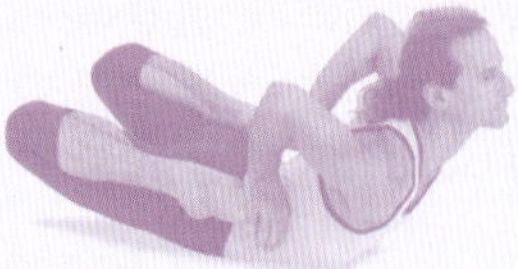

▲

蛙のポーズ

ベーカ・アーサナ　脚、とくに膝の柔軟性を高めるポーズです。大腿四頭筋と腸腰筋を伸ばし、腕を強化します。

1 うつぶせに寝そべります。肩を持ちあげ、左腕を前に伸ばして、左肘を左肩の下に、左手を右肘の下に持っていきます。右膝を曲げ、右手で右脚の甲をつかみます。つま先は脇でなく、まっすぐ前方に向けます。

2 息を吐きながら足を前へ、さらに下へと押していきます。右手の指が外を向くように手を回し、同時に肘をなるべく上へと突きだし、指先を前方に向けます。肘は天に向けたまま、手のひらで足を押し、かかとの内側が臀部の肉の部分でなく、臀部と腰の脇をこするようにします。可能なら、かかとを床につけます。これが、片脚の蛙のポ

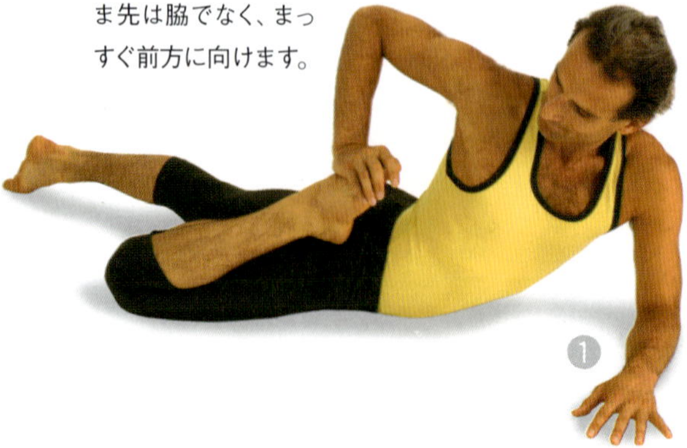

❶

実践のヒント

視点：鼻の先

予備ポーズ：英雄座

逆ポーズ：さまざまな前屈

もっと易しく：一度に片側ずつ行ないます。

効果：エネルギッシュになる

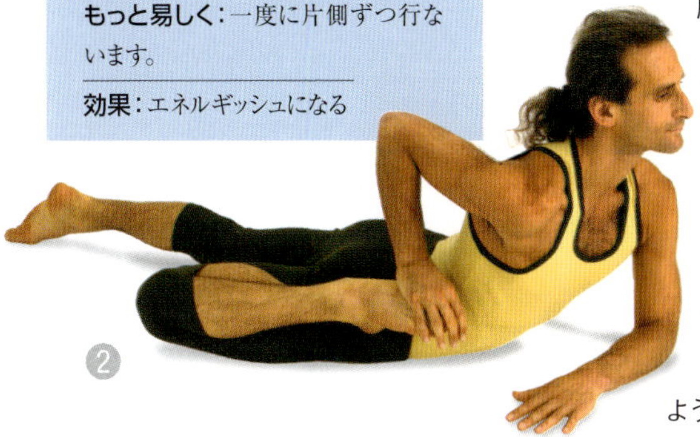

2

ーズです。静止して、5回から10回呼吸します。

3 股の右側を床に押しつけるか、可能なら曲げた膝を持ちあげて、右腿の前面をさらに伸ばします。左肘でしっかり床をとらえ、背中の上部をさらにカーブさせます。息を吐きながら、右脚をほどいて伸ばし、反対側も同様にくり返します。

4 次に、両脚を使った完全な蛙のポーズへと進みます。両膝を曲げ、両足のかかとを左右の腰の近くへ寄せます。両手で足をつかみます。前と同様に手を回し、足を押さえつけながら、胸を床から持ちあげて、肩を後ろに回します。両膝の間隔はなるべく狭めておきます。肘は互いに引きよせます。ウエストから上体を上げ、さらに後屈します。腹部と胸部は、床とのあいだに隙間ができるようにします。背骨の硬い部分にまで及ぶよう、背中全体で後屈を行ないます。肩と首はリラックスさせます。静止して5回から10回、ゆっくり呼吸します。

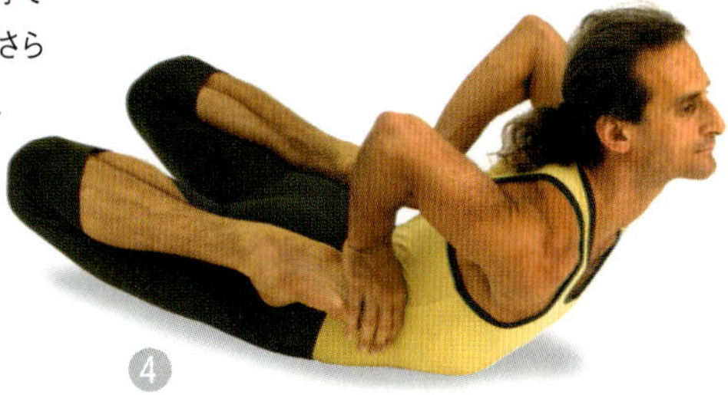

4

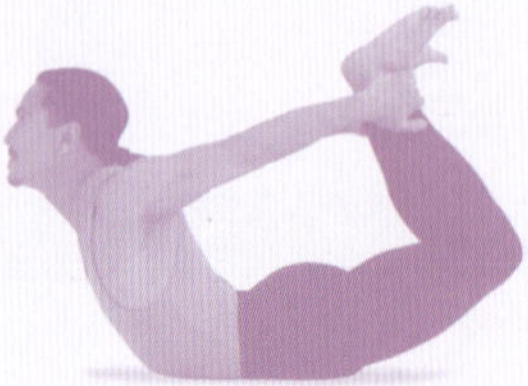

弓のポーズ

ダヌラ・アーサナ　身体と脚の力で腕をきつく引きよせ、弓の弦を形づくるポーズです。背骨の柔軟性を高め、腹部の臓器を調えます。また、腰痛を和らげる効果もあります。

1 うつぶせに寝そべります。膝を曲げて、両足のかかとを臀部に近づけます。手を後方に伸ばし、足首の外側をつかみます。膝は互いに寄せあい、腰幅以上は開かないようにします。額を床につけます。息を吸いながら足を斜め上に引きあげ、臀部から遠ざけます。腿をできるだけ床から離します。

2 頭と胸をできるだけ高く上げます。腕は曲げずに、脚の力で肩を後ろに引きます。足と手を同時に後方へ引き、弓をさらにしならせます。肘を曲げたいのに、脚の抵抗で肘が曲がらないといった動作になります。頭を反らし、目線を上げ、腹部のみに体重がかかるようにします。静止して5回から10回、ゆっくり呼吸します。しばらくすると、呼吸によって自然と身体が前後に揺れるかもしれま

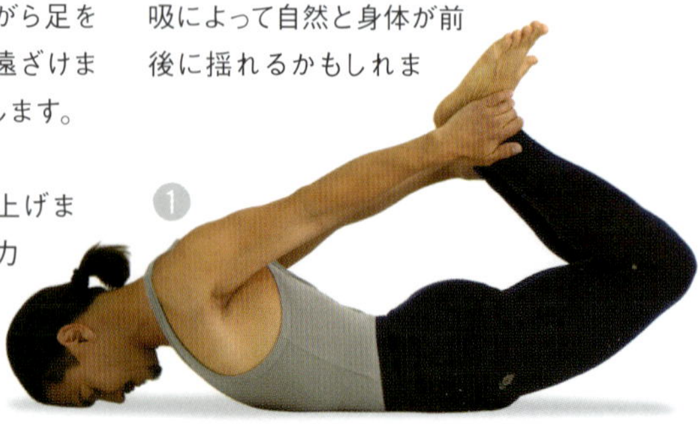

実践のヒント

視点：鼻の先

予備ポーズ：バッタのポーズ、横になる英雄座、三日月のポーズ

逆ポーズ：子どものポーズ、胎児のポーズ

もっと易しく：a) 膝の間隔を広げます。
b) 横向きのポーズは行なわずにやめます。
c) 手が足首に届かないときは、足にベルトを掛けます。
d) 一度に片側ずつ行ないます（これを半弓のポーズと呼びます）。

効果：エネルギッシュになる

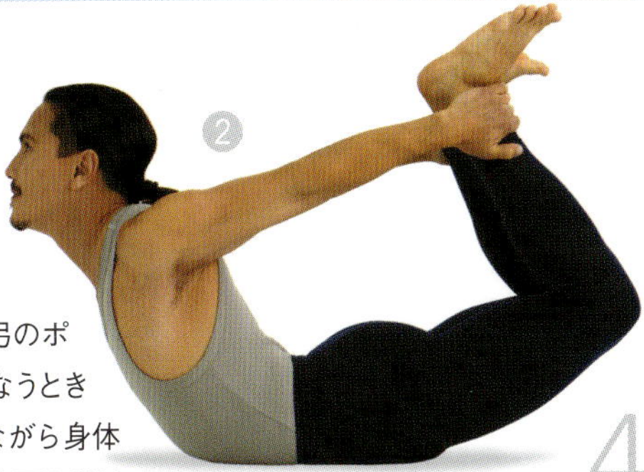

せんが、これは揺れてもかまいません。

3 横向きの弓のポーズを行なうときは、息を吐きながら身体を右に倒し、右肩と脚を床につけ、身体の右側で全身を支えるようにします。腹部と左の腰を前方に伸ばしながら、両足を後ろに押します。顔を左側に向け、上方を見つめます。右耳は床から離しておきます。静止して5回呼吸したら、力強く息を吸いながら、身体を揺らして弓のポーズに戻ります。反対側も同様にくり返します。

4 息を吐きながら脚と胸を下ろし、手足をほどきます。

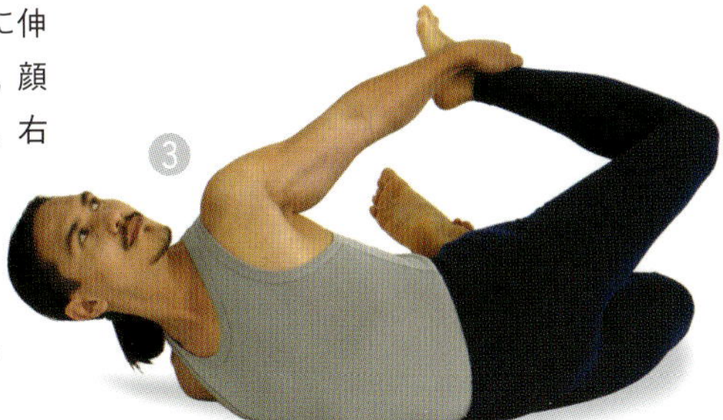

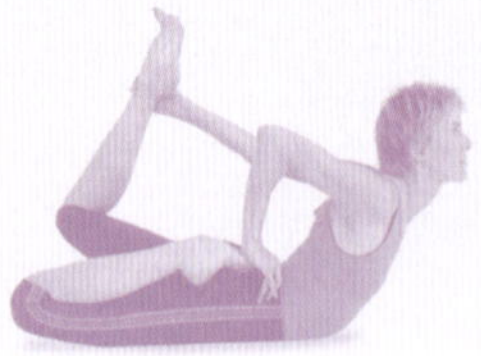

ゲーランダのポーズ

スカ・ゲーランダ・アーサナ　身体の左右で、弓のポーズ（252ページ）と蛙のポーズ（250ページ）を組みあわせた体位です。背骨の柔軟性を高め、腿の筋肉を伸ばします。床に押しつけられた腹部に呼吸が圧力を加えるため、腹部の臓器が非常によくマッサージされます。

1 うつぶせに寝そべります。右膝を曲げ、足を右の腰に近づけます。足はすねと一直線になるようにし、つま先をまっすぐ前方に向けます。右手で足をつかみ、息を吐きながら、足を斜め前へ押していきます。同時に手を外側に回し、肘を上に突きだして、指を前に向かせます。足は床に向けて押し、途中で腰の脇をこするようにします。

2 左膝を曲げ、左手を後方に伸ばして左足首をつかみます。息を吸いながら、左足と胸をできるだけ高く上げます。同時に、右手で右足を床に向けて押します。身体は右側に傾けず、左右の腰を水平に保ってください。左

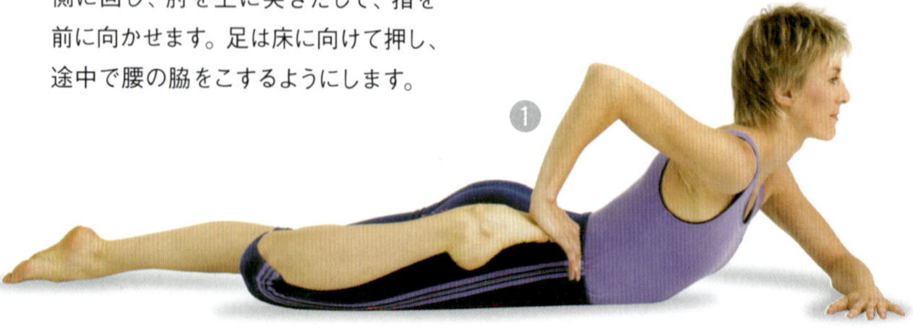

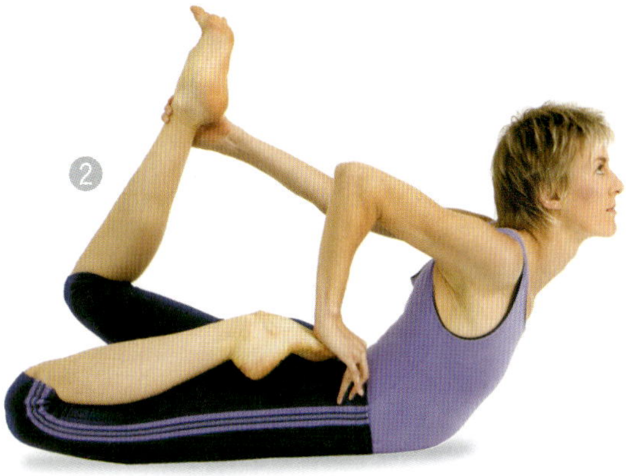

腕はまっすぐ伸ばし、左脚の力で両肩を後ろに引っぱります。頭は仰向け、目線を上げます。体重は腹部のみにかかるようにします。胸骨をさらに上げ、さらにもう1本、肋骨を床から離します。静止して10回、ゆっくり深呼吸します。

3 息を吐きながら両脚をほどき、反対側も同様にくり返します。

実践のヒント

視点：鼻の先

予備ポーズ：弓のポーズ、蛙のポーズ、横になる英雄座、コブラのポーズ

逆ポーズ：子どものポーズ、胎児のポーズ、腕を伸ばした子どものポーズ

もっと易しく：a) 一度に左右どちらかずつ行ないます。b) 弓か蛙のポーズを片側だけ行ないながら、もう片側の手と脚をまっすぐ前と後ろに伸ばし、可能なら床から持ちあげます。c) 弓のポーズと蛙のポーズをそれぞれ行ないます。

効果：エネルギッシュになる

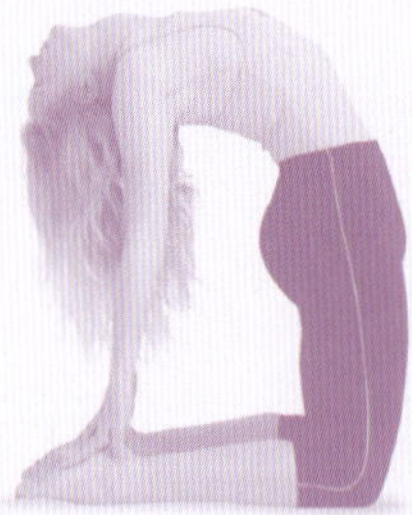

▲

ラクダのポーズ

ウシュトラ・アーサナ　難度の高い後屈を行なうにあたって心身を整える、大切なポーズです。肩をほぐし、胸を開き、腰の柔軟性を高めます。

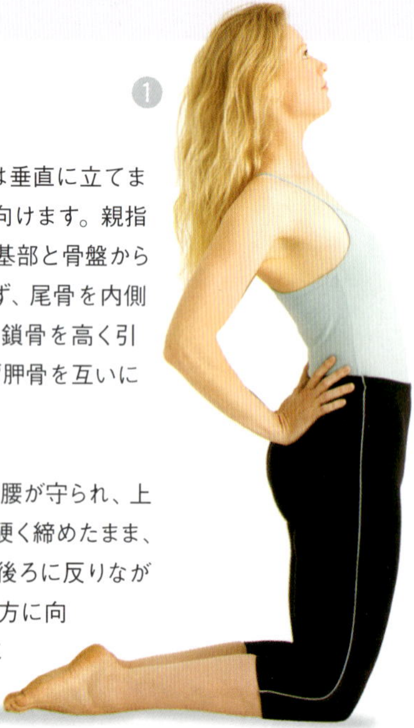

❶

1 足と膝をそろえてひざまずき、上体と腿は垂直に立てます。足の甲を床につけ、つま先は後方に向けます。親指を背骨のほうへ向けて手を腰に当て、背骨の基部と骨盤から上体を引きあげ、胸を開きます。腰は落とさず、尾骨を内側にたくしこんで、腿の前面を長く伸ばします。鎖骨を高く引きあげます。肩を後ろに回しながら、左右の肩胛骨を互いにすりあわせ、背中を反らしていきます。

2 腹筋を腰椎に向けて引っこめます。これで腰が守られ、上体をいっそう開くことができます。腹筋は硬く締めたまま、手を腰から離して後方に伸ばします。ゆっくり後ろに反りながらかかとに手を伸ばしていき、最後は指を後方に向け、手のひらを足の裏に置きます。肩を後ろに回し、下部の肋骨を持ちあげ、できるだけ背

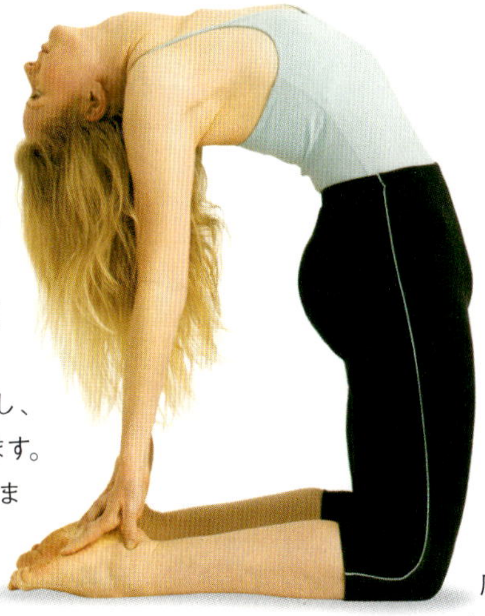

2

中を弓なりに反らします。左右の腰を前に押しだし、腿を垂直に立てます。臀部は力を抜きます。首は緊張させずに、頭を後ろに倒し、あごを遠くに突きだします。静止して、5回から10回ゆっくり呼吸します。

3 膝で地面をとらえながら、息を吸って勢いよく身体を起こし、臀部の筋肉の力で骨盤を引きあげます。床に腰を下ろして終わります。

実践のヒント

視点：鼻の先

予備ポーズ：弓のポーズ、コブラのポーズ、三日月のポーズ

逆ポーズ：子どものポーズ、頭を膝につけるポーズ

もっと易しく：a）つま先を立てます。
b）両膝と両足を腰幅に開きます。
c）背を反らせるとき、補助として、肩胛骨のあいだをだれかに支えてもらいます。
d）一度に片手ずつ後ろに伸ばします。
e）頭は立てておき、前方を見つめます。

効果：エネルギッシュになる

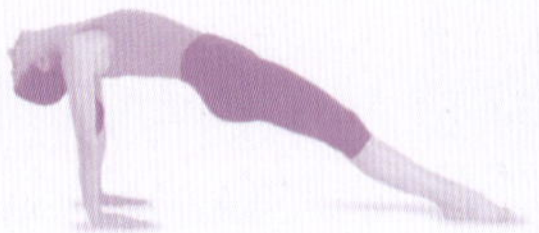

東のストレッチ

プルヴォッターナ・アーサナ　身体の前面を強力に伸ばすポーズです。インドでは伝統的に東の方角を向いてヨーガを行なうため、身体の前面が東を指すことから、この名があります。手首と腕を強化し、肩をほぐします。見てわかるとおり、このストレッチは、座位の前屈に対する逆ポーズになります。

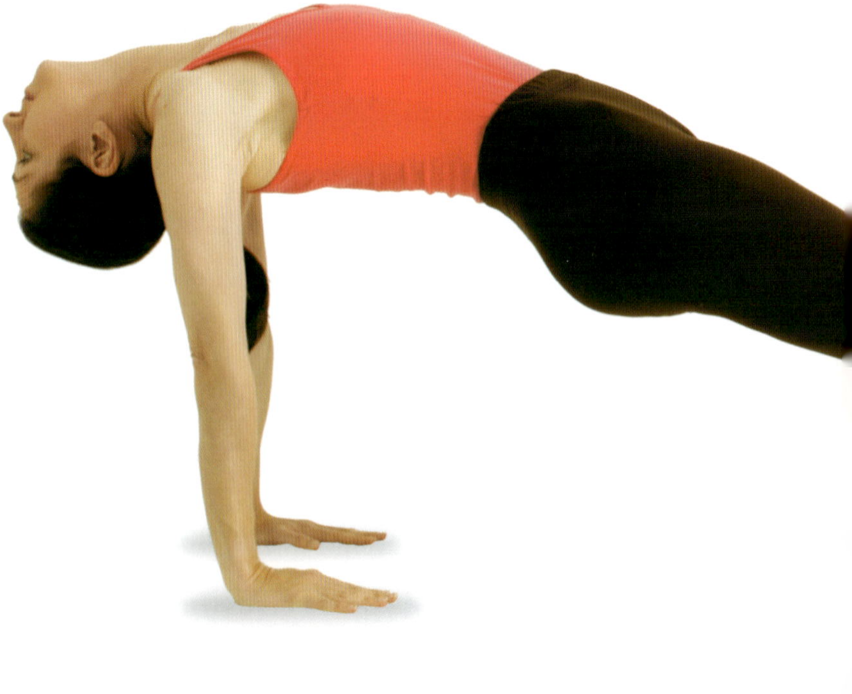

実践のヒント

視点：鼻の先

予備ポーズ：仰向いた犬のポーズ

逆ポーズ：うつむいた犬のポーズ、両脚の前方ストレッチ

もっと易しく：a）膝を曲げたまま行ないます。
b）足を近づけ、膝を直角に曲げておき、テーブルのような形を作ります。

効果：エネルギッシュになる

1 座位の杖のポーズ（104ページ）で座ります。手を肩幅に開き、背中より15センチ離した床に、指先を足のほうへ向けてつきます。息を吸いながら手で床を押し、臀部を持ちあげて、体重を手足で支えます。腕をまっすぐにし、左右の腰をできるだけ高く上げます。脚をまっすぐ伸ばし、つま先は床に下ろします。両足のかかととつま先はそろえたまま、腿を内側に回します。

2 腕は床から垂直に立てたまま、胴を上に引きあげ、ゆるやかな弧を描くようにします（左右の腰がたわまないようにします）。身体の下部を見つめたまま左右の腰を上げていき、つま先が見えなくなったら止まります。次は胸を上げていき、左右の腰が見えなくなったら止まります。ゆっくり頭を後ろに倒し、あごを外に突きだしながら後方を見つめます。胸を左右に広く開きます。手のひらで床を遠ざけるように押します。

3 静止して、5回から10回ゆっくり呼吸します。息を吐きながら身体を床に下ろし、座位の杖のポーズに戻ります。

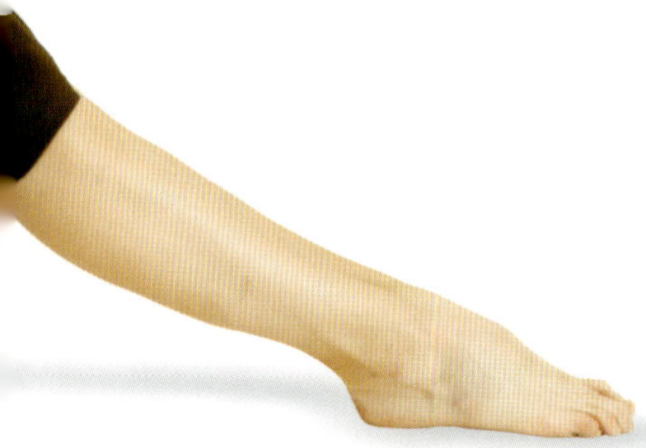

橋のポーズ

セートゥ・バンダ・アーサナ　胸、左右の腰、腰椎、腿の前部を、開くとともに鍛える後屈です。神経系にはたらきかけて、全身を活発にします。

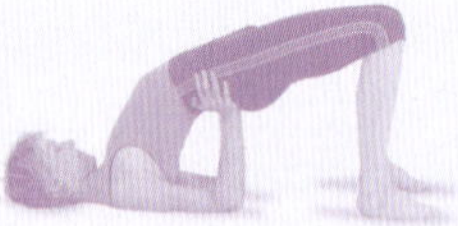

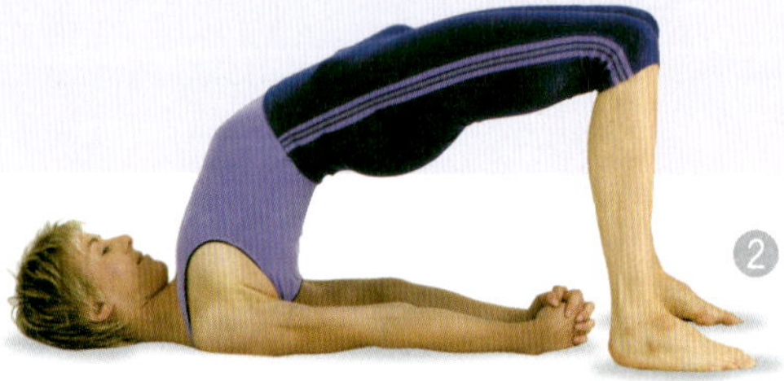

2

1 仰向けに寝そべり、腕を両脇に伸ばし、膝を曲げます。足は腰幅に開き、座骨とかかとを一直線上にそろえ、つま先は外側ではなく、まっすぐ前方に向けます。息を吸いながら足を床に踏んばり、腰を持ちあげて、臀部を床から離します。

2 腕を足のほうへ伸ばしたまま、腰の下で手のひらを合わせ、指をからませます。手の小指側の側面を床に押しつけながら、指の付け根をかかとに向けて伸ばします。左右の腰をさらに高く上げ、反った身体を肩で支える形になります。あごは引き、首の後ろは長く伸ばします。腿の前部を高く押しあげます。尾骨は膝のほうへ伸ばします。膝を互いに近づけ、つま先の上まで引きよせます。これが、橋のポーズです。

3 充分身体が高く上がっていれば、以下のようなバリエーションを行なうことができます。腰の高さを保ったまま、手をほどきます。身体を右に傾け、右足のつま先に体重をのせたら、

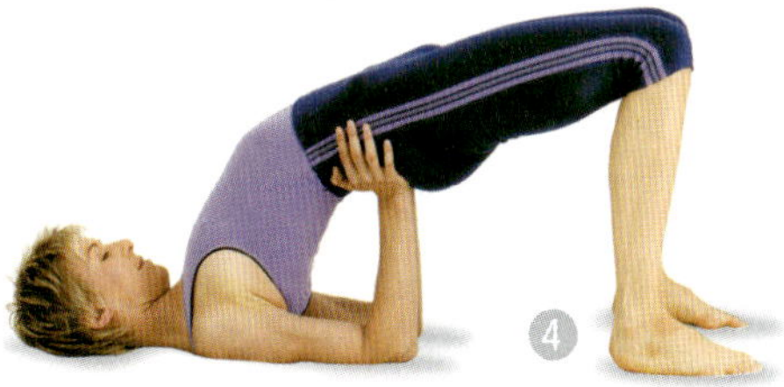

4

右前腕を曲げて、手のひらを仙骨に当てます。左側も同様にくり返します。

4 両足のかかとを床に下ろし、ふたたび胸骨と恥骨を高く上げます。肘を寄せ、上腕を床に押しつけます。指を開いて手を腰に当て、親指で背骨の両脇を押します。これが、支えのある橋のポーズです。

5 さらに一段階進んで、片脚の橋のポーズを行なってみましょう。両足をそろえます。やや左に身体を傾け、息を吸いながら左足の裏でしっかり床を踏みしめ、曲げた右脚を床から離します。右脚を天井に向けて、まっすぐ垂直に伸ばします。腰を高く上げて右足までぴんと伸ばし、そのまま4回から8回呼吸します。息を吐きながら、右足を床に下ろします。反対側も同様にくり返します。

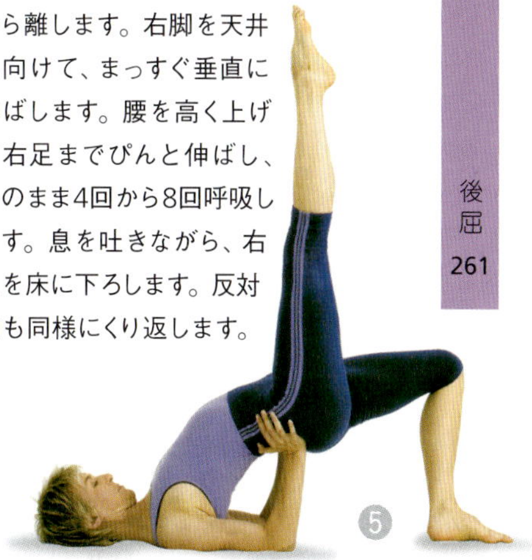

5

実践のヒント

視点：へそ

予備ポーズ：バッタのポーズ、コブラのポーズ、ラクダのポーズ、弓のポーズ、蛙のポーズ

逆ポーズ：膝を抱えこんで左右に身体を揺する、魚のポーズ、腹部のねじったポーズ、ウサギのポーズ、頭を膝につけるポーズ、首をほぐす体操

もっと易しく：a）第1ステージでやめます。b）長時間静止する代わりに、息を吸いながらポーズに入り、息を吐きながらポーズを解くという動作を何度かくり返します。c）第2ステージは、仙骨の下に木製ブロックを置いて行ないます。

効果：全身を強化する、身体が開くる

魚のポーズ

マツヤ・アーサナ　ヒンドゥー教のヴィシュヌ神の化身である魚、マツヤを称えるポーズです。胸と喉を力強く開く後屈で、胸椎がそれなりに柔軟であることが求められます。頭頂を床につけるときに首を大きく曲げますので、首に問題を抱えている人は注意が必要です。

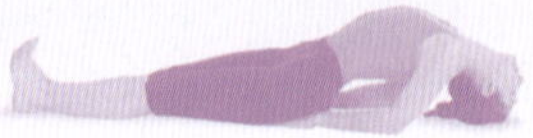

1 脚を伸ばし、仰向けに寝そべります。腕を腰に移動させ、手のひらを臀部の下の床につきます。

2 前腕を床に押しつけ、肘は開かずに上腕と肩を上げ、胸を山なりにします。前方を見つめ、頭を上げたまま、胸のアーチを喉にまで広げていきます。あごを首から離していき、喉を伸ばします。頭頂を後ろに傾け、肘を広く

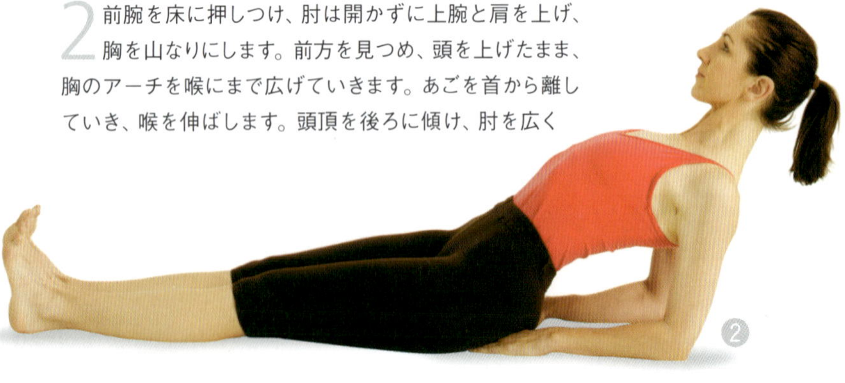

実践のヒント

視点：第三の眼

予備ポーズ：ラクダのポーズ、コブラのポーズ、支えのある橋のポーズ

逆ポーズ：膝を抱えこんで左右に身体を揺する、首をほぐす体操、花輪のポーズ

もっと易しく：a）頭を後ろに倒さないようにします。
b）座位のポーズから始めます。座位の杖のポーズで座り、手か肘を後ろにつき、胸を持ちあげて背中を反らし、魚のポーズにします。

効果：気持ちが高揚する

左右に開いて、頭頂をそっと床につけます。腰から思いきり上体を持ちあげ、胸骨を空に向けて押しあげるのがコツです。充分胸が高く上がっていれば、どれくらいの力で頭を床に押しつけるか、選ぶことができます。

3 胸骨を持ちあげ、恥骨から喉までのアーチをさらに湾曲させます。左右の肩胛骨をすりあわせ、肩を下げながら、さらに胸を上げます。両脚の内側を押しつけあいます。身体の前部を使って呼吸しながら、身体がふだん以上に開く心地よさを味わってください。

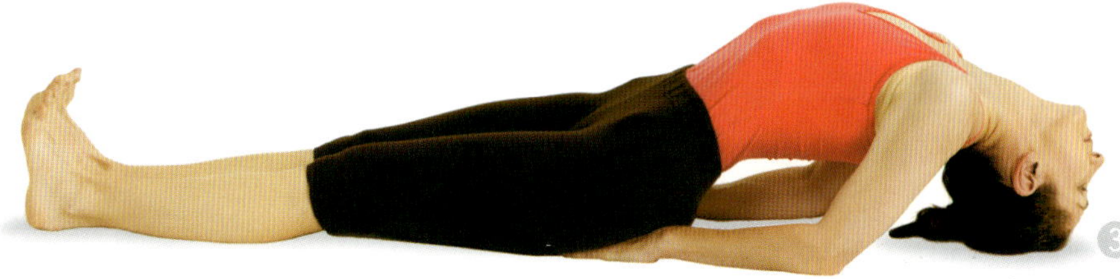

3

頭で支える橋のポーズ

セートゥ・バンダ・アーサナ　頭頂と足で全体重を支えるポーズで、脚と身体が橋の形になります。ただし、頸椎に極度の圧力がかかりますので、首の周囲に問題を抱えている人や、首を鍛えていない人は、行なわないほうがよいでしょう。

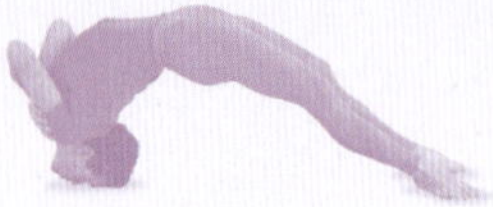

1 仰向けに寝そべります。膝を曲げて左右に開き、かかとを臀部から60センチほどの位置に置きます。両足のかかとを合わせ、つま先は外側45度に開きます。できるだけ胸を上げ、背中を反らしたら、頭頂を床につけ、魚のポーズ（262ページ）を組みます。

2 手のひらを耳の両脇の床につけ、ポーズに入るとき頭にかかる体重を、手でも受けとめるようにします。息を吐きながら、左右の腰をできるだけ高く上げ、足と頭頂でバランスをとります。ゆっくり脚を伸ばしながら頭を後ろに回していき、額か、できるようなら鼻も、床につけるようにします。この段階で頸椎にかなりの圧力がかかりますので、初心者は難しいと感じるかもしれ

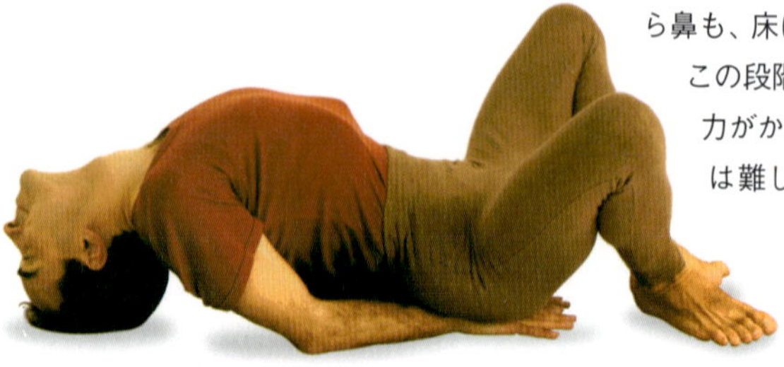

❶

②Ⓐ

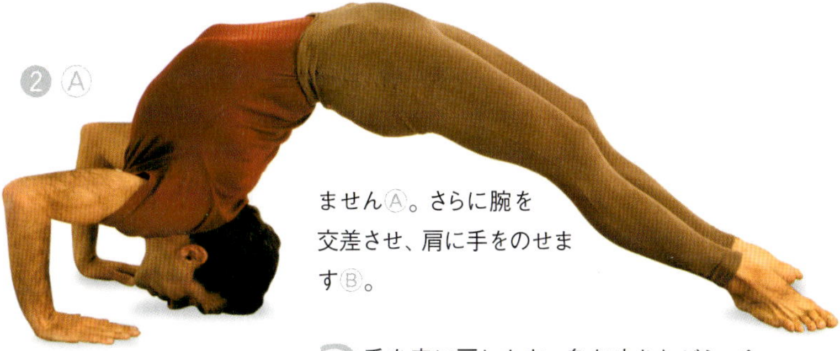

ませんⒶ。さらに腕を交差させ、肩に手をのせますⒷ。

3 手を床に戻します。息を吐きながら、ゆっくり頭を戻していき、腰を下ろします。脚を伸ばし、仰向けに寝そべります。

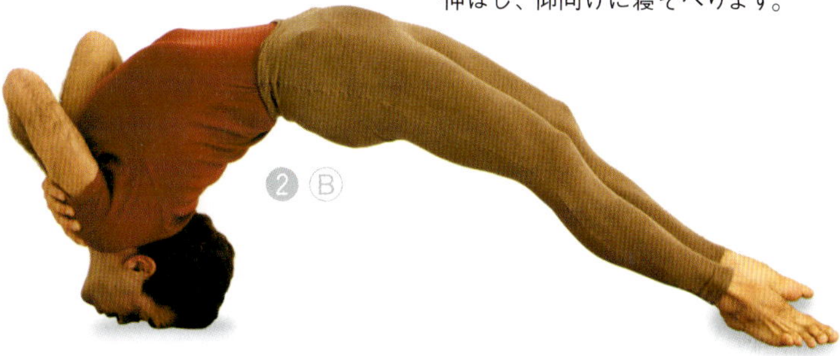

②Ⓑ

実践のヒント

視点： 鼻の先

予備ポーズ： 魚のポーズ、ラクダのポーズ

逆ポーズ： 首をほぐす体操、支えのある橋のポーズ、両脚の前方ストレッチ

もっと易しく： a) 腕を伸ばしたまま、マットの両脇のへりをつかみます。b) 外に向けた足と、臀部とのあいだの距離を長くします。c) 脚を完全にはまっすぐにしないでおきます。

効果： エネルギッシュになる

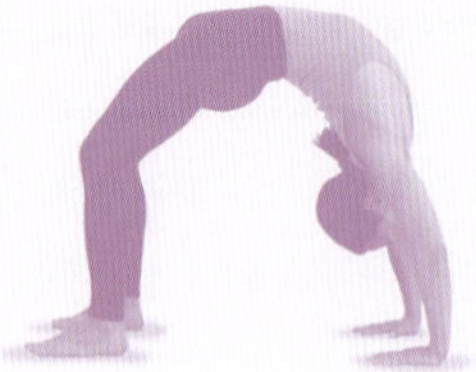

仰向いた弓のポーズ

ウールドヴァ・ダヌラ・アーサナ　非常に激しい後屈で、全身の筋肉を使って行ないます。身体の前部を強力に開く一方、背骨にも最大級のストレッチがほどこされます。身体を持ちあげてこの姿勢をとるためには、肩が柔軟でなくてはなりません。また、持ちあげてからは、正しい形をキープするために、腕の力が必要です。

1 仰向けに寝そべります。膝を曲げ、かかとを臀部につけます。ポーズを組んでからは、足、とくにかかとが大事な基盤になりますので、足の裏がぴったりと床についているようにします。肩のそばの床に、肘を上に向け、指を足のほうへ向けて、手のひらをつきます。

2 腰を床から離します。ここで、しばらく姿勢を固めたまま、身体を持ちあげても大丈夫というサインが身体から出ているかどうかを確かめます。大丈夫なら、息を吸いながら手のひらを強く押し、頭をいったん持ちあげてから後ろにずらし、頭頂を軽く床につけます。静止して2～3度呼吸しながら、上下が逆転した感覚に身体を慣らし、全身を床から持ちあげるための力を蓄えます。

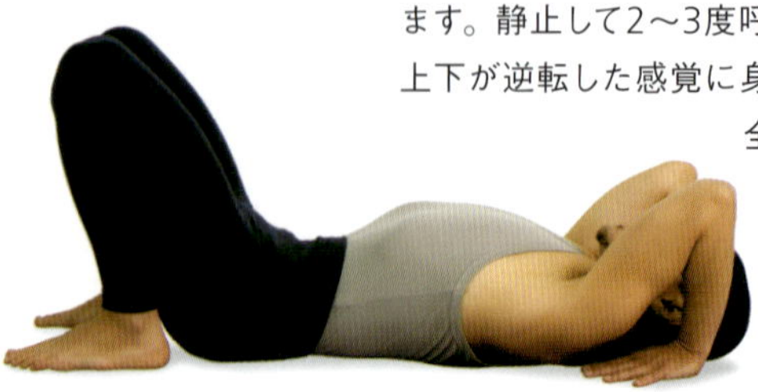

❶

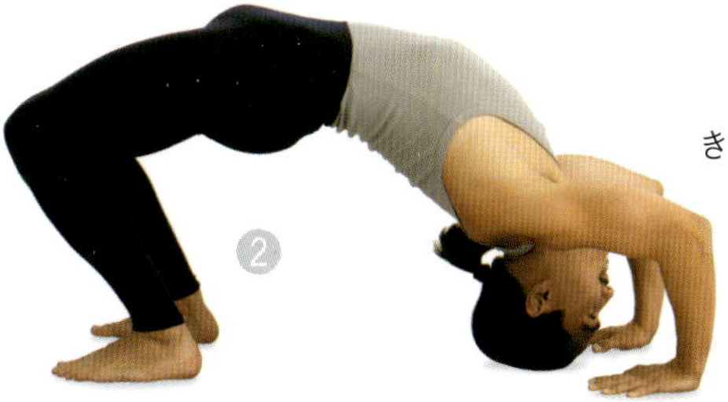

きます。身体の前部で上向きのアーチを作り、手首から前腕、胸骨、腹部、腿の前部を通って足に至るまで、前面いたるところが伸びているのを感じてください。背面も、長く伸びている感覚をつかみます。

3 新たに息を吸いながら、手のひらと足の裏で床を押し、身体を持ちあげて弓なりにします。腕を伸ばし、できるだけまっすぐにします。頭がぶら下がったまま、手のほうを見つめます。

4 静止して5回から10回呼吸します。肘は曲げず、膝をなるべくまっすぐに近づけながら、身体の前部を思いきり押しひら

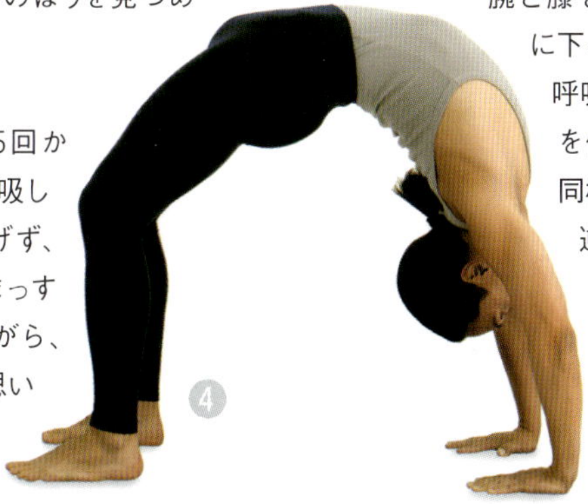

5 ポーズを解くには、息を吐きながら腕を曲げ、頭頂を床に下ろします。新たに息を吐きながらあごを引き、腕と膝を曲げ、背中を床に下ろします。2〜3度呼吸するあいだ身体を休め、さらに2度、同様にくり返します。逆ポーズを行なって終了します。

実践のヒント

視点：鼻の先

予備ポーズ：支えのある橋のポーズ、弓のポーズ、三日月のポーズ、横になる英雄座、うつむいた犬のポーズ

逆ポーズ：子どものポーズ、頭を膝につけるポーズ、両脚の前方ストレッチ

もっと易しく：最後のステージに進む前にやめます。

効果：エネルギッシュになる

逆転した杖のポーズ

ドヴィ・パーダ・ヴィパリータ・ダンダ・アーサナ

頭、前腕、足に体重がかかるポーズです。背骨全体、とくに腰椎の柔軟性を高めるうえ、気分を生き生きと引きたたせてくれます。

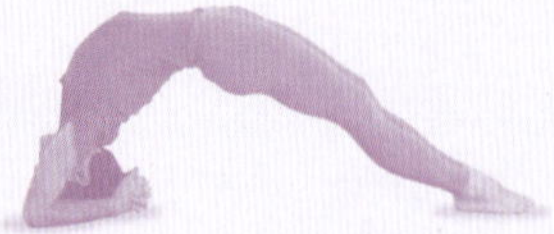

1 仰向けに寝そべります。膝を曲げ、足を腰幅に開き、臀部近くに寄せます。頭の両脇に、指を足のほうへ向けて手をつきます。2〜3度呼吸をして準備を整えたら、腰を上げます。さらに心の用意をしてから、息を吸うとともに身体を持ちあげ、仰向いた弓のポーズ（266ページ）をとります。

2 何度か呼吸をしながら、背骨全般をかたよりなく後屈させます。さらにウォームアップが必要だと思ったら、ふたたび仰向けに寝そべり、仰向いた弓のポーズを2度くり返します。

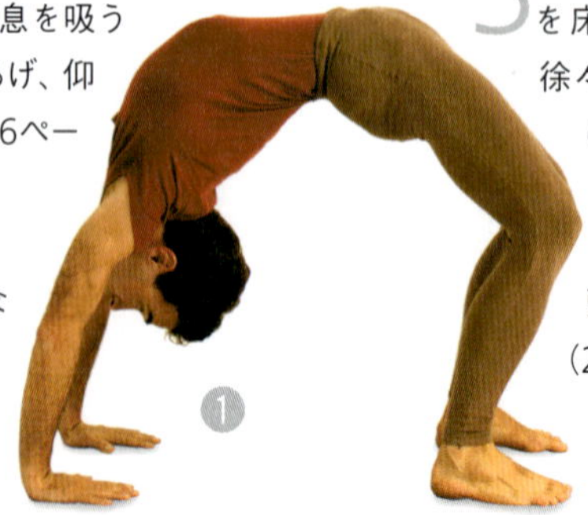

3 このポーズから、頭頂を床に下ろします。徐々に手を頭の後ろに移動していき、肘を床につけます。指を組んで、頭立ちのポーズ（296ページ）のように、手で後頭部を抱えるようにし

ます。両足をそろえ、遠ざけるように移動して、脚をまっすぐ伸ばします。胸を持ちあげ、腿を内側に回して、左右の内腿を押しあいます。

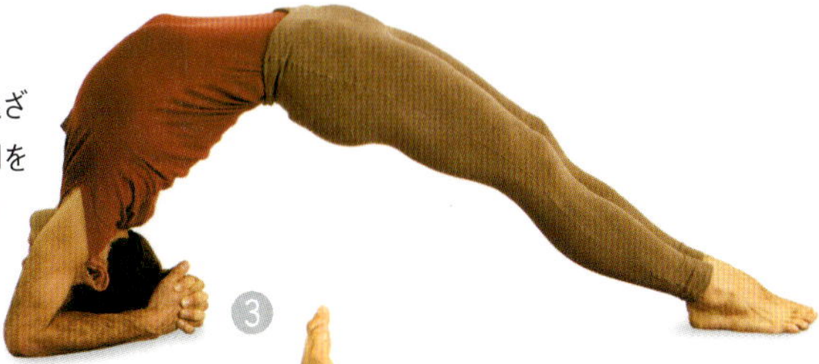

3

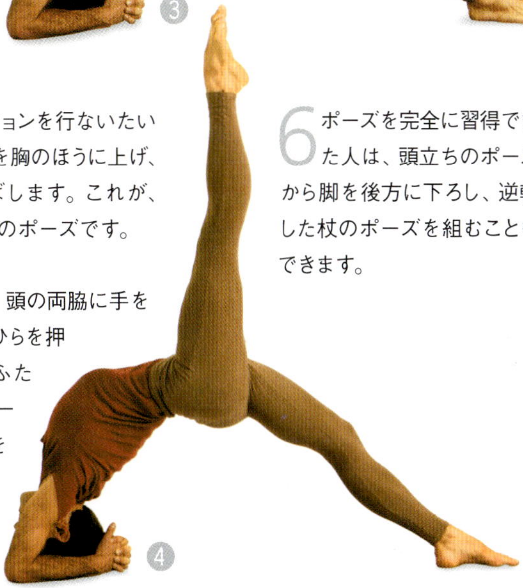

4

4 さらにバリエーションを行ないたい人は、片方の膝を胸のほうに上げ、脚を宙に垂直に伸ばします。これが、片脚を逆転させた杖のポーズです。

5 息を吐きながら、頭の両脇に手を置きます。手のひらを押し、腕を伸ばして、ふたたび仰向いた弓のポーズに戻ります。あごを引き、頭と臀部を床に下ろします。

6 ポーズを完全に習得できた人は、頭立ちのポーズから脚を後方に下ろし、逆転した杖のポーズを組むこともできます。

実践のヒント

視点：鼻の先

予備ポーズ：支えのある橋のポーズ、仰向いた弓のポーズ、頭立ちのポーズ

逆ポーズ：両脚の前方ストレッチ

もっと易しく：a）脚を完全にまっすぐには伸ばさないようにします。
b）膝を曲げたまま、かかとを持ちあげます。

効果：エネルギッシュになる

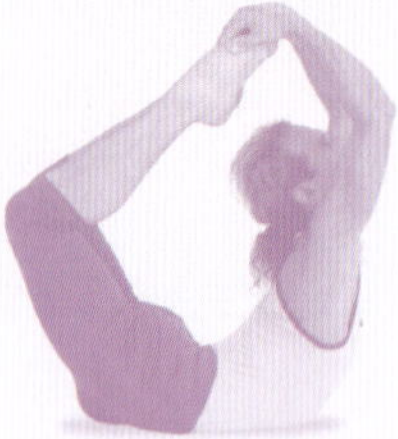

上級者向けの弓のポーズ

パーダーングシュタ・ダヌラ・アーサナ　腕が弓の弦を形づくる、上級者向けの後屈のポーズです。大きく背を曲げる後屈で、背骨全体と腹部を調え、肩の奥深くにまで効いてくる体位です。

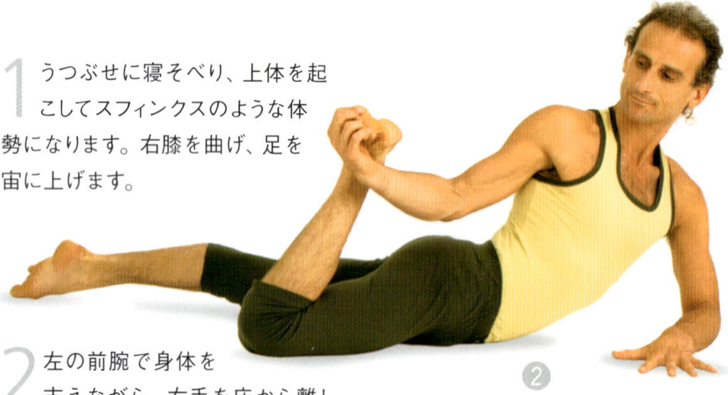

1 うつぶせに寝そべり、上体を起こしてスフィンクスのような体勢になります。右膝を曲げ、足を宙に上げます。

2 左の前腕で身体を支えながら、右手を床から離し、後方に伸ばします。右足を外側に向け、つま先を右手でつかみます。

3 つま先に添って指を回し、腕を外側に回転させながら上げ、肘が天井を向くようにします。同時に右脚を高く上げます。

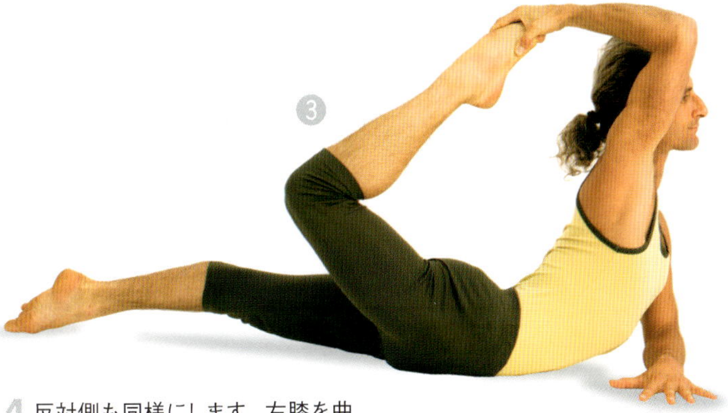

③

4 反対側も同様にします。左膝を曲げ、左手を後方に伸ばし、左足をつかみます。身体が前にのめり、腹部に体重がのるはずです。左足をしっかりつかみ、左肘を回して外に突きだします。

5 腹部に全体重をのせたまま、手足を上に伸ばします。腕はなるべくまっすぐにし、腰をさらにカーブさせます。静止して5回から10回呼吸し、同時に両足を離して、コブラのポーズ（242ページ）になります。

実践のヒント

視点：第三の眼

予備ポーズ：弓のポーズ、三日月のポーズ、肘のバランス、鳩の王のポーズ

逆ポーズ：うつむいた犬のポーズ、両脚の前方ストレッチ、ヨーガの眠りのポーズ

もっと易しく：a）一度に片脚ずつつかみます。b）両足に輪にしたベルトを掛け、それをつかみます。

効果：エネルギッシュになる

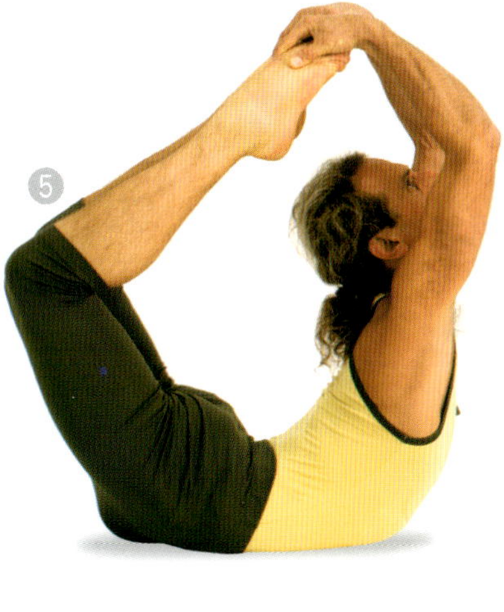

⑤

▲

横になる英雄座

スプタ・ヴィーラ・アーサナ　腿の前面をたっぷりストレッチするポーズです。下腹部を開き、腹部の臓器への血液循環を促進します。

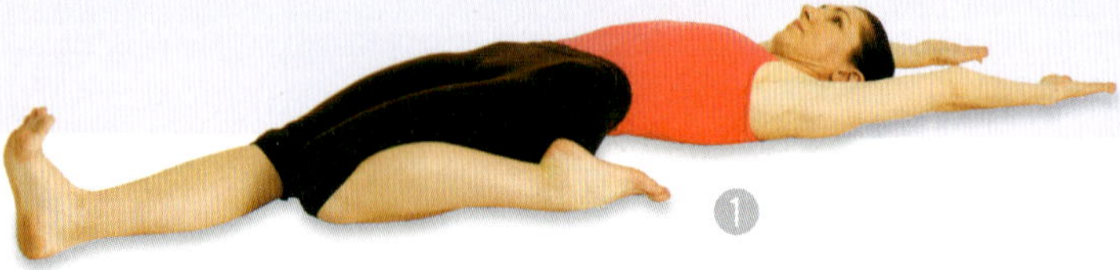

❶

1 ウォームアップとして、横になる片脚の英雄座を行ないます。両足のかかとのあいだに腰を下ろし、英雄座（120ページ）をとります。片脚を前方に伸ばします。手のひらを後方の床につき、上体を後ろに傾けます。臀部をやや持ちあげ、尾骨を膝のほうに引きさげ、腰を長く伸ばします。可能なら、肘を床につき、手を臀部のそばに持っていきます。ふたたび臀部を持ちあげ、骨盤の背面を傾けて、恥骨を肋骨のほうへ移動させます。この姿勢から、腰の長さは保ったまま、上体を床に倒して仰向けに寝そべります。腕はまっすぐ頭上に伸ばすか、頭のすぐ上で腕を曲げ、反対側の肘をつかみます。しばらく静止したら、反対側も同様にくり返します。

❸

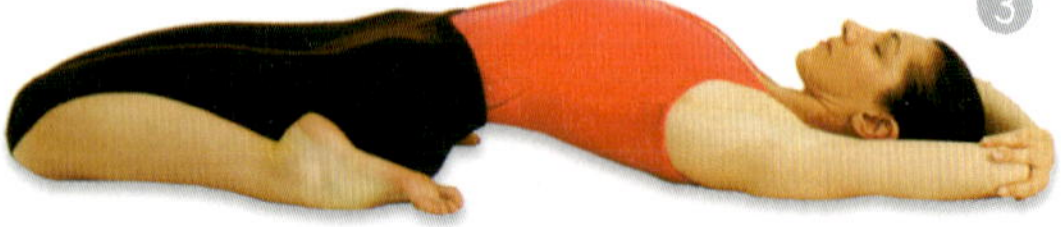

2 両脚を使って、横になる英雄座を行なうには、大腿骨を平行にして英雄座をとります。左右の膝の内側をすりあわせ、左右の臀部をゆっくり寄せて、尾骨を床に伸ばします。ウォームアップと同様に、骨盤の位置を調整します。臀部を持ちあげ、腰を伸ばして、床に上体を倒したときに仙骨が平らに床に接するようにします。こうすると、左右の腰と腿の前部がしっかりと開きます。腕は脚の両脇に垂らすか、頭上に伸ばすか、前腕を曲げて肘をつかみ、胸の開きを大きくします。

3 浮動肋骨を下げ、尾骨を膝のほうへ引きさげます。背骨をできるだけ床につけながら、呼吸によって身体の前面を柔らかく開きます。あごは引き、首の後ろを長く伸ばします。起きあがるには、手のひらを足の裏か足のそばにつき、前腕を床に押しつけ、息を吸いながら胸をおこします。

4 体力を消耗せずにこのポーズを行ないたいときは、長枕か畳んだ毛布を敷いて、その上に背をもたせます。この安らかな横になる英雄座をとるには、背を立てて座ったまま、1回から4回畳んだ毛布か長枕の薄いほうの端を仙骨に当て、身体を後ろに倒して、背骨を敷物にのせます。あごが天井の方に向いてしまうときは、さらにもう1枚、毛布を頭の下に敷いてください。手の甲を床に置きます。目を閉じ、身体を冷やしたくないときは上掛けなどを掛けます。数分から10分、そのまま静止します。

実践のヒント

視点：かなた先を見つめるか、目を閉じる

予備ポーズ：英雄座、支えのある橋のポーズ、ラクダのポーズ、蛙のポーズ

逆ポーズ：子どものポーズと腕を伸ばした子どものポーズ、両脚の前方ストレッチ、頭を膝につけるポーズ

もっと易しく：a)膝を左右に多きく開きます。b)完全に仰向けにならず、途中まで背を倒します。c)安らかなバージョンを行ないます。

効果：身体が開く

4
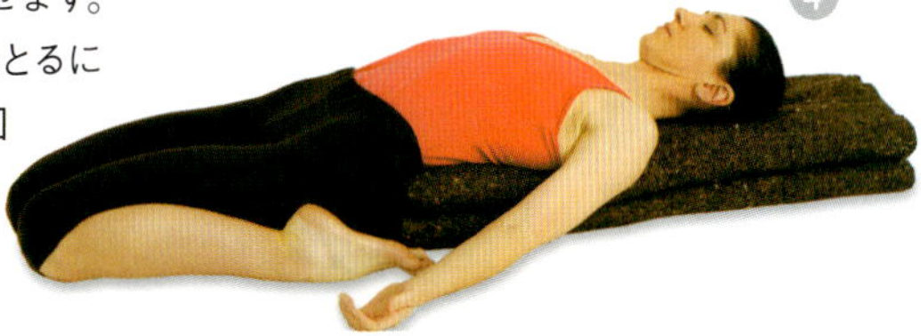

鳩のポーズ

カポタ・アーサナ　優美ですが難度の高い後屈で、背骨全体を調え、胸を拡張させます。大腿四頭筋を伸ばすのに加え、たいていの人が硬いという、腿の前部の奥にある腸腰筋に、的確にはたらきかけます。

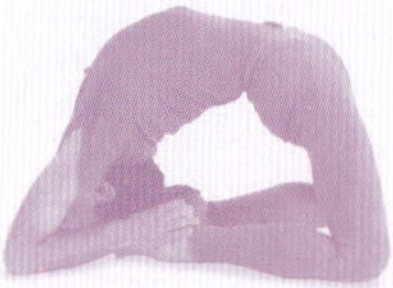

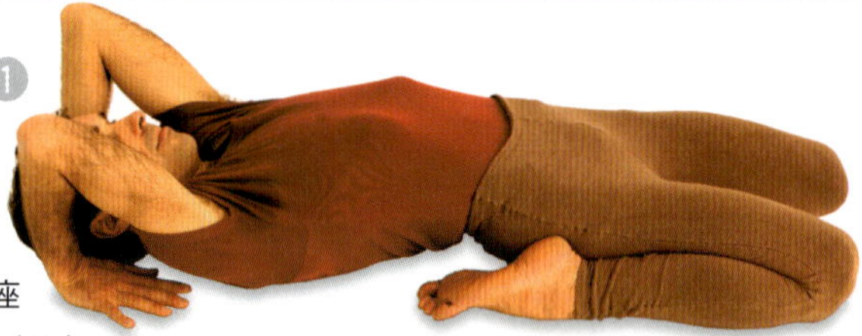

❶

1 膝をそろえた、安らかな英雄座（272ページ）で寝そべります。尾骨をたくしこみ、脚の前面を長く伸ばします。こうすると腰椎が伸び、浮動肋骨を身体の芯のほうへ引き入れることができます。肘を曲げ、手を頭の両脇の床につきます。指先は足のほうに、肘は天井に向けます。2～3度呼吸し、このポーズをしっかり固めます。

2 身体を上げる準備ができるまで待ちます。準備が整ったら、息を吸いながら腰を上げ、腕を伸ばし、頭を床から離します。左右の腰を前に移動し、背骨を弓なりに反らします。

3 肘を少し曲げ、手を足のほうへずらします。さらに肘を床につけ、左右の肘を寄せます。膝を互いに寄せ、頭を後ろに傾けて、足のあいだ（また

実践のヒント

視点：鼻の先

予備ポーズ：三日月のポーズ、
ラクダのポーズ、
仰向いた弓のポーズ、蛙のポーズ

逆ポーズ：両脚の前方ストレッチ

もっと易しく：臀部の下に木製ブロックを置いて英雄座で座り、腕で支えながら、ゆっくり後屈します。手を足のほうへ伸ばします。慣れてきたら、徐々に手を寄せていく方法や、手を使って身体を持ちあげる方法を習得していきます。

効果：エネルギッシュになる

② 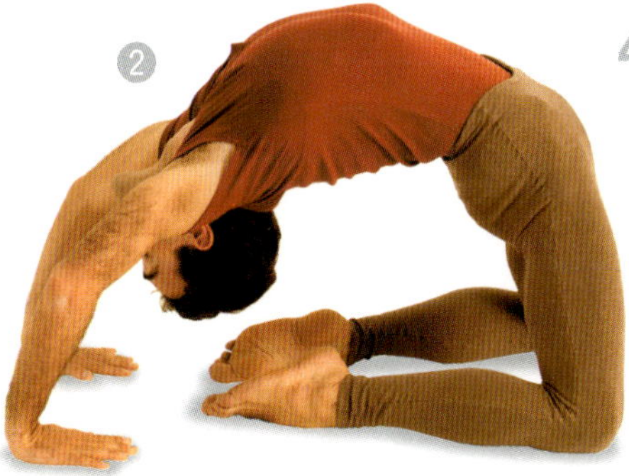

はできるだけ足の近く）に置きます。かかとか足首を手でつかんだら、ポーズの完全な形ができあがります。できるだけ長く静止しながら、可能なかぎりなめらかに、長い呼吸をします。

4 息を吐きながら足と腰を下ろし、背を床について、安らかな英雄座に戻ります。

5 いったんポーズをマスターしたら、ひざまずいた姿勢から背を倒してポーズを組み、また背を起こして戻るという方法をとることもできます。

③ 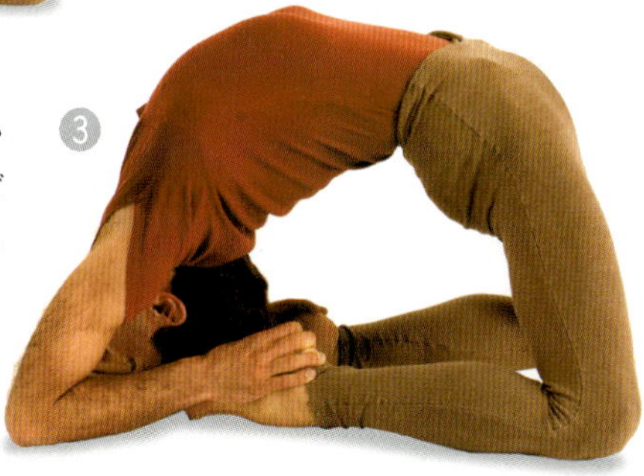

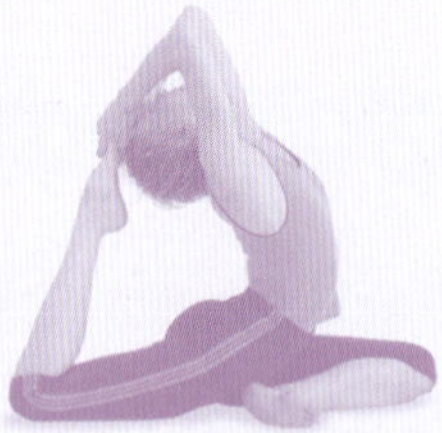

鳩の王のポーズ

エーカパーダ・ラージャカポタ・アーサナ　肩と脊椎を力強く伸ばす、見るからに優美なポーズです。ホルモン分泌、とくに甲状腺からの分泌の調節を助けるはたらきもあります。

1 うつむいた犬のポーズ（162ページ）を行ないます。左脚を前に踏みだし、右手の後ろに足をついて、左膝を左手の後ろに持っていきます。右脚をまっすぐ後ろにスライドさせ、腰を床近くに落とします。右足のつま先は後方に向けます。左の臀部と左腿の外側を床につけます。胸を持ちあげ、腰を楽にします。左腿の前部を伸ばし、左右の腰をさらに下げます。呼吸しながら、姿勢をしっかりと固定させます。

2 右脚を曲げ、足をできるだけ頭に近づけます。つま先が右に向くよう、足を回します。左手でバランスをとりながら、右手を後ろに伸ばし、つま先をつかみます。右脚を引きよせながら、

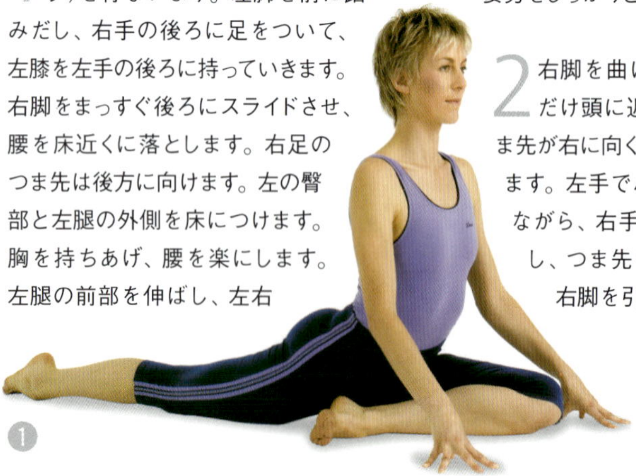
1

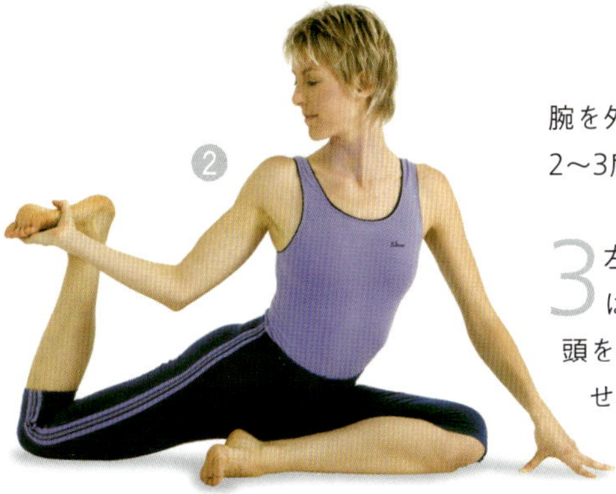

腕を外から上に回します。この姿勢で2〜3度呼吸します。

3 左手を床から離し、頭の後ろに伸ばします。両手で右足をつかみ、頭を後ろに傾けながら右足を前に寄せ、頭頂か額を土踏まずにつけます。静止して5回から10回呼吸します。

4 息を吐きながら手を片手ずつ離し、床につきます。脚を戻してゆっくり身体を上げ、うつむいた犬のポーズに戻ります。反対側も同様にくり返します。

実践のヒント

視点：第三の眼

予備ポーズ：三日月のポーズ、蛙のポーズ、猿神のポーズ、鳩のポーズ

逆ポーズ：うつむいた犬のポーズ、頭を膝につけるポーズ、両脚の前方ストレッチ

もっと易しく：a) 会陰部の下に丸めた毛布を敷き、腰を高くして座ります。b) 輪にしたベルトを上げた足にかけ、それをつかみます。

効果：エネルギッシュになる

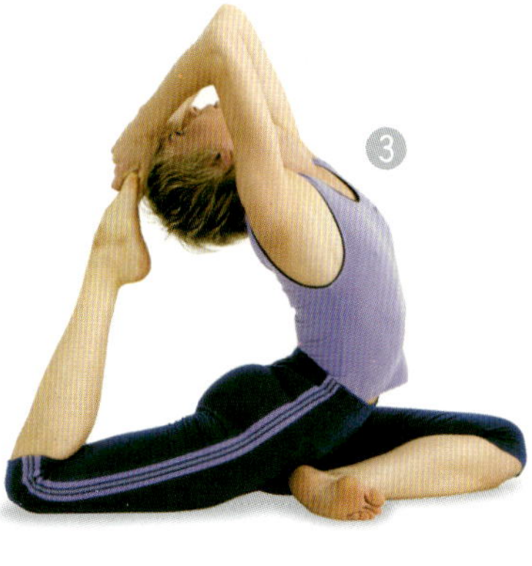

逆転のポーズ

逆転の体位は、リンパと静脈血の循環を促進します。心臓にはたらきかけ、全身の免疫力を高めます。喉の内分泌腺に供給される血液量が増えるため、逆転は、ホルモンバランスを調えるポーズと考えられています。重力に対してふだんとは正反対の方向で姿勢を保つことから、心身がそれなりに安定していることが求められるため、逆転の体位をとると、精神が落ちつく

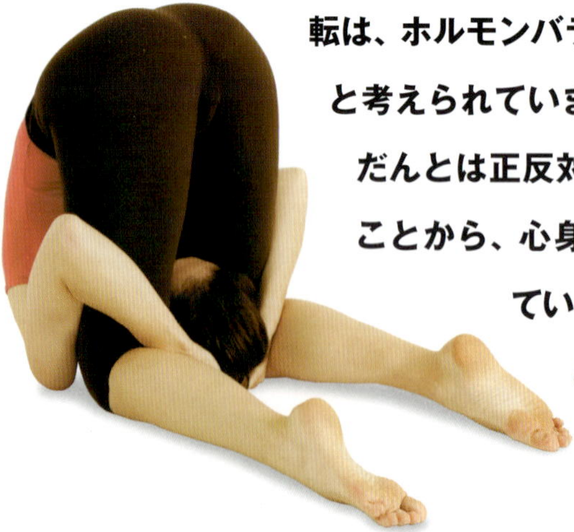

という効果があります。また、物事が新しい角度から眺められるのに加え、疲れが和らぎ、集中力が高まります。心を静め、体内組織の活動を抑えるという効果から、一般的に、一連のアーサナを行ない身体が温まったあとに、セッションの最後のほうで行なうことが多いポーズです。

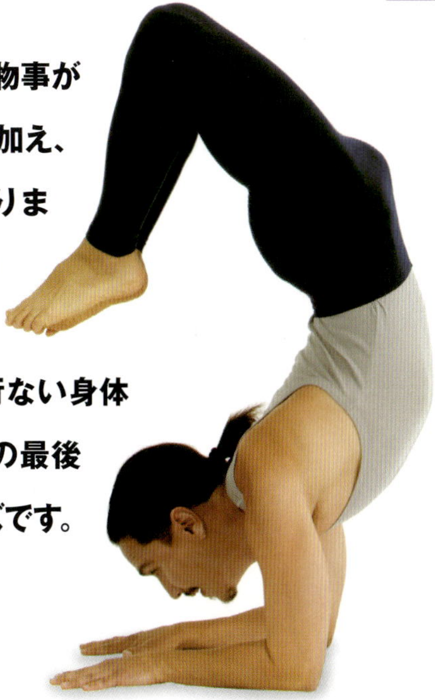

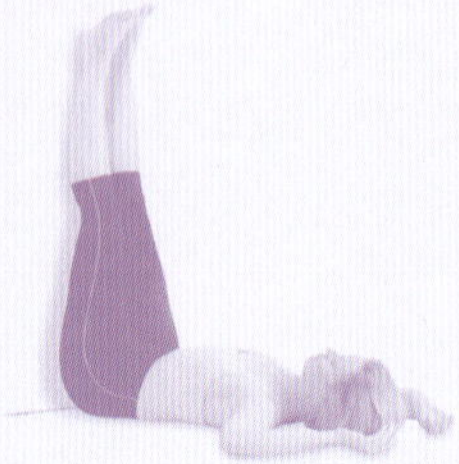

楽な逆転

ヴィパリータ・カラニ　脚の鬱血を和らげ、神経系全体を回復させる、控えめな逆転のポーズです。逆転の多くは初心者向けではありませんが、これはヨーガを知って間もない人でも、安全に行なえるポーズです。

1 壁の前に座り、膝を曲げ、かかとを臀部に寄せます。

2 左右の腰を壁近くに寄せます。手を背後の床につき、身体を後ろに傾けます。壁に添って脚を上げていき、肘を曲げて上体を下ろします。背を床につけ、身体が左右対称になっているか確かめます。

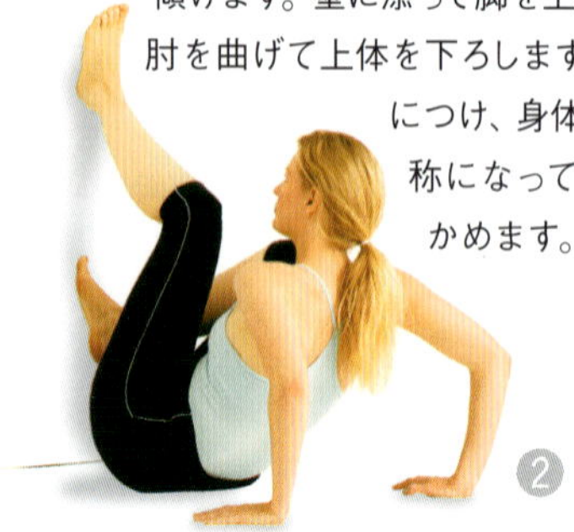

3 臀部を壁近くに寄せ、脚を垂直に上げた姿勢で、腕の位置を決めます。手のひらを腹部にのせるか、腕を左右に伸ばします。または肘を軽く曲げ、腕を頭の両脇に置きます。そうしたほうがやりやすければ、柔らかいベルトなどを腿の中間に巻き、両脚がそれとなく合わさるようにします。肩は硬くせず、力を抜い

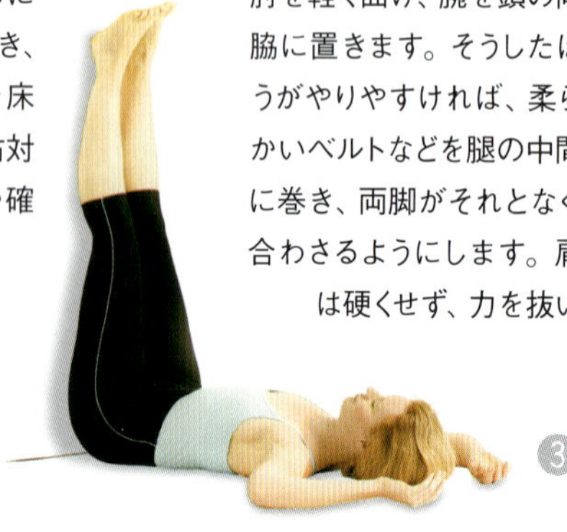

実践のヒント

視点：目を閉じ、呼吸に意識を集中させる

逆ポーズ：立位のポーズ

もっと易しく：a）臀部を壁につけるのが難しければ、膝をやや曲げます。b）脚がしびれてきたら、膝を曲げて胸に寄せます。

効果：体力が回復する、神経が静まる

注意点

高血圧の方や、網膜剥離や緑内障といった目の問題を抱えている方は、逆転のポーズは行なわないでください。月経期の女性も避けたほうがよいでしょう。以前に首を損傷したことのある方、心臓が弱い方、妊娠中の女性は、熟練の指導者にアドバイスをもらうようにしてください。逆転の体位のほとんどは、初心者向けではありません。経験豊かな指導者について習うことを強くおすすめします。

て床につけます。首の後ろは長く保ちます。呼吸のリズムに耳をすませてください。

4 舌が口の底につき、眼球が頭蓋骨の基部に向けて沈みこむままにします。数分から10分そのまま静止し、全身を使って深呼吸を続けます。

5 ほかにも、バリエーションがあります。足の裏を合わせ、足の外側のへりは壁につけたまま、かかとを壁に添って下げ、膝を左右に開きますⒶ。または、大きな「V」字に脚を開脚し、内股を伸ばすのもよいでしょうⒷ。

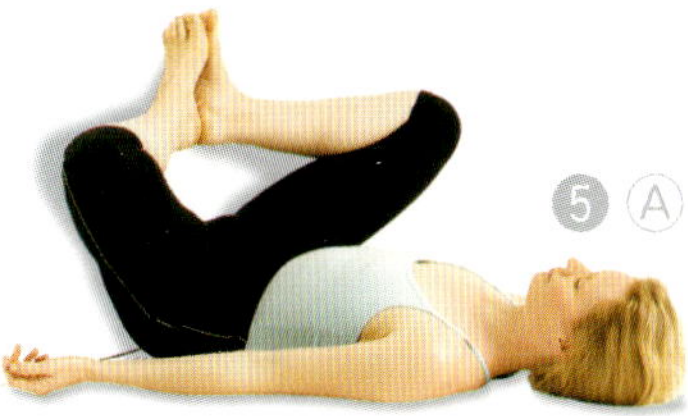
5 Ⓐ

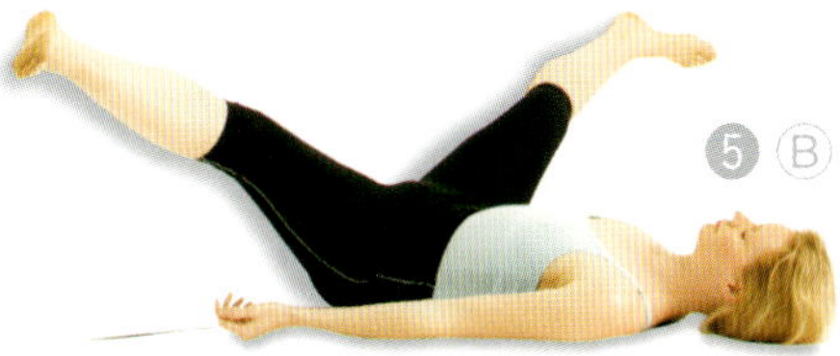
5 Ⓑ

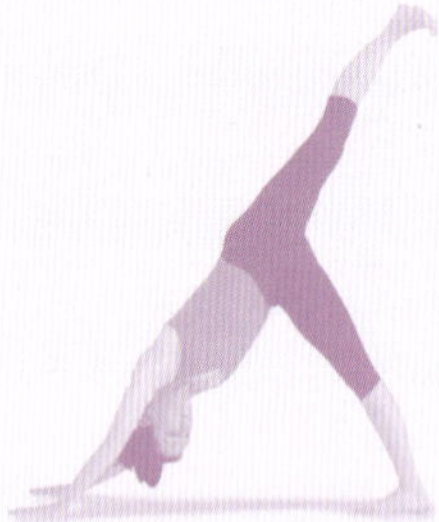

▲

片脚を上げたうつむいた犬のポーズ

エーカパーダ・アド・ムカ・シュヴァーナ・アーサナ　肩と手首を伸ばし、膝の裏の腱を柔軟にするポーズです。本来のうつむいた犬のポーズよりも、逆転を強調したポーズで、それだけ心拍数が早くなります。

1 うつむいた犬のポーズ（162ページ）をとり、両足を寄せます。左脚を上げ、床と平行にします。右足のかかとを床に押しつけながら、左足のかかとを遠ざけるように突きだします。左腿を内側に回し、つま先が真下を向くようにします。手のひらは左右均等に床に押しつけ、胸を腿のほうへ移動します。両肩は水平にし、床から同じ高さになるようにします。静止して5回呼吸し、脚を下ろします。必要なら、横になって休みます。反対側も同様にくり返します。

2 足が高く上がるようなら、以下のようなバリエーションを行なうと、さらに強力なストレッチができます。うつむいた犬のポーズから、左足のつま先を外に向け、左脚を高く

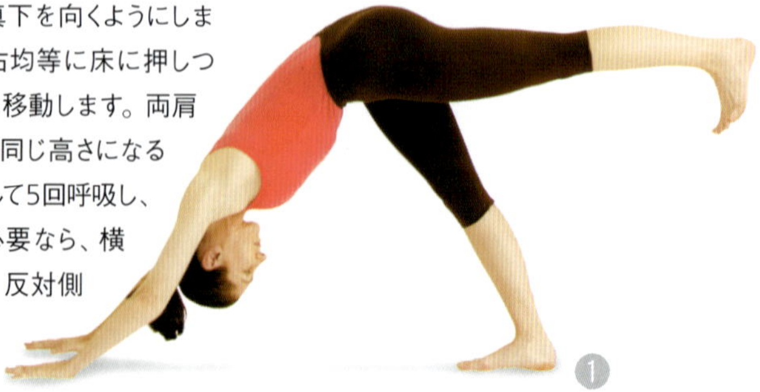

❶

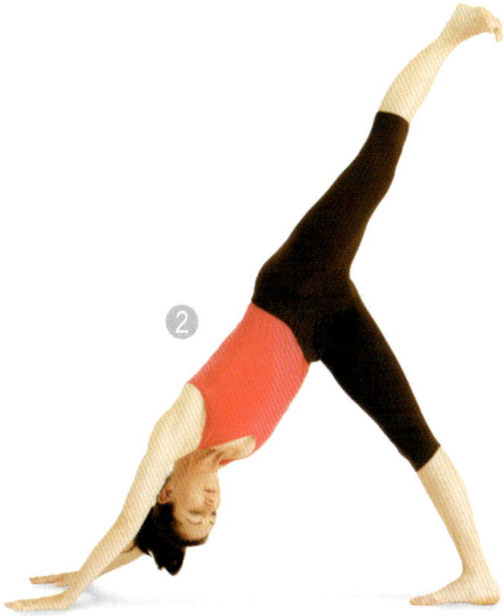

②

実践のヒント

視点：へそ

予備ポーズ：うつむいた犬のポーズ、立位の片脚の前屈

逆ポーズ：山のポーズ

もっと易しく：a)脚を上げる高さを抑えます。b)上げた脚の膝を曲げたままにします。c)四つんばいになった姿勢から、片脚だけ上げます。

効果：体力が回復する、神経が静まる

天井に向けて上げます。ただし今度は肩を水平に保たず、左肩は前に、右肩はやや後ろに移動します。同時に胸を左にねじり、左の上腕ごしに上方を見つめます。

3 左膝を曲げ、かかとが臀部の近くに自然と倒れるようにします。曲げた膝を高く上げ、後方へ反らします。腹部に効くポーズで、内臓を調えるはたらきがあります。左手首の内側から左腕の裏、左胸の脇を通って左の腰に至るまで、身体の左脇が上に伸びる感覚を味わってください。息を吐きながら左脚を下げ、反対側も同様にくり返します。

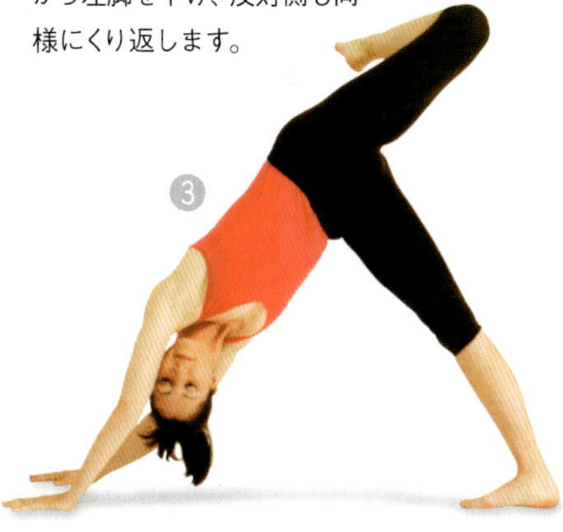

③

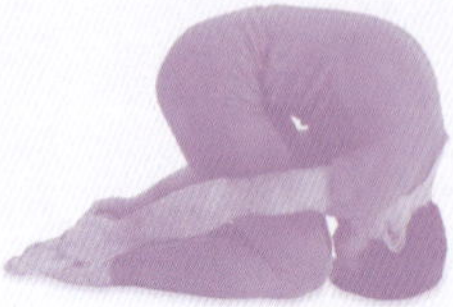

▲ ウサギのポーズ

シャシャンカ・アーサナ　首と肩が長く伸びるポーズです。身体にきつすぎない、抑制のきいたポーズですので、頭立ちのポーズ（296ページ）にはまだ少し早いという人が、倒立の代わりに行なうとちょうどよいでしょう。失われたバランスを取りもどし、心身を静める効果があります。

1 子どものポーズ（100ページ）から始めます。両手でかかとをつかみ、頭をたくしこんで、額をできるだけ膝に近づけます。

2 息を吸いながら身体を前に丸めていき、頭頂を床につけます。胸を腿から離し、臀部を高く宙に上げます。息を吐きながら臀部と胸を下ろし、最初の姿勢に戻ります。2～3度呼吸しながら、呼吸のリズムに合わせて、身体を丸めたり、戻ったりをくり返します。

3 最後に、高く腰を上げたまま静止し、何度か呼吸します。手でしっかりかかとをつかんだまま、背中の中ほどと腰を押しあげ、左右の肩胛骨のあいだを広く空けます。背中の皮膚が張ると同時に、背中の筋肉が心地よく伸びるのを感じてください。頸椎もなるべく身体から遠ざけるように押しだし、頭の真上に体重がかかるようにします。目を閉じ、首の付け根と肩の上が伸びる心地よさを味わってください。

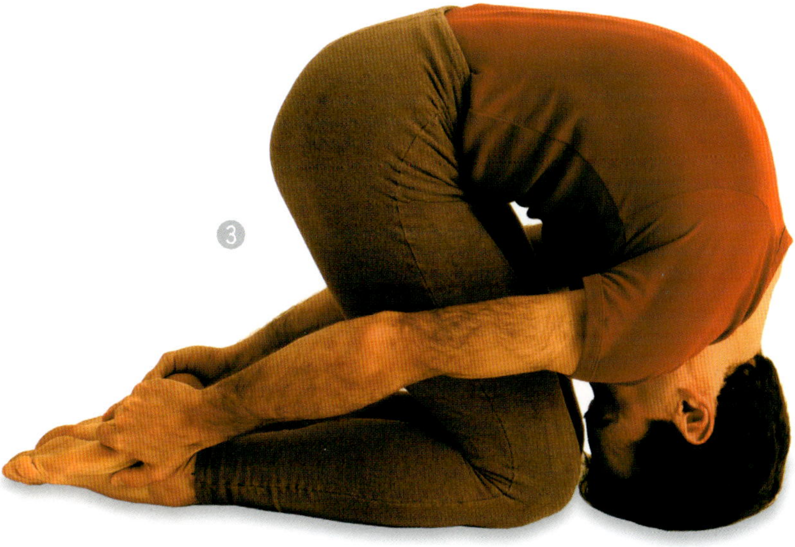

実践のヒント

視点：目を閉じて内面へ意識を向けるか、へそを見つめる

予備ポーズ：子どものポーズ

逆ポーズ：魚のポーズ、屍のポーズ、首をほぐす体操

もっと易しく：a）頭頂にまでは頭を回さないようにします。b）関節が硬いときは、膝の裏か足首の下に毛布を敷いて行ないます。c）首が硬くなるときは、額の下に、長枕か畳んだ毛布を敷きます。d）もっと肩に近いところに手をつきます。

効果：平衡感覚がつく

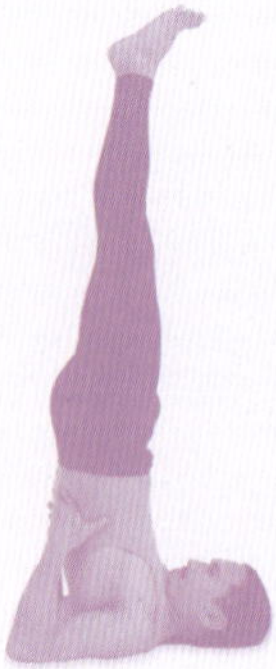

肩立ちのポーズ

サルヴァーンガ・アーサナ　あごが胸に押しつけられる逆転のポーズで、甲状腺と副甲状腺への血液の循環を増加させます。脳内の内分泌腺にも、新鮮な血液が送られます。一連のアーサナを行なったあとに、締めの一環としてこのポーズを行なうと、心身を静める効果がよく実感できるでしょう。

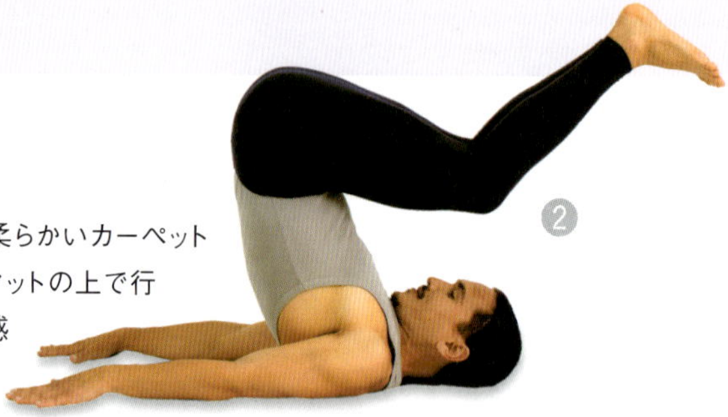

1 上級者は、柔らかいカーペットやヨーガ・マットの上で行なえば心地よく感じられるでしょうが、初心者は、毛布を敷いた上で行なったほうが首への重圧が和らぎます。毛布2、3枚を四角形に畳み、端をそろえて置いたら、その上に仰向けに寝そべります。後頭部は床につけ、肩の先端が6センチほど端からはみ出すようにします。両膝を曲げて、立てます。

2 腹筋に力を入れ、膝を曲げたまま、脚を頭上に持ちあげます。腰に手を当てて支えてください。この姿勢から、肩を下げ、両肘を近づけます。空中に身体を浮かしたこの状態で、腕をまっすぐに伸ばし、しっかりとした土台にします。

③

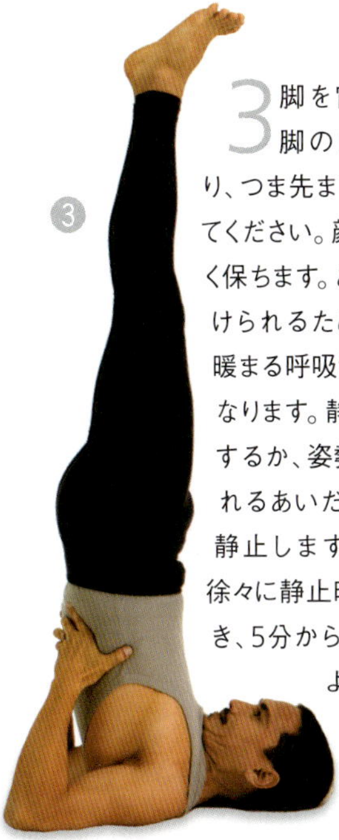

3 脚を宙に伸ばします。脚の内側をぴんと張り、つま先までしっかり伸ばしてください。顔の皮膚は柔らかく保ちます。あごが喉に押しつけられるため、自然と呼吸が暖まる呼吸法(322ページ)になります。静止して20回呼吸するか、姿勢が快いと感じられるあいだ、できるだけ長く静止します。数か月かけて徐々に静止時間を伸ばしていき、5分から10分静止できるようにします。

実践のヒント

視点：つま先

予備ポーズ：楽な逆転、支えのある橋のポーズ

逆ポーズ：魚のポーズ、首をほぐす体操、頭を膝につけるポーズ

もっと易しく：楽な逆転の姿勢になり、膝を曲げて足を壁に押しつけ、腰を持ちあげます。手で腰を支えてください。可能なら、片脚か両脚を空中に上げます。

効果：平衡感覚がつく

4 これは「肩立ちのポーズ」であって、「首立ちのポーズ」ではないことを忘れないようにしましょう。首の筋肉は、比較的柔らかいままでなければなりません。もし首が硬くなるようなら、下半身を腰から折り、脚を顔の上に倒して圧力を緩めます。これは半分の肩立ちのポーズと言い、初心者には最適のバリエーションです。このポーズをとりながら、みぞおちから喉にかけて並んだチャクラに意識を向けると、効果の逆転した印というムドラーになります。

④

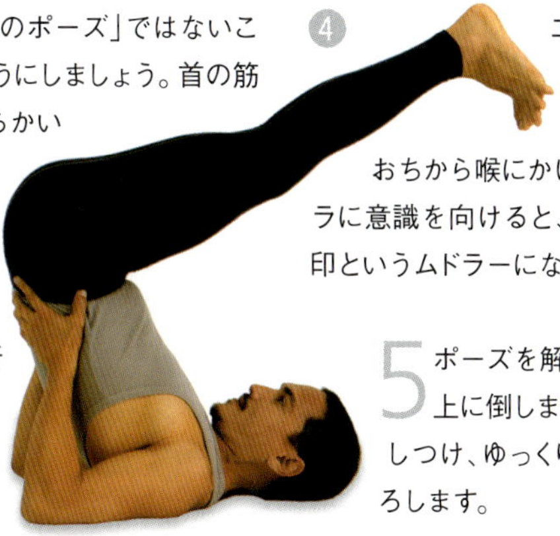

5 ポーズを解くには、脚を頭の上に倒します。両手を床に押しつけ、ゆっくりと身体を床に下ろします。

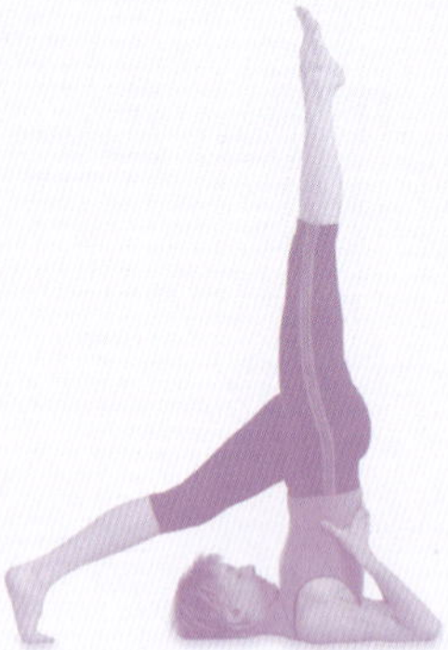

肩立ちのポーズのバリエーション

以下に挙げた肩立ちのポーズ（286ページ）のバリエーションは、シークエンスとして続けて行なうと、非常に効果があります。さらにここに、鋤のポーズ（292ページ）や、耳を押すポーズ（294ページ）を加えてもよいでしょう。どのバリエーションも、静止したまま5回から15回呼吸します。

片脚を伸ばした肩立ちのポーズ

エーカパーダ・サルヴァーンガ・アーサナ

肩立ちのポーズを組み、両脚ともまっすぐに伸ばしたまま、左脚を頭の上に下ろします。可能なら、つま先を床につけてください。右脚は垂直に伸ばし、脚の内側を、一直線にエネルギーが駆けのぼっていくさまを思い描きます。右足の親指の付け根を押しあげ、つま先は両足とも伸ばします。まず腰椎を引っこめ、次に中ほどの脊椎を引っこめて、なるべく背をまっすぐにします。両脚は曲げずにまっすぐに保ちます。5回から10回呼吸してから、左脚をふたたび上げ、反対側でくり返します。

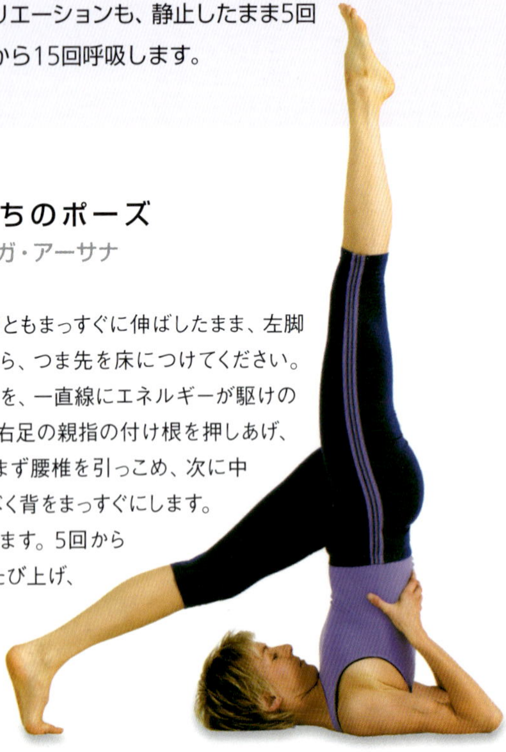

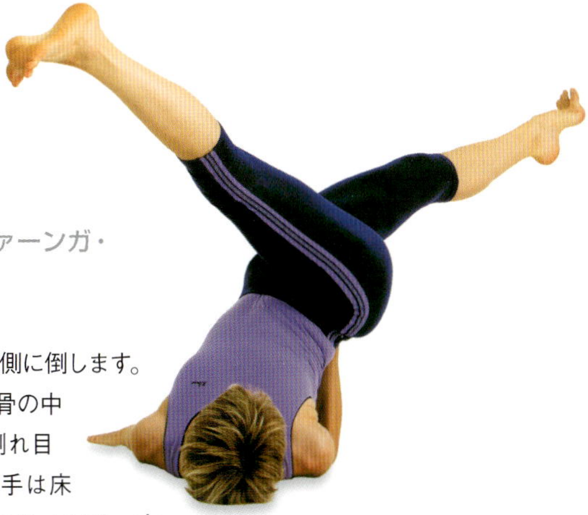

ねじった
肩立ちのポーズ

パールシュヴァ・サルヴァーンガ・
アーサナ

両脚を頭の上に下げ、左側に倒します。胴を左にねじり、右手を仙骨の中心に当て、中指が臀部の割れ目に収まるようにします。左手は床に伸ばします。さらに胴をねじってから、左脚を右手後方に下ろし、同時に右脚を左手斜め前方に伸ばして、空中で開脚します。肘と肩を床に押しつけます。臀部に力を入れ、親指の付け根まで脚をぴんと伸ばします。

両足を床につける肩立ちのポーズ

スプタ・コーナ・サルヴァーンガ・アーサナ

鋤のポーズ(292ページ)を組み、両脚を左右に開いて、大きな「V」字にします。足が床につく人は、手を腰から離して頭上に伸ばし、つま先を包みこみます。肩を左右に広げ、両肩に均等に体重をかけます。手を足から離して腰に戻し、肩立ちのポーズに戻ります。

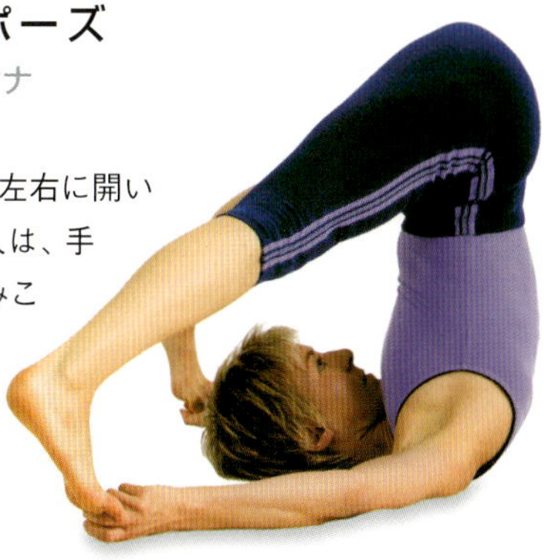

上向きの蓮華座の肩立ちのポーズ

ウールドヴァ・パドマ・サルヴァーンガ・アーサナ

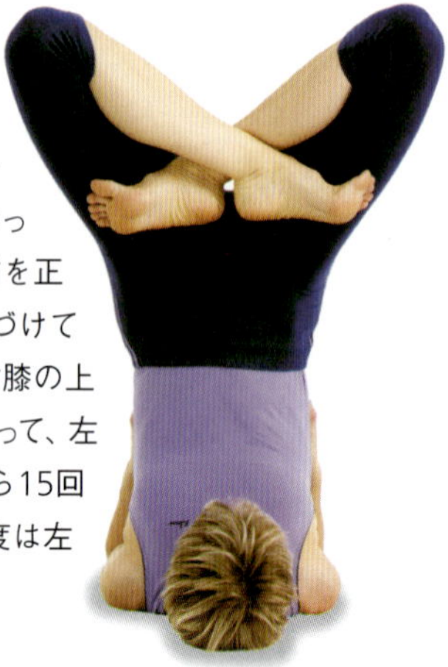

脚を蓮華座に組むバリエーションです。このポーズを行なうには、蓮華座（152ページ）が組めなくてはなりません。肩立ちのポーズ（286ページ）から、右膝を曲げ、右足を左脚の付け根に持っていきます。必要なら左手を補助に使って、足首を正しい位置に置きます。腰を折って両脚を顔に近づけてから、左膝を横に突きだすように折り、左足を右膝の上にのせます。左手で身体を支えながら、右手を使って、左足を右脚の付け根にまで移動させます。10回から15回呼吸したら、脚をほどき、空中に伸ばします。今度は左脚を最初に曲げ、同様にくり返します。

逆転した蓮華座のポーズ

ウールドヴァ・パドマ・アーサナ

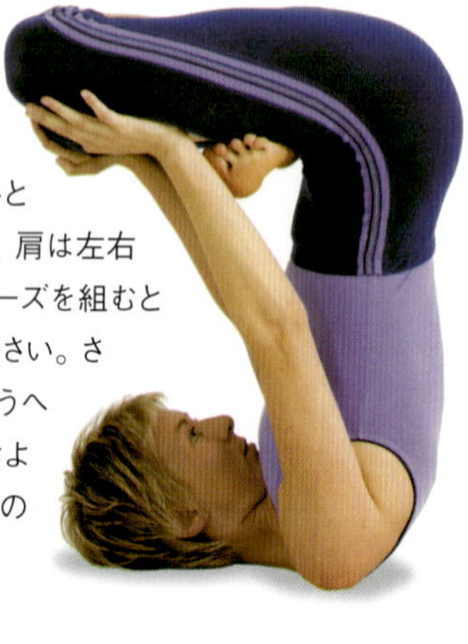

上向きの蓮華座の肩立ちのポーズから、腰を折り、蓮華座を前に倒します。腰から手を離して、膝にのせます。腕を伸ばし、膝にのせた手と脚を互いに押しあいながら、バランスをとります。肩は左右に広げます。静止して10回呼吸します。このポーズを組むときは、そのたびに交差する脚の向きを変えてください。さらにこのポーズを発展させるには、脚を胸のほうへ下ろします。脚全体を腕で抱えこみ、胸元に引きよせます。片手でもう一方の手首をつかみます。このポーズは、胎児のポーズ1と呼ばれています。

支えのない肩のバランス

ニラーランバ・サルヴァーンガ・アーサナ

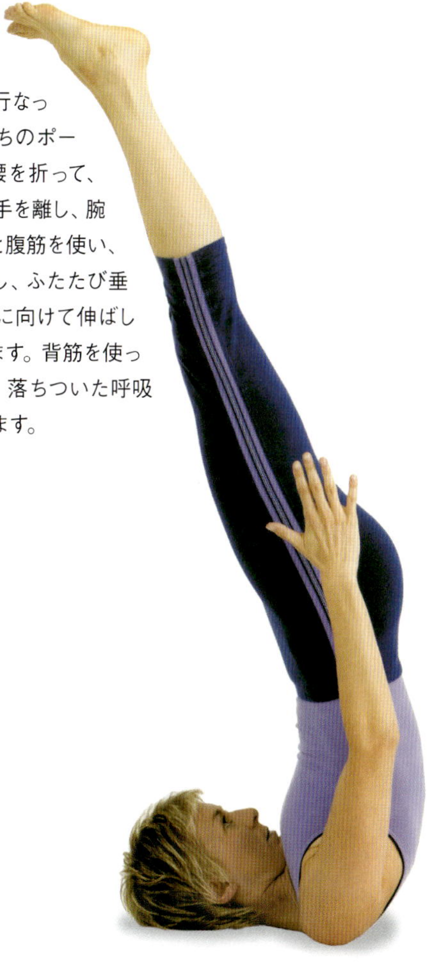

身体を安定させる腕の支えがないポーズですので、首に気をつけなければならない人は注意深く行なってください。準備体操として肩立ちのポーズを行ない、身体を温めます。腰を折って、脚をやや頭側に傾けます。腰から手を離し、腕をまっすぐ上に伸ばします。背筋と腹筋を使い、脚を持ちあげながら後方に動かし、ふたたび垂直にします。肩から指先までを天に向けて伸ばします。脚のつま先のまっすぐにします。背筋を使って脚を支えます。静止して10回、落ちついた呼吸をしたら、肩立ちのポーズに戻ります。

鋤のポーズ

ハラ・アーサナ　身体を折りたたむ逆転のポーズで、神経系全体を驚くほど若返らせます。腹部の臓器が引きしまり、調えられます。習慣的な首や肩の凝りがほぐれ、背骨が最大限にストレッチされます。肩立ちのポーズ(286ページ)から、自然と移行できるポーズです。

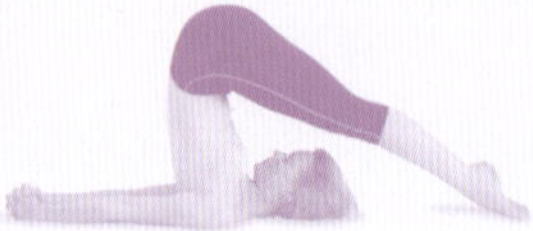

1 柔らかいカーペットや畳んだ毛布など、クッションとなるものの上に仰向けに寝そべります。初心者は、三つ折りにした毛布を2、3枚重ねるとよいかもしれません。毛布の上に背と肩と肘をのせ、頭は一段低くなったところに置きます。全身をぴったりつけて寝そべり、肩はリラックスさせて耳から遠ざけます。あごを引き、首の後ろを長く保ちます。

2 膝を曲げ、胸に近づけます。手のひらをしっかり床に押しつけながら、脚を頭の上に持っていき、まっすぐ伸ばします。つま先を床につけることができなければ、手のひらを腰に当ててください。この姿勢は非常に強烈な前屈のうえ、肩と首にかなりの体重がかかっているため、やりすぎないように気をつけてください。頭は、脊椎と一直線上になる位置に置きます。

3 頭の後方に、立てたつま先をつけます。座骨を上げながら脚の後ろを押しあげ、膝の後ろを伸ばして、さらに深くポーズに入ります。胸の上部をあごに引きつけ、背骨を垂直に近づけます。両手の手のひらを合わせ、指をからませます。さらに身体を回して、体重が肩の先にのるようにします。手の小指側の側面を床に押しつけます。可能なら、つま先を伸ばして足の甲を床につけます。

4 ポーズを解くには、まず臀部を床に下ろします。後頭部を床につけたまま、腹筋を使って徐々に脚を下ろします。その後、逆ポーズをいくつか行ない、首をほぐすようにします。

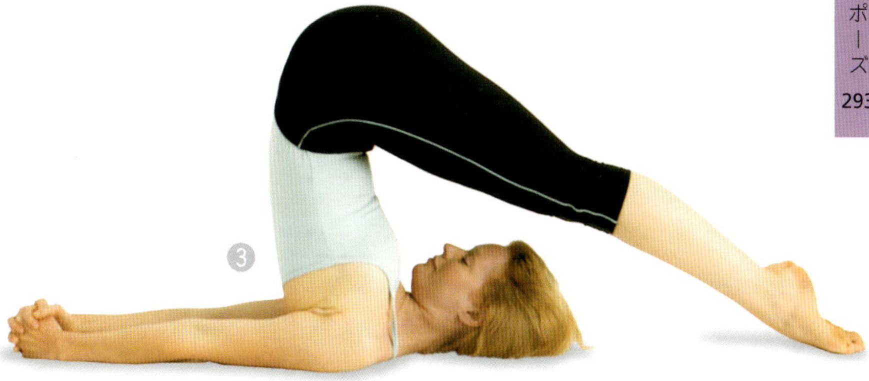

③

実践のヒント

視点：鼻の先

予備ポーズ：両脚の前方ストレッチ、ウサギのポーズ、半分の肩立ちのポーズ、楽な逆転

逆ポーズ：腹部のねじりのポーズ、頭を膝につけるポーズ、魚のポーズ、首をほぐす体操

もっと易しく：a)腿の付け根から、脚を椅子の座部にのせて行ないます。b)膝を曲げます。c)腕は曲げて、頭の両脇に楽に伸ばしておきます。

効果：神経が静まる、体力が回復する

耳を押すポーズ

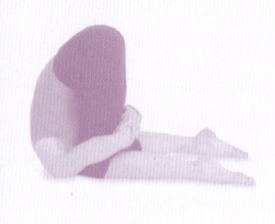

カルナピーダー・アーサナ　首に多大な圧力がかかるうえ、背骨に高度な柔軟性が求められる、強力な前方ストレッチです。ただし、自分の身体にぴったりとくるまれる姿勢をとりますので、一度楽にポーズが組めるようになれば、非常に心の安らぐ体位です。

1 鋤のポーズ（292ページ）を組みます。膝を曲げ、耳もとにつけます。下に毛布を敷いたまま、肩立ちのポーズ（286ページ）からこのポーズに入るときは、すねを床につけるのが難しくなりますので、その場合はつま先を立てたほうがよいでしょう。胴を直立させておくために、腕は後方の床に伸ばして、指を組みあわせます。

2 つま先はまっすぐ伸ばしたまま、すねと足の甲を床につけます。膝の裏を腕で抱えこみ、両手をつなぎます。静止して5回から10回呼吸したら、腰に手を当てて支えながら、鋤のポーズに戻ります。

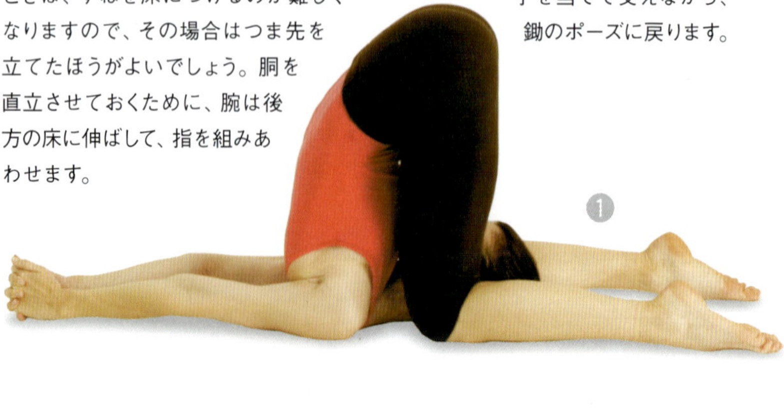

実践のヒント

視点：鼻の先

予備ポーズ：肩立ちのポーズ、鋤のポーズ、両脚の前方ストレッチ

逆ポーズ：首をほぐす体操、魚のポーズ、頭を膝につけるポーズ

もっと易しく：a) 膝を額の上か、眼窩のそばにつけます。
b) つま先を立てておきます。
c) 膝を床から浮かせておきます。
d) 手は膝の裏に回さず、腰に当てて支えにします。

効果：神経が静まる

3 膝の裏に回した手を頭の下で組むと、さらに強力なポーズになります。このポーズを組みながら、みぞおちのチャクラに意識を向けると、輪なわの印というムドラーになります。

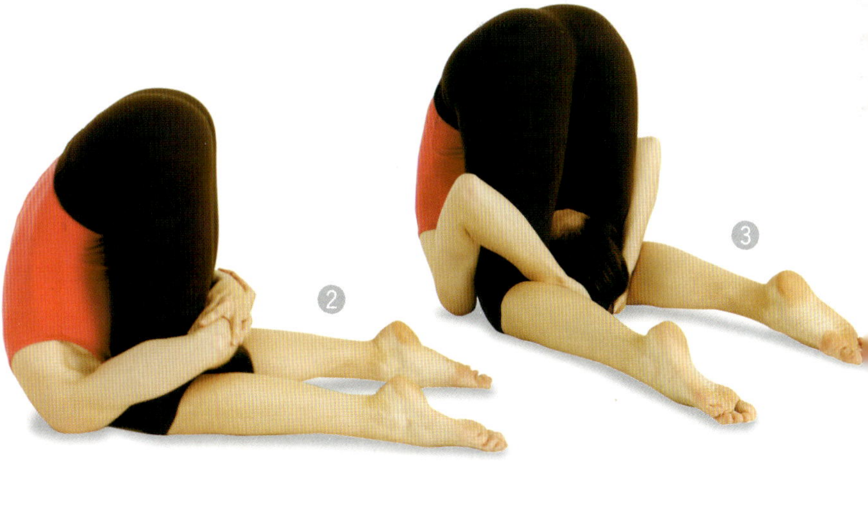

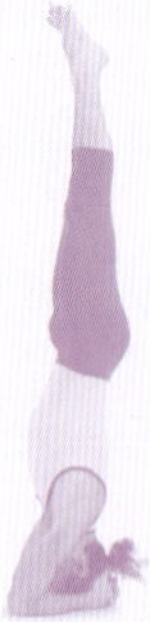

頭立ちのポーズ

シールシャ・アーサナ　頭立ちのポーズは、昔から「アーサナの王様」と呼ばれており、実際に数えきれないほどの効能があります。神経系を静め、脳細胞に栄養を行きわたらせ、心臓と血流を刺激します。また、ホルモンや消化器のバランスを調え、精神を強化してくれる体位です。

1 頭と両腕に体重をのせた、ヨーガの古典的なポーズです。頭の重さは4キロほどで、頭以外の身体はそれよりかなり重量がありますので、正確に直線を形づくることと、的確な準備から入ることが不可欠になります。畳んだ毛布かヨーガ・マットを敷き、その後ろにひざまずきます。前腕を毛布にのせ、肘を肩幅より小さく開いて指を組みあわせ、三角形を作ります。前に転げ落ちないよう、壁の前で倒立をするときは、指の付け根が壁から6〜8センチ手前に来るようにします。

2 頭立ちのポーズを行なうときは、肘から肩までをしっかり持ちあげることが重要です。肘を床に押しつけ、肩から腰を宙に引きあげ

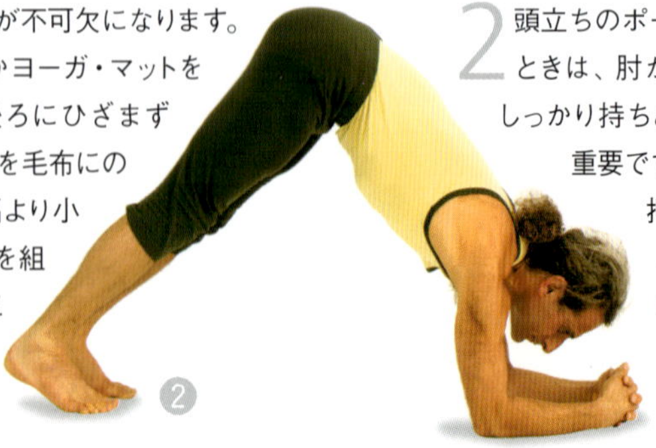

る練習をしましょう。肩は腰のほうへ寄せ、手首のへりと床とのあいだに隙間ができないようにします。この動作を行なうときは、肩と耳のあいだを遠ざけ、頭を床から持ちあげます。頭を持ちあげられないときは、まだ頭立ちのポーズを行なう準備ができていないという意味ですので、さらに予備的な練習を行ない、柔軟性と体力をつけてから行なうようにしてください。

3 手首のあいだに頭頂を置き、後頭部を手のひらに当てます。首を正確に直立させるため、前寄りや後ろ寄りでなく、頭のちょうどてっぺんを床につけてください。

4 つま先を立て、膝を伸ばして、逆さまの「V」字を作ります。足を頭のほうへ寄せていき、少しずつ体重を頭にかけます。

実践のヒント

視点：鼻の先

予備ポーズ：ウサギのポーズ、うつむいた犬のポーズ、肘のバランス

逆ポーズ：ポーズを解いたあと子どものポーズを数秒間行なう、肩立ちのポーズ、首をほぐす体操

もっと易しく：熟練の指導者に助言をもらってください。

効果：平衡感覚がつく

5 足をできるだけ頭に近づけたら、床から足を離し（片足ずつか、両足の場合はゆっくりと）、徐々にかかとを臀部に近づけます。肘と手首のへりで、しっかり床をとらえておきます。土台をしっかり

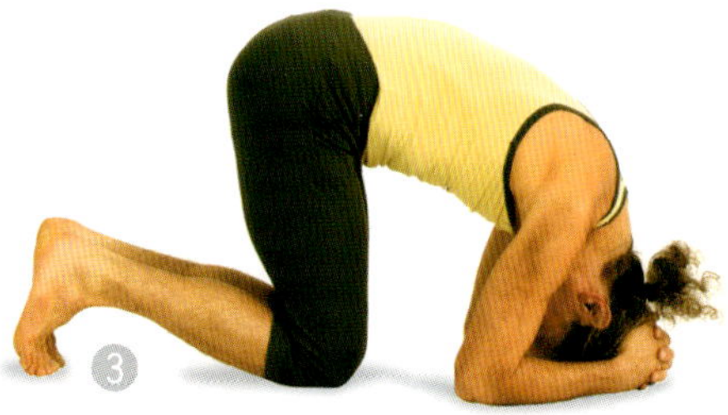

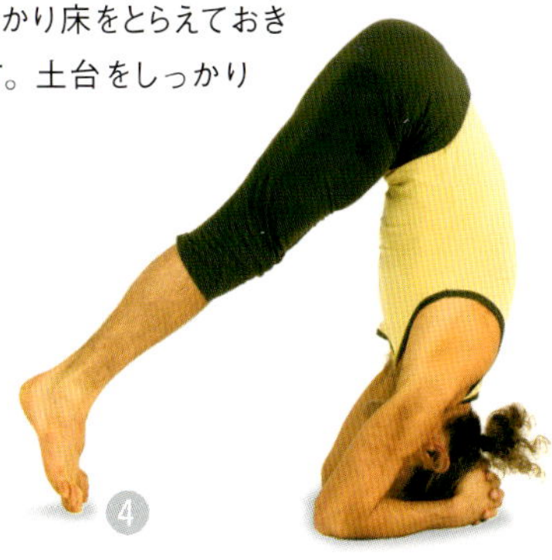

頭立ちのポーズ

安定させたら、ふたたび脚を上に伸ばし、頭と首にかかる体重を軽減させます。

6 いったん脚が上がったら、膝をまっすぐに伸ばし、かかとを押しあげます。ここでも、肘を床に押しつけ、肩をなるべく引きあげるようにします。壁のそばで行なっている場合でも、壁は万一の備えとして使うだけで、壁には寄りかからないようにします。浮動肋骨が外に突き出さないようにします。浮動肋骨が突き出てしまう場合には、背面のウエストを長く伸ばし、腹筋を引きしめて、肋骨を内部に引きよせます。

時間をかけて練習すれば、両脚ともまっすぐに上げることはできるようになります。脚が曲がっていてもいなくても、両足はそろえておきます。一番大事なのは、勢いで脚を蹴りあげるのでなく、ゆっくりと抑制の利いた動きで脚を上げていくことです。

7 慣れないうちは、静止して5回呼吸します。何か月もかけて少しずつ静止時間を伸ばしていき、最終的に10分以上静止できるようにします。脚を上げたのと同じ方法を逆からたどって、ポーズを解きます。その後、子どものポーズ（100ページ）をとって2〜3度呼吸します。

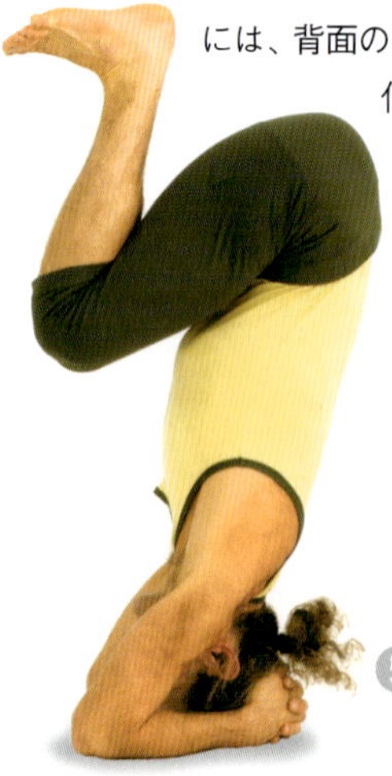
5

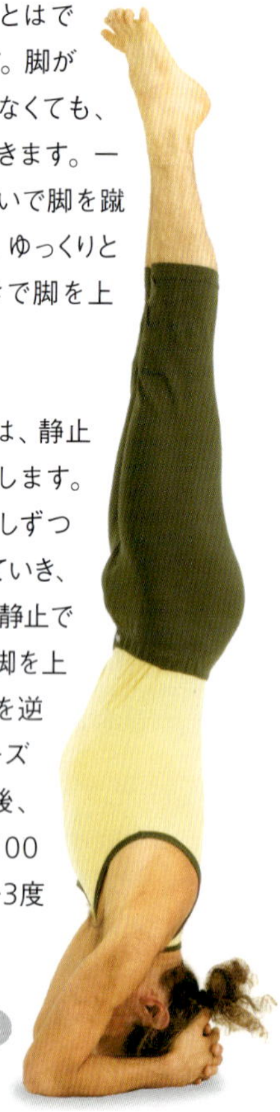
6

ねじった頭立ちのポーズ

パールシュヴァ・シールルシャ・アーサナ　身体をねじって脚が横を向くようにする、頭立ちのポーズ（296ページ）のバリエーションです。頭立ちのポーズには、さまざまなバリエーションがあります。基本の頭立ちのポーズをマスターしたら、こうしたバリエーションをつなげて、連続して行なってみるとよいでしょう。

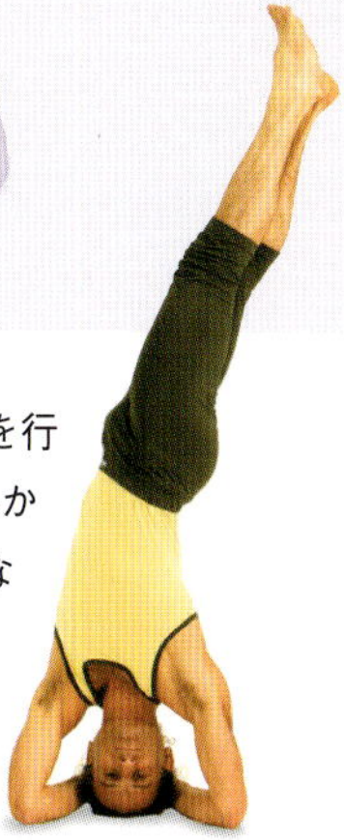

頭立ちのポーズを行ないます。肘をしっかりと床に押しつけながら、肩を持ちあげて床から遠ざけます。息を吐きながら身体を完全に右に向け、右の腰が後ろに、左の腰が前に来るようにします。かかとは高く上げておきます。へそと浮動肋骨を背骨のほうに引きつけ、背中が丸まらないようにします。背骨を中心軸にして、できるかぎり右に身体をねじります。肘と頭はぐらつかないように安定させます。息を吐きながら中心に戻り、1回呼吸してから、反対側も同様にくり返します（写真は左にねじった状態です）。

このポーズのバリエーションもあります。膝を曲げ、かかとを臀部に寄せてから、身体をねじります。両肘は均等に床を押すようにします。これを、横向きの英雄座と言います。

実践のヒント

視点：鼻の先

予備ポーズ：頭立ちのポーズ

逆ポーズ：肩立ちのポーズ、子どものポーズ、胎児のポーズ

もっと易しく：壁を補助に使って行ないます。

効果：平衡感覚がつく

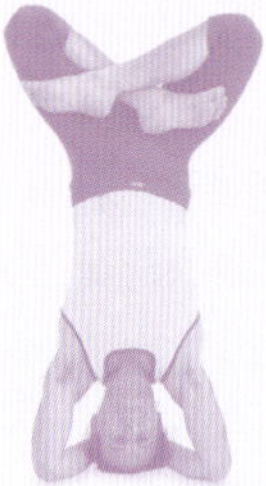

▲

逆転した蓮華座

ウールドヴァ・パドマ・アーサナ　頭立ちのポーズをしながら脚を蓮華座に組む、頭立ちのポーズ(296ページ)のバリエーションです。まず蓮華座をマスターしてから、このポーズを試みるようにしてください。

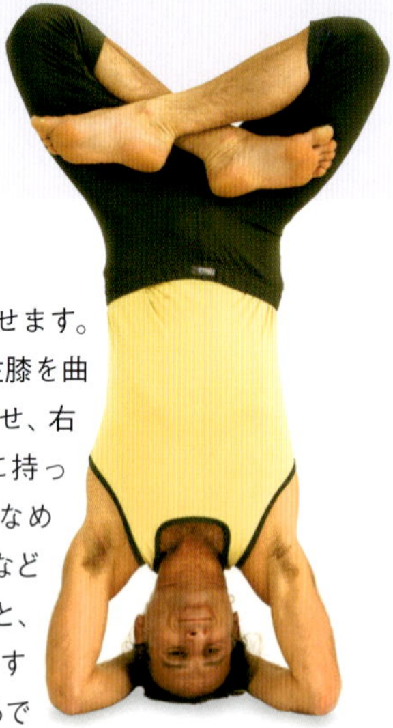

頭立ちのポーズを行ない、バランスをうまく安定させます。右膝を曲げ、右足を左脚の付け根に持っていきます。左膝を曲げ、左足を右膝の上にのせます。そこから左足をすべらせ、右腿の付け根に持っていきます。なめらかなタイツなどをはいていると、足が腿の上をすべりやすくなるでしょう。さらに、左足をやや小刻みに動かすようにすると、蓮華座が組みやすいかもしれません。10回から15回呼吸したら、息を吐き、脚を伸ばして、左足を下にして脚を交差させ、同様にくり返します。

実践のヒント

視点：鼻の先

予備ポーズ：頭立ちのポーズ、蓮華座

逆ポーズ：子どものポーズ、肩立ちのポーズ

もっと易しく：a) 壁を背に行ないます。b) だれかの手を借りて脚を組みます。

効果：平衡感覚がつく

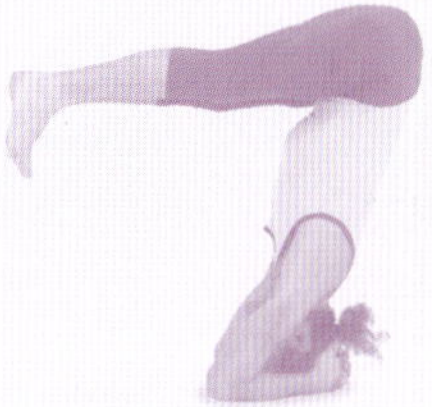

上向きの杖のポーズ

ウールドヴァ・ダンダ・アーサナ　胴と直角になるよう脚を曲げた、頭立ちのポーズのバリエーションです。腹筋の強さが求められます。

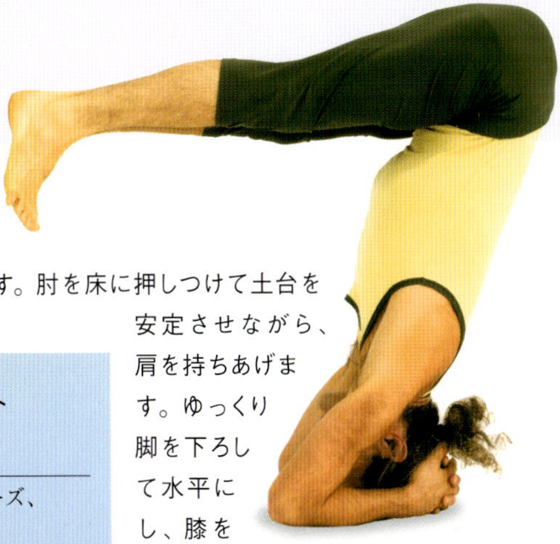

頭立ちのポーズを行ない、うまくバランスをとります。肘を床に押しつけて土台を安定させながら、肩を持ちあげます。ゆっくり脚を下ろして水平にし、膝をまっすぐにします。腿からつま先まで、エネルギーの通り道に沿って脚を伸ばします。脚を下ろすときは、同時に腰を後ろに引いて、バランスをとります。膝は曲げないようにします。静止して5回から10回呼吸したら、ふたたび脚を上に伸ばして頭立ちのポーズに戻ります。

実践のヒント

視点：鼻の先

予備ポーズ：頭立ちのポーズ、舟のポーズ

逆ポーズ：子どものポーズ、肩立ちのポーズ、鋤のポーズ

もっと易しく：a) 脚を少しだけ下ろすようにします。
b) 椅子の上に足をのせます。

効果：全身を強化する

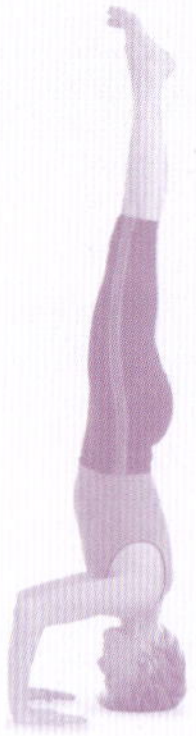

▲

三点倒立

サーランバ・シールシャ・アーサナ　頭立ちのポーズ（296ページ）のバリエーションで、体重はほぼ頭で支え、手でバランスをとるポーズです。頭と背骨を一直線上に置くことが非常に重要となります。賢者のバランス1と2（228、232ページ）といった腕のバランスを行なうときに、しばしば最初のポーズとして三点倒立が行なわれます。

1 三点倒立を行なうときは、畳んだ毛布などのちょっとした敷物を敷くと、頭の保護として有効です。ただし、あまりクッションがありすぎるのもよくありません。土台を安定させ、頭が揺らがないようにするために、多少の床の固さが必要となるからです。畳んだ毛布を敷いた後ろにひざまずきます。頭頂を毛布にのせ、肩幅に開いた手を、指先を前方に向けて床につきます。肘は外に開かず、手の真上にあるようにします。

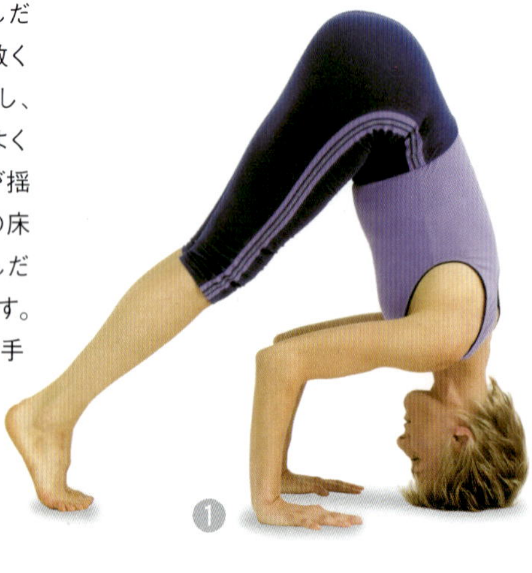

❶

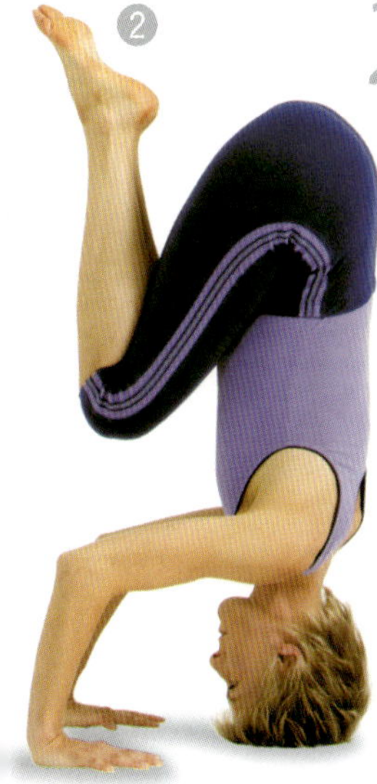

2

2 つま先を立て、膝を伸ばします。頭のほうへ足を移動していきながら、徐々に体重を頭にかけていきます。息を吸い、左右同じ力で手のひらを床に押しつけます。膝を曲げ、足を床から離します。

3 両足をそろえたまま脚を真上に伸ばし、完全に倒立をします。慣れてくれば、脚を伸ばしたまま倒立に入れるようになります。肘を身体の両脇から外に出さず、親指の付け根を床に押しつけます。肩胛骨と肩を持ちあげ、床から遠ざけます。足を上に伸ばし、浮動肋骨を身体の内側に引いて、山のポーズ(46ページ)と同様に、身体を極力まっすぐにします。必要なら、手の位置を調整し、バランスをとってください。

4 静止して5回呼吸します。何か月もかけて定期的に練習し、最終的には5分から10分静止できるようにします。倒立と逆の手順でポーズを解き、その後子どものポーズ(100ページ)で身体を休めます。

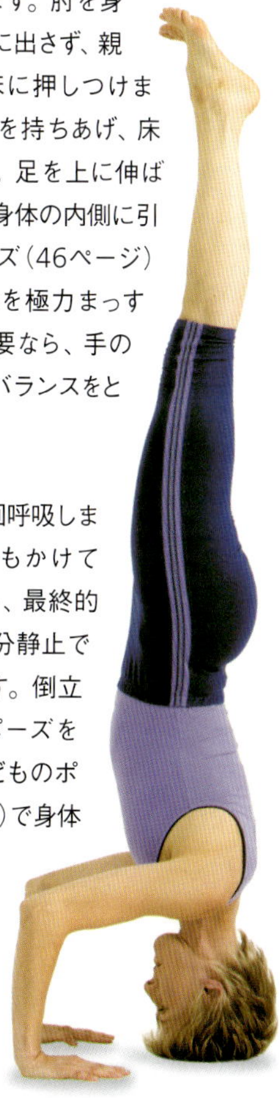

3

実践のヒント

視点：鼻の先

予備ポーズ：頭立ちのポーズ、鶴のポーズ

逆ポーズ：肩立ちのポーズ、首をほぐす体操、子どものポーズ、屍のポーズ

もっと易しく：a) 壁の近くで行ないます。b) 博識な指導者に助言を仰いでください。

効果：神経が静まる

完全な腕のバランス

アド・ムカ・ヴリクシャ・アーサナ　体操選手の逆立ちに似ており、一般の大人にとっては心理的になかなか踏みだせないポーズです。床を蹴って宙に身体を預けるため、未知の世界への恐怖を克服することが求められます。さらに、バランスを維持するために精神を集中させる必要があります。肩、腕、手首の力を強化します。

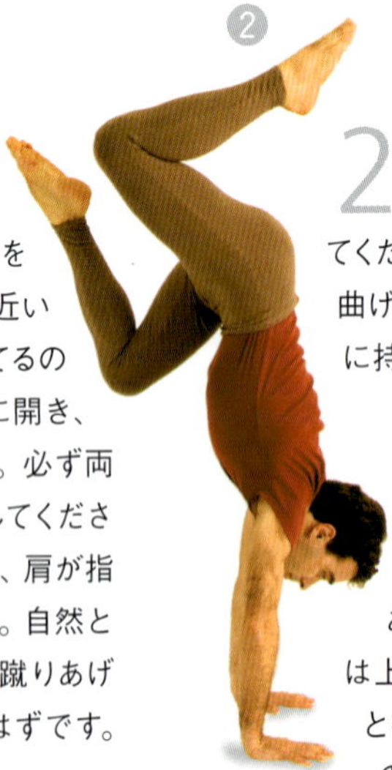

1 壁から15センチほどのところに手をつき、うつむいた犬のポーズ（162ページ）をとります。これより手が壁に近いと、蹴りあげた脚を垂直に立てるのが難しくなります。手は肩幅に開き、中指をまっすぐ壁に向けます。必ず両手が左右対称に並ぶようにしてください。足を前に踏みだしていき、肩が指先の真上に来たら止まります。自然とつま先立ちになり、次は足を蹴りあげるしかないという状態になるはずです。

2 左右どちらが自分の「利き脚」か、確認してください。反対側の脚を曲げ、かかとを臀部のそばに持ちあげます。

3 支えている脚の膝を曲げ、息を吸いながら蹴りあげます。反対側の脚は上方に振りあげ、かかとを壁につけます。左右の腰も同時に持ちあげるのを忘れないでください。脚を宙に

実践のヒント

視点：鼻の先

予備ポーズ：うつむいた犬のポーズ、片脚を上げたうつむいた犬のポーズ、頭立ちのポーズ

逆ポーズ：子どものポーズ、胎児のポーズ、手首をほぐす体操

もっと易しく：両手のあいだに木製ブロックを積み、その上に頭をのせます。

効果：平衡感覚がつく

浮かせるつもりで蹴りましょう。バレエ・ダンサーが空中で一瞬止まって見えるさまを思い描いてみます。足をそろえ、かかとを高く伸ばします。

4 いったん脚が上がったら、忘れずに呼吸をするようにします。指が白くなるほど、しっかり床をつかみます。腕はまっすぐ伸ばし、両手の中間か、やや前方に視点を定めます。そっとかかとを壁から離しながら、背筋を長く伸ばして浮動肋骨を内側に引きいれ、バランスをとります。静止して、5回から10回呼吸します。

4

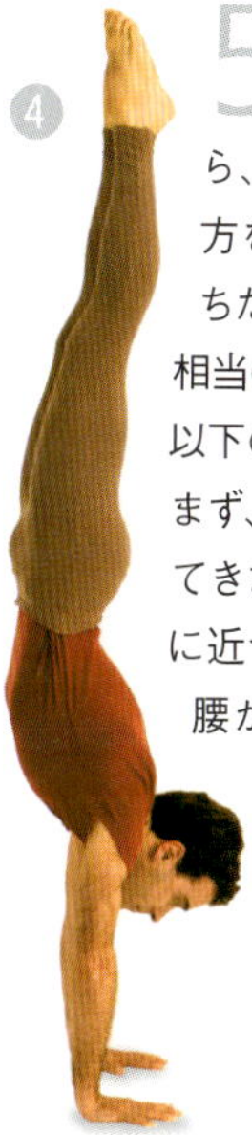

5 片脚ずつ上げるのがうまくできるようになったら、両脚を同時に蹴るやり方を覚えましょう。自信に満ちた、力強い蹴りが必要で、相当の腹筋力が求められます。以下のような流れになります。まず、肩を指先の真上に持ってきます。膝を曲げ、腿を胴に近づけて蹴ります。左右の腰が肩の真上に来るようにします。最後に脚を伸ばします。

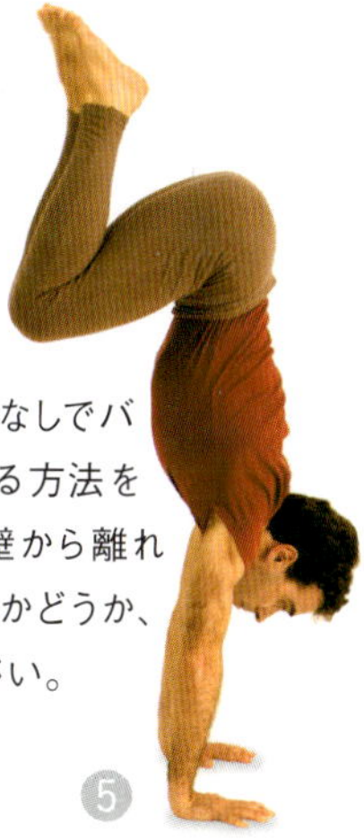

5

6 徐々に、壁なしでバランスをとる方法を覚えましょう。壁から離れた場所でできるかどうか、やってみてください。

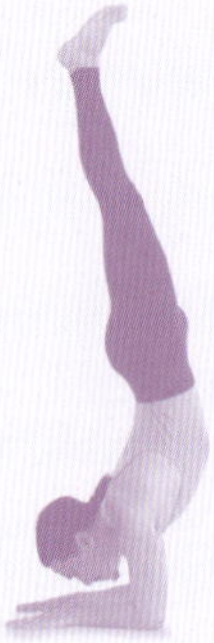

肘のバランス

ピンチャ・マユーラ・アーサナ　柔軟性を要求されるバランスで、肩に強烈に効いてきます。このポーズでは、体重がすべて肘と前腕にかかってきます。肩と腕を強化するのに加え、腹部をストレッチします。

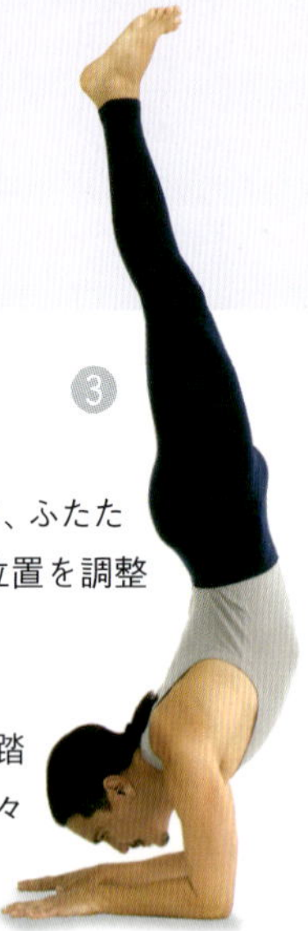

③

1 畳んだ毛布かヨーガ・マットを敷き、その後ろにひざまずきます。初めのうちは、壁の近くで行なうようにしてください。肘を肩幅に開き、毛布に前腕をのせます。左右の前腕は平行にし、手のひらを平らに床につけます。

2 つま先を立て、膝を伸ばして、逆「V」字形を作ります。両手の親指がすべって近づいてしまうかもしれません。その場合は、ふたたび前腕を平行にし、位置を調整してください。

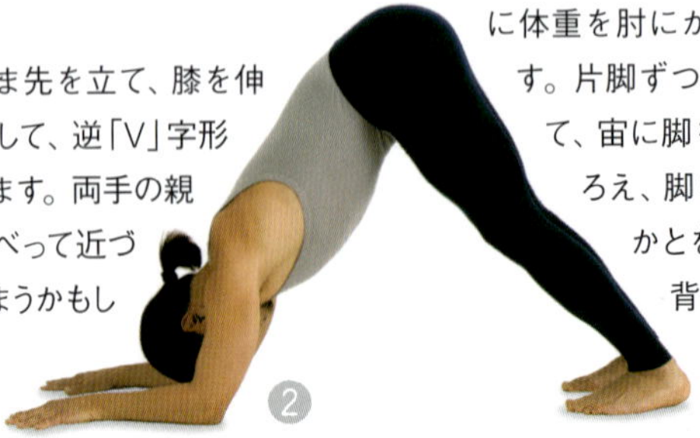

②

3 足を腕のほうへ踏みだしていき、徐々に体重を肘にかけます。片脚ずつ蹴って、宙に脚を上げます。両足をそろえ、脚をまっすぐ伸ばして、かかとを高く上げます。壁を背にして行なっているときは、壁からかかとを離します。顔を床に向

実践のヒント

視点：鼻の先

予備ポーズ：頭立ちのポーズ（サソリのポーズを行なうときは、鳩のポーズ）

逆ポーズ：子どものポーズ、肩立ちのポーズ、安らかな深い前屈

もっと易しく：a）両手首のあいだに木製ブロックを挟み、手首を近づけないようにします。b）壁の近くで行ないます。サソリのポーズは、壁に添って足を徐々に下ろしていき、頭に近づけます。

効果：平衡感覚がつく

けたまま、肘で床を押し、肩は持ちあげます。上腕が床と直角になるようにします。なるべく背筋を垂直に立てます。浮動肋骨が外側に飛びださないようにするために、ウエストの背面を長く伸ばし、腹筋を引きしめてください。静止して5回から10回呼吸し、逆の手順をたどってポーズを解きます。

4 肘のバランスが充分できるようになったら、サソリのポーズに進むこともできます。今にも刺そうと身構えたサソリに、姿が似ているポーズです。強力な後屈を伴った、上級者向けの逆転のポーズで、全身をエネルギッシュにし、強化するのに役立ちます。

5 肘のバランスの姿勢になり、手首を床に押しつけます。身体を上にまっすぐ伸ばし、2〜3度呼吸します。息を吐きながら膝を曲げ、顔を上げて、頭をやや反らします。背骨を湾曲させたら、ゆっくりと脚を下げ、足の裏を頭頂にのせるか、頭頂のそばまで持っていきます。膝はできるだけそろえておきます。胸を高く上げて、肩から遠ざけます。これがサソリのポーズです。

6 静止して5回から10回呼吸し、ふたたび脚を上げて元の姿勢に戻るか、脚をややまっすぐにして床に下ろし、仰向いた弓のポーズ（266ページ）をとります。このポーズをとった場合は、そのまま身体の力を抜いて仰向けに寝そべるか、または上級者の場合なら、そのまま立ちあがって山のポーズ（46ページ）をとります。

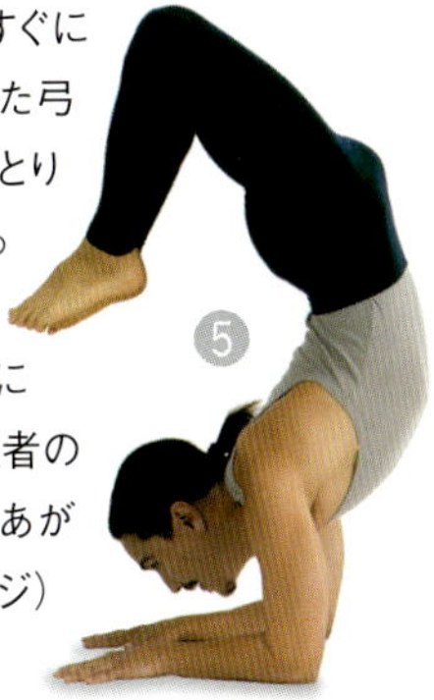

リラクゼーション

ヨーガのリラクゼーションは、体内に生まれたアーサナの効果をより完全なものに仕上げる時間です。体位の実践で活発になったプラーナ（気）は、この休憩時間のあいだに体内組織を癒し、ふたたびエネルギーを補填することができます。そのため、昼間疲れたときには昼寝をするよりも、ヨーガのリラクゼーションをしばらく行なうほうが身体には有効だということを、ヨーガ行者は知っています。ヨーガのリラクゼーションが終わると、

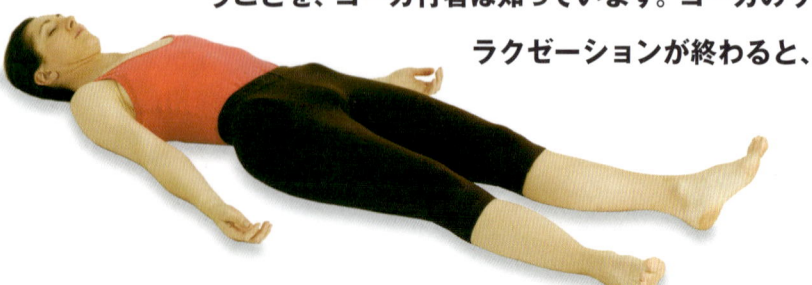

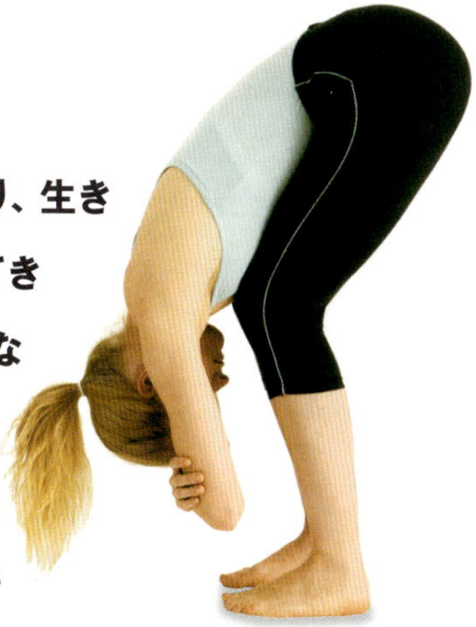

エネルギーが体内にわきあがり、生き生きとした活気がよみがえってきます。しかも、長く行なえば行なうほど、その効果は絶大なのです。
通常の生活リズムで暮らしている場合には、仕事のあとの時間帯に身体を休めるのが自然と言えるでしょう。くり返しリラクゼーションを行なっていくうちに、いつしか、身体と頭と心の緊張がとれていきます。それと同時に、心身の奥深くに眠る安らかな境地に至るための道筋が見えてくるでしょう。もう、手を伸ばして目標をつかみ取ろうとする必要はありません。何かに必死にしがみつかなくてもいいのです。初心にかえり、なすがままにまかせる術を学んでみましょう。

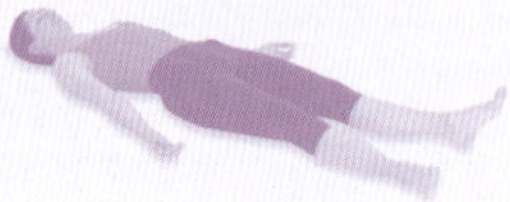

屍《しかばね》のポーズ

シャヴァ・アーサナ　目を閉じて床に横になることで、全身を心ゆくまでリラックスさせます。当初は、このポーズを意外に難しいと感じるかもしれません。ふだん心をあくせくとはたらかせるせわしない日々を送っているため、くつろいだ身体の奥に眠っている安らかな境地に、なかなかたどりつくことができないのです。そんな場合でも、実践を重ねるうちに、次第に心身を安らげるのがたやすくなっていきます。

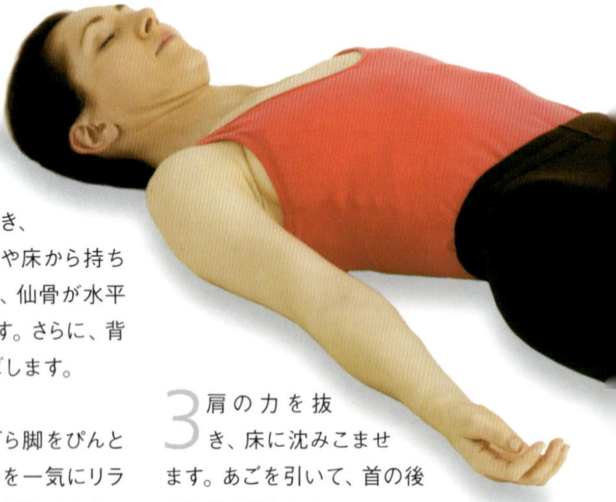

1 床に仰向けに寝そべります。脚を伸ばし、手のひらを上にして身体の両脇に腕を置き、目は閉じます。臀部をやや床から持ちあげ、腰を長く伸ばして、仙骨が水平に床と接するようにします。さらに、背骨を頭頂に向かって伸ばします。

2 かかとを遠ざけながら脚をぴんと伸ばしたら、脚全体を一気にリラックスさせ、足が両側に倒れるままにします。

3 肩の力を抜き、床に沈みこませます。あごを引いて、首の後ろを長く保ちます。

4 奥歯は噛みしめず、唇をやや開きます。舌は口蓋から離し、下の歯の内側、口の中ほどに浮かせます。

5 眼球が頭蓋骨の底にまで沈んでいくと想像してください。額の皮膚に刻まれたしわを伸ばします。目の周りの緊張を解き、目元や目尻の細かいしわがすべて消えていくような心地を味わいます。

6 呼吸に意識を向けます。鼻を使って、自由に息が出入りするようにします。頭のてっぺんからつま先まで、全身が呼吸していると想像してください。

7 次第に深い呼吸をしながら、身体の力を抜き、全身が床に沈みこんでいくようにします。身体の外側から内側へと、徐々に全身が柔らかくなり、リラックスしていくような感触です。一番深い身体の層に沈んでいき、すべてを液状に溶かしてしまいます。屍のポーズは、全身を完全に弛緩させる体位というだけではありません。全身が広がっていくような感覚も味わうことができます。

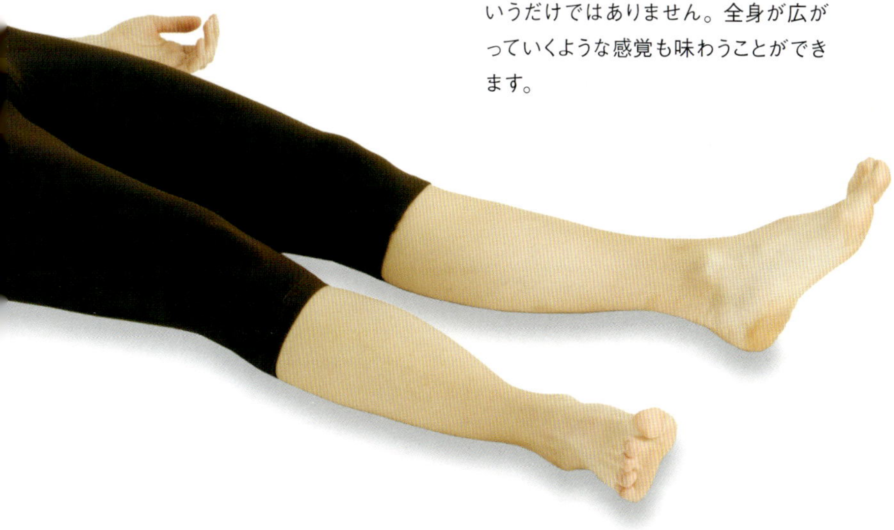

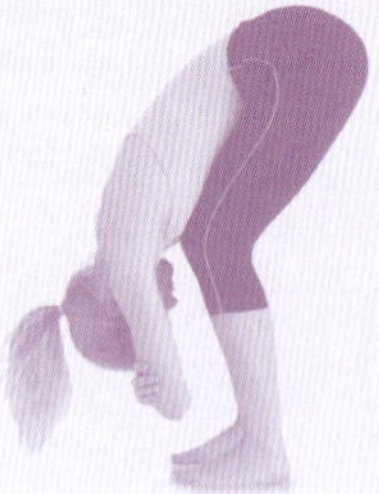

アーサナ中のリラクゼーション

以下に挙げたポーズは、アーサナを行なっている最中に身体を休めたいとき、有効な体位です。350ページから載せた、体力を回復するための数々のポーズは、ここに上げたポーズよりは組むまでが多少面倒ですが、アーサナの始めや終わりに行なうと、大きな効果が期待できます。

新たな体位を試みようとすると、目の前に大きな壁が立ちはだかることがあります。持てる力をすべて出しきらなくてはならず、リラックスできる余地がほとんどないこともあるでしょう。体位の実践に95パーセントの努力をつぎこみ、5パーセントの解放感しか味わえないなら、そんな練習はきつすぎて抑圧的だと感じてしまうかもしれません。けれども、体位に慣れてくれば、全身の力を使いきらなくてもポーズが組めるようになり、やがては、身体的にきついポーズを組んでいながら、自分の身体をいつくしむような余裕もでてきます。初めは95：5であった苦労と快感の比率も、80：20、70：30と変化していくようになるでしょう。そうなれば、体位が安定し（スティラ）、楽に（スカ）なります。体位を安定させ、楽に行なえるようにするには、定期的な練習を行なうことが必要です。実践を重ねるにつれ、のびのびした楽しさが味わえるようになり、得るものも多くなるでしょう。

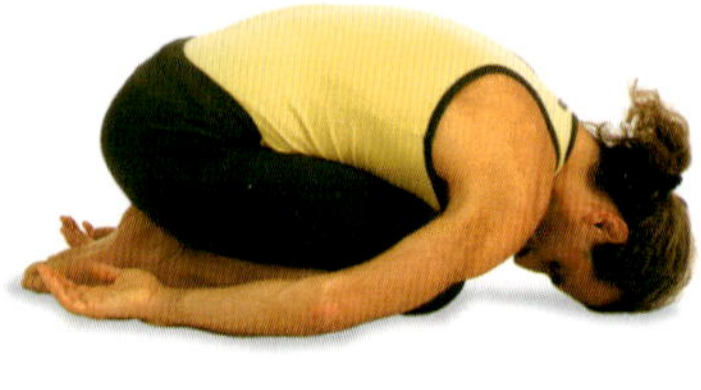

子どものポーズ（100ページ）と、そのバリエーションである、**腕を伸ばした子どものポーズ**（102ページ）

安らかな深い前屈

ウッターナ・アーサナ

深い前屈(68ページ)の変形で、立位のポーズの合間に行なうと、身体を休めることができます。腰幅に足を開き、膝を曲げて、胸を腿の上に置くか、腿に寄せます。腕は下に垂らすか、腕を組み、手で床をつかまないようにします。頭は、布の人形のようにだらりと垂らします。顔の筋肉は柔らかく保ち、頬が垂れるまで完全に力を抜いてください。

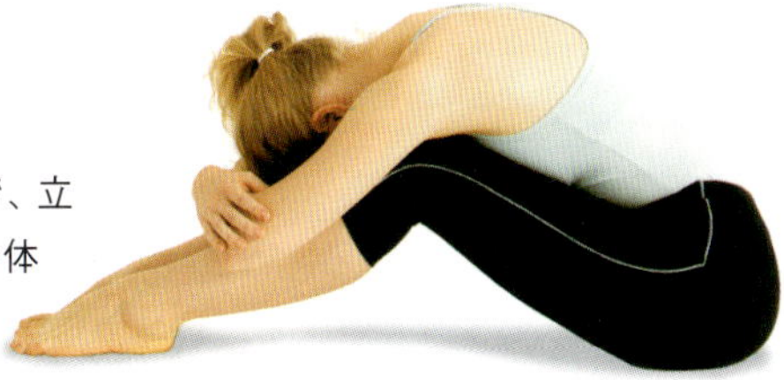

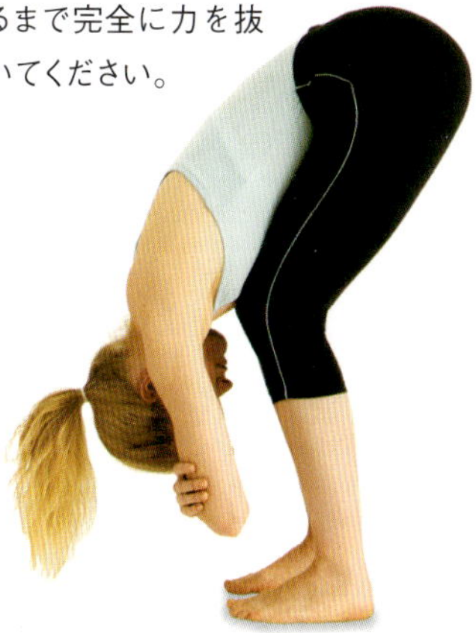

安らかな両脚の前方ストレッチ

脚はまっすぐにはせず、充分に膝を曲げて、肋骨を腿につけます。頭は落とし、膝のあいだにのせます。腕は、垂らすなり組むなり、一番力の抜ける形にします。しっかり身体が支えられていると感じる姿勢をとるようにします。

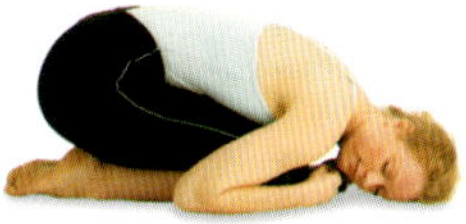

胎児のポーズ(103ページ)

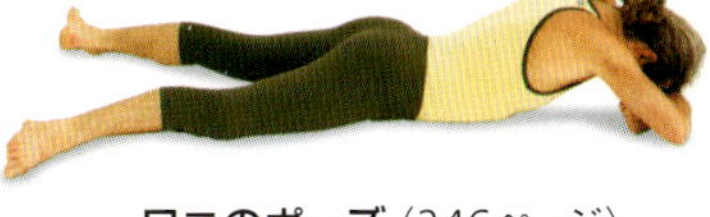

ワニのポーズ(246ページ)

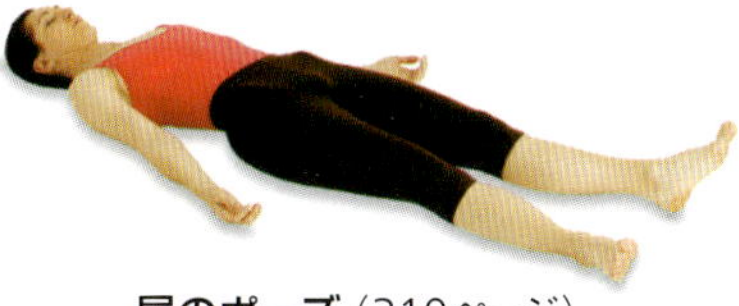

屍のポーズ(310ページ)

プラーナーヤーマ（調気法）

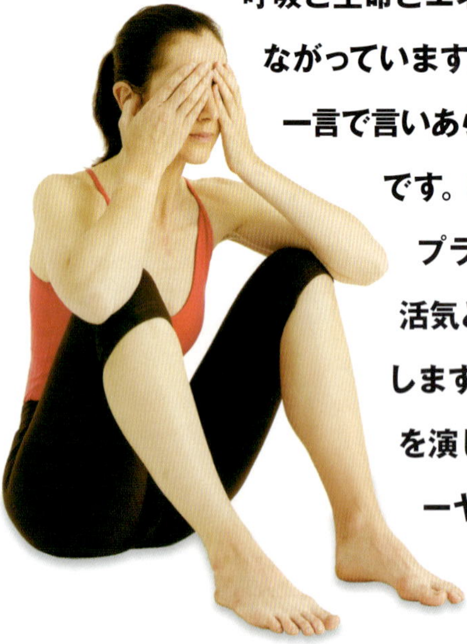

呼吸と生命とエネルギーとは、本来一つにつながっています。ヨーガ行者は、その3つを一言で言いあらわします——プラーナ（気）です。呼吸を制御する方法であるプラーナーヤーマを行なうと、活気と集中力が増し、意識が拡張します。呼吸が神経系への橋渡しを演じてくれるのです。プラーナーヤーマを実践すると、いかに呼吸と精神が密接に結び

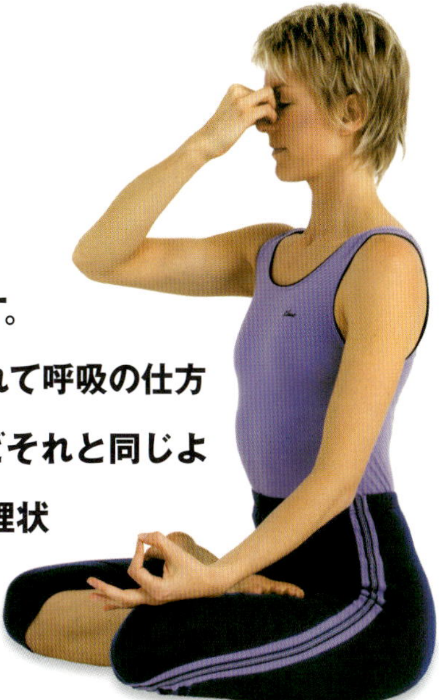

ついているかがわかります。
ときどきの気分に影響されて呼吸の仕方も変わりますが、ちょうどそれと同じように、呼吸が変わると心理状態も変化するのです。意識的な呼吸法によって、細胞に酸素とエネルギーが供給され、細胞の作用が高まります。呼吸法は、驚くべきエネルギーの宝庫です。呼吸法を行なう理由は簡単です。呼吸をよくすれば、気分もまた改善されるからなのです。

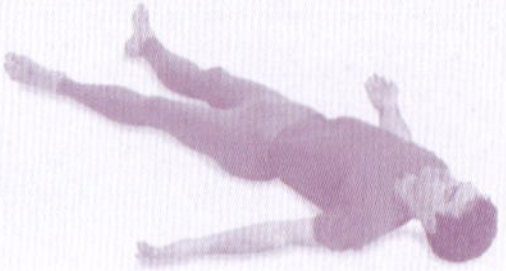

均等な呼吸法

サーマ・ヴリッティ・プラーナーヤーマ　ストレスを解消し、出発点に帰ることができるエクササイズです。呼吸に意識を向けられるようになり、精神を呼吸に集中させるため、集中力もつきます。精神のバランスがとれるように感じられるため、心配事に悩まされているときや、寝つきの悪いときに行なうとよいでしょう。さまざまな場所で行なうことができる呼吸法です。

1 寝そべるか、楽な姿勢で座ります。まず、ふだんどおりの自然な呼吸を意識するようにします。少ししたら、呼吸と同時に、頭のなかで数を数えます。吸気と呼気がどちらも4拍の長さになるようにし、吸って吐くまでを1回として、5回から8回続けます。

2 次に、吸気と呼気の長さを5拍にまで長くします。5回程度続けたら、6拍に伸ばします。心身がどのように感じるかを確かめてください。身体の一部に力が入りだしているかもしれません。全身をリラックスさせるようにしましょう。

3 吸気と呼気を、それぞれ7拍にまで長くします。ここでも全身に意識を行きわたらせ、緊張している部位がないかどうか調べます。額の皮膚が柔らかくほぐれ、あごの筋肉がゆるんでいるかどうか確かめてください。

4 5回から10回行なったら、8拍に伸ばします。この拍数ではストレスを感じるという場合は、充分長いけれども、緊張を生むほどではないという拍数にまで落とします。どこか1箇所でも力が入っていると逆効果になりますので、気をつけてください。

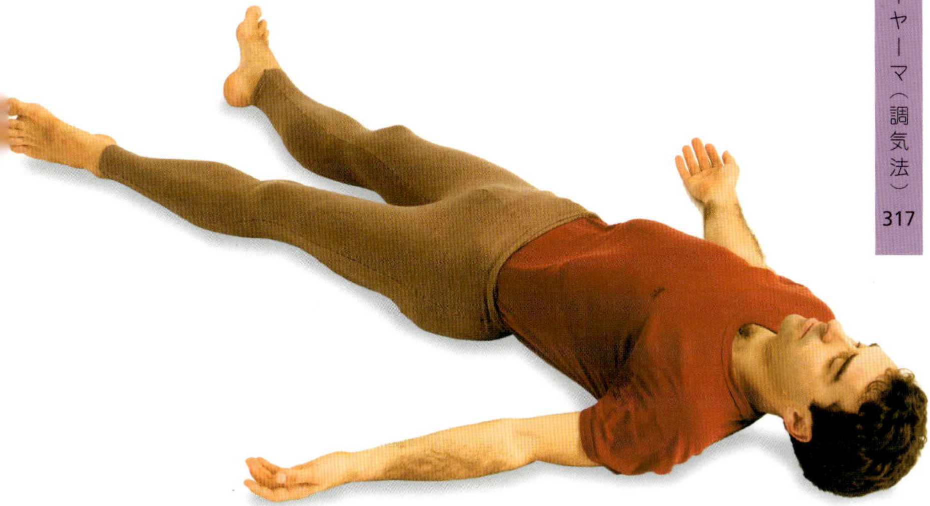

5 まだ余裕がある人は、9拍にまで伸ばしてください。顔の皮膚をリラックスさせ、舌の力も抜きます。しばらくしたら、できる人は10拍にまで伸ばしてみてください。最終的な拍数が何であれ、その長さで何回か呼吸を続けます。それから、拍数を落とし、自然な呼吸を10回続けます。このとき、身体はどのような感じがするかを確かめてみましょう。頭は、それから心はどのように感じているでしょうか。おそらくは、始めたときよりもリラックスしていると感じるはずです。呼吸法を終えるときには、このリラクゼーションとのつながりを切らずにどこかで保ったまま、日常に戻るようにします。

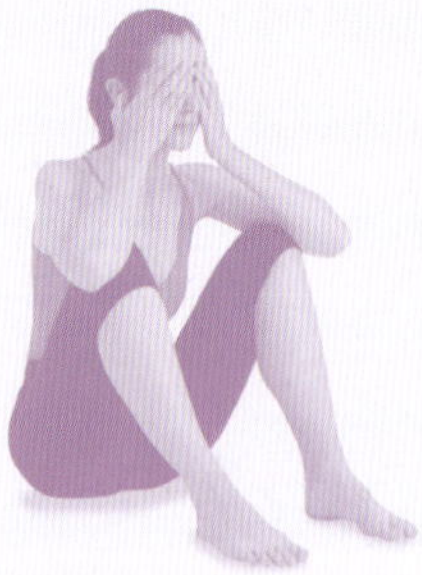

蜂の音の呼吸法

ブラーマリー　身体のなかに耳をすましてみずからの呼吸を聞くと、深く心が安らぎます。この蜂の音の呼吸法は、感情を静めるプラーナーヤーマです。自分の体内を流れる、心を癒すリズミカルな脈動とつながりあうことで、怒りや不安感から解放されます。定期的にこの呼吸法を行なっていると、やがて心が幸福感に充たされるようになります。

1 楽な姿勢で座ります。ひざまずく、安楽座（106ページ）、達人座（112ページ）、蓮華座（152ページ）、椅子に座るなど、どれでもかまいません。床に腰を下ろし、膝を立ててもよいでしょう。膝に肘をのせ、耳の前部にある小さなひだを人差し指の先で封じます。背骨を高く浮かせ、ことさら胸を上げたり突き出したりはせずに、心臓のチャクラを広げます。肩、首、顔全体は、できるだけリラックスさせます。

2 目を閉じ、体内に注意を向けて、まず腹部、次に心臓、喉、そして頭部を意識します。ゆっくりと、無理はせず、胸いっぱいに息を吸いこみます。息を吐くときは、口蓋を使ってハミングし、蜂の羽音のような音を立てます。以上で1回の呼吸と数えます。10回くり返すか、数分間続けます。

3 ハミングをすると呼気がかなり長くなりますが、息を吸うときもあわてないことが大切です。急いで次の呼気に向かおうとはせず、じっくりと時間をかけ、肺を空気で充たしていってください。

4 意識をハミングの音だけに向けます。異なる音高を何度か試すなどして、心地よく感じられる音の高さを見つけましょう。脳を伝わる音の振動を感じてください。顔、喉、胸、その他の身体の部位を振動が伝わるさまを、感じとるようにします。

実践のヒント

視点：目を閉じる

予備ポーズ：アーサナを終えたあとに行なうと、心地よく感じられます。

逆ポーズ：座ったまま瞑想に入るか、屍のポーズを行なって締めとします。

もっと易しく：a）吸気をたっぷりと長くとるように気をつけます。
b）めまいがしたり、頭が朦朧としはじめたら、すぐにやめて休憩します。

効果：心が安らぐ

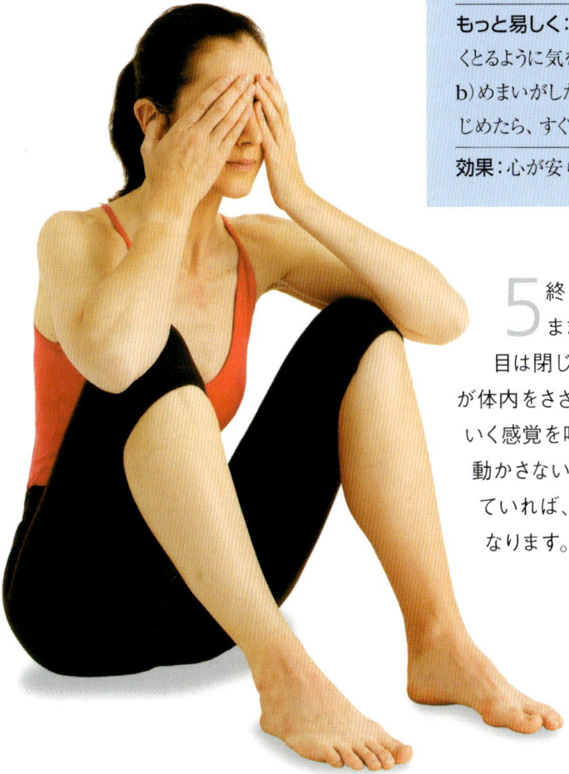

5 終わっても、しばらくそのまま静かに座っています。目は閉じておきます。音の振動が体内をさざなみのように伝わっていく感覚を味わいましょう。筋肉は動かさないでください。じっと座っていれば、それだけ感覚が鋭敏になります。

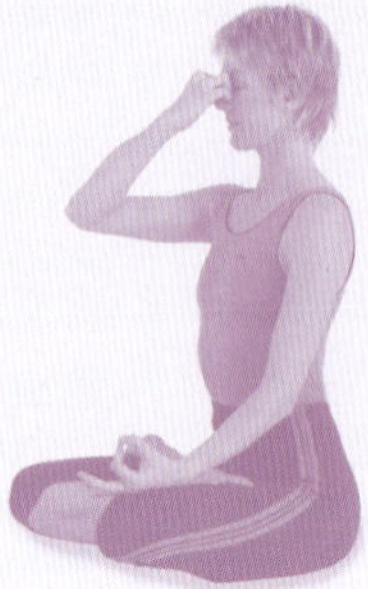

交互の鼻呼吸

ナーディ・ショーダナ　エネルギーが通る気道（ナーディ）を浄化し、身体の右側と左側を行き来するエネルギーのバランスを調える呼吸法です。拡散した意識を中心に集めるのにとくに効果があり、瞑想に入りやすくなります。

1 背筋がまっすぐ伸び、楽に保てる姿勢で座ります。左手の甲を左膝の上にのせ、腕を伸ばします。左手の親指と人差し指で輪を作り、チン・ムドラー（334ページ）の印を結びます。

2 右腕を曲げ、肘を肩の高さに上げて、右手の親指を、右の鼻腔のすぐ上の鼻梁に当てます。

3 右手の薬指を、左の鼻腔のすぐ上の鼻梁に当てます。小指は、薬指の脇に添えます。人差し指と中指は、眉間に当てます。これが、鼻のムドラーです。

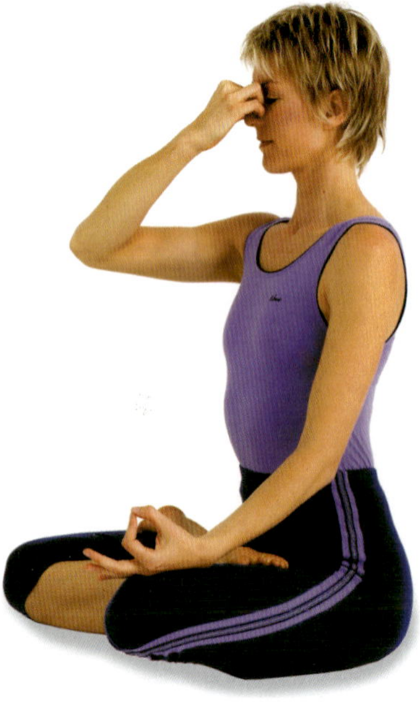

4 右の鼻腔を親指で押して軽く閉じ、左の鼻腔で息を吸います。吸いきったら、薬指で左の鼻腔を閉じ、親指を離して、右の鼻腔から息を吐きます。以上で1回の呼吸と数えます。

5 7回から12回、呼吸を続けます。左手を使い、親指をほかの指の関節に当てて回数を数えてもよいでしょう。人差し指の先に当てている親指を、人差し指の1つめの関節、2つめの関節と下ろしていき、人差し指の付け根まで来たら、中指の付け根に移ります。小指の付け根まで行けば、12回数えたことになります。

6 慣れてきたら、12回を1巡として、さらに2巡行なってみてください。1巡するごとに手を下ろして休め、通常の呼吸をします。

7 この呼吸法が楽にできるようになったら、徐々に息の長さを伸ばしていきます。頭のなかで、吸気と呼気の長さを測ります。吸気と呼気は同じ長さにそろえてください。呼吸が落ちついたら、長さを1拍ずつ伸ばして、2〜3回続けます。まだリラックスしてできるようなら、さらに1拍ずつ伸ばします。呼吸が乱れず、均等な長さで続けられるあいだは、1拍ずつ長くしていきましょう。呼吸が少しでも乱れたり苦しくなったりしたら、拍数を落としてください。

8 呼吸法を行なうあいだは、右肘につられて上体が前に傾いたり、頭が中心軸からずれたりしないよう気をつけましょう。呼吸に集中しやすいよう、目は閉じておきます。終わったら、右手を右膝に戻します。目は閉じたまま、好きなだけ通常の自然な呼吸を続けます。体内が広がったような感覚を楽しみ、呼吸法で得られた晴れ晴れとした心地を味わってみてください。

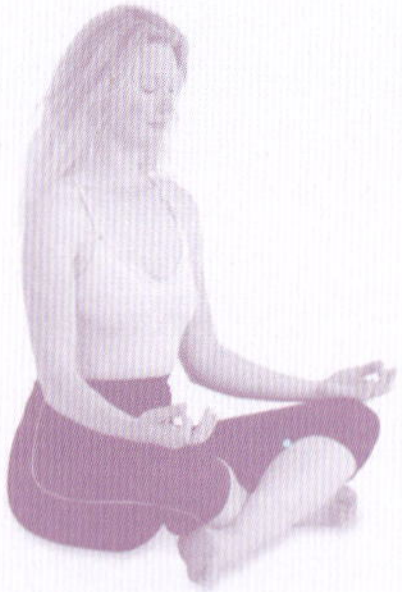

暖める呼吸法

ウジャーイ・プラーナーヤーマ　この呼吸法を行ないながら、アーサナを実践するようにしましょう。「ウジャーイ」とは、「勝ちほこった」または「広がった」という意味です。このプラーナーヤーマでは、息は腹部には下ろさず、胸に上げておきます。息で胸がふくらむことから、この名があります。

暖める呼吸法のもう一つの特徴は、息が喉を通るときに、柔らかい音を立てることです。そのため、「ウジャーイ」は、「声に出して言う」という意味の「ウジャーピ」から来ていると考えることもできます。これは声門を部分的に閉じて出す音で、息を吸うときと吐くときに聞こえる、穏やかな摩擦音です。音を立てることで喉の筋肉がやや収縮され、空気の流れを抑えるのに役立ちます。暖める呼吸法では、ほとんどのプラーナーヤーマと同様、口は閉じておき、鼻だけで呼吸を行ないます。

このプラーナーヤーマは、非常に多大なエネルギーを生みだす呼吸法ですので、腹部の締めつけ（338ページ）と根の締めつけ（340ページ）と合わせて行なうのが最適です。締めつけ（バンダ）を行なうと、暖める呼吸法で生じたエネルギーを蓄えることができます。バンダと暖める呼吸法との併用によって、アーサナに新たな地平が拓かれることでしょう。

1 背筋が伸びる楽な姿勢で、床に座ります。あごは床と平行に保ち、頭は前後に傾けずに、中間でバランスをとります。肩はリラックスさせ、目を閉じます。呼吸法を行なうあいだは、たえず喉、胸、腹部に注意を向け、物思いにふけることのないようにします。

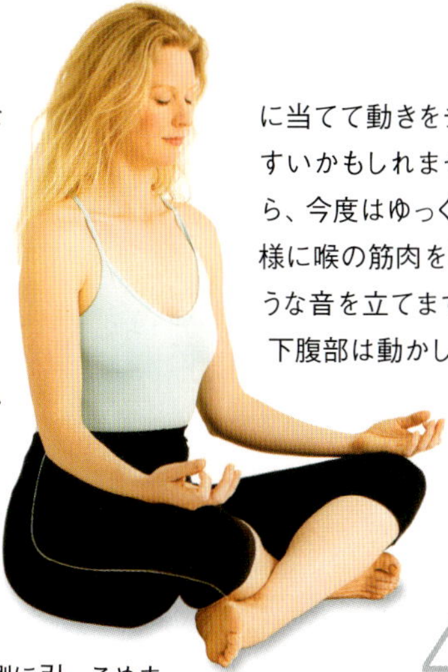

2 息を完全に吐ききります。会陰部の筋肉を、やや固く締めます。これが、根の締めつけ(340ページ)です。次の息を吸いこむ前に、意識を腹部に向け、腹筋を使って、へそをやや背骨側に引っこめます。これが、腹部の締めつけ(338ページ)です。

3 腹部は動かさずに、鼻からゆっくりと深く息を吸いこみます。息をのみこむときのように声門を部分的に閉じ、耳に聞こえる摩擦音を出します。ただし、音は柔らかい音にし、呼吸はリラックスして行なうようにします。力は入れずに、呼吸を制御します。腹部がやや引きしめられているので、腹を出すことができず、空気は胸に入ります。そのため、息を吸うと胸がふくらみます。へそと恥骨のあいだは動かさないよう気をつけながら、ゆっくりと肺に空気を充たしていきます。片手を腹部に当てて動きをチェックすると、やりやすいかもしれません。息を吸いこんだら、今度はゆっくりと息を吐きつつ、同様に喉の筋肉を引きしめ、海鳴りのような音を立てます。このときも、やはり下腹部は動かしません。以上で1回の呼吸と数えます。

4 初めのうちは、特徴的な「ウジャーイ」の音を立てるのが難しいかもしれません。これは、実践を続けていれば身につきますので、心配しないでください。この呼吸法でもっとも大切なのは、腹部を動かさずに、なめらかな空気の流れを実現させることだということを忘れないでください。

5 この技法を学ぶときは、一度に2〜3回の呼吸のみを行ない、必要なら合間に2〜3度、普通の呼吸を挟むようにしてください。段階的に回数を増やしていき、慣れてきたら15回まで増やします。

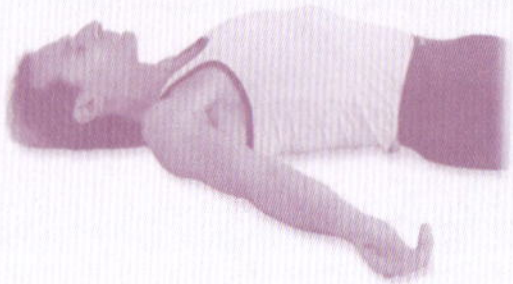

流れに逆らう呼吸法

ヴィローマ・プラーナーヤーマ　呼吸への意識を高め、肺の容量いっぱいまで使った呼吸ができるようになるエクササイズです。この呼吸法を行なうと、身体のなかに新しい活力がみなぎるようになります。3段階に分けて肺に空気を入れるときは、グラスに水をつぐところを思い描いてください。まずは底に水を入れ、次に中くらいまで充たし、最後にグラスのふちまでひたひたにします。

息を吸う3段階

1 楽な姿勢で座るか、寝そべります。頭のなかで、肺を3つに分けます。容量の3分の1ほど息を吸いこみながら、肺の底の3分の1に空気を入れていく様子を思い描きます。最下部の肋骨から胸郭の3分の1までに空気を充たすと、腹部が自然と上がってきます。2〜3秒、そのまま静止します。

2 次に、肺の3分の2まで空気を入れます。息を吸いこみながら、頭のなかで空気を胸の中ほどまでと、さらに脇腹と背中側にも入れていきます。胸骨が持ちあがってくるはずです。2〜3秒静止します。静止しているあいだに、空気が肺全体に行きわたります。

3 さらに、肺の残りの3分の1のスペースに息を吸いこみます。胸骨を高く上げて、肺を隅々まで空気で充たします。肺の先端は鎖骨の上に達していますので、鎖骨の下の部分にも空気を入れます。めいっぱい空気を吸いこみながら、しかも体内組織にストレスを感じないことが大切です。喉の周辺の緊張をすべてほぐしましょう。頭がきつく締まった感じがしないよう、気をつけます。このエクササイズの効果を最大限に高めるためには、気分を楽に持って、リラックスしていることが不可欠です。これ以上吸いこめないところまで来たら、息を止めて、2〜3秒静止します。

4 長く伸ばしたなめらかな一息で、息を吐いていきます。2〜3度呼吸して息を整えたら、さらに同じことを2度くり返します。

息を吐く3段階

1 自然な呼吸に戻ります。心身をくまなくチェックし、緊張をほぐします。

2 一息に、落ちついて息を吸いこみます。肺が完全に空気でいっぱいになったら、2〜3秒静止します。

3 腹筋に力を入れずに、肺の下3分の1から息を吐いていきます。腹部が下がりますが、胸郭は強く保って、持ちあげておきます。2〜3秒静止します。

4 肺の中ほどを意識しながら、第2段階の呼気を吐きます。ただし、胸骨は上げたままにしておきます。呼気は極力なめらかに保ちます。そのまま静止し、それ以上息を吸いこまないようにします。

5 最後に、完全に息を吐ききります。肺がほぼ空になったら、胸骨を持ちあげていた力を抜いてください。気長に、残った空気を肺から出していきます。あわてずにゆっくりと肺を空にしたら、2〜3秒息を止め、身じろぎもせずに完全に静止します。

6 肺が空気を欲しはじめたら、なめらかに一息で息を吸い、肺の奥深くにまで空気を充たします。2〜3度通常の呼吸をして肺を休めたら、さらに同じことを2度くり返します。その後、屍のポーズ（310ページ）で身体を休めます。

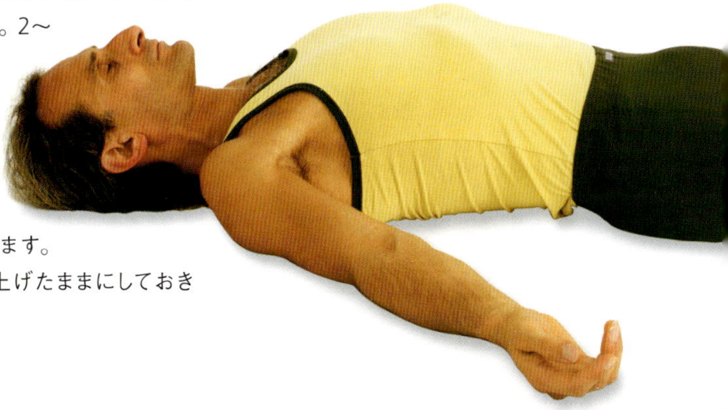

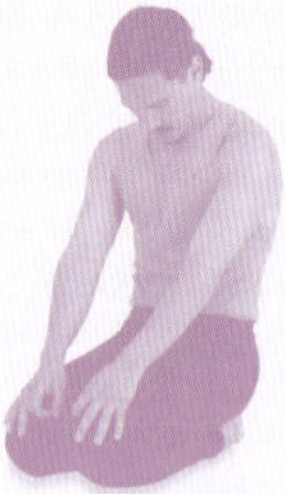

ふいごの呼吸法

バストリカー　強引に肺に空気を出し入れする呼吸法です。胃で燃える火に風を送り、下腹部の大腸に溜まったアパーナ（蓄積した老廃物）を燃やします。

③

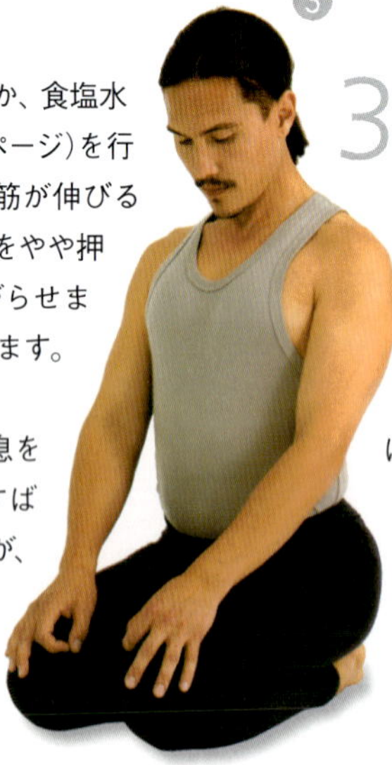

1 始める前に、鼻をかむか、食塩水による鼻の洗浄（346ページ）を行ないます。終わったら、背筋が伸びる楽な姿勢で座ります。座骨をやや押しさげて、背骨を浮きあがらせます。首の後ろは長く伸ばします。

2 鋭く、一気に鼻腔から息を吸い、腹筋を締めてすばやく息を吐きだします。これが、1回のふいごの呼吸です。

3 息が鼻腔を通るときに、手押しポンプで自転車のタイヤに空気を入れるときのような音が立つはずです。吸気と呼気を10回から20回くり返し、息を吸うたびに腹筋を広げ、吐くたびに腹筋を引きしめる動作を、すばやくリズミカルに行ないます。

4 終わったら、無理をせずに肺いっぱいに息を吸いこみます。あごの締めつけ（340ページ）と根の締めつけ（340ページ）を行ない、プラーナを体内に蓄えながら、30秒間息を止めます。その後バンダを解き、息を吐きます。何度か自然な楽な呼吸をして、息を整えます。10回から20回を1巡として、さらに2巡、ふいごの呼吸をくり返します。終わったら横になり、屍のポーズ（310ページ）で身体を休めます。

注意点

初心者がふいごの呼吸法を行なうときは、注意が必要です。初めは2〜3回だけ行ない、数週間から数か月かけて、徐々に回数を増やしていきます。少しでもめまいを感じたら、通常の呼吸を行ない、息が整うのを待ちます。鼻血が出た場合には、ただちに実践を中断してください。妊娠中や月経期の女性は、このプラーナーヤーマは避けたほうがいいでしょう。耳や目の内圧に問題を抱えている人も、行なわないでください。

5 これをやや穏やかにした呼吸法が、頭が輝く呼吸法（カパーラ・バーティ）です。これはハタ・ヨーガの浄化の技法である、クリヤーの1つとされています。ふいごの呼吸法と同様、息をすばやく吐きます。肺を強制的に空にすると、真空状態が生まれ、新鮮な空気が自然と肺に流れこみます。このように、頭が輝く呼吸法では、吸う息はゆっくりと、自然に任せて肺に入れます。10回から30回行なって1巡とし、ふいごの呼吸法と同様に、合間に休憩を入れながらさらに2巡くり返します。時間をかけて練習し、最終的には、呼気を50回吐きだせるようにします。

4

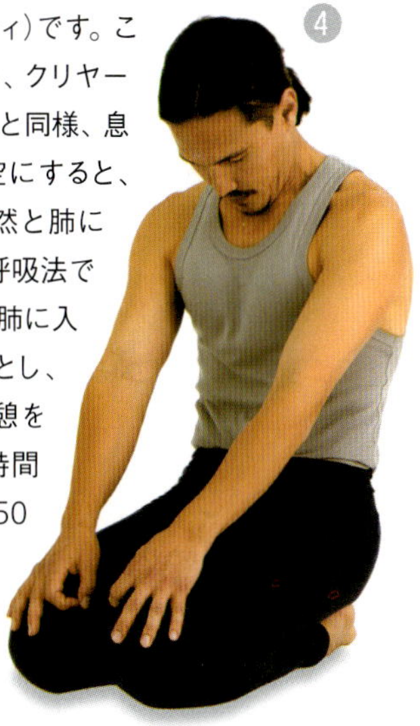

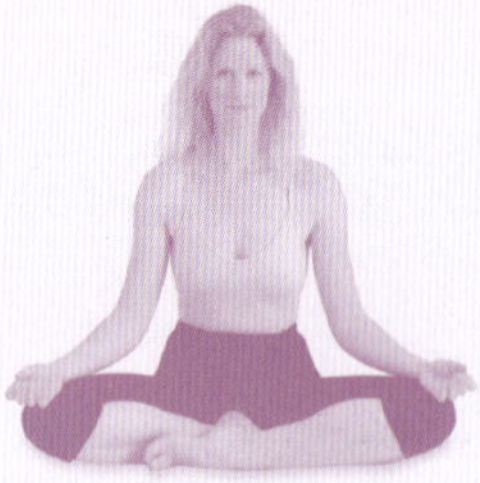

凝視

ドリシュティ　プラーナーヤーマは通常目を閉じて行ないますが、ハタ・ヨーガのアーサナのほとんどは、目を開けて行なわれます。アーサナを正確に実践するためには、目が重要な役割を果たします。凝視の作法を通じて、視線を正しく用いることができるようになります。

凝視の極意

「ドリシュティ」とは、ヨーガの体位を実践するときに目を向ける、視点や方向のことです。体位ごとに、それにふさわしいドリシュティがあります。ドリシュティを用いると、意識力が高められます。視点に意識を集中することで、いま行なっているアーサナのほうへと、ドリシュティが心を正しく導いてくれるのです。それによって集中力がつき、最終的には心の作用を制御するのに役立ちます。

私たちは、目に入るものによって注意を奪われがちです。いかに多くの体内エネルギーが目と視覚的な世界に割かれているのかを知るには、難度の高いアーサナを、目隠しをして行なってみると面白いかもしれません。分析すべき視覚情報がないとなると、目はリラックスしてしまい、ポーズにつぎこみたいエネルギーを放出してしまいます。その一方で、目隠しをしていると、気が散らないため、長時間アーサナを静止しやすくなるという利点もあります(ただしバランスのポーズなど、体位を組むのに視覚情報に頼る必要がある場合を除きます)。ヨーガの実践中に、向かいにいる人や、割れた爪や、窓の外で起きていることなど、視覚的な外の世界に視線をとられてしまうということは、注意力が散漫になっているしるしであり、内面に集中していない証拠なのです。

一定の方向に視線を向けるという単純な行為によって、エネルギーはその方向に固定されます。目があちこちに泳いでいると、意識が散ってしまい、ヨーガの実践における智・体・心の融合がはかれなくなります。視線を一点に固定すれば、ヨーガの行法に充分心を尽くすことができ、注意力を漫然と外界に広げるかわりに、内面へと集中させやすくなります。ドリシュティを用いれば、目を開けたまま、心を静かに集中することが可能です。そう考えると、ドリシュティはアーサナを理解するのに欠かせない重要さを持つと言えるでしょう。それぞれの体位に固有のドリシュティがなければ、その体位も完全ではなくなるからです。

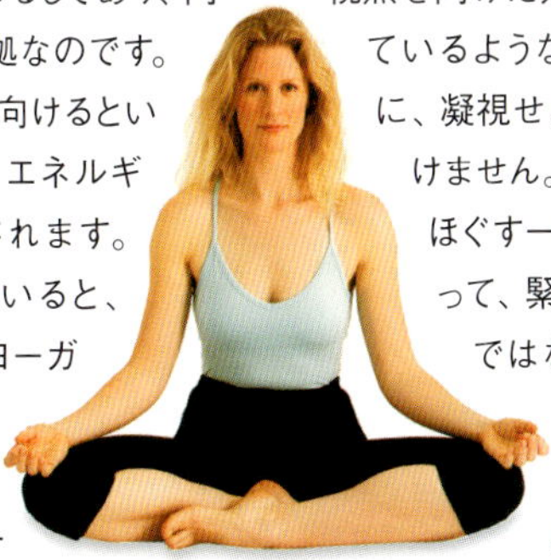

ドリシュティには、解剖学的な理由も含まれています。たとえば座位の前屈では、たいてい視点をつま先に固定します。こうすることで、へそを見つめときのように背中を丸めずにすむため、身体の前面がより長く伸びるのです。視線は柔らかく保ち、やや超然と、軽やかに見つめるようにします。ちょうど、視点を向けた対象を通してものを見ているような感覚です。頭から目に、凝視せよと強いるようではいけません。ドリシュティは緊張をほぐす一助として行なうのであって、緊張を生むためのものではないからです。時間をかけて、徐々に凝視の作法を磨いていくようにしましょう。

実践のヒント

ドリシュティは9種類あります。

1.鼻の先

2.両手の親指

3.第三の眼

4.へそ

5.上方、天のかなた

6.両手

7.両足のつま先

8 & 9.左側の先と、右側の先

ムドラー（印）

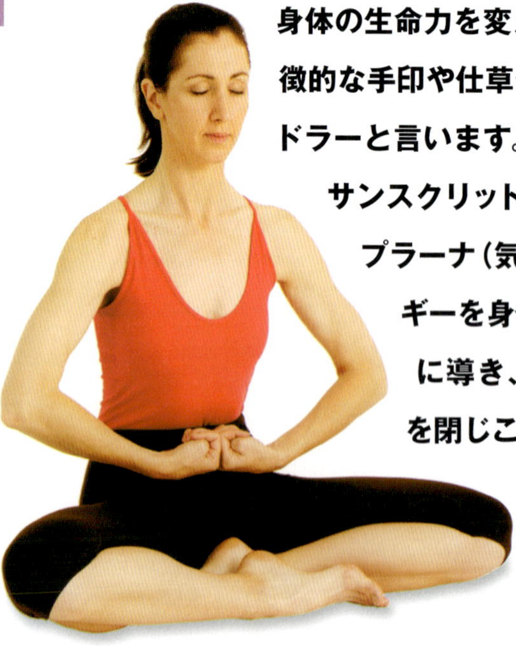

身体の生命力を変える力を持った、象徴的な手印や仕草や体位のことを、ムドラーと言います。「封印」を意味するサンスクリット語から来る言葉で、プラーナ（気）に宿る生命エネルギーを身体のさまざまな部位に導き、そこにエネルギーを閉じこめて、活用できるようにしてくれます。ドリシュティのうち、2つはムドラー

です。鼻の先の凝視(アゴチャリ・ムドラー)と眉間のチャクラの凝視(シャンバヴィ・ムドラー)は、神経系を静め、集中力を高める効果があると考えられています。アーサナの一部、コブラのポーズ(242ページ)や肩立ちのポーズ(286ページ)や鋤のポーズ(292ページ)などは、特別な方法で行なうと、ムドラーになります。ハタ・ヨーガの行法をおこなうとプラーナが増加しますが、ムドラーとバンダ(336ページ)を利用し、生じたエネルギーを活用する方法を身につけてはじめて、行法の恩恵を存分に受けることができるようになるのです。

瞑想のムドラー

ヨーガの体位と組み合わせやすく、呼吸法や瞑想でも使われることの多い印相《いんぞう》です。手印のなかには、象徴的な意味があり、特定の神や性質を表すものもあります。印はチャクラの体系を理解するのに欠かせませんが、ほかにもインド医術のアーユル・ヴェーダ理論、中国の鍼《はり》療法における経絡《けいらく》、さらには占星術とも結びついています。一般的にムドラーは、手の部分部分を身体の各部位や脳と結びつけている、反射の領域にはたらきかけると考えられています。

アンジャリ・ムドラー（合掌の印）

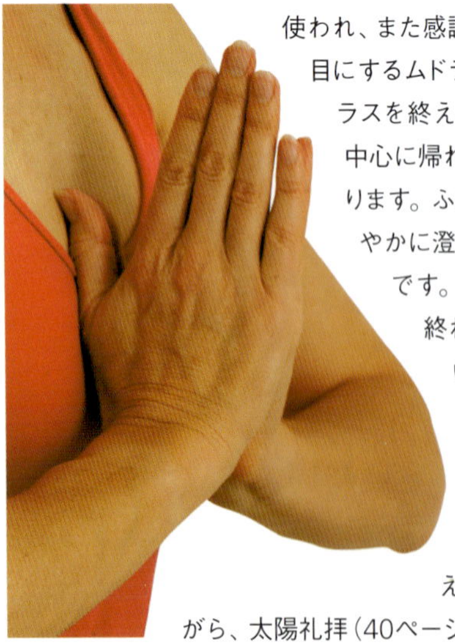

アートマンジャリ・ムドラーとしても知られているもので、インドでは挨拶として使われ、また感謝や尊敬を表す仕草でもあるため、よく目にするムドラーです。ヨーガ教室でも、指導者がクラスを終える際に合掌することがよくあり、自分の中心に帰れということを思いださせるはたらきがあります。ふたたび基本に立ち戻ることによって、穏やかに澄みきった心境でものごとを始められるのです。それを心に刻みながら、瞑想の始めと終わりにアンジャリ・ムドラーを結ぶのもいい考えです。左右の手のひらをやさしく押しつけあうことで、右脳と左脳の調和がはかられると考えられています。胸骨に当たっている親指が、行法をおこないながら心の質を高めるよう、たえず諭してくれます。一巡ごとに合掌しながら、太陽礼拝（40ページと42ページ）を行なってみてください。

ディヤーニ・ムドラー

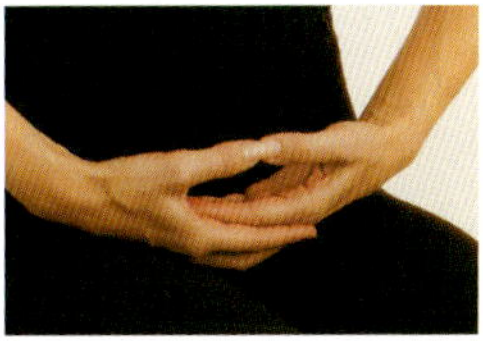

瞑想や観相に使われるムドラーです。右手の上に左手をのせ、親指の先を触れあわせます。手は丸い器を象徴しており、観相で得られた思索を入れられるよう、空になっています。

バイラヴァ・ムドラーとバイラヴィ・ムドラー

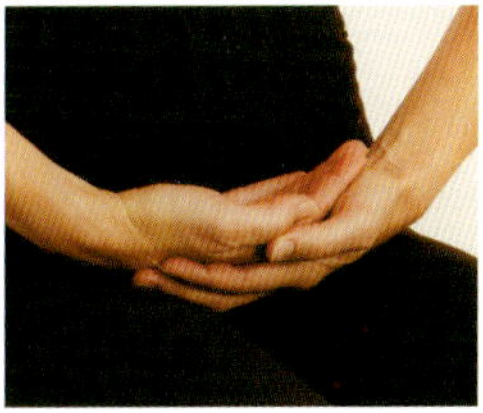

左手の上に右手をのせ、寝かせた親指を重ねると、両手の器を象徴するバイラヴァ・ムドラーになります(バイラヴァはシヴァ神の化身です)。左手を上にし、親指を寝かせると、バイラヴィ・ムドラーになります。これは、シヴァ神の妻であるシャクティ妃からとった名です。

シャンムキ・ムドラー(六根を閉じる印)

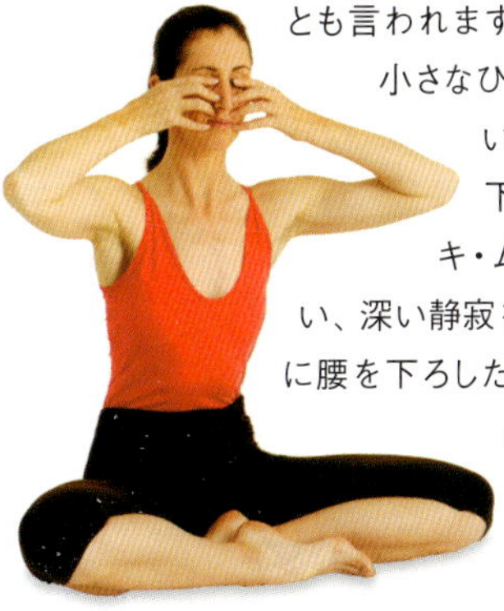

感覚器官を深く静寂させるムドラーで、煩わしい外界を忘れ、内面に視線を向けやすくしてくれます。「内なる源の封印」という意味から、ヨーニ・ムドラーとも言われます。まず、瞑想に適した姿勢で座ります。耳の前部にある小さなひだを親指で押して、音を閉めだします。人差し指で目を覆い、中指で鼻腔の脇に触れ、薬指と小指をそれぞれ唇の上下に当て、鼻と口を象徴的に覆ったこととします。シャンムキ・ムドラーを結んだら、肘を上げたまま安定した呼吸を行ない、深い静寂を心ゆくまで味わいます。疲れてきたら腕を下ろし、静かに腰を下ろしたまま、瞑想や観相に入ります。したい人は、均等な空気が通れるスペースを空けたまま、鼻腔を軽く、左右同じ力で押さえてもかまいません。

呼吸法のムドラー――
プラーナーヤーマのための手印

チン・ムドラー

親指と人差し指の先を触れて輪を作るか、または人差し指の先を親指の中ほどにある関節に当てます。ほかの3本の指はまっすぐに伸ばしておきます。人差し指がどこに位置しているか、また手のひらが上向きか下向きかによって、アシャカ・ムドラー、ジュニャーナ・ムドラー、ギャーナ・ムドラー（智慧の印）などと名前が変わります。親指は神聖な力、人差し指は人間の意識を象徴しています。この印を結ぶことで、統一体となった個人と、宇宙の意識とを、融合させようとする意図を表明することになります。このムドラーで呼吸が変わり、腹式呼吸が活発になります。手のひらが上を向いている場合はチン・ムドラー、下を向いている場合はジュニャーナ・ムドラーと呼ばれます。仏教では、これを転法輪《てんぽうりん》印（ヴィタルカ・ムドラー）と呼びます。

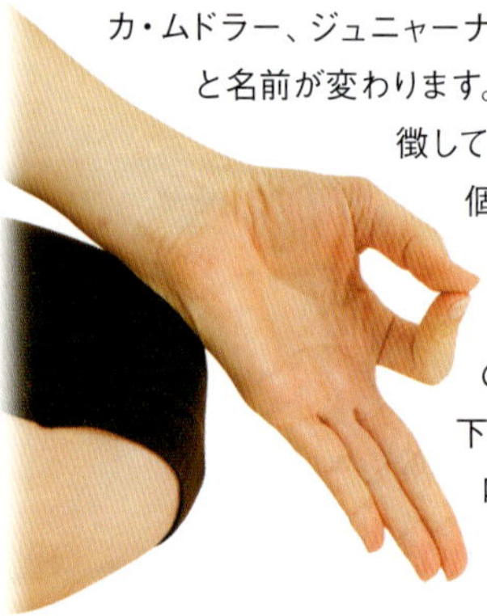

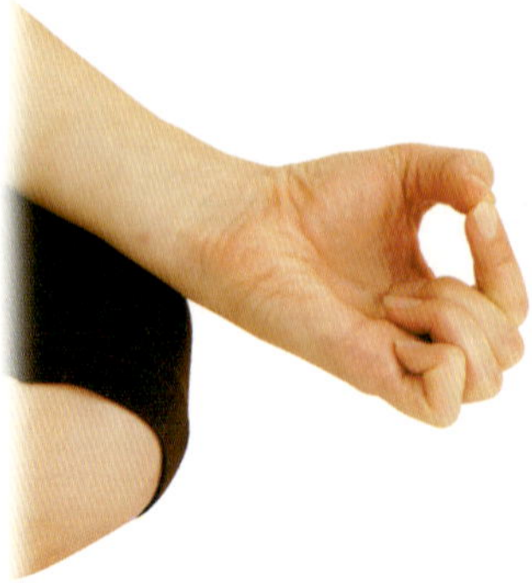

チンマーヤ・ムドラー

人差し指と親指で輪を作り、あとの3本の指は丸めて、指の先を手のひらに当てます。意識が顕現する印という意味のムドラーで、胸郭の脇と胴体の中間を広げて、肋骨部の呼吸を促進します。

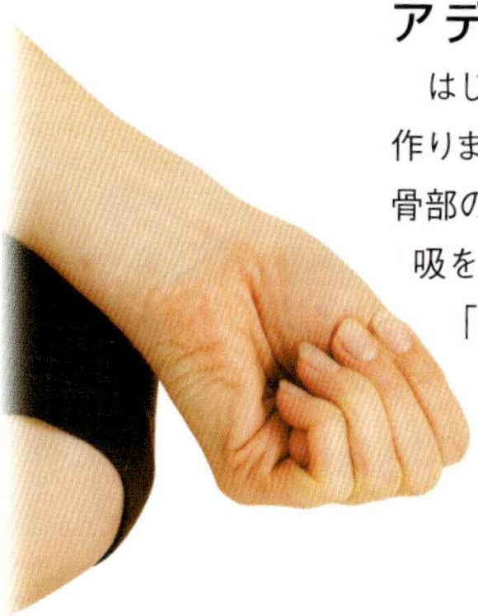

アディ・ムドラー

はじめに親指を折ってから他の指を丸め、こぶしを作ります。このムドラーで肺の上部が拡張するため、鎖骨部の呼吸が活発になります。じっと座って注意深く呼吸を意識すると、ムドラーを結ばないときと、これらの「呼吸のムドラー」（チン・ムドラー、チンマーヤ・ムドラー、アディ・ムドラー）を結んだときとでは、明らかに違いが見られると多くの人が報告しています。

ブラフマー・ムドラー

親指をたくしこんでこぶしを作り、両手の指の付け根を合わせます。手のひらを上にして、胸骨のすぐ下、横隔膜と同じ高さに手を据えます。小指が腹部に触れるようにします。両手の指の付け根が触れあっているため、手を流れるエネルギーの経路がすべて活発になります。肺全体を使った、深い呼吸を促すムドラーです。この印を結んだときは、息を吸いこむたびに、その過程を完全に意識するようにします。まず腹部に息を入れ、身体の中ほどと脇腹を息でふくらませ、最後は鎖骨の下に飛びだした肺の先端まで、完全に空気を充たします。息を吐くときは、肺を出た空気が鼻腔から流れだすとき、軽く引きしめる力がはたらくのを意識するようにします。

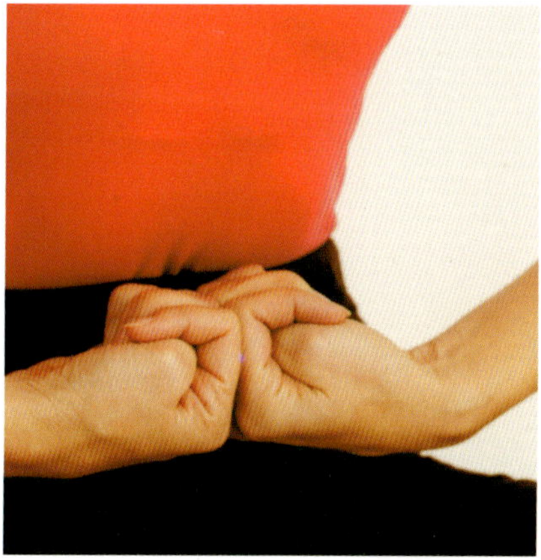

バンダ
(エネルギーの締めつけ)

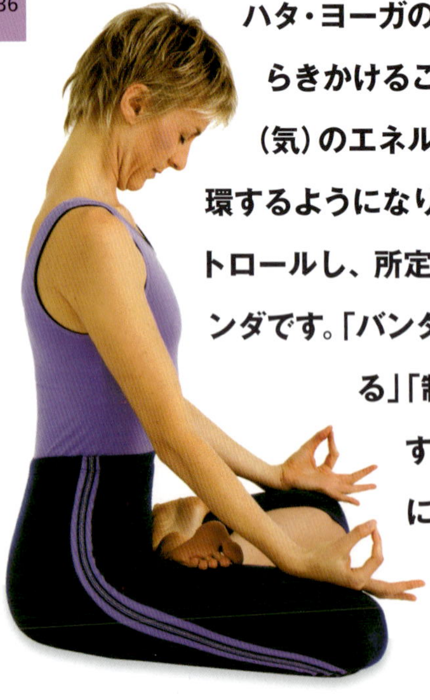

ハタ・ヨーガのさまざまな技法が強力にはたらきかけることによって、身体にプラーナ(気)のエネルギーが生みだされ、体内を循環するようになります。このエネルギーをコントロールし、所定の方向へ導いていくのが、バンダです。「バンダ」という単語には、「閉じこめる」「制御する」という意味があります。バンダのはたらきは、まさにこの2語につきます——プラーナを閉じこめ、制御するのです。ハタ・ヨーガの行法を

極めていくうえで、バンダの技法は欠かせません。これがないと、行法で生みだされたエネルギーが正しく活用されなくなります。

どのバンダも筋肉の収縮を伴いますが、これはバンダのほんの一面にすぎません。古代のヨーガの経典では、バンダはハタ・ヨーガのもっとも重要な技巧の一つに数えられています。プラーナーヤーマと組みあわせて、または単独で行なうバンダは、内臓や神経系、および内分泌腺にはたらきかけます。生殖器や泌尿器の疾病、性的機能障害の緩和にも効果があります。また、腰痛の治癒や、産後の肥立ちに役立ちます。

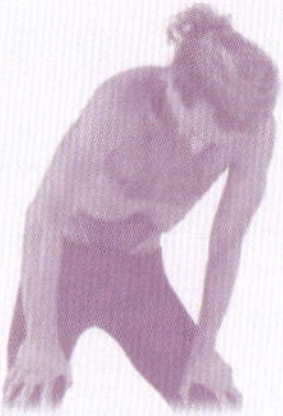

腹部の締めつけ

ウディーヤーナ・バンダ　「ウディーヤーナ」とは、「上方に飛ぶ」という意味です。『ハタ・ヨーガ・プラディーピカー』によれば、このバンダを行なうと、偉大なる鳥プラーナを飛びたたせることができると言います。根の締めつけとは違い、腹部の締めつけはエネルギーを、身体の中心を通るエネルギーの経路（スシュムナー・ナーディ）を通して運びます。

腹部の締めつけは、へその上下の腹筋を内側に引きこむ動作が基本となります。単独で行うときは、息をすべて吐ききり、肺を完全に空にしてから、腹部を内側へ、さらに上方へと引きあげます。

腹部の締めつけを軽くしたバージョンは、プラーナーヤーマで息を吐きはじめるときに活用できます。アーサナでも、腹筋を引きしめると身体の芯が安定し、背骨を痛めません。アーサナの実践中に、下腹部の筋肉を操って、自分なりの腹部の締めつけを開拓してみることから始めてもいいでしょう。息を吸うときに、下腹部をふくらませず、恥骨とへそに挟まれた部分を背骨のほうへ引っこめておくようにします。

単独でバンダを行うときは、完全な締めつけを実践することで、腹部の臓器が調い、消化力が増します。腹部の締めつけを手始めに、さらに腹部の攪拌（348ページ「ナウリ」）へと進んでいくこともできます。

1 完全な腹部の締めつけを行なうには、まず腰幅に足を開いて立ちます。膝を軽く曲げ、前屈みになります。腿の上にしっかりと手をつき、背骨を丸めて、尾骨を内側にたくしこみます。

2 完全に息を吐ききります。そのまま息を止めておきます。あごを胸のほうに引きます（これが340ページの「あごの締めつけ」です）。こうすると、頭に過度の圧力をかける危険がなくなります。

3 手で腿を下に押します。横隔膜の筋肉を胸腔《きょうこう》のほうまで引きあげ、腹部が内側と上方へ吸いこまれるような格好を作ります。慣れないうちは、横隔膜の筋肉だけを分離して動かすのは困難でしょう。練習を積めばこの筋肉だけを動かせるようになり、腹部を胸郭に向けて吸いあげるときも、腹壁を比較的リラックスさせておけるようになります。（写真の男性は、340ページで述べる「根の締めつけ」も同時に行なっています。これを行なうと外腹斜筋が引きしまり、腹部に飛びだして見える2本の線ができます。）息を止めているあいだも、息を吸ったときのように胸郭は外に広げてください。そのまま2～3秒息を止めます。

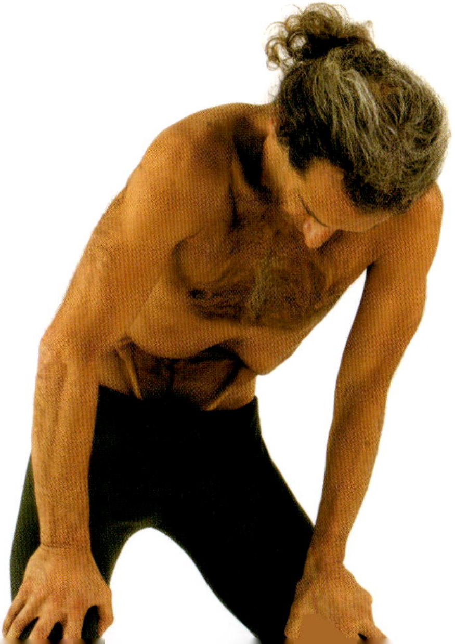

4 終わっても一気に息を吸いこまずに、腹部の締めつけを緩めて、ゆっくりと空気を入れていきます。身体を起こし、2～3回呼吸して息を整えてから、さらに同様に3度、締めつけを行ないます。

注意点

腹部の締めつけは、必ず胃が完全に空になっているときを選んで行なってください。朝一番が最適の時間帯です。息を止める時間が長すぎると、酸素が欠乏して思いきり息を吸いこんでしまいますので、避けるようにします。月経期や妊娠中の女性は、完全な腹部の締めつけは実践しないでください。

1.根の締めつけ

ムーラ・バンダ

根の締めつけは、肛門と外陰部のあいだにある会陰部の筋肉を引きしめて行ないます。『ハタ・ヨーガ・プラディーピカー』はこれを、「かかとで陰嚢を押し、肛門を引きしめる」と表現しています。根の締めつけは、アパーナをコントロールするバンダです。アパーナとは、下腹部に存在する、下方へと向かうエネルギーのことです。これを制御することで、プラーナが下方から漏れていくのを防ぎます。アシュターンガ・ヴィンヤーサ・ヨーガ（385ページ）では、アーサナのときに根の締めつけを用い、体内の熱を高めます。根の締めつけを行なうと、交感神経系および副交感神経系のバランスがとれ、生殖器が健全にはたらくようになり、男性は性的能力をより長く持続できるようになります。また、クンダリニーという生命エネルギーを目覚めさせることで、心的な身体に強力な変化をもたらすともされています。

技法

根の締めつけを行なうには、肛門と外陰部のあいだにある骨盤底を固く締め、身体の内部へ、上方へと引きこみます。最初のうちは、肛門括約筋と、会陰筋と、骨盤腔内の筋肉との区別が難しいでしょう。どの筋肉も一様に固く締まる感じがしますが、練習を積めば、会陰筋だけを選りわけて引きこむことができるようになります。息を吐きながら行なうと、やりやすいでしょう。初めの頃は座位のポーズをとりながら根の締めつけを行ない、慣れてきたら、前屈や立位のポーズでも取りいれてみてください。最後は、どんなヨーガの体位とも併用できるようになります。

2.あごの締めつけ

ジャーランダラ・バンダ

あごの締めつけ（右の写真）は、主なバンダのうち3つめに数えられるバンダで、喉の周辺のプラーナの流れを制御します。『ハタ・ヨーガ・プラディーピカー』では、「あごの締めつけは老齢や死を破壊し、甘露が下降して生命の火に入るのを防ぐ」と述べられています。同書では、息を吸い終わったとき（プーラカ）に行なうべきであるとも書かれています。実際、あごの締めつけはプラーナーヤーマの実践に欠かせない技法で、吸った息を止めているとき（クンバカ）に行ないます。プラーナが頭部に流れるのを制御することによって、頭痛やめまいの発生を抑え、目や喉や耳のさまざまな疾患が進行するのを防ぎます。

技法

あごの締めつけを行なうには、鎖骨の上にできたくぼみのほうへあごを下げ、首の後ろを長く伸ばします。こうすると喉の形状が変わり、呼吸がゆっくりになります。首を固くしたり、力を入れなくても、自然と首が前に折れることを覚えておきましょう。

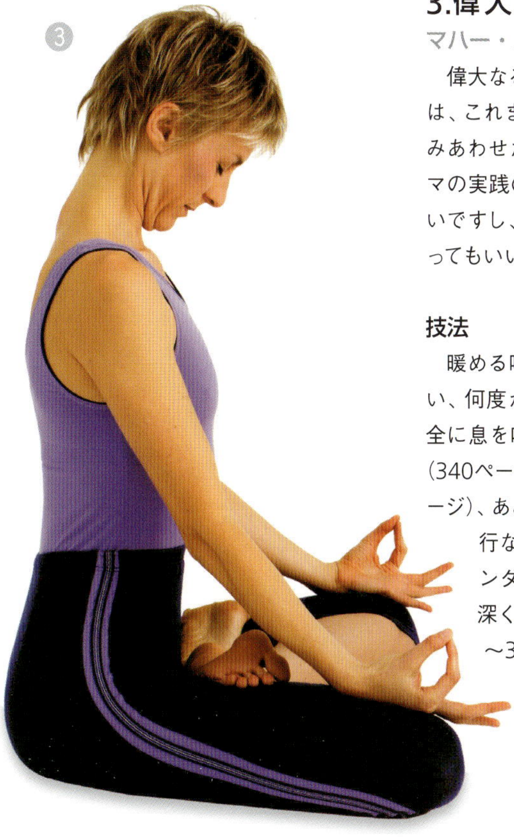

3.偉大なる締めつけ

マハー・バンダ

偉大なる締めつけ(これも左の写真)は、これまで述べた3つのバンダを組みあわせたものです。プラーナーヤーマの実践の際に並行して行なってもいいですし、瞑想に入る準備として行なってもいいでしょう。

技法

暖める呼吸法(322ページ)などを用い、何度か深呼吸します。その後、完全に息を吐ききります。根の締めつけ(340ページ)、腹部の締めつけ(338ページ)、あごの締めつけ(340ページ)を行ないます。何秒かたったら、バンダをすべて解き、あごを上げ、深く息を吸いこみます。さらに2～3度くり返します。

クリヤー（ヨーガの浄化法）

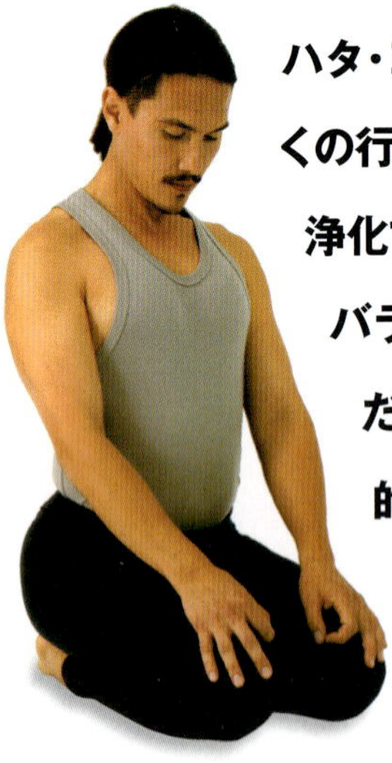

ハタ・ヨーガには、クリヤーと呼ばれる数多くの行法が含まれています。これは、身体を浄化することで、3つの体質（ドーシャ）のバランスを調え、健康になるために考えだされた行法です。ハタ・ヨーガの古典的な教典である2冊の書、『ハタ・ヨーガ・プラディーピカー』と『ゲーランダ・サンヒター』には、6つのクリヤーが載っています。本書では、そのうち4つのクリヤー——頭が輝く呼吸法（327ページ）、ろう

そくの凝視（344ページ）、食塩水による鼻の洗浄（346ページ）、腹部の攪拌（348ページ）——を解説しています。いずれも、指導者の助けを借りなくても安全に学べる技法です。残りの2つのクリヤーは、直接教授してもらうことが必要ですので、ここでは詳述しませんでした。水か、細い布きれで胃腸を洗浄するダウティという行法と、水か空気で大腸を洗浄するヴァスティ（またはバスティ）という行法です。

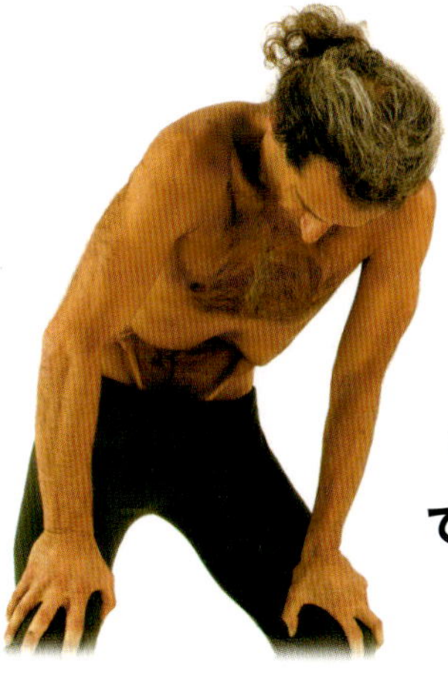

Part 2

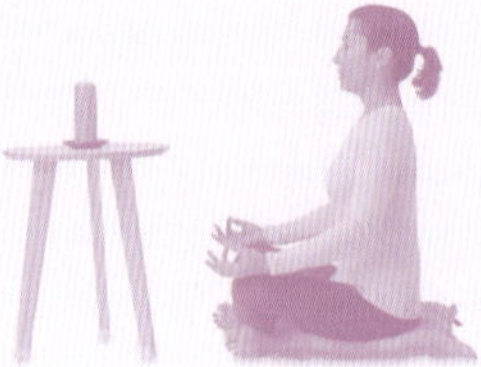

ろうそくの凝視

トラータカ　『ハタ・ヨーガ・プラディーピカー』によれば、ろうそくの凝視には「目の病を癒し、目の疲れをとる」はたらきがあると言います。ほかにも、意識を一点に集め、集中力を高めるのに加え、神経を静める効果もあります。心が静まることから、瞑想に入る前の準備として最適です。できれば、部屋を暗くして行なってください。

1 ろうそくかランプに火をともし、低いテーブルに置いて、目と同じ高さになるようにします。顔と炎のあいだを約1メートルほどあけて、楽な瞑想の姿勢で床に座ります。背筋はまっすぐ伸ばし、肩の力は抜きます。

実践のヒント

インドでは伝統的に、ろうそくよりも炎のゆらぎが少ない小型の石油ランプを使って、この凝視を行ないます。ろうそくの凝視は、すきま風があるところでは行なわないようにしましょう。目が焦点を結ぶ対象には、ろうそく以外のものを使うこともできます。精神的な象徴、絵、自分にとって重要性を持つ物などです（鏡は避けましょう）。いったん気に入った対象物を選んだら、途中で替えずに、ずっと同じ物を使って技法を磨くようにします。

効果：目の浄化

2 始める前に、あらかじめ炎を見つめる時間を決めます。最初のうちは、30秒、45秒、60秒くらいが現実的でしょう。時計を見ることはできませんが、なるべく決めた時間を守るよう努めてください。そうすることで、平静心や回復力がついてきます。初めの頃は、瞬きせずに炎を見つめるのはほんの2～3秒しか続かないでしょうが、練習するうちにみるみる容易になっていきます。数週間かけて徐々に見つめる時間を延ばしていき、最終的には1～3分続けられるようにします。

3 瞬きせずに、または目を動かさずに、炎をじっと見つめます。意識をすべて炎に集中させてください。涙が出てきたり、視力にゆがみを生じたりするかもしれませんが、これは通常の反応です。平静な心を保ち、瞬きしたいという欲求に耐えるようにします。決めた時間が過ぎたら、目をそっと閉じます。

4 目を閉じていると、炎の残像が浮かんできます。瞑想を行なうときに、心を対象に結びつけるのと同じように、心の目で残像をじっくりと観察します。残像が消えたら、目を開けて次の凝視を行ないます。

5 3回凝視を行なったら、思いきり両手をこすり合わせて摩擦熱を起こし、丸めた手のひらで目を覆います。暖かい暗闇につつまれて、目がリラックスできます。これを掌の行法と言います。

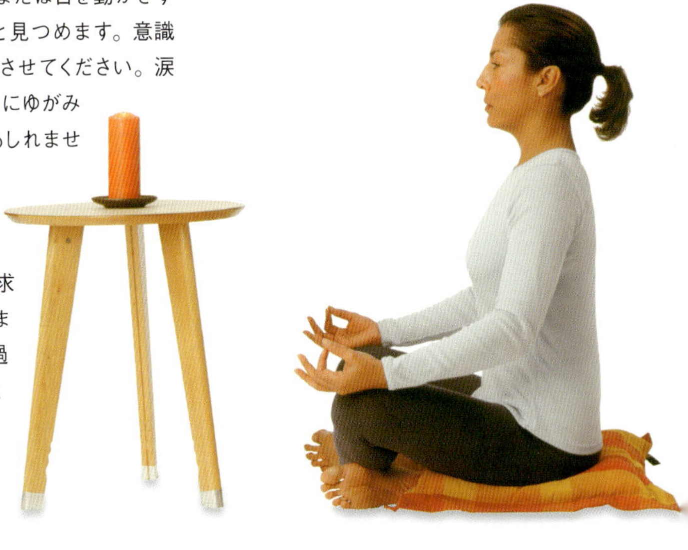

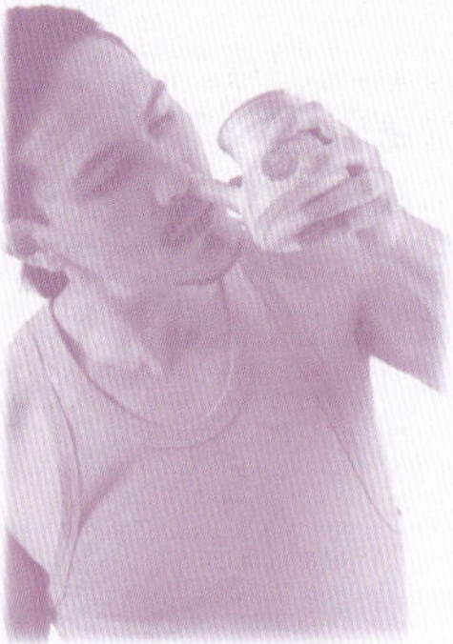

食塩水による鼻の洗浄

ジャラ・ネーティ　『ハタ・ヨーガ・プラディーピカー』によれば、鼻の洗浄には「頭蓋骨を浄化し、視覚を鋭敏にし、肩より上の病を取りさる」はたらきがあります。また、鼻づまりを治し、鼻腔から塵や埃を取りのぞきます。埃っぽい場所や大気の汚染された環境に住んでいる場合には、毎日行なう価値のある行法です。

食塩水による鼻の洗浄は、片方の鼻腔から水を注ぎ、もう一方の鼻腔から排水して行ないます。専用のネーティ・ポットが必要ですが、たいていのヨーガ・グッズの店には置いてありますし、健康食品ストアで手に入ることもあります。ネーティ・ポットには、鼻腔の内側にぴったり収まるよう特別にデザインされた注ぎ口がついていますので、あまり水をこぼさずに注ぐことができます。ネーティ・ポットが手に入らなかったら、マスタード入れやソース入れのような、口のついたプラスチック容器を使ってみてください。

1　ネーティ・ポットに温めた食塩水を入れます。流しの上に前屈みになり、頭を真横に傾けます。全身をリラックスさせ、口呼吸をしながら、食塩水をゆっくりと、上になった鼻腔から注ぎこみます。頭で考えていたほど難しくはないはずです。自分の力を使う必要は一切ありませんので、あとは重力のなすがままに任せましょう。食塩水は鼻中隔を回り、反対側の鼻腔から出てきます。息を吸うときは鼻を使わず、口から吸ってください。ポットが空になったら、鼻をかみます。ふたたびポットをいっぱいにし、頭を反対側に傾けて、もう一方の鼻腔で同様にくり返します。

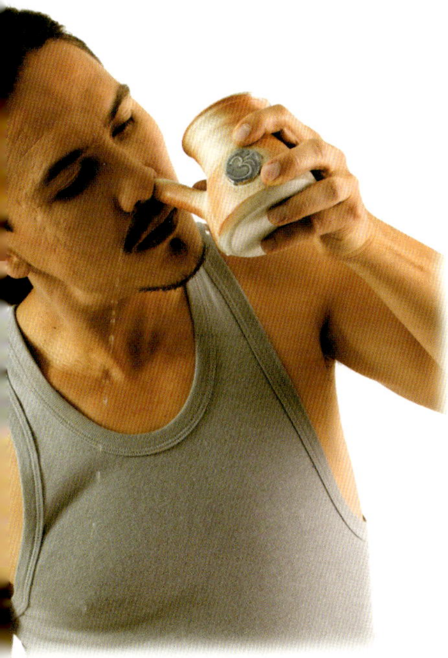

2 鼻腔を洗浄し終えたら、内腔全体を完全に乾かすことが大切です。前屈みになり、右手の指で左の鼻腔を閉じて、2〜3度、頭が輝く呼吸法（327ページ）のように勢いよく息を吐いて、鼻をかみます。今度は、反対側の鼻腔を親指で閉じて同様に鼻をかみ、最後に、両方の鼻腔で同時に鼻をかみます。

実践のヒント

体液と同じ浸透圧になるよう、必ず適切な濃度の食塩水を作るようにしましょう。1リットルの水に茶さじ1〜2杯の食塩を溶かした割合にします。これ以上塩が少なかったり多かったりすると、洗浄が非常に不快に感じられ、涙や鼻血が出ることもあります。また、食塩水は体温と同じか、やや低いくらいに温めておきます。

効果：鼻の浄化

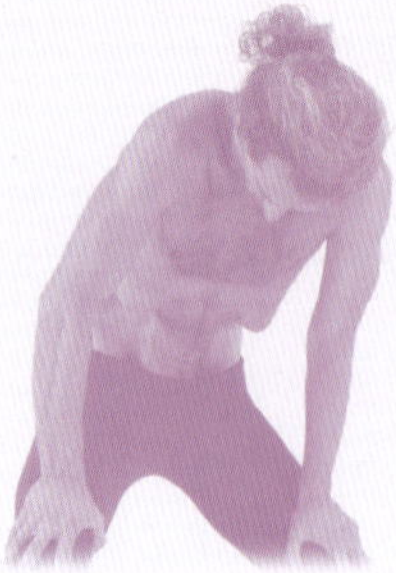

腹部の攪拌《かくはん》

ナウリ　『ハタ・ヨーガ・プラディーピカー』によれば、腹部の攪拌には「胃の炎に風を送ることで、消化を促し、あらゆる病を吹きはらう」はたらきがあります。朝、ヨーガの実践を始めるときに、まず最初に行なってください。

腹筋を強化し、腹部の臓器をマッサージするクリヤーです。腹部の攪拌は、腹部一帯を健康に保つうえで、決して過小評価できない効果をもたらしてくれます。まずは、攪拌を試す前に、腹部の締めつけ（338ページ）をマスターするようにしてください。

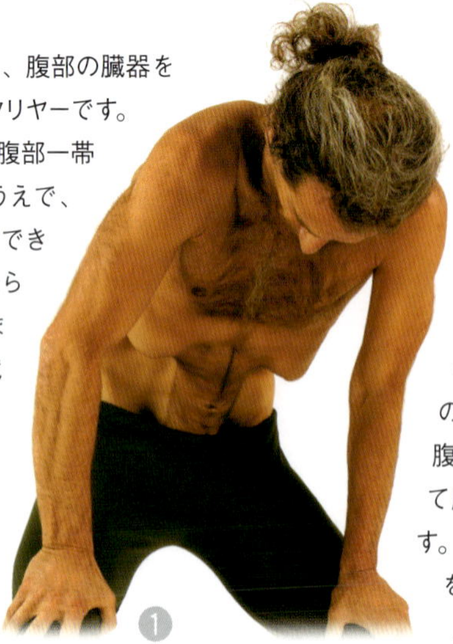
1

1 腹部の締めつけを行ない、腹部を引っこめ、あごを内側に押しつけておきます。手で腿を下に押しながら、腹直筋（身体の中心で恥骨を胸骨に結びつけている、2本の腹筋）を押しだします。腹直筋の力を抜き、続いて腹部全体の力を抜きます。静かに息を吸い、身体を起こして休みます。以上が第1ステージです。

第2ステージに進む前に、第1ステージをマスターしておいてください。正しい筋肉を分離して動かすには、通常、長い修練が必要になりますが、根気よく続ける価値は充分にあります。

2 第2ステージに進みます。今度は右手だけで右の腿を押しながら、右の腹直筋だけを押しだします。腰をやや左に動かします。今度は左手だけで腿を押し、左の腹直筋を押しだします。時間をかけて練習すれば、やがて腹直筋を左、両方、右、両方、左、両方……と続けていけるようになります。これによって腹壁が波打つような動きが生まれ、内臓がマッサージされます(この行法は、「ヨーガの洗濯機」と通称されることもあります)。終わるたびに身体を起こし、必要なだけ呼吸して息を整えながら、3回から5回行ないます。最後は全身の力を抜き、リラックスします。

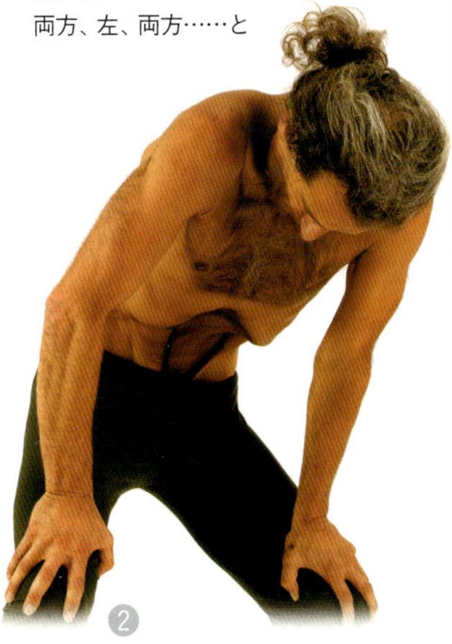
2

注意点

腹部の攪拌は、完全に胃を空にした状態で行なってください。起床後、朝食の前に行なうのが最適の時間帯です。息を長時間止めていると、酸素が欠乏して思いきり息を吸いこんでしまいますので、避けるようにします。息はゆっくりとなめらかに、自然に吸いこむようにします。月経期や妊娠中の女性は、完全な腹部の締めつけと同様、腹部の攪拌も絶対に行なわないでください。腹部に、炎症性の病気など何らかの疾患を抱えている人は、まず熟練の指導者に相談してください。

効果:腹部の浄化

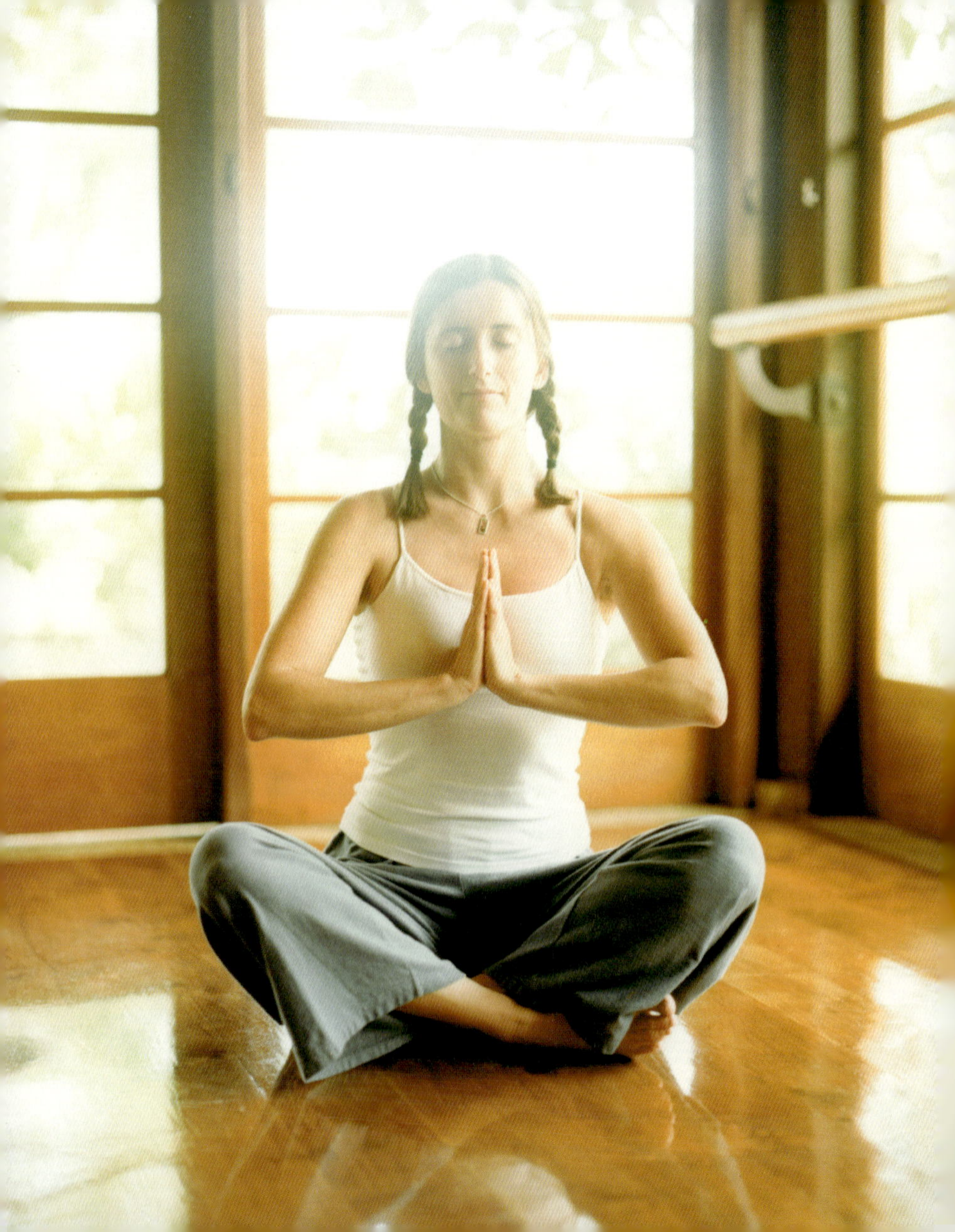

Part 3

ヨーガを
活用するには

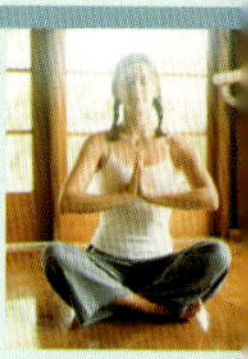

はじめに

ヨーガは、すべての人に同じ型を押しつけるものではありません。インドのヨーガ導師は、伝統的に、弟子それぞれに異なる指示を与えてきました。あるがままの個人を完全な存在と考えて尊重し、ふだんとは違う体調のときや、精神的な動揺があったり、なかなか治らない健康状態に苦しんでいたりと特別な配慮が必要な場合には、それを考慮に入れてきました。また、単に健康体を保ちたいという人に対しても、それに添った指導を行なってきたのです。

ヨーガの実践に当たっては、直観力をはたらかせながら、それぞれの体位に取りくむようにしてください。一度エクササイズごとの味わいをとらえたら、次からはヨーガを構成する要素の組み合わせ方を変更して、セッションでの目的に一番かなうメニューを工夫することもできるのです。

東洋思想に根ざすヨーガは、各個人を、単に身体に精神が宿った以上のものと考えます。個人のなかには、コーシャと呼ばれる、5つの階層または次元があるとされています。これらの階層は、はっきりしたものからとらえがたいものの順に並べると、以下のようになります。第1は、肉体。第2は、プラーナ（生命エネルギー、気）の身体。第3は、心的で情緒的な身体。第4は、智の層。そして第5の階層として、精神的な至福の層があり、ここから人は世界との一体感、あるいは超越性へと至るのです。東洋思想では、このうちどの階層も、ほかから独立しては存在し得ないと考えます。どこで不均衡が生じても、それが同じ階層か、または他の階層に影響を及ぼしてくるのです。個人を多層的な存在と考えるこの概念は、西洋においても次第に多くの支持を得てきています。

ヨーガは、西洋医学にとらわれない全体観的な医学セラピーとして大変優れており、失われた心身のバランスを取りもどすのに最適の手法です。私たちの存在を形づくる部分部分を調和させるため、ヨーガは智・体・心が一体となった理論的枠組みのもとに、あらゆる原理を有効にカバーした体系となっています。

ヨーガの実践をうまく組みあわせれば、各階層を個別に目標として設定することもできます。肉体のレベルでは、アーサナやクリヤーを実践し、健康的な食事を摂るとよいでしょう。プラーナーヤーマとクリヤーが、生命力のレベルにうまくはたらきかけてくれます。見識を養い、分析・学習し、経験を積み、瞑想し、読経や神への祈念といった祈祷に当たるヨーガを行なうことによって、心的で情緒的な、あるいは知的なコーシャはゆたかになっていきます。さらにリラクゼーションや瞑想を行ない、至福の層を充たすように心がけてみてください。

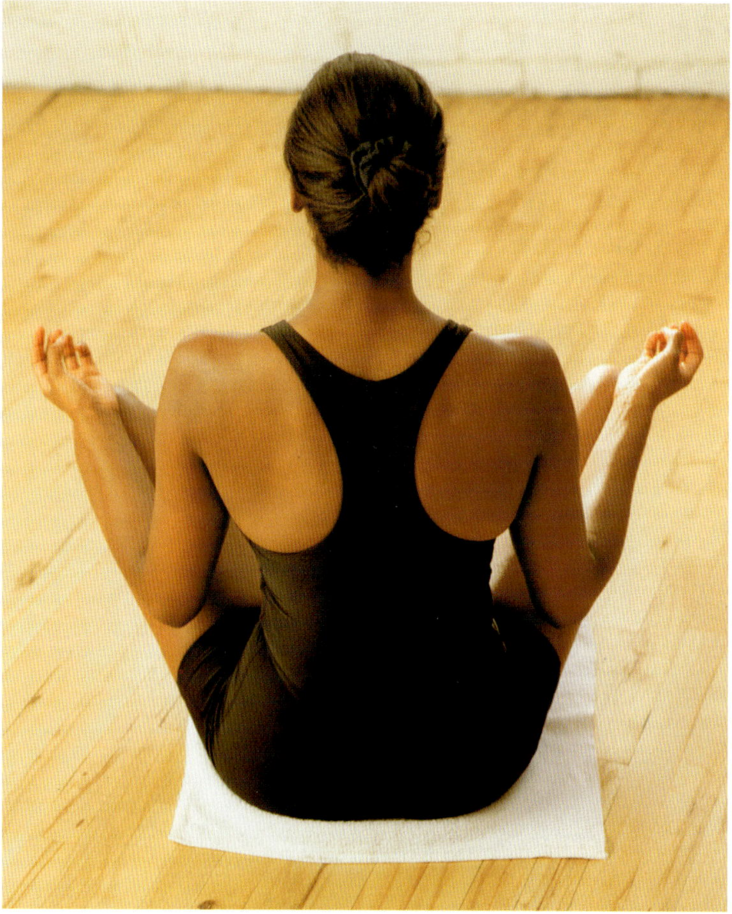

ヨーガの行法は、さまざまな構成要素が組みあわさってできています。セッションの目的に応じて、各要素を変更してもかまいません。ときには、体調などの特別な条件を考慮する必要も出てきます。

ストレスを取りのぞくヨーガ

ストレスを感じる、と最後に愚痴をこぼしたのはいつですか？　ほとんどの人にとって、それは数時間前か数日前、せいぜい2、3週間前でしょう。現代生活では、私たちはストレスの原因になりうるものと、絶え間なく顔をつきあわせていなければなりません。混雑した通りを渡ろうとして轢かれそうになったり、起きたばかりの悲劇的事件のニュースを見ただけでも、副腎が酷使されて、せっせとアドレナリンを生成することになります。アドレナリンの濃度が高いなかで暮らしていると、身体は疲弊し、精神は不快になり、情緒的にもつらい状況に陥ります。こんな状態では楽しく暮らすことはできません。そこで、ストレスを減らす方法を見つける必要があります。神経が張りつめたとき、その緊張をほぐしてくれ、さらにはストレスを予防してくれる手助けとなるのが、ヨーガなのです。

精神的なストレスを身体を使って解消する絶好の方法が、アーサナです。アーサナの実践中に身体の感覚に意識を集中させていると、ふだん絶えず気に病んでいる雑事に心を煩わされることがなくなるという恩恵が得られます。ヨーガのあと気分がリフレッシュすると感じる人が多いのも、それが理由の一つです。心身の疲労を感じている人には、体力回復のための以下のようなアーサナを、ゆっくり時間をかけ、安らかな気持ちで行なうと効果的でしょう。身体の凝りをほぐすと同時に、神経をゆったりと落ちつかせる体位になっており、エネルギーを使うことなく、体内のエネルギーを回復することができます。またこれらのポーズは、ストレスを解消するという効用以外にも、慢性病を抱えているときや月経期、また若返りをはかりたいときはいつでも、エネルギーを貯蔵するのに役立つ体位となっています。

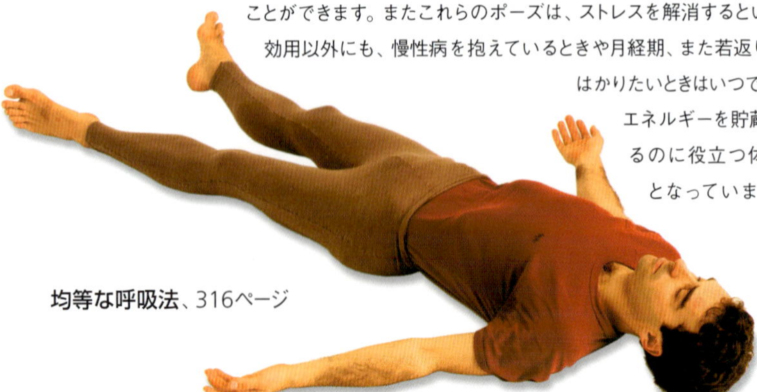

均等な呼吸法、316ページ

背をもたせる合蹠のポーズ、136ページ

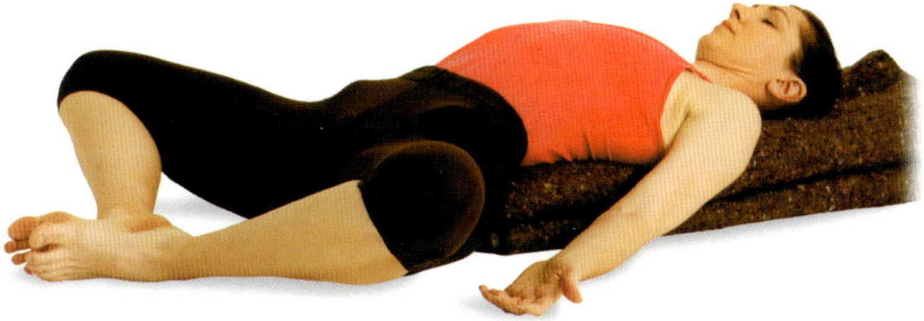

この章で初めて紹介するポーズ（356ページ）だけでなく、すでに紹介した体力回復のためのアーサナも、日々の練習に取りいれてみてください。

参考までに、練習メニューの一例を挙げておきます。中心となる行法として、均等な呼吸法（316ページ）、背をもたせる合蹠《がっせき》のポーズ（136ページ）、安らかな横になる英雄座（273ページ）、子どものポーズ（100ページ）か胎児のポーズ（103ページ）か安らかな深い前屈（313ページ）、ワニのポーズ（246ページ）、十字の長枕の後屈（356ページ）、支えを使った鋤のポーズ（292ページ）か楽な逆転（280ページ）、支えのある腹部のねじりのポーズ（190ページ）、体力を回復させる前屈（357ページ）、その他、支えのある前屈のバリエーション（357ページ参照）を行ないます。このあと、屍のポーズ（310ページ）で心身の緊張をほぐし、交互の鼻呼吸（320ページ）か蜂の音の呼吸法（318ページ）で神経を静めます。さらに、総合的にバランスを取りもどす方法として、瞑想も行ないます。

鋤のポーズ、292ページ

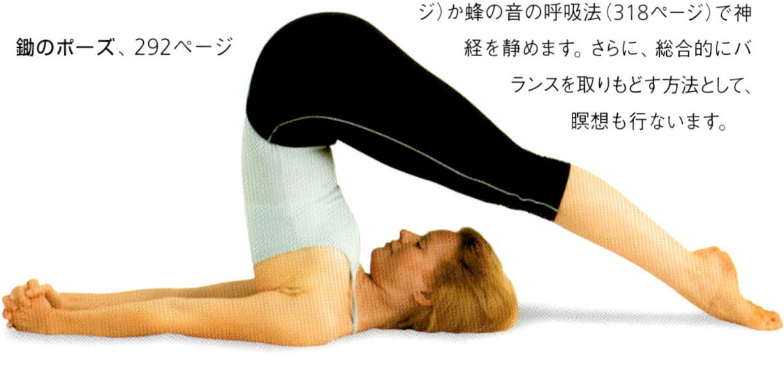

支えのある子どものポーズ

サーランバ・バーラ・アーサナ

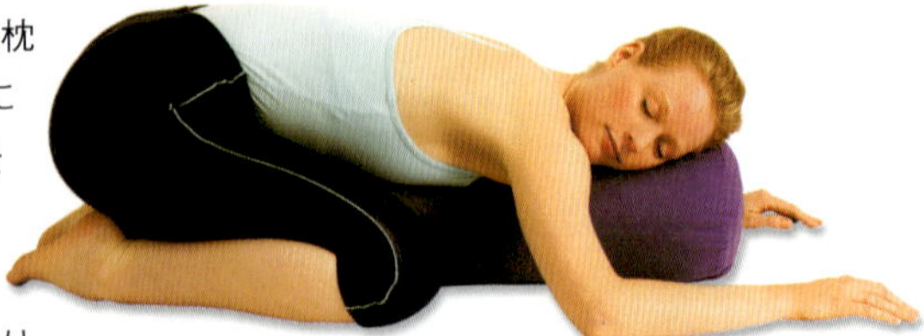

金剛座から、膝を開いた姿勢で座ります。長枕か、畳んだ毛布を股に挟み、その上に上体を横たえます。長枕や毛布は、身体が床と平行になる高さがあり、頭まで支える長さのあるものにしてください。肘が肩の下に来るよう、両脇に腕を垂らします。顔を横に向け、頬を枕に当てます。息を吸うたびに、お腹が心地よく長枕に押しつけられる気分を味わい、腹部に適度なマッサージを加えます。この姿勢のまま1分から5分過ごし、体位に身を委ねて、体中の緊張をほぐしていきましょう。

十字の長枕の後屈

サーランバ・ウールドヴァ・ムカ・シャラバ・アーサナ

長枕か、同程度の厚みのある畳んだ毛布を十字に重ね、その上に座ります。膝を曲げ、足を床につけたまま、長枕に添って身体を後ろに倒し、肩と頭を床につけます。心地よさが保てるところまで、脚をまっすぐに伸ばしていきます。柔らかいベルトで腿をしばって、脚がずれないようにしてもよいでしょう。左右の腰の骨、身体のアーチの一番高いところに来るようにします。2分から8分、このまま静止します。起きあがるときは、長枕を転がして、身体の脇にずらします。

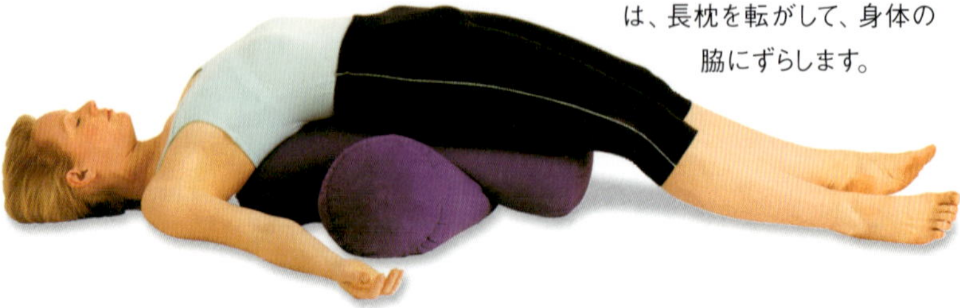

長枕のねじり

サーランバ・ジャタラ・パリヴァルタナ・アーサナ

左の腰を長枕に寄せて座り、脚は右側に崩します。長枕の両脇に手をつき、胸骨が長枕と平行になるよう、上体をねじります。枕に上体を横たえ、前腕を床につけます。脚と反対の側に首を向けます。さらにねじりを加えるには、右脚をすべらせ、腰から遠ざけます。静止して1分から6分横たわります。反対側も同様にくり返します。

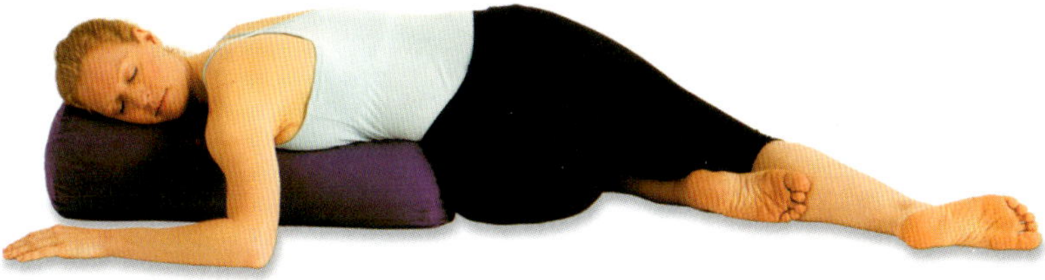

体力を回復させる前屈

同様に長枕などを支えにして、さまざまな前屈を行なうことができます。たとえば、片脚を折った前屈（122ページ）、頭を膝につけるポーズ（114ページ）、合蹠前屈のポーズ（134ページ）、座位の開脚のポーズ（130ページ）、座位の脇ストレッチのシークエンス（132ページ）などです。ここでは、以下の写真の前屈を紹介します（《サーランバ・パシュチモターナ・アーサナ》）。両脚をそろえて座ります。長枕か畳んだ毛布を脚にのせ、前屈したとき、胸と頬を完全に支えられる高さにします。腕が楽に感じる場所を探し、そこに長枕を置きます。ストレッチがきつすぎるようなら、さらにクッションを挟んで額の高さを上げます。この体勢でしばらくいると、身体がほぐれてくるはずです。その場合は支えを足のほうへずらし、さらに深くストレッチしてみてください。そのまま1分から2分、静止します。

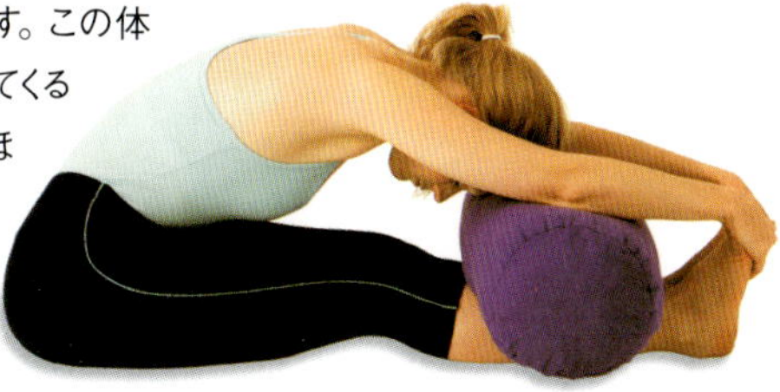

癒しとしてのヨーガ

私たちの内的世界は、絶えず外的世界と相互に影響を及ぼしながら存在しています。いわば私たちは、絶え間なく移りかわってゆく生き物なのです。つねに進化を続ける存在であるため、それぞれの人にとって何が最適かは、日によって変わってきます。ここに挙げたのは、心身を癒すために行なうとよいと考えられる練習メニューの一例ですが、必ずこうしなくてはならないという処方ではありません。どの体位を行なうのが適当かは、さまざまなファクターで決まってきます。迷ったときは、ヨーガ・セラピストや経験ゆたかなヨーガ指導者の方に相談してみるとよいでしょう。

ヨーガの特殊な利用法	その他のおすすめの体位
【脚の鬱血(立ったり座ったりしていたことによる)】 身体というのは本来動くように作られていますので、リンパ管付近の筋肉の蠕動運動を行なうと、リンパ系が刺激され、余剰の体液を組織から取りのぞいてくれます。太陽礼拝B(42ページ)で身体を動かしましょう。長時間座っていたことから来る脚の鬱血には、逆転のポーズが効果的です(365ページ、「静脈瘤」の項も参照)。	肩立ちのポーズ(286ページ)や楽な逆転(280ページ)などの逆転のポーズ
【鬱】 現在の状態に心をとどめておくために、目を開けたままアーサナを行います。どのポーズも全身を隅々まで使って行ない、心身が一体となった感覚がわきあがるのを感じましょう。前屈の姿勢で静止しすぎると、余計に内省的になるおそれがありますので気をつけます。後屈の体位をたっぷり行ない、短時間でもかまいませんので、毎日ヨーガを実践してください。瞑想法にはさまざまな種類があります。自分に合った瞑想法を選び、間違っても状態を悪化させるような瞑想は行なわないようにしましょう。	
【HIV陽性(エイズ)】 「癌」と「免疫力低下」の項を参照してください。	
【癌】 化学療法を抑え、ストレスの少ない生活を送り、ヨーガを実践することで、身体の自然治癒力を高めることができます。ヨーガの行法で全身に栄養が回りますので、自然と、健康な心身をサポートする生活スタイルをとるようになります。バランスのとれたアーサナのメニューを作りましょう。また、たっぷり時間をとって、リラクゼーションやプラーナーヤーマや瞑想を行なってください。突然訪れた肉体的・精神的苦しみとうまく折り合っていくための、一助となってくれるはずです。	肩立ちのポーズ(286ページ)、鋤のポーズ(292ページ)、体力を回復させるヨーガ(354ページ、「ストレスを取りのぞくヨーガ」を参照)

ヨーガの特殊な利用法

その他のおすすめの体位

【関節炎】
関節に今以上の可動性が求められるため、ヨーガを行なうと、初めのうちは突然痛みが走ることがあるかもしれません。最初の頃に多少の不快感が伴っても、いずれは関節がほぐれてくるというしるしですので、それほど心配することはありません。大事なのは、耐えきれないほどの激痛を感じる前にやめることと、どこまでできるかという限界点は日によって変わるのだと覚えておくことです。まずは、関節を柔らかくする体操を行なってください。ポーズを維持するのが難しければ、長時間は静止しないようにします。代わりに、やさしい流れるような動きで体位を組んだり解いたりしながら、関節の可動性を高めましょう。必要な場合には、長枕などを使って支えにします。

柔軟性を高める準備体操

【首と肩の凝り】
まずは医師の診断を仰ぎ、原因を突きとめましょう。筋肉が原因なら、首をほぐす体操を行ないます。ねじり系の体位を行なうときは、後方の肩ごしにできるだけ首をめぐらして背後に視線を送り、次に前方の肩ごしにできるだけ首をめぐらして視線を遠くに送ります。どちらの姿勢でも、片方の耳を高く上げて、そちら側の首筋を伸ばすようにします。いろいろ試して、自分の首がほぐれる最適なポイントを見つけてください。後屈を行なうときは、首の後ろを長く伸ばし、軽いあごの締めつけ(340ページ)を行なうつもりで、あごを少し引きつけます。ものにぶつかるようなおそれがない場所なら、目を閉じて、全意識を首に集中させます。ただし、不用意に首を伸ばしすぎないよう注意してください。立位のポーズでは、猫背にならないようにします。前屈でも、肩を丸めないよう気をつけます。注意を払いながら、肩立ちのポーズ(286ページ)や鋤のポーズ(292ページ)、頭立ちのポーズ(296ページ)を行なってみてください。屍のポーズ(310ページ)であごが宙に突きでてしまうときは、枕を頭の下に敷きます。ヨーガの実践全般において、つねに首の筋肉に注意を払うようにし、肩の力を抜くよう気を遣いましょう。それによって首や肩が楽になるかどうか、チェックしてみてください。

【月経前緊張症候群】
363ページ、「生理不順」の項を参照してください。

【高血圧】
ヨーガの行法をおこなうと、血管が拡張し、やがては血圧の上昇を抑えることができるようになります。とはいえ、血圧が非常に高い場合には、頭をつねに胴の上に置いておくのが賢明です。それほど血圧が高くない人は、あごの締めつけ(340ページ)を行なってください。また、リラクゼーション、プラーナーヤーマ、瞑想を行なうとよいでしょう。どの体位をとるときも、息を止めないよう注意してください。暖める呼吸法(322ページ)か、呼気と吸気を間をおかずに連続させる循環呼吸を行ないます。経験豊かな

屍のポーズ(310ページ)、蜂の音の呼吸法(318ページ)、交互の鼻呼吸(320ページ)、4拍から10拍まで数える均等な呼吸法(316ページ)、瞑想

避けたほうがよい体位：深い前屈(68ページ)、うつむいた犬のポーズ(162ページ)、逆転のポーズなど、頭が心臓より下に来るポーズ(とくにその姿勢で静止する場合)は要注意です。あごの締めつけ(340ページ)を行ない、脳内の

ヨーガの特殊な利用法

その他のおすすめの体位

ヨーガ指導者の指示を仰いでください。いったんヨーガの行法に熟達すれば、今日はこのポーズは行なわないほうがいい、といったことが直観的にわかるようになるでしょう。もしストレスが原因の高血圧の場合は、定期的なヨーガの実践を続けていくようにしてください(354ページ、「ストレスを取りのぞくヨーガ」を参照)。

血圧が上がらないようにしてください。腹部の締めつけ(338ページ)にも注意が必要です。ベテラン指導者のいるところでのみ行なうようにします。

【高齢者】
アーサナを行なっても、写真ほど全身が伸びたポーズにはならないかもしれませんが、それでも同様の効果は得られます。身体をほぐす準備体操を行なってから実践し、静止はせずに、なめらかな動きでポーズを組んだり解いたりしてください。活気がよみがえり、体力がつき、柔軟性が高まります。立位のバランスを行なうと、転倒する危険を軽減できます。必要なときは、軽く壁に手を触れてバランスを補助するなど、小道具や補助具を活用しましょう。ねじりや前屈は椅子に座ったままでも行なえますし、椅子の背もたれごしに背を反らし、自分なりの後屈を行なってもかまいません。リラクゼーション、プラーナーヤーマ、瞑想は、身体の状態に関わらず、いつでも行なうことができます。

【時差ぼけ】
時差ぼけは心身に激しいストレスを与えます。旅先から帰ったら、体力を回復するポーズを行ないましょう(354ページ、「ストレスを取りのぞくヨーガ」を参照)。胸の下に長枕か毛布を置いて支えにしたうえで座位の前屈を行なうと、前屈が楽にでき、脳がゆっくりと安らぐことができます。どのポーズでも、ゆっくりとした呼吸を、安定して行なうよう意識してください。逆転のポーズには、脳を「冷やす」効果があると考えられており、長時間座っていたことからくる脚の鬱血も軽減されます。

うつむいた犬のポーズ(162ページ)、支えのある橋のポーズ(260ページ)、肩立ちのポーズ(286ページ)、楽な逆転(280ページ)、屍のポーズ(310ページ)

【自信喪失】
後屈を行なうと、心臓のチャクラが持ちあがり、内向的な状態が改善されます。立位のポーズやバランスを行なうと、自分の立地点に自信を抱くことができるようになります。瞑想によって、自分自身をよく知りましょう。日々、規則正しくヨーガを実践していけば、それだけで自信がついてきます。

戦士のポーズⅠ(60ページ)

【姿勢】
姿勢の悪さを矯正したいなら、ヨーガはまさに驚くべき威力を発揮します。熟練の指導者のいるヨーガ教室に参加してみてください。正しい姿勢で体位を組んでいるかどうか、指導者がチェックしてくれます(アイアンガー・ヨーガからはじめるのが適当でしょう)。全身を1つにまとめて体位を組むには、立位系のポーズが向いています。とくに、身体の硬い部位を狙い撃ちするポーズを、選んで行なうようにしましょう。硬い部位があると、連動の作用によって、その他の部位もポーズが崩れがちになるのです。肩を開くポーズや後屈は、猫背の矯正に役立ちますし、膝の後ろが硬い人は、

山のポーズ(46ページ)

ヨーガの特殊な利用法

前屈がおすすめです。ヨーガ・マットの上でなくとも、日々ヨーガを実践することはできます。停留所でバスを待ちながら、山のポーズで立ち、背筋がまっすぐに伸びているか確かめるのもよいでしょう。

【消化不良】
ねじり、前屈、後屈には、どれも消化器を調える効果があります。ただし、ヨーガは空腹時に行なうのが最適だということを忘れないでください。

その他のおすすめの体位

英雄座(120ページ)、横になる(片脚の)英雄座(272ページ)、背をもたせる合蹠のポーズ(136ページ)には、消化を促進する効果があります。そのほか、聖者のねじり(184ページ)、マリーチのねじりC(198ページ)、マリーチのねじりD(200ページ)、腹部のねじりのポーズ(190ページ)、弓のポーズ(252ページ)、支えのある橋のポーズ(260ページ)、肩立ちのポーズ(286ページ)など。朝起きて一番には、腹部の攪拌(348ページ)を行ないます(ただし注意書きを参照)。

避けたほうがよい体位:炎症性の腸疾患がある場合には、腹部の攪拌(348ページ)は行なわないでください。

【静脈瘤】
医師の診断を受け、危険な血塊がないかどうか尋ねてみてください。医師から運動の許可が出れば、どのアーサナを行なってもかまいません。どの体位も血行を良くする効果があります。これ以上静脈瘤を増やさず、すでにあるものの症状を軽減するには、太陽礼拝(40ページ)で血液の循環を刺激するとよいでしょう。ヨーガを実践するごとに、必ず逆転のポーズをメニューに取りいれるようにします。楽な逆転(280ページ)、肩立ちのポーズ(286ページ)、頭立ちのポーズ(296ページ)などです。楽な逆転を行ないながら、安定した呼吸を15分続けてみましょう。一日の終わりを締めくくるにふさわしい行法になります(363ページ、「脚の鬱血」の項も参照)。

【頭痛――緊張による】
「ストレスを取りのぞくヨーガ」のページと、「首と肩の凝り」の項を参照してください。

【ストレス】
「ストレスを取りのぞくヨーガ」(354ページ)を参照してください。

【生理痛、月経期のヨーガ】
一般的に言って、月経のあいだは、強烈なねじりや激しい後屈は行なわないほうがよいでしょう。逆転のポーズも、血流を遅らせる可能性がありますので控えるべきです。逆に月経のときにおすすめなのが、前屈です。多くの女性が、月経期にはふだんより穏やかなアーサナを行なうほうが心地よいと感じるようです。体力を回復するポーズを楽しむ人もいます(354ページ、「ストレスを取りのぞくヨーガ」を参照)。

ヨーガの特殊な利用法	その他のおすすめの体位
【生理不順(ホルモン・バランスの崩れ)】 後屈、前屈、ねじり、太陽礼拝(40ページ)を行なうと、骨盤周辺の活力が増します。背をもたせる合蹠のポーズ(136ページ)と鋤のポーズ(292ページ)は、とくに鍵となる体位です。逆転のポーズを行なえば、脳(と脳内の内分泌腺)に大量の血液が送られ、ホルモンのバランスを調える助けになります。	聖者のねじり(184ページ)、マリーチのねじりC(198ページ)、マリーチのねじりD(200ページ)、支えのある橋のポーズ(260ページ)、バッタのポーズ(238ページ)、弓のポーズ(252ページ)、腹部のねじりのポーズ(190ページ)、肩立ちのポーズ(286ページ)、頭立ちのポーズ(296ページ)、屍のポーズ(310ページ) **避けたほうがよい体位**：ホルモンのバランスを調えるには逆転のポーズは効果がありますが、月経期は避けるようにしてください。
【喘息】 多くの患者さんが、喘息を治すのにヨーガを利用しています。後屈のポーズが効果的です。胸を持ちあげて開いてくれるため、胸いっぱいに息を吸いこめるようになります。前屈を行なうときは、胸が内側に縮こまらないよう、とくに注意してください。アーサナの際には、暖める呼吸法(322ページ)を用います。プラーナーヤーマを行なうと、呼吸の訓練ができますので、長く息を吐けるようになります。	猫のポーズ(32ページ)、コブラのポーズ(242ページ)、均等な呼吸法(吸気より呼気を長くします。316ページ)、ハチの呼吸法(318ページ)、瞑想
【前立腺肥大症】 背をもたせる合蹠のポーズ(136ページ)や前屈を行ない、骨盤付近の活力を増すとよいでしょう。症状が軽い場合は、楽な逆転(280ページ)も機能障害を和らげるのに役立ちます。	弓のポーズ(252ページ)などの、うつぶせの後屈
【椎間板ヘルニア】 椎間板ヘルニアや椎間板の損傷には、ヨーガが効果的にはたらきます。時間をかけて適切な処置をすれば、完治もする病気です。まず避けるべきなのは前屈です。損傷した背中の部位は反っていなければなりませんので、前屈は適当ではありません。膝を曲げて行なう両脚を上げるポーズ(176ページ)など、腹筋を強化するエクササイズを行ない、背中を補助するようにします。できる範囲で、後屈も行なってみましょう。慣れてきたら、徐々に無理をしない範囲で、ねじりのポーズを行ないます。膝の裏の腱を柔軟にしておくことも必要です。前屈ができる段階になったら、背中をほとんど動かさない前屈である、横になり手をつま先につけるシークエンス(164ページ)から、少しずつ取りいれていきます。ヨーガの難度を上げる前に、実践後24時間様子を見て、身体から無理な信号が出ないかどうか確かめてください。慢性的な痛みで乱れた心を静めるには、プラーナーヤーマと瞑想が助けになります。	

ヨーガの特殊な利用法

【手首と腕の痛み】

コンピュータ時代になって、手首と腕の健康を考える必要性が出てきました。手首も腕も、ほかの身体の部位――とくに肩と首――と分かちがたく結びついていますので、ヨーガの実践の際は、バランスのとれたメニューを行なうよう心がけてください。ヨーガが手根管症候群の治癒に貢献したという研究成果も発表されています。

【糖尿病】

ねじりや後屈の体位には、膵臓を調えるはたらきがあります。概してどのアーサナにも、神経系を支え、血液の循環を良くし、全身の活力を増す効果があります。

【妊娠】

妊娠した女性には、ヨーガの神髄を理解できる直観力が備わっているようです。多くの妊婦さんが、妊娠中の体調がよくなり、陣痛が楽になったと報告しています。ただし、妊娠初期の3か月目までにヨーガをはじめるのは、安全とは言えません。3か月が過ぎるまで待つようにしましょう。体位を行なうときは、こまごました点を数多く変更しなければなりませんので、この特別な時期にヨーガの恩恵を心ゆくまで味わいたいという人は、地元の妊婦さん向けのヨーガ教室を探してください。ここでは、簡単なアドバイスを載せておきます。妊娠中は、「流れ」を感じながらヨーガを行なってください。長時間ポーズを静止させることはせず、何度か流れるようにポーズを組んだり、解いたりします。一般的に言って、上に身体を伸ばすときに息を吸い、下に身体を沈めるときに息を吐きます。正しいテンポで身体を動かし、呼吸を続けていれば、呼吸への意識が高まり、いざ陣痛が始まったときに役に立ちます。どの体位でも、大きくなったお腹が楽に動けるスペースを確保しましょう。通常は足をそろえるポーズも、ほとんどを、脚を大きく左右に開いて行ないます。たとえば、深い前屈(68ページ)、うつむいた犬のポーズ(162ページ)、座位の前屈などです。前屈はどれも行なってかまいませんが、妊娠中は靭帯が柔らかくなっていますので、ストレッチしすぎないよう気をつけてください。ねじり系のポーズでは、胴体を狭いスペース(膝を立てた脚の腿など)にねじこむのではなく、反対側にひねり、広く空いたスペースに腹部を収めるようにします。一定期間が過ぎたら、うつぶせになって行なう後屈は避け、支えのある橋のポーズ(260ページ)を穏やかに行なうようにします。さらに、脚のあいだに枕を挟んでクッションにし、横向きに寝そべって、リラクゼーションを行なうとよいでしょう。

【発熱】

熱があるときには、ヨーガのアーサナは行なわないのが懸命です。本書に載せたプラーナーヤーマの行法も、体内の熱を上昇させる危険がありますので、避けるようにしてください。病状が改善するまでは、リラクゼーションと瞑想を行ない、回復期には、体力を回復させるアーサナ(354ページ、

その他のおすすめの体位

腕を使ったポーズを実践します。立位の片脚の前屈(74ページ)、牛のポーズ(140ページ)、鷲のポーズ(80ページ)、うつむいた犬のポーズ(162ページ)、鶴のポーズ(216ページ)などです。その後、手首を緩める逆ポーズとして、前腕をほぐす前屈(70ページ)を行ないます。

聖者のねじり(184ページ)、マリーチのねじりC(198ページ)、マリーチのねじりD(200ページ)、腹部のねじりのポーズ(190ページ)、弓のポーズ(252ページ)、支えのある橋のポーズ(260ページ)

座位の開脚のポーズ(130ページ)、合蹠前屈のポーズ(134ページ)、屍のポーズ(310ページ)。プラーナーヤーマと瞑想で、心を落ちつかせます。

避けたほうがよい体位：妊娠後12週間までは、ヨーガを始めないでください。頭が輝く呼吸法(327ページ)、腹部の攪拌(348ページ)、完全な腹部の締めつけ(338ページ)は、行なわないようにします。逆転のポーズを行なうときは、落下のおそれがないよう、安全に充分配慮しましょう。どのように行なうかは、経験豊かな指導者のアドバイスに従ってください。

ヨーガの特殊な利用法

「ストレスを取りのぞくヨーガ」参照)から少しずつアーサナを始めるとよいでしょう。

【肥満】
エネルギーをカロリーと共に燃焼するには、太陽礼拝(40ページ)が効果的です。立位のポーズ、後屈、逆転のポーズを多く行なってみてください。情緒的な理由で食べすぎていると感じる場合は、アーサナの定期的な実践を続けていきましょう。プラーナーヤーマと瞑想を取りいれて、神経や感情を落ちつかせるようにします。

【疲労──精神的および身体的】
身体の各部位に効くような全般的な軽めの行法を、以下の順番で行なってみてください。まず、身体をほぐす柔軟体操を行ないます。疲れた心を生き生きとさせるには、太陽礼拝(40ページ)が適しています。身体を動かし、規則的な呼吸のリズムを養うことで、全身への酸素の供給量が増加します。後屈と逆転のポーズを行なうと、心がすっきり晴れてきます。行法を行っている最中に、なるべく行に心を打ちこむようにすると、さらに顕著な効果が期待できます。日中、疲れたなと思ったら、屍のポーズ(310ページ)を20分間行なえば、昼寝をするよりもずっと疲れがとれます。このとき、身体にショールなどを掛けるようにし、眠ってしまわないよう、ベッドではなく床に横になります。身体を休め、肉体的な疲労を解消したいときは、座位の前屈(長枕に胸をつける方法がおすすめです)と、屍のポーズが最適です。身体にふたたびエネルギーを充たすには、プラーナーヤーマを行ないます。突然猛烈な疲労感に襲われたり、疲労の原因に心当たりがないときには、医師の診察を受けましょう。

【不安】
意識的な呼吸法を行なうと、頭が未来の心配事から離れ、現在の時間に戻ることができます。一日に何度も意識的な呼吸を行なってみましょう。身体を使ってストレスを取り、頭をすっきりさせるには、アーサナの行法が最適です。目は閉じずに、身体全体に意識を行きわたらせながら、暖める呼吸法(322ページ)とともにアーサナを実践します。アーサナのあとは、屍のポーズ(310ページ)でゆったりと自分を解き放ちましょう。プラーナーヤーマと瞑想も、毎日行なってください。

【不眠症】
心と身体をフルに使って行をおこなうと、実践後に安眠が訪れやすくなります。身体を使ったアーサナにも、全精神を打ちこんで臨んでください。午前中なら、太陽礼拝(40ページ)や後屈など、エネルギーを増すエクササイズを行なうとよいでしょう。就寝前なら、前屈や逆転のポーズを実践するようにします。さらに、寝る直前には、交互の鼻呼吸(320ページ)と瞑想を行なってください。

その他のおすすめの体位

【不安】肩立ちのポーズ(286ページ)、鋤のポーズ(292ページ)、4拍から10拍まで数える均等な呼吸法(316ページ)、蜂の音の呼吸法(318ページ)、交互の鼻呼吸(320ページ)

【不眠症】肩立ちのポーズ(286ページ)、鋤のポーズ(292ページ)、屍のポーズ(310ページ)

ヨーガの特殊な利用法	その他のおすすめの体位
【便秘】 太陽礼拝(40ページ)で身体を動かし、腸のぜん動を刺激しましょう。前屈やねじりを行なうと、腹部が身体の一部で圧迫されるため、消化器がマッサージされ、排泄が促進されます。逆転のポーズも、消化や排泄を促すのには効果的です。ヨーガの行法の前後に、水分補給をするようにします。毎朝、頭が輝く呼吸法(327ページ)と腹部の攪拌(348ページ)を行なってください。	ねじった脇ストレッチ(82ページ)、ねじって頭を膝につけるポーズ(116ページ)、半らせんのねじり(182ページ)、聖者のねじり(184ページ)、マリーチのねじりC(198ページ)、マリーチのねじりD(200ページ)、弓のポーズ(252ページ)、肩立ちのポーズ(286ページ)とそのバリエーション
【目の疲れ】 長時間コンピュータを使用していると、目が同じ距離でずっと焦点を結んでいることになります。休憩時間には、スクリーンの向こうに目をやるようにしましょう。各ポーズの「実践のヒント」に載っている「視点」を活用してください(328ページ、ドリシュティの項を参照)。体位を組むときは、眼球も動かすようにします。たとえば、胴体を右にねじるときはできるだけ右に目を向け、後屈では上空かなたにまで視線を送るようにします。ろうそくの凝視(344ページ)は、目を浄化する作用があると考えられています。ヨーガ・スタイルの目の運動を取りいれた、自然志向の視力向上法の本も出版されていますので、参照してみてください。	
【免疫力低下】 まんべんなく体位を網羅したメニューを定期的に実践すると、全身の機能を補助することができます。アーサナのあとは、とくに時間を割いて、屍のポーズ(310ページ)とプラーナーヤーマを行なってください。アーサナが細胞レベルでの健康を促進するのに対し、屍のポーズは、より深いレベルでの癒しを強力にサポートします。プラーナーヤーマは心を静め、慢性病に伴うストレスを和らげてくれます。瞑想は自分よりも偉大なるものへの想いを開いてくれ、心の支えや癒しになると感じる人が多くいます。	肩立ちのポーズ(286ページ)。瞑想には、思いもかけないほどの癒しの力が潜んでいます。
【腰痛】 腰痛の原因はさまざま考えられますので、まずは医師に相談し、正確に診断してもらうのがよいでしょう。その後、経験豊かな指導者を見つけ、どのような方法でヨーガを行なったらよいか助言をもらってください。簡単な立位のポーズと呼吸法から始めるのがよいでしょう。慣れてきたら、じっくり行なう後屈、簡単なねじり、座位の前屈などを取りいれていきます。腹筋を鍛えるポーズを練習すると、腰を痛みから守ることができます。屍のポーズ(310ページ)を行なうときは、膝を曲げ、膝の下に長枕を敷いてください(361ページ、「椎間板ヘルニア」の項も参照)。	立位の開脚の前屈(66ページ)、安楽座のねじり(180ページ)、舟のポーズの楽なバージョン(178ページ)、膝を曲げて行なう腹部のねじりのポーズ(190ページ)、バッタのポーズ(238ページ)、安らかな両脚の前方ストレッチ(313ページ)、腹部の締めつけ(338ページ)、根の締めつけ(340ページ)

瞑想

歴史上、どの文化圏においても、人々は日常の制約を飛びこえ、真の自分や現実世界の本質を見出そうと、さまざまな探求をくり返してきました。瞑想を行なうことは、《よく知る》こと——つまり、内に潜む自分自身を発見する方法にほかなりません。せわしない日々のなかで、私たちの感覚はつい外界へと向かいがちです。瞑想はその眼を内面へと向け、新たな発見の旅へと私たちをいざなってくれる、すばらしい時間なのです。

人が瞑想をする理由はさまざまです。多くの人は、心身をリラックスさせ、ストレスと折りあうために瞑想を用いています。瞑想をすると、確かに心の揺れが抑えられるか、あるいは完全に凪ぎ、感情のバランスを取りやすくなります。瞑想は癒しの時間でもあります。さらに瞑想は、日常生活におけるアイディアから精神的な悟りに至るまで、諸種の問題を解決するひらめきも与えてくれるのです。瞑想によってより高い意識レベルに至り、平安で澄みきった精神状態を得ることも可能です。ときには、幻視体験をする人や、至福感や生命力が体中にあふれてくる人、五感が鋭敏になる人もいます。なかには、人間より高位の相——霊的な存在と精神的な結びつきを得ると感じる人もいるのです。

瞑想の技法は多種多様です。何を達成したいのかを自分自身に問い、そのゴールに最適な瞑想法を選びましょう。さまざまな瞑想法を試してみて、これだと思うものを見つけるのもいいかもしれません。このあと詳述する、くつろぎの瞑想法（369ページ）や五感の瞑想法（374ページ）などの行法は、初心者が始めるには最適の瞑想法です。集中力が発達してきたら、心象風景を描く瞑想法（371ページ）や音の瞑想法（372ページ）を試してみてもいいでしょう。

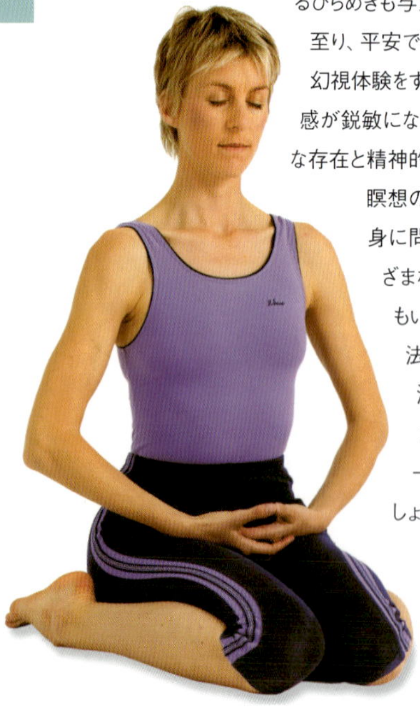

瞑想するたびに一定の段階にまで到達しようと
期待する心から、自由になりましょう。

優れた瞑想の指導者がいてくれると大変心強いものですが、瞑想は独りでも充分にできます。指導者を探すか瞑想の教室に通うと決めたら、複数の場所を回って比較するようにしましょう。精神的な行法のトレーニングを提供している個人や団体は無数にありますので、質も千差万別なら、あなたに最適の教室かどうかもわかりません。何かを強要したり、支配的であったり、独断的な説を押しつけるようなグループは、警戒したほうがよいでしょう。

最終的には、瞑想は私的な探求です。一度教えられた方法が身についたら、いろいろ工夫して、自分に合った形に変えていってかまわないのです。本の記述や指導者の教えを、絶対と信じこまないようにしてください。自分の経験と直観力をもとに検討を加え、自分にとっての真の瞑想とは何かを知るようにしてみましょう。

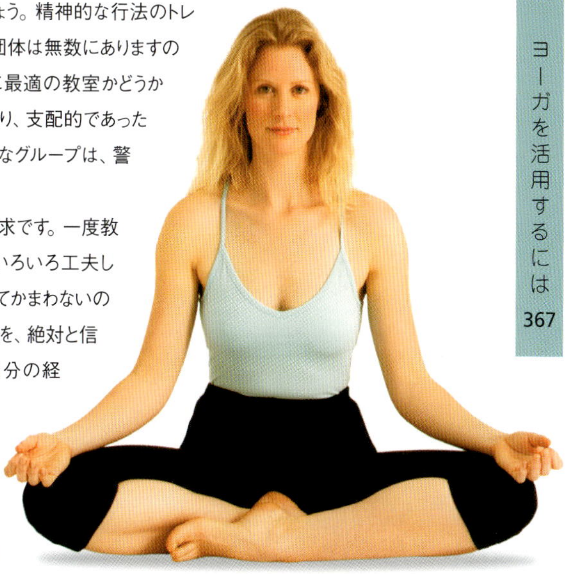
長いあいだじっと手印を結んでいると、
心が凪ぎ、瞑想に入る準備が調ってきます。

定期的に瞑想の習慣をつけるようにすると、効果が一番出やすいうえ、長期にわたって続けやすくなります。昼間でも夜でもかまいませんので、瞑想に割ける時間を日課に組みこむようにします。毎日15分から30分の瞑想を行なうだけで、驚くような変化が現れます。いきなりそれでは無理だと思う人は、毎日5分から10分の瞑想から始めましょう。時が経つにつれて、自然と瞑想の時間が長くなってゆくことを、多くの人が認めています。

ある種の瞑想法では、ゆったりした音楽を静かに流しておくと、瞑想に入りやすいかもしれません。心身のリラックスや、心象風景を描くことに重点を置いた瞑想法では、とくに音楽が効果的だと言えます。お香やアロマセラピーのオイルを焚くのがいいという人もいるでしょう。狭い考えにとらわれず、いろいろな方法を試してみてください。どこで瞑想をするかですが、一般的には、静かで落ちついた環境のほうが瞑想をしやすいと言えます。ことに、まだ瞑想を習いたての人に

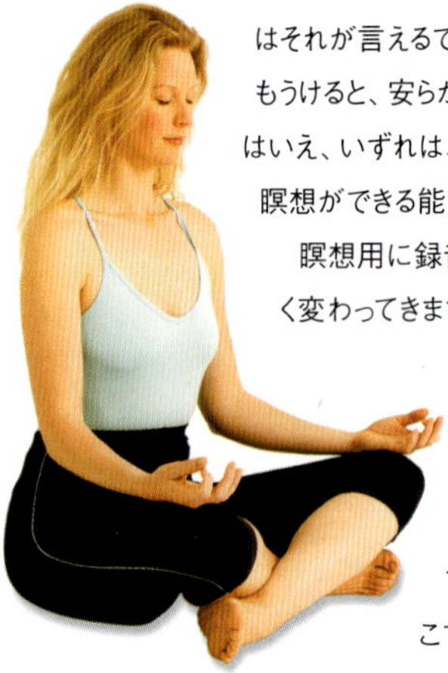

楽な姿勢で床に座り、背筋を伸ばして、じっと動かずにいられるようにします。クッションが欲しい人は敷いてもかまいません。

はそれが言えるでしょう。家のなかや庭の一画に瞑想用の特別な場所をもうけると、安らかなエネルギーがその場所に充ちてくるようになります。とはいえ、いずれは、たいがいどんな場所でも、いかなる条件のもとであれ、瞑想ができる能力が備わるようになります。

瞑想用に録音された質のいいテープやCDを用いると、成果が大きく変わってきます。とくに、瞑想を始めてまだ日が浅い人にはおすすめできます。なかには、自分専用のテープを録音したい人もいるでしょう。その場合には、以下に挙げたいくつかの瞑想法を基本の型として用いてみてください。日記をつけて、日々瞑想で得られた発見や体験を記しておくと、瞑想のやり方もどんどん上達していきます。ここでは、何が正しくて、何が間違っているかという区別はありません。どのような体験であれ、自分の味わった感覚こそが、最高の瞑想なのです。自分が実際に体験していることに対して、心を広く持ち、好奇心を失わないようにしましょう。成果がすぐに目に見えて現れてくるとはかぎりません。根気よく続けるようにしてください。あせらず、途中の過程が大切なのだということを受けいれましょう。定期的に、継続して深い瞑想を行なっていけば、二重の恩恵を受けられます。遠い未来にいつか大きな変化があるというだけでなく、日々の行法のなかで心身が癒されるという効果があるのです。

瞑想の姿勢

姿勢を選ぶとき何より肝腎なことは、心地よく感じるポーズを選ぶということです。それが、無理な緊張を伴わずに、背筋をそれなりにまっすぐ伸ばすポーズであれば、言うことはありません。アーサナの体位を実践していくと、背筋を伸ばしたまま、じっと静止して座っていられるようになります。

リラクゼーションに重点を置いた瞑想法であれば、屍のポーズ（310ページ）が最適です。頭の下に小さなクッションを敷くか、膝の下に大きい枕などを置くと、さらに楽に感じるかもしれません。

蓮華座(152ページ)は伝統的な瞑想のポーズですが、現代人の身体には少々きつすぎると言っていいでしょう。半蓮華座(152ページ)がいいという人もいますが、多くの人は、脚を交差させた安楽座(106ページ)や、達人座(112ページ)、単にひざまずくポーズのほうが、日々の瞑想には現実的な姿勢だと感じているようです。敷物をたっぷりと敷き、股関節が曲げた膝より高くなるように気をつけましょう。こうすると、背筋がほぼ垂直に伸びるようになります。

背を伸ばして椅子に腰かけるのも、瞑想に適した姿勢です。腰かけたとき脚が直角になるのが、一番楽な高さです。このとき、足が無理なく床につくようにします。つかない場合は、電話帳などを床に置き、その上に足をのせるとよいでしょう。

くつろぎの瞑想法――身体、精神、感情を深くリラックスさせる

身体と感情と精神のレベルをすべてリラックスさせる能力は、健康を保ち、幸福感を抱きつづけるには大切な技術です。瞑想の初心者にとっては、ここが重要な出発点となります。さらに、ほかのあらゆる瞑想の効力を高める技法でもあるため、瞑想の上級者にとっても役に立つ行法です。以下の手順をテープに録音するか、だれかに録音してもらいましょう。15分から20分かけて行ないます。

屍のポーズ(310ページ)をとります。心のなかで全身をくまなくチェックし、緊張している箇所や、心地よく感じられない部位を探します。そうした箇所があっても、判断を下したり、偏った心で非難したりはせず、ただ無心にそこに意識を向けるようにします。

次に、頭のてっぺんから足の先まで、ゆっくりと全身に意識を向けていきます。それぞれの部位にしばらく意識をとどめてから、力を抜いてリラックスさせます。どんな感触がしたとしても、身体の部位すべてをありのままに受けいれてください。

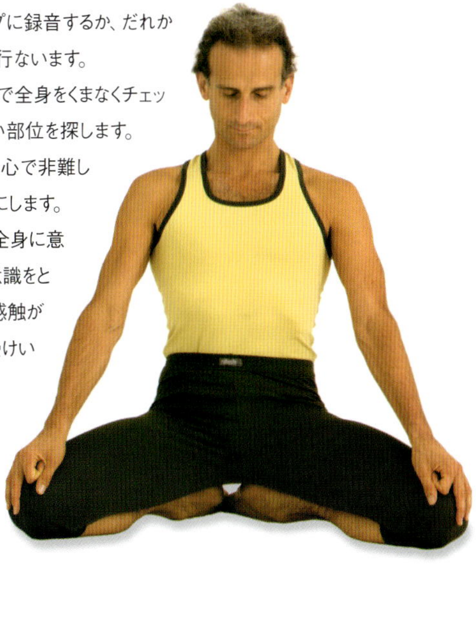

これは上級者向けの瞑想のポーズで、
脚を組むには高度の柔軟性が求められます。

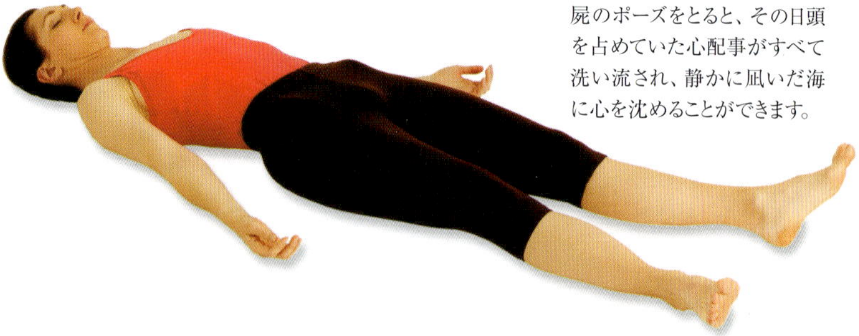

屍のポーズをとると、その日頭を占めていた心配事がすべて洗い流され、静かに凪いだ海に心を沈めることができます。

全身がリラックスしたら、次に感情を意識するようにします。どんな感情を抱いていてもかまいません。それぞれの感情にしばらく意識をとどめ、それからその感情を自由にします。あなたは、自分の感情を受け身で眺める傍観者です。透きとおった水の流れが、感情を押し流すところを思い描いてください。きれいな水は、汚れを浄化しながら、あなたのなかを流れていきます。清冽な水の流れにすべての感情が洗われてしまい、あとにはただ安らかな、晴れ晴れとした心地が内からわきあがってきます。

しばらくしたら、今度は頭のなかを通りすぎる考えを意識していきます。どんな考えが浮かんできてもかまいません。考えは、浮かんでは消えていくものです。意識するだけの時間は充分ありますので、物言わぬ目撃者のように、考えが浮かんでは消えていくにまかせましょう。やがてさわやかな風が吹きぬけ、頭のなかを、晴れわたった空のようにからっぽにしてくれるさまを思い描きます。

最後は、静けさのなかに安らかに横たわります。もう、しなければならないことも、達成しなければならない目標もありません。あるがままに存在していればいいのです。いまのあなたは、ものごとを為し、行動する人間ではなく、ただそこに在るという人間です。静寂のなかに生きてください。ただ、あるがままに。

これは、行なうたびにより深い境地へ至ることができ、得るものも大きくなってくるという瞑想法です。

瞑想から覚めるには、まず頭のなかに考えが自由に浮かぶようにします。ふたたび感情に意識を向けます。さらに、一つに溶けあって安らかにくつろいだ身体に、意識を深く行きわたらせます。時間をかけて身体が目を覚ますのを待ち、用意が整ったら目を開けます。瞑想から覚めると、失われた力がよみがえり、まるで生き返ったようなリラックスした心地がすることでしょう。

心象風景を描く瞑想法

心のなかに風景を描くというこの瞑想法は、自分の想像力をよく知ることのできる、強烈な技法です。想像力というすばらしい道具を使って、特定の気分や精神状態を生みだすことができます。思い描くのは、色、場所、シンボル、曼陀羅、神、聖人、タロットカードなど、なんでもかまいません。多くの人は、自分にとってとくに宗教的、またはスピリチュアルな意味のあるイメージを描きだします。もっとよく知りたいと思っているものを描く人もいます。手始めに、とくに自分に興味がある対象を選んで、瞑想中にそのイメージに何度となく、くり返し意識を集中させてみるとよいでしょう。こうすると瞑想に勢いがつき、やがてはより強烈な、意義のある体験ができるようになります。以下の手順で瞑想を行なうときは、自然に囲まれた場所にいると想像してください。気を楽に持ち、遊び心を忘れずに、想像力が深い世界へと連れていってくれるのを待ちます。15分かけて行ないます。

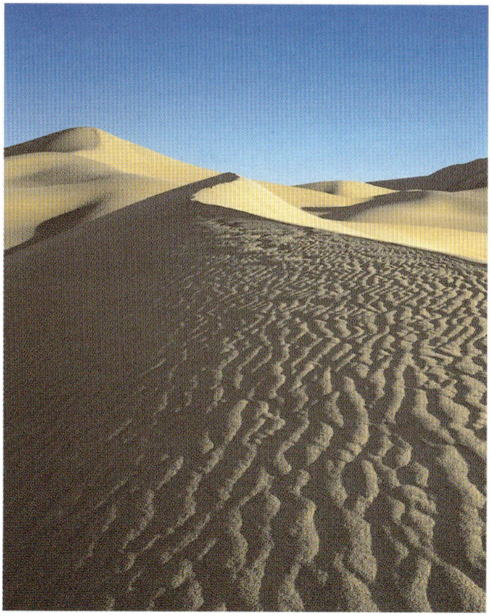

関心のある対象のイメージを思い浮かべ、それにもとづいて心象風景を描いていきます。

- 楽な姿勢で座るか、寝そべります。何度か、ゆっくりと静かに深呼吸します。頭のなかで全身にくまなく意識を向け、各部位を順にリラックスさせていきます。頭頂から始め、ゆっくりつま先のほうへと意識を下ろしていきます。

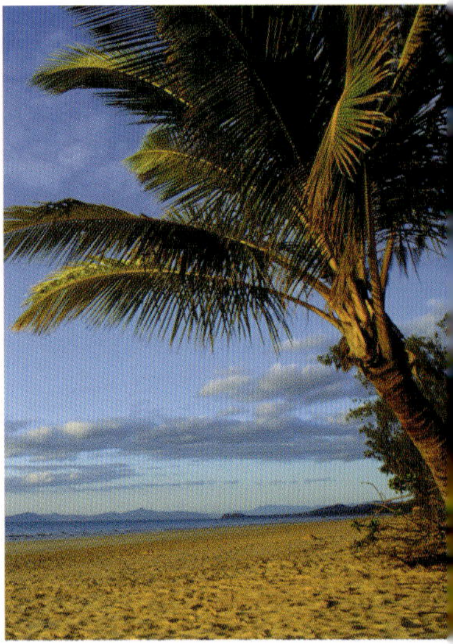

- 全身がリラックスしたら、自分はいま海辺のビーチに立っているところだと想像してください。
- 目の前には輝くような金色の砂浜が続いています。見上げれば、抜けるような青空が広がっています。日の光が波間に反射し、きらきらと光っています。やさしい浜風に、木々の枝がそよいでいます。
- 岸に打ち寄せる波の音に耳をすましてみましょう。かたわらの木々からは、葉ずれの音がさやさやと聞こえてきます。頭の上ではカモメが鳴き交わしています。
- 裸足の指が踏む砂の感触を感じてください。顔にも手足にも、暖かく陽が当たっています。大気が肌をやさしくなぶっていきます。
- すがすがしい潮の香りを嗅ぎ、潮風を胸いっぱいに吸いこみましょう。
- この場にただよう気配や雰囲気を感じとりましょう。実際いまこの場にいて、どんな気分がするでしょうか。時間をかけて、辺りを探検してみましょう。海に入って泳ぐのもいいですし、肌を焼いたり、浜辺を散歩したりしてもかまいません。
- 瞑想を終えるときは、自分の身体を意識して、徐々に現実世界に戻るようにします。何度か長く呼吸し、息を吸うたびに、身体を目覚めさせるようにしましょう。周りの空間の音に耳を傾けてください。用意が整ったら、目を開けます。

音の瞑想法

マントラを唱えると、音を取りいれた瞑想を行なうことができます。マントラとは、声に出して、あるいは心のなかでくり返し唱える、ことばやフレーズや文章のことを言います。瞑想中に鍵となることばを唱えると、心が一点に集中し、感情が静まるため、非常に強力な効果が得られます。

仏教徒が「オーム・マニ・パドメ・フーム」(直訳すると「宝石は蓮の花にある」の意)というマン

トラを用いることが多いのに対し、インドでは、ヒンドゥー教の神シヴァに捧げるマントラ「オーム・ナマ・シヴァヤ」がよく使われます。マントラとして用いる言葉は、ヴェーダ（インド最古の宗教文献）をはじめ、コーラン、聖書など、どの聖典から引いてきてもかまいません。たとえば、「毎日毎日、わたしはどんどん良くなってゆく」といったポジティヴな言葉を自分に言いきかせる方法も、うまくいくという意見をよく聞きます。

マントラを唱えて瞑想をするには、まず楽な姿勢で座るか、寝そべります。何度かゆっくりと深呼吸し、じっと心を落ちつかせます。自分の選んだマントラかフレーズを頭に思い浮かべ、リズミカルに心のなかで反復します。放っておくと、心はあちらこちらへさまよいだしてしまいますので、少しでも考えごとや感情が浮かんだり、感覚的な刺激で気が散ったときには、そっと意識をマントラの音に戻すようにします。意識が集中してきたと感じたら、マントラの響きを次第にかすかにしていき、最後は黙してじっと静寂にとどまります。

声に出してマントラを唱えるのも、効果的な行法です。さまざまな音節や言葉やフレーズを工夫してみてください。ハミングをずっと続けてもいいですし、聖なる音である「オーム」を唱えるのも、自分にとって意味のある語句をくり返すのもいいでしょう。声明《しょうみょう》の技法の一つとして、自分の声を使って「アアアア」「イイイイ」「ウウウウ」のように母音を長く伸ばすやり方がありますが、これは意識を一点に集中させ、心身を癒すには、大変有効な方法です。

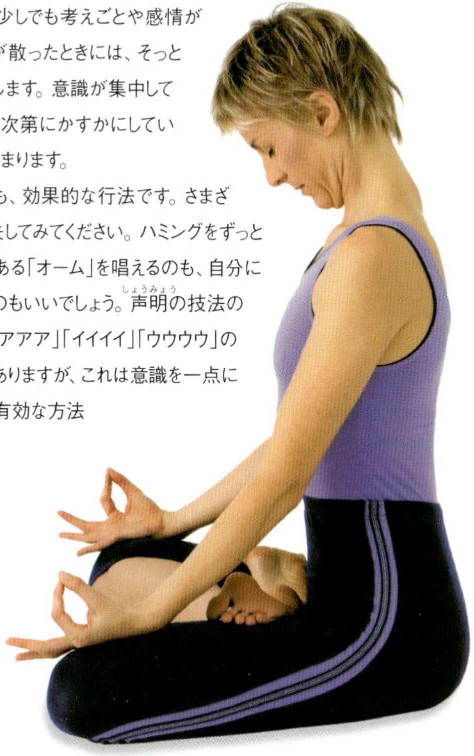

マントラをリズミカルにくり返します。声を出しても、心のなかで唱えてもかまいません。

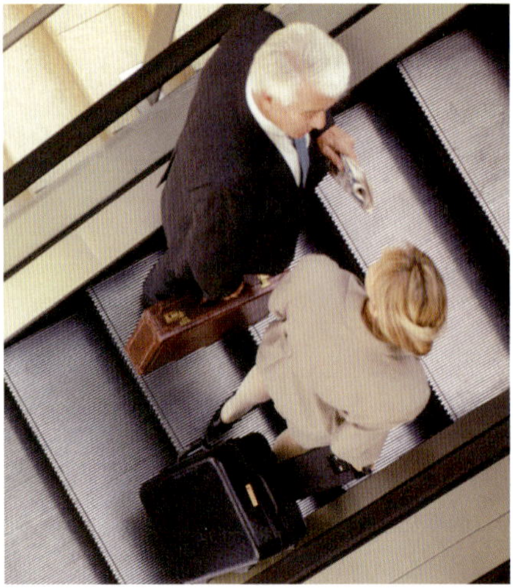

全神経を使って五感を意識する訓練をすると、日々の心配事や気がかりを忘れられます。

五感の瞑想法——いま、このときを意識する

現在の時間にとどまるというのは、非常に強力な体験です。瞑想のあいだに知覚を磨くというだけでなく、全神経を使って五感を意識する技法を日々の生活に取りいれることで、より実りある生活が送れるようになり、生活の質が高まります。多くの人は、たえず頭にある心配事や悩みを解消するのに、この瞑想法がよく効くと感じています。できるだけ長時間、一つの感覚を持続して意識する訓練をしてみましょう。だれかが話をしていたら、全神経を集中させて、一心に聞きとるようにします。視覚を意識的にはたらかせると、道を歩いているときや車で出勤するとき、何が目に映るでしょうか。食事の際は、味を噛みしめながら食べましょう。食べ物の色、におい、歯触りを確かめながら味わいます。さまざまな食材を食べる前と後とで、身体がどんな風に感じるかを意識します。自然のなかに出かけ、いまという時を存分に味わいましょう。このような訓練を行なっているうちに、いつしか現在という時間に、完全に心身が覚醒できるようになります。

身体感覚に意識を集中させることによって、いま、このときにとどまらせてくれるのが、五感の瞑想法です。10分から15分かけて五感を意識しますが、同時に静寂の心地よさも味わってみてください。

- 目を閉じ、楽な姿勢で座るか、寝そべります。深い呼吸を、静かな安定した息づかいで行ないます。
- まず、嗅覚を研ぎすませます。刻々と変わる時のなかで、何のにおいが嗅げるかを意識します。思考がさまよいだしたら、そのたびに心を呼びもどし、嗅覚を意識します。
- 2〜3分したら、今度は意識の中心を、味覚に変えます。舌にはどんな味が感じられるでしょう。口のなかの、舌以外の部分はどうでしょうか。ただ味覚だけに、無心に意識を集中させます。
- 数分したら、今度は視覚に注意を向けます。目を開け、視界に映るものを見ます。注意力をできるだけ研ぎすませながら、目に入るものを観察してください。
- ふたたび目を閉じます。今度は触覚を意識します。肌に当たっている服の感触や、むきだしの肌をなでる空気の流れを意識します。可能性に心を開き、これまでに味わったことがないような触覚の体験をしてみてください。
- 次は、聴覚に移ります。初めは、遠くのほうで聞こえる音に耳をすましてください。それから身近で聞こえる音に意識を向けます。最後に、自分の体内から聞こえる音に耳をすまします。一心に耳を傾けてみてください。
- 意識を内面に向け、静寂の中にじっと安らぎます。何もしようとはせず、ただそこに存在してください。
- ふたたび五感すべてに意識を向けます。今度はさっきとは逆の順で、一つ一つ感覚を確かめていきます。聴覚、触覚、視覚、味覚、嗅覚の順です。何度かゆっくりと、呼吸を味わうように深呼吸します。瞑想を終えても、この瞑想でつかんだ五感の感覚を忘れずに、日々の仕事に取り組むようにしましょう。

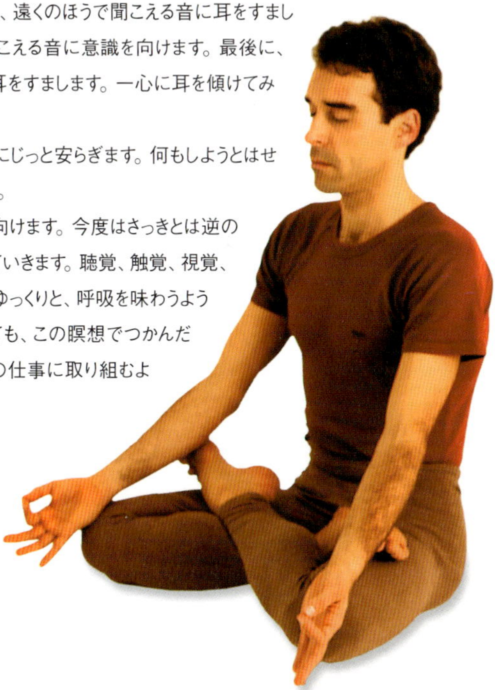

瞑想で五感を研ぎすませることで、日常の業務に向かうときも、感覚を鋭敏に保てるようになります。

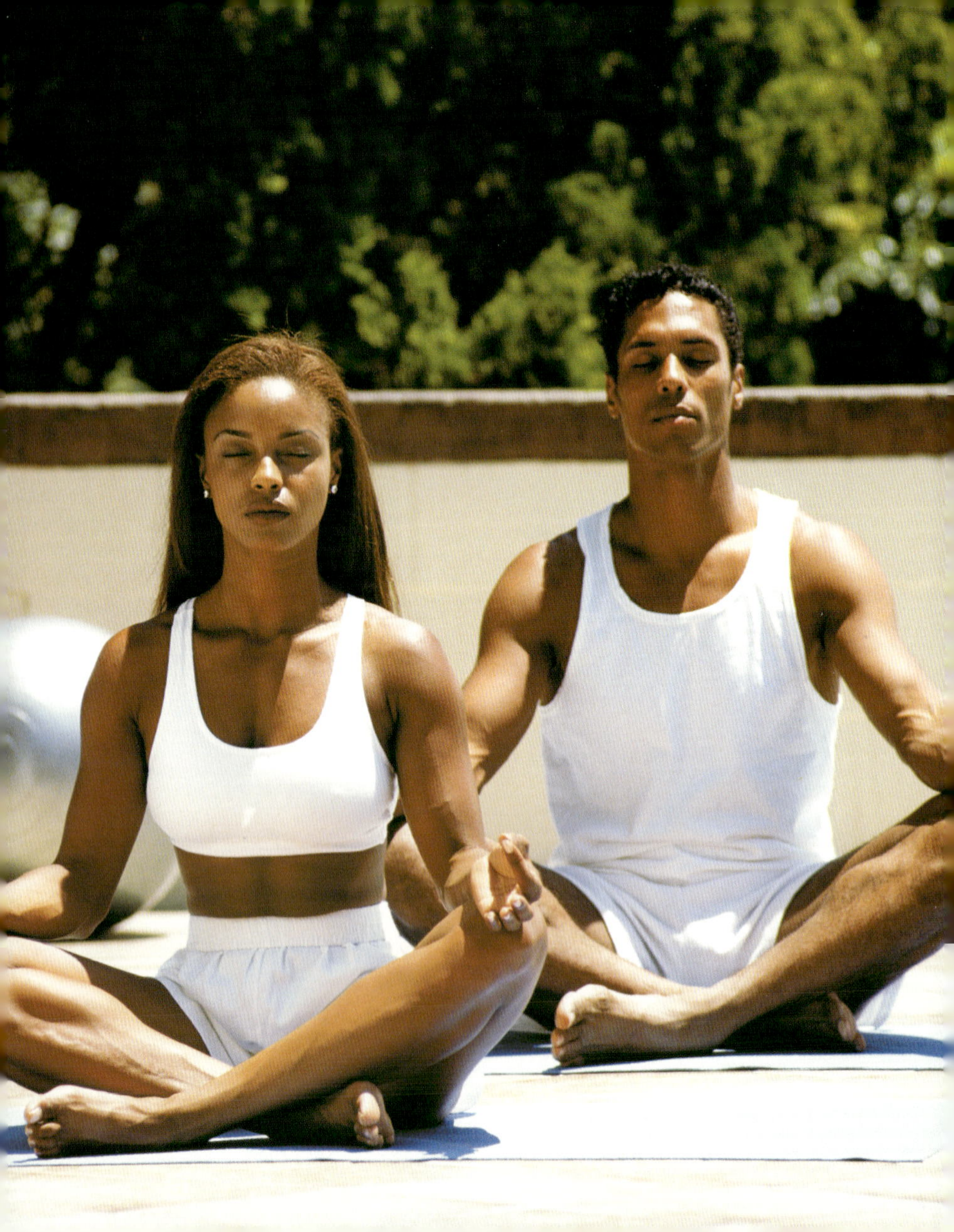

Part 4

自分のヨーガを見つけよう

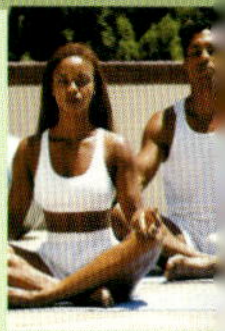

自分のヨーガを見つけよう

一般にもっとも普及しているヨーガの形式は、ハタ・ヨーガというものです。ハタ・ヨーガはいくつかの系統を包括しており、そのなかにはアイアンガー・ヨーガや、アシュターンガ・ヴィンヤーサ・ヨーガも含まれます。

ほかにも、知名度では劣るかもしれませんが、ヨーガという樹の枝葉をなすと言ってよい、さまざまな流派があります。これがヨーガだと決めつけず、柔軟な考えを持つようにしましょう。自分に一番合ったかたちになるよう、いろいろな形式を組みあわせてもかまいません。まずはこの章を読み、自分なりのヨーガを探してみてください。

どの流派や系統のヨーガを学ぶにせよ、優れた指導者に出会えれば、必ず得るものがあるはずです。そのためにも、この指導者につこうと考えたときには、必ず、資格を持っているかどうかを尋ねてみましょう。ただしヨーガの世界は、法曹界や公認会計士の業界ほど、有資格者の絶対性が確立されているところではないということも、覚えておいてください。ヨーガ指導者の養成コースが年々増えてきているとはいえ、熟練の域に達した優れた指導者の多くが、指導者の免許は持っていません。こうした指導者からは、資格はないものの、長年の修練を重ねるなかで培われた、深い洞察力に基づくヨーガの解釈を教わることができます。ほかに指導者を選ぶ基準としては、その人自身がどのような行法をおこなっているのかを訊く方法があります。また、ヨーガ指導者にかぎらずだれでもそうですが、その人がどのような人生を送っているかを見れば、ヨーガをどれほど活用できているかの目安になると言えるでしょう。

ヨーガ指導者は、身体的なレベルでは、正しい姿勢がとれているかについて貴重な指摘をしてくれますし、さまざまな方法で刺激を与えながら、ヨーガの実践中に心を現在にとどまらせる手助けをしてくれます。とはいえ、身体を複雑にねじ曲げて、プリッツェルのような格好をとることだけがヨーガではありません。ヨーガとは、壮大な思想の体系でもあるのです。ヨーガ教室に参加することを、単純な運動ととらえる人もいるでしょう。あるいは、ヨーガ教室をきっかけに、人生をゆたかにするアイディアに彩られたヨーガの哲学に興味を惹かれ、人生の神秘とは、生きる意味とは何かについて、深く思いを致すようになる人もいるかもしれません。ヨーガへの旅は、人それぞれに異なる私的なものです。自分の心に訴えかけてくるものがあるかどうかという視点で、流派や指導者を探してみてください。指導者が水先案内人となって進む方向を示してくれたとしても、実際に人生の海に漕ぎだしていくのはあなたなのです。

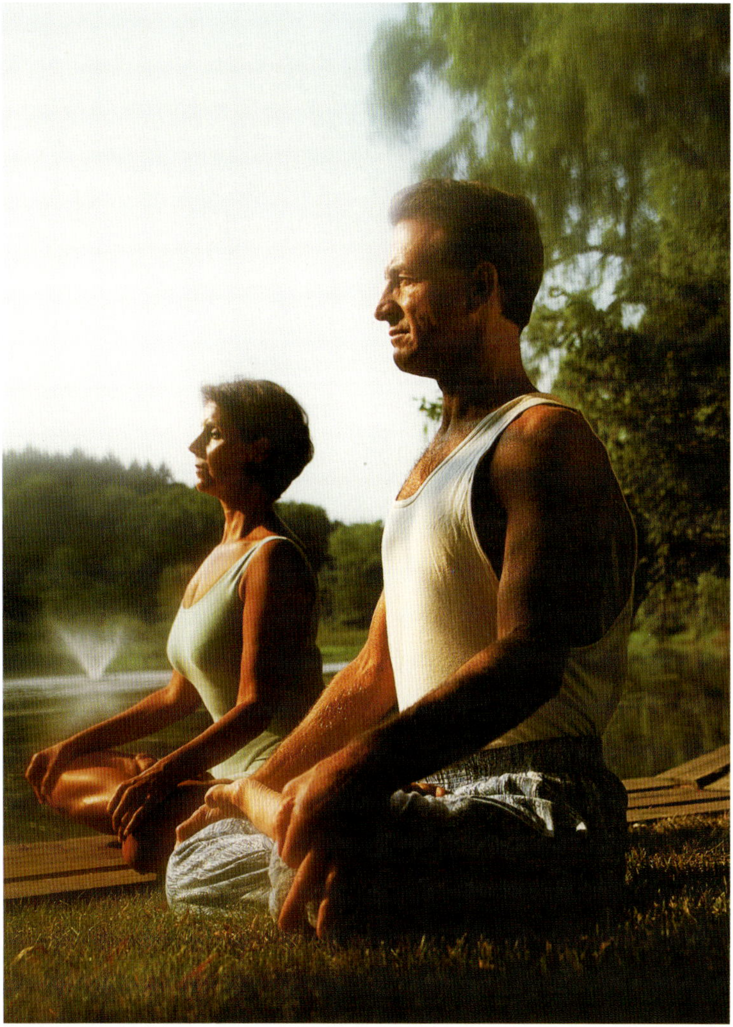

身体を使った行法よりも、精神面に重点を置いたヨーガもあります。

ヨーガの8つの流派

多くの人は、身体を柔軟にしたいから、または腰痛を治したいからという理由でヨーガを始めますが、以下に述べるヨーガの諸流派は、いずれも同じ到達点を目指しています。すなわち、自我の意識と宇宙の意識との合一です。ライフスタイルや個性、個人的な目標のいかんによって、どの流派に親近感をおぼえるかは違ってくるでしょう。ここでは、ヨーガの主要な流派8つを挙げておきました。なかには一部、内容が重なりあう部分もあります。それぞれのヨーガを好きなように組みあわせて、自分なりのヨーガを生みだしてみてもいいでしょう。

バクティ・ヨーガ

神とグル(導師)の双方、またはそのどちらかに帰依し、献身的に信仰するという信愛のヨーガです。通常、キールタンと呼ばれる讃歌の詠唱を伴います。このヨーガを行なう者は、ただひたすら、神とのあいだに固い絆を結ぶことに専念します。バクティ・ヨーガは、情緒ゆたかで、愛情にあふれた性質を持つ人に向いています。

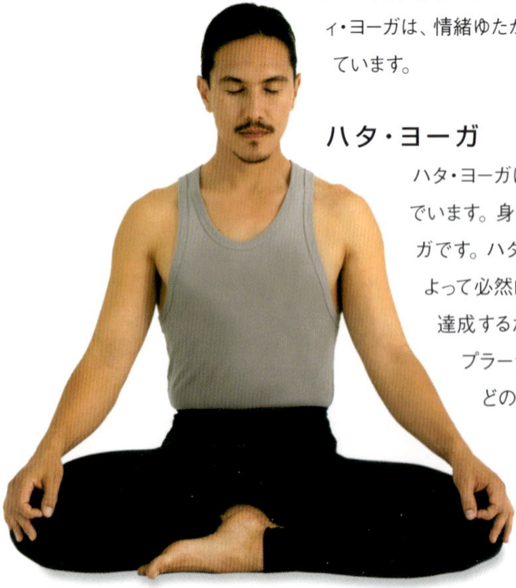

ハタ・ヨーガ

ハタ・ヨーガは、思想的にはタントラ主義の流れを汲んでいます。身体を道具に用い、内面を探究していくヨーガです。ハタ・ヨーガの目的は、身体を浄化し、それによって必然的に精神を浄化することです。その目的を達成するために、アーサナ(体位法)、ムドラー(印)、プラーナーヤーマ(調気法)、クリヤー(浄化法)などの技法を用います。

心のなかでマントラをくり返し唱える技法は、ジャパ・ヨーガの領域に属します。

ハタ・ヨーガは、動作を使って、
内なる静寂を見出します。

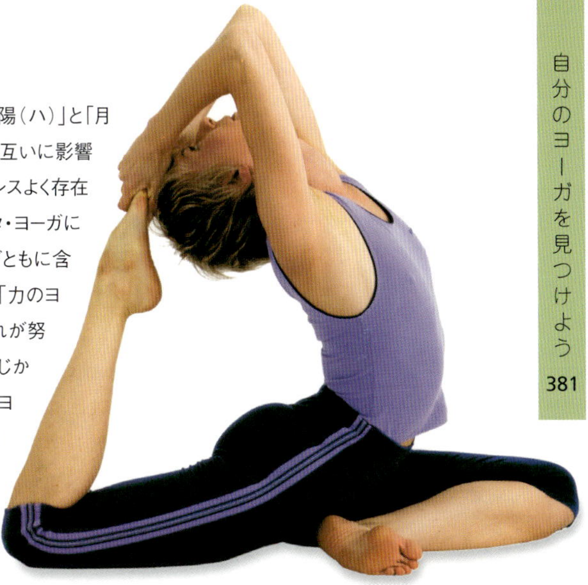

「ハタ」ということばは「太陽（ハ）」と「月（タ）」を組みあわせたもので、互いに影響を与えあう2つのものがバランスよく存在する状態を表しています。ハタ・ヨーガには、帰伏と努力という要素がともに含まれています。ハタ・ヨーガが「力のヨーガ」と呼ばれる所以も、これが努力を必要とし、鍛錬によってじかに自我と宇宙の合一をはかるヨーガであるからです。健康維持とフィットネスを目標とする人にとっては、理想的なヨーガであると言えます。

ジャパ・ヨーガ（マントラ・ヨーガ）

心のなかで、または声に出して、唱えたり歌ったりする音節やことばやフレーズを、マントラと言います。マントラは精神を一点に集中し、身体を調和させることを目的としています。祈祷の方法として用いれば、神への帰依を表す手法となります。騒々しい日常から一歩身を引きたい人や、音の振動に敏感で、声を出すのが好きな人に向いています。

ジュニャーナ・ヨーガ

ジュニャーナ・ヨーガは、「真の智慧のヨーガ」とも呼ばれます。このヨーガを行なう者は、自省と理性と熟考を駆使し、真の智へと至ります。理性的で分析的な思考力を持ち、哲学が好きで、生来内省的な人に向いています。

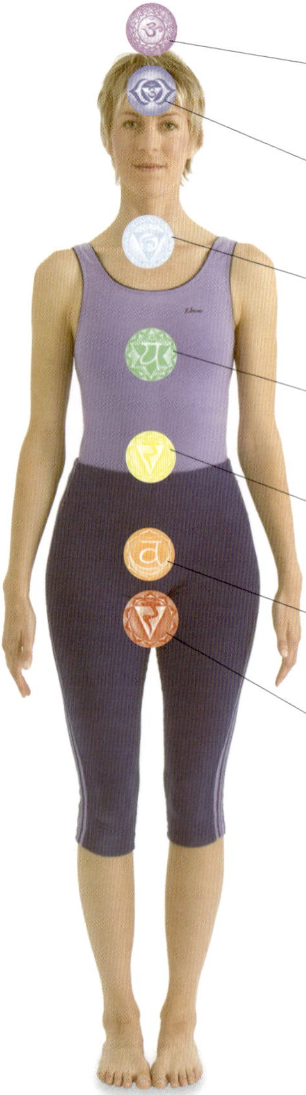

宝冠のチャクラ（サハスラーラ・チャクラ）：
精神の啓示や、至福の境地をもたらします。

第三の目のチャクラ(アージュニヤー・チャクラ)：
直観力や智慧を司ります。

喉のチャクラ（ヴィシュッダ・チャクラ）：
情報伝達、自己表現、真実を司ります。

心臓のチャクラ（アナーハタ・チャクラ）：
無条件の愛、自然治癒力、喜びを司ります。

太陽神経叢のチャクラ(マニプーラ・チャクラ)：
力、意志、行動を司ります。

仙骨のチャクラ（スヴァディシュターナ・チャクラ）：創造力、性的能力、人間関係を司ります。

基底のチャクラ（ムーラーダーラ・チャクラ）：
安定性、生存、根本的な欲求を司ります。

ラヤ・ヨーガは、人間の霊的な身体にある、7つの生命エネルギーの中心（チャクラ）にはたらきかけるヨーガです。チャクラは、背骨の基部から頭頂まで連なった、力の寄りどころである「エネルギーの輪」です。私たちはチャクラを通して、生命エネルギーを受けとったり送りだしたり、あるいは別のものに作りかえたりしているのです。

カルマ・ヨーガ

無私の奉仕を行なうヨーガです。見返りを求めずに奉仕活動をするという、行動的な特徴があります。その行ないは神に捧げられ、行者は行為の結果生まれる成果にこだわらないことを目指します。カルマ・ヨーガを行なう者は、身体・ことば・心を問わず、あらゆる行ないには結果が伴い、われわれはその結果に責任を持つべきだという信条を抱いています。人道的な奉仕活動に身を投じたいと考えている、行動的な人に向いているヨーガです。

ラヤ・ヨーガ

特別な行法によってチャクラ(生命エネルギーの中心)にはたらきかけ、それぞれのチャクラの司る機能に精通しようとするヨーガです。別名クンダリニー・ヨーガとしても知られています。非常に強力なヨーガですので、経験豊富なヨーガ指導者を見つけ、その手引きにしたがって行なったほうがよいでしょう。

ラージャ・ヨーガ

「王道のヨーガ」としても知られるラージャ・ヨーガは、心を制御する技を磨くヨーガです。古典的ヨーガと呼ばれることもあります。意志の力と瞑想によって精神の集中力を高め、心の移り変わりを止滅し、宇宙の意識との合一をはかります。

タントラ・ヨーガ

多くの人が、霊的に高められたセックスの形式をタントラと言うと考えており、誤って解釈されることの多い流派です。実際には、セックスはタントラの一派において、教義のごくわずかな一部分をなしているにすぎません。タントラ・ヨーガは、禁欲主義、儀式、祭儀、瞑想、神秘主義などをとりいれています。ハタ・ヨーガは、実はタントラ・ヨーガの分派でもあります。

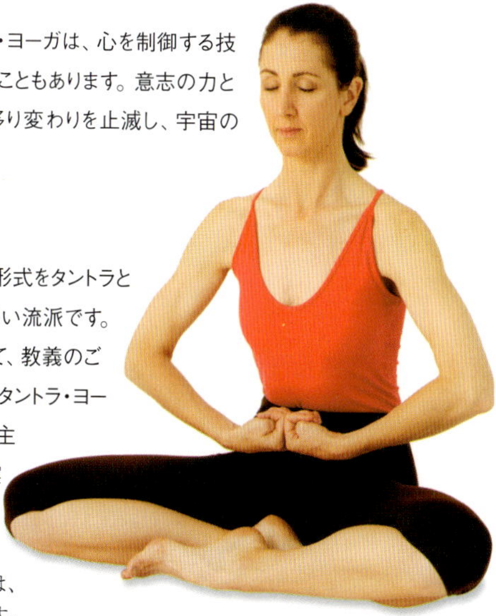

ラージャ・ヨーガは、
瞑想を通じた自我の探究を行ないます。

ハタ・ヨーガの一般的な形式

ハタ・ヨーガとは、身体的な行法によってヨーガの究極的目標を達しようとする、さまざまな系統のヨーガを包括することばです。身体的なヨーガはすべてハタ・ヨーガに分類されますが、いわゆる「ハタ・ヨーガ」をうたった教室に参加した場合は、穏やかな形式のヨーガを意味していることが多いでしょう。通常ハタ・ヨーガ教室といえば、スローテンポからミディアムテンポのゆったりした速さで総合的な行法をおこなうことが多いのですが、指導のスタイルや行法の難易度は、指導者によって千差万別です。ハタ・ヨーガ指導者の多くが、異なる流派のヨーガを学び、それらを自分なりに組みあわせて教えているからです。呼吸に重点を置きながら体位を実践し、最後にリラクゼーションを行なうというのが、一般的なプログラムです。誦唱や瞑想の時間を少々設けている場合もあります。ハタ・ヨーガの教室に参加するのは、ヨーガへの入口としては入りやすい方法ですし、参加者のレベルにあわせて体位の難易度も気軽に変えてくれるため、初心者にはありがたいと言えます。教室に参加する際、出合う可能性のあるハタ・ヨーガの形式を、以下に挙げてみました。

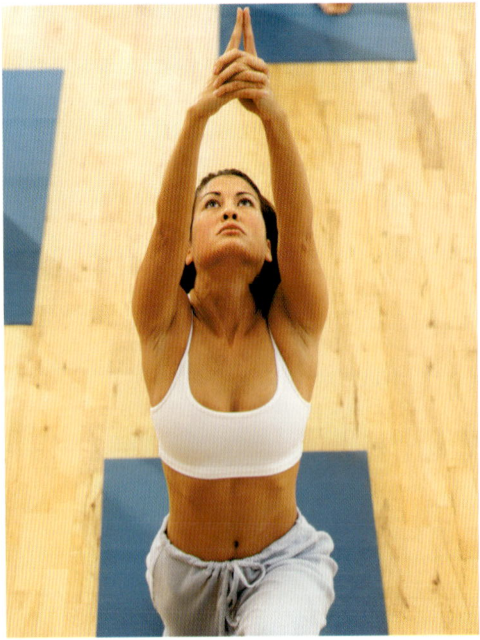

ハタ・ヨーガは、一般に広く普及しているヨーガです。体位法と呼吸法を主眼としています。

アシュタンガ・ヴィンヤーサ・ヨーガ

　有酸素運動をしたい、気持ちのいい汗をかきたい、引きしまった健康な身体を手に入れたい――そんな人には、このヨーガが向いています。アシュタンガ・ヴィンヤーサは活発でダイナミックなヨーガの形式で、筋力を強化し、柔軟性を高め、心をすっきりさせ、活力を増加させたいという人におすすめです。これは呼吸法と身体の動きを連係させた体系で、暖める呼吸法（322ページ）と多岐に渡る体位とを組みあわせ、継ぎ目のない流れるような動きでつなげたものです。ほとんどの場合、体位を静止したまま5回呼吸し、次の体位へと移ります。バンダというエネルギーの締めつけ（338～341ページ）や、ドリシュティという固定された視点（328ページ）も用い、体位の実践中に精神を統一し、黙想へと導きます。理論よりも実践に重きを置いたヨーガのため、いったん一連の体位を頭に入れれば、あとは指導者の手を借りずに自分で続けていくことができます。アシュタンガ・ヴィンヤーサが欧米で人気を博したのには、インド南部の都市マイソールのK・パタビ・ジョイス師の尽力があり、彼がアシュタンガ・ヴィンヤーサの第一の権威と目されています。

　アシュタンガ・ヴィンヤーサ・ヨーガを実践すると、身体がぽかぽかと暖かくなり、柔軟性が増すのに気づくでしょう。ただ、決まったシークエンスを行なうため、身体を痛めないようポーズに変更を加えるのは難しくなります。一般的に言って、腰に問題を抱えている人の多くはアシュタンガ・ヴィンヤーサで症状が軽減しますが、膝が悪い人は注意が必要になります。腰の硬い人が難度の高いポーズを組むと、膝を痛める危険があるのです。初心者は、ビギナー向けのコースに通うか、もっとゆっくりとしたヨーガから始めたほうがいいかもしれません。

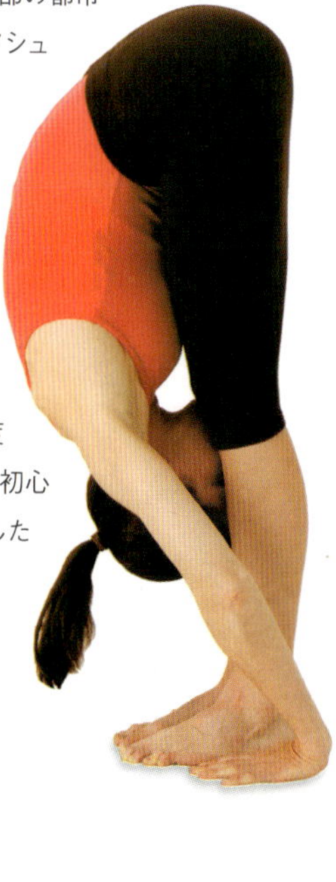

アシュタンガ・ヴィンヤーサは、
精力的に身体を動かす、体力の要るヨーガです。

アイアンガー・ヨーガ

アイアンガー・ヨーガは、ヨーガの体位に対し、非常に緻密なとらえ方をします。アイアンガー・ヨーガの教室に参加すると、インストラクターが「腋の下の前部の皮膚を持ちあげてください」と言ったり、足の小指をどこに置くかを細かく指示されたりします。細部へのこだわりと、それを裏打ちする、体位の力学に関する深い理解があることから、初心者がヨーガを始めるには絶好の形式と言えるでしょう。姿勢を矯正したい人や、特定の健康上の問題を抱えている人におすすめのヨーガです。

1960年代、B・K・S・アイアンガー師の尽力で、アイアンガー・ヨーガは欧米に紹介されました。かなりの数にのぼるヨーガ指導者が、過去に一度はこの形式を学んでいます。80代半ばにさしかかったアイアンガー師は、いまもインドのプーナでヨーガを指導しています。彼の考えによれば、身体には知性が宿っており、姿勢の矯正に心を砕くことで、心身を最大限に目覚めさせ、心と身体のバランスを取りもどすことができると言います。

ヨーガの実践に呼吸が欠かせないアシュターンガ・ヴィンヤーサとは違い、アイアンガー・ヨーガでは呼吸に意識を向けるのはかなり段階が進んでからで、生徒のアーサナ理解が一定のレベルにまで達するまでは、呼吸法には触れないというかたちをとります。また、アイアンガー・ヨーガは一般に、ポーズの静止時間が長いことが特徴となっています。毛布、発泡スチロールのパッド、木製のブロック、ベルトといった補助具を用い、正しい姿勢をとって、それをキープする手助けにします。補助具を使用することから、体力、経験、柔軟性の幅広いレベルに対応し、その人にあったヨーガを提供できる形式であると言えます。アイアンガー・ヨーガの教室では、短い誦唱から実践を始めることはあるものの、長時間の瞑想や呼吸法は通常行なわれません。指導者はふつう、心の状態よりは、身体の力学に照準を合わせて指導を行ないます。

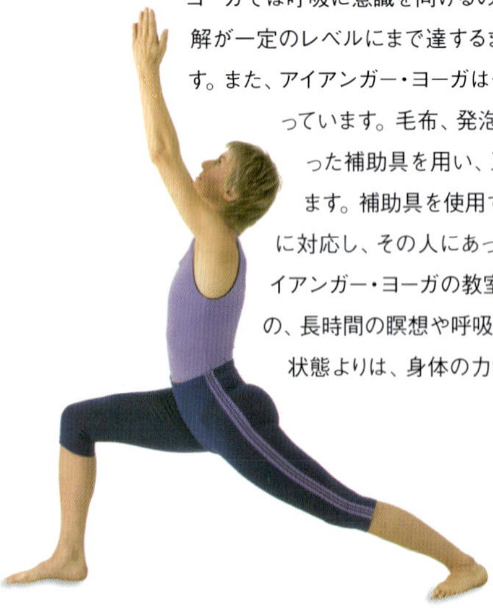

アイアンガー・ヨーガでは、
姿勢の正確さが非常に重要になります。

サティヤーナンダ・ヨーガ

サティヤーナンダ・ヨーガは、非常に幅広く総合的な手法をとるヨーガです。このヨーガの教室では、アーサナ、プラーナーヤーマ、体内の浄化法を行なうのに加え、ラージャ、クンダリニー、ジュニャーナ、クリヤーの各ヨーガを取りいれた、瞑想の行法もおこないます。あらゆるヨーガの基礎が組みこまれているため、信仰の対象にしたい人、知的に哲学を究めたい人、身体を操りたい人など、どの人にも訴えかける側面を持ったヨーガと言えるでしょう。

サティヤーナンダ・ヨーガでは、自我の目覚めに主眼を置いています。教室ではさまざまな体位を実践しますが、なかでも身体を柔軟にほぐすエクササイズでは、よどみない、流れるようなエネルギーの通り道を構築することを狙いとします。ほかにも、プラーナーヤーマ（呼吸法）、深いリラクゼーション（ヨーガ・ニドラー）、黙想を行ないます。サティヤーナンダは、ヨーガの精神面と身体面の双方に惹かれている人に最適のヨーガです。

サティヤーナンダ・ヨーガにすべてを捧げ、喜びに充ちたエネルギーを発信している団体があります。彼らは幸運にも、いまだ存命中の2人の高名なグルを頭に戴いています。幼少期から修行を重ね、現在サティヤーナンダ・ヨーガ学派を率いるスヴァーミー・ナランジャン師と、学派の創始者であり、現在は引退して、おおむね隠遁生活に入っているスヴァーミー・サティヤーナンダ師です。

サティヤーナンダ師は数多くの地域プロジェクトを立ちあげてきた人物で、各地の刑務所や学校や病院でヨーガ教室を開催してきました。欧米人、とくに女性が、スヴァーミー（ヒンドゥー教の僧侶）として誓いを立てることを許すよう教団に尽力した、最初のインド人グルでもあります。同学派のインド北部の拠点、《ビハール・スクール・オブ・ヨーガ》は、今ではインド政府に正式に認可されたヨーガ大学として、学位を取得できるコースを開設するまでになりました。

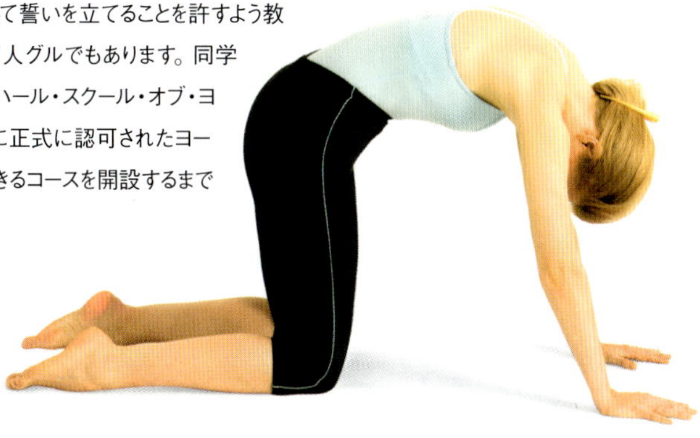

サティヤーナンダ・ヨーガは、精神性と、自我の目覚めに力点を置いています。

クンダリニー・ヨーガ

瞑想に傾倒し、より高位の意識を探し求める人に向いている、精神主義的なヨーガ学派です。「クンダリニー」とは、背骨の基部に眠るエネルギーにつけられた名前です。このヨーガでは、とぐろを巻いて眠る蛇にたとえられるクンダリニーのエネルギーを目覚めさせ、私たち一人一人の中に眠る潜在的な力を解き放とうとします。この力が覚醒したとき、私たちは、自分が何者かという問いの核心をなす真理とつながりあうことができるのです。

クンダリニー・ヨーガは、所定の目標を設定した訓練を、いくつも連続しておこなう行法で知られています。クンダリニー・ヨーガの教室は週ごとに内容を変えてしまいますが、自分のなかでとくにこれを目指したいというものがあれば、指導者に相談してみましょう。40日、90日、あるいはそれ以上かけて自宅で連続的に実践できるメニューを考えて、勧めてくれるかもしれません。

ある一続きの行法(クリヤーと呼びます)が免疫力を高めるものだとすると、別のクリヤーは心臓のチャクラを覚醒させるもの、3番目は深い瞑想へ向けて心身を調えるもの、という具合に変わっていきます。それぞれのクリヤーでの行法は、決まった順序で、一定時間内に、定められた日数のあいだ行なうよう奨励されています。体位を組んだら、3分間そのまま静止します。さらにバンダを組みあわせ、長い深呼吸、または「火の呼吸」と呼ばれるふいごの呼吸法を行なうことが多いでしょう。瞑想はクンダリニー・ヨーガの最終的な到達点とも言えるもので、しばしばムドラーやマントラ、誦唱を伴います。誦唱は、チャクラと連動する短めのビージャ・マントラ(種子の音)か、または長めの読経になるでしょう。

クンダリニー・ヨーガのグルであるヨーギ・バジャンは、インド出身のシーク教徒です。ニューメキシコ州在住で、現地でヨーガの指導に当たっています。彼が欧米に身を投じた目的は、門弟を集めるためではなく、純粋にヨーガを普及させるためでした。世界各地に支部のできた現在、その目的はある程度達成されたと言っていいでしょう。シーク教徒の慣習に従い、指導者は頭にターバンを巻くことが多いのですが、シーク教徒でなくとも、クンダリニー・ヨーガの習得や指導はできます。

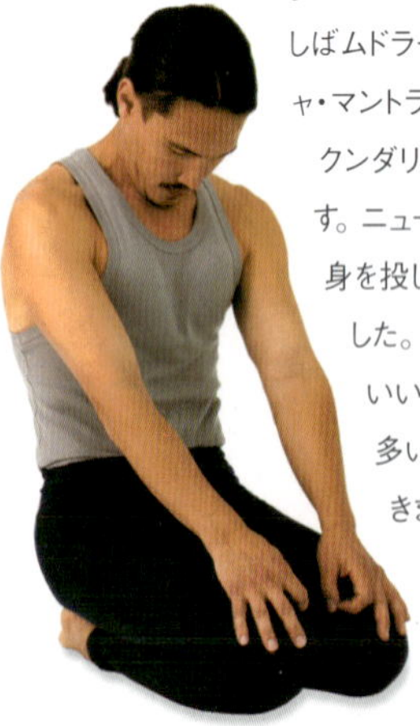

クンダリニー・ヨーガでは、アーサナの実践中によく、ふいごの呼吸法を用います。

ヴィニ・ヨーガ

世界中の人から敬愛された、故シュリー・T・クリシュナマチャリヤ師が生みだしたのが、ヴィニ・ヨーガです。クリシュナマチャリヤ師は高名なヨーガの老師で、インド南部においてB・K・S・アイアンガー師とK・パタビ・ジョイス師を指導した人物でもありました。クリシュナマチャリヤ師は生涯、さまざまな手法でヨーガと取りくんでおり、そのなかにはアイアンガー師とパタビ・ジョイス師が習得し、さらに磨きをかけて、自分たちの体系に組みいれたものもあります。晩年、老師はより穏やかな形式のヨーガ、ヴィニ・ヨーガを開拓しました。それを受け継ぎ、今日まで発展させてきたのが、息子のT・K・V・ディスカチャール師です。ディスカチャール師は、子息とともに現在もインドを拠点に定め、かの地からヴィニ・ヨーガを世界中に教え広めています。

ヴィニ・ヨーガは通常マンツーマンで教授する方式をとり、そのためもあって、非常に癒しの効果が期待できるヨーガです。ヴィニ・ヨーガの教室では、指導者が生徒の現在の状態（身体的、精神的、情緒的）を見定め、自宅で続けていけるヨーガのメニューを組みたててくれます。一人一人と完全に個人的に関わりあい、診断を下してくれるため、真の意味で全体療法的なヨーガと言えるでしょう。どんなところにひずみが生じているかにかかわらず、失われたバランスを取りもどすには最適の行法です。特殊な健康状態にある人や、独自にこれという目標を定めている人には、理想的なヨーガでしょう。処方してもらう行法は、多岐に渡っていることも珍しくありません。読経や礼拝、体位の実践、ヴェーダ（最古の宗教文献）の読誦、呼吸法、瞑想などです。ときには、楽器を演奏するなどといった、ヨーガの領域外で考えだされた手法が勧められることもあります。

ヴィニ・ヨーガでは、通常、
呼吸をしながら流れるようにポーズを組んだり
解いたりして、体位法を実践します。

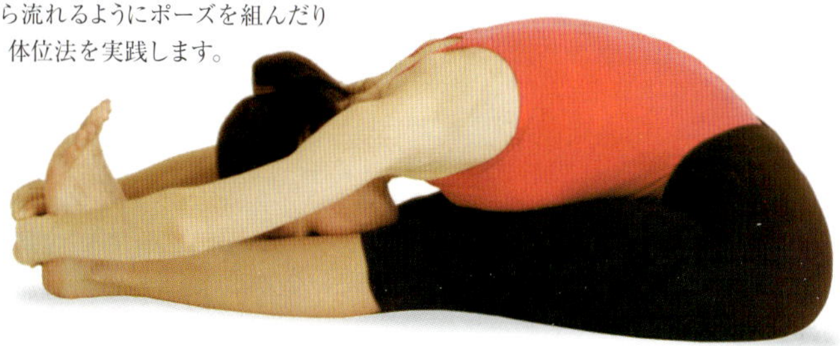

ビクラム・ヨーガ

ロサンジェルスに拠点を置く人気ヨーガ指導者、ビクラム・チャウダリーが創りだした、「ホット・ヨーガ」の体系です。身体が燃えるように熱くなり、玉の汗がマットにしたたり落ちるのを厭わない人々のために考案されました。規格化された一連の行法から成り立っており、呼吸法を2種、体位法を24種実践したあと、リラクゼーションを行ないます。いずれの行法も、よくある健康上の不具合を改善することを狙いとしており、初心者が実践しやすいようデザインされています。

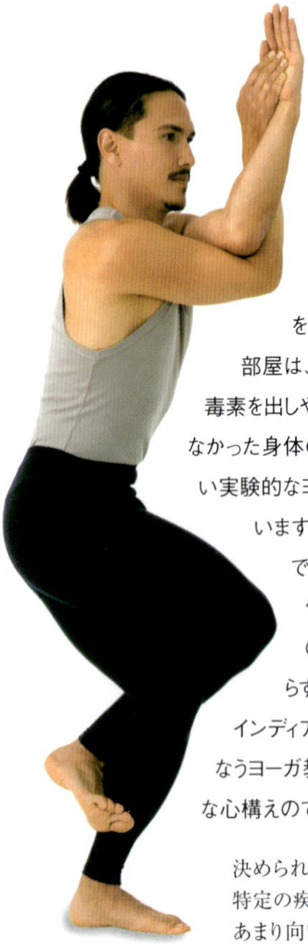

アシュターンガ・ヴィンヤーサ・ヨーガと同じく、ビクラム・ヨーガでも、それぞれのポーズが、次のポーズに向けて身体を調える役割を果たします。補助具はいっさい用いず（ただし壁を使うことはあります）、逆転系の体位は教えません。また、上体を強化するアーサナも、ほとんど行なわれません。

部屋は、室温が36度～42度になるまで暖められ、生徒が汗とともに毒素を出しやすいようにしています。また、身体が温まるため、これまで伸びなかった身体の部位がストレッチできるようになります。多くの人がこの新しい実験的なヨーガに夢中になり、一連の行法で気分が爽快になると感じていますが、一種のサウナ状態でヨーガを行なうわけですから、だれにでも勧められる手法というわけではありません。生徒の多くが身体のなかから元気がわいてくると報告している一方で、相当数の生徒が、この発汗ルームでしばらく過ごしたあとは、頭がくらくらすると語っています。ビクラム・ヨーガは、《ヨーガ・カレッジ・オブ・インディア》という一連のスクールで実施されています。静かに瞑想を行なうヨーガ教室を想定している人ではなく、むしろ逆境を力ではね返すような心構えのできている人向けと言えるでしょう。

決められた行法を連続して行なうビクラム・ヨーガは、
特定の疾患を抱えている人には、
あまり向いていないかもしれません。

シヴァーナンダ・ヨーガ

身体的な行法と、宗教的な行法がともに気に入っているという人には、理想的なヨーガの形式です。シヴァーナンダ・ヨーガの教室では、まず短時間の誦唱と呼吸法をいくつか行ない、その後アーサナを実践します。各回とも、チャクラを刺激するようデザインされた、同じ12の体位を行ないます。体位の中心となるポイントを順に身体の上方へと移動させていき、根源のチャクラ(立位のポーズ)から頭頂のチャクラ(頭立ちのポーズ、ただし必ずしも初心者向けではありません)まで、それぞれのチャクラを刺激します。毎回、最後に規則正しいリラクゼーションを行なって、締めとします。

シヴァーナンダ・ヨーガは、同じシークエンスに慣れ親しむことができ、シークエンスに含まれる体位への理解も深まるという点で、初心者に向いていると言えるでしょう。同じ理由で、もっと多彩な行法をおこないたい人には、さほど選択肢として確立されたヨーガの形式とは言えないかもしれません。他の多くのハタ・ヨーガの流派に比べ、姿勢にはあまり重きを置かず、誦唱と呼吸法を重視しているのが、シヴァーナンダの特徴です。

シヴァーナンダ・ヨーガは、スヴァーミー・シヴァーナンダ師の門弟であった、故スヴァーミー・ヴィシュヌ・デーヴァナンダ師によって創始されました(やはりスヴァーミー・シヴァーナンダ師の門下に、スヴァーミー・サティヤーナンダ師がいます)。現在の同派は、欧米のスヴァーミーが大半を占める団体によって維持されており、世界中にセンターやアーシュラムを展開しています。ヨーガの精神性を強く信奉する、さまざまなかたちで世俗を離れた修行者の人々が、その運営に当たっています。

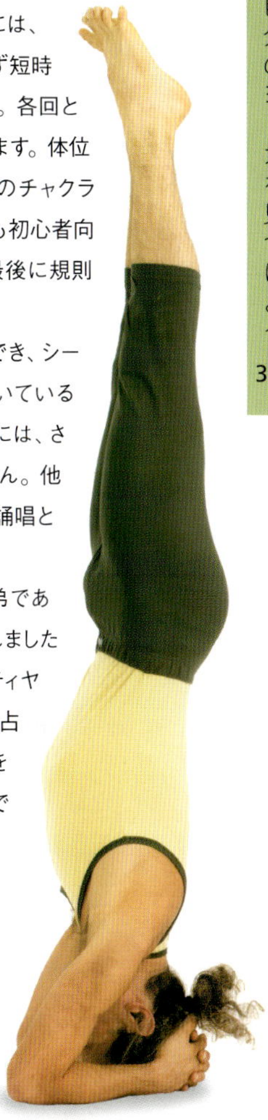

シヴァーナンダ・ヨーガの教室では毎日同じ体位を実践しますので、初心者は楽にペースを調整することができます。

用語解説

アーサナ　座法。体位。

アド　下向きの。

アルダ　半分。

アングリ　つま先。

アンジャナ　猿の頭であるヒンドゥー教の強壮な神、ハヌマーンの母。

ヴァシツァ　伝説上の賢者。

ヴィローマ　ものの道理に逆らった。

ヴィパリータ　逆転。逆さまの。

ヴィーラバドラ　偉大な戦士の名。

ウールドヴァ　上げた。高くした。上向きの。

ウシュトラ　ラクダ。

ウッティタ　伸ばした。

ウト　強烈な。

ウド　飛ぶ。

ウパヴィシュタ　座位の。

ヴリクシャ　木。

ヴリッティ　存在のあり方。状態。

エーカ　1。

カーシャパ　伝説上の仙人。神々と悪魔の父。

カポタ　鳩。

カラニ　活動的な。

クールマ　亀。

クリヤー　浄化法。

クンダリニー　背骨の基部にとぐろを巻いた蛇の姿で表される、生命エネルギー。

ゲーランダ　賢者の名。『ゲーランダ・サンヒター』の著者。

ゴー　牛。

サーマ　同じ。均等の。

サーランバ　支えのある。

サマーディ　三昧。ヨーガの第8の部門であり、最高の段階。至高の歓喜と平安の訪れる境地。

サルヴァーンガ　全身。

シールシャ　頭。

ジャーヌ　膝。

ジャーラン　網。ネットワーク。

シャヴァ　屍。

シャシャンカ　ウサギ。

ジャタラ　腹部。

ジャラ　水。

ショーダナ　浄化。洗浄。

心身一如　人間のすべての側面（身体的・心理的・情緒的・精神的）が融合した状態。

スカ　幸福、喜び、楽しみ、安楽さ。

スプタ　背をもたせる。

セートゥ・バンダ　橋の架設。

ターダ　山。

ダーラナー　凝念。精神集中。

ターン　伸ばす。ストレッチする。

ダヌラ　弓。

ダンダ　杖、棒。

チャンドラ　月。

ティッティバ　蛍。

ディヤーナ　静慮。瞑想。

ドヴィ　2。両方。

トラータカ　見る。凝視する。

トリ　3。

ドリシュティ　凝視。

ナーディ　体内のエネルギーの経路。気道。

ナタラージャ　舞踏の王を意味する、シヴァ神の別称。

ニドラー　眠り。

ニラーランバ　支えのない。

ネーティ　鼻の浄化。

パーダ　脚。足。

パールシュヴァ　側面の。横方向の。

パシュチマ　西。

ハスタ　手。

ハタ　力のヨーガ。

パタンジャリ　ヨーガの哲学者。『ヨーガ・スートラ』の著者。

バッダ　しばられた。

パドマ　蓮。蓮華座。

ハラ　鍬。

バラドヴァージャ　聖者の名。

パリヴリッタ　回転させた。ねじった。

パリガ　門を閉ざすのに使う、横木やかんぬき。

ピンダ　胎児。

プラーナ　息、呼吸、生命、活力、風、エネルギー、力。魂の意味もある。

プラーナーヤーマ　調気。律動的な呼吸の制御法。ヨーガの第4の部門であり、ヨーガという車輪を回すときの中軸となる。

プラサーリタ　開いた。伸ばした。

ベーカ　蛙。

マーラー　花輪。

マツヤ　魚。

マハー　偉大な。強大な。高貴な。

マユーラ　孔雀。

マリーチ　ヒンドゥー教の神。ブラフマーの子。

マントラ　くり返される讃歌や言葉。

ムーラ　根。

ムカ　口。顔。

ムドラー　体内にエネルギーを封印する姿勢や手印。

ヤーナ　上へ。

ヨーガ　「一緒になる、くびきでつなぐ、心統一する」という意味の語根「ユジュ」から派生した語。パタンジャリによって整理された、インド哲学の6体系のうちの1つ。人間の魂が至高の精神と合一するための方法を教えることを目指している。

『ヨーガ・スートラ』　インドの哲人パタンジャリが著した、古典的なヨーガの教典。

ラージャ　領主。王。

索引

あ

か

さ

た

な

は

ま

や

ら

わ

ガイアブックスの本

レスリー・カミノフのヨガアナトミィ

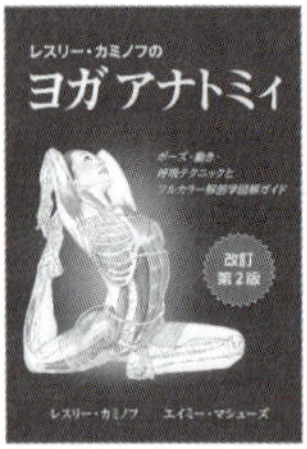

本体価格 3,200円

ポーズ・動き・呼吸テクニックとフルカラー解剖学図解ガイド

レスリー・カミノフ／エイミー・マシューズ 共著

豊富なフルカラー図解と詳細な説明を携えた第2版『ヨガアナトミィ』。この本を読めば、ヨガの動きの構造と原理、そしてヨガそのものへの理解が深まります。

モダンヨーガバイブル

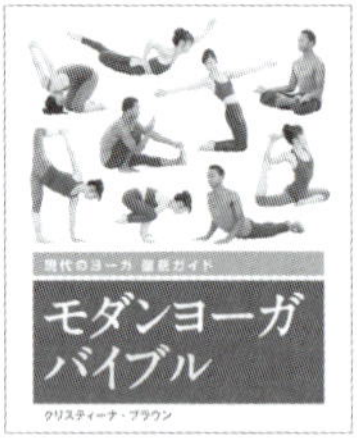

本体価格 2,600円

現代のヨーガ 徹底ガイド

クリスティーナ・ブラウン 著

動的なシークエンス(ヴィンヤサフローヨーガ)、立位のポーズはほとんどなくゆったりとした動きの心身回復ヨガ(陰ヨガ)、そして瞑想について、段階を踏んで説明します。

ムドラ全書

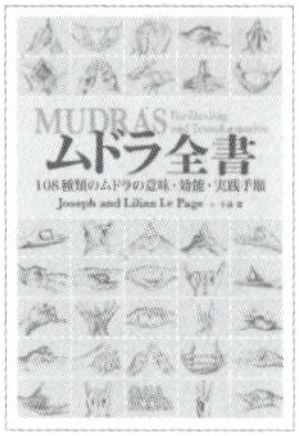

本体価格 3,200円

108種類のムドラの意味・効能・実践手順

ジョゼフ・ルペイジ／リリアン・ルペイジ 共著

108種類のムドラを見開きオールカラーで詳細に解説しています。順を追って実践することで、初心者でも簡単に日常生活に取り入れることができます。

THE YOGA BIBLE

ヨーガバイブル

発　　行　2004年5月20日
第　8　刷　2019年9月1日
発　行　者　吉田 初音
発　行　所　株式会社 ガイアブックス
〒107-0052 東京都港区赤坂1-1 細川ビル2F
TEL.03(3585)2214 FAX.03(3585)1090
http://www.gaiajapan.co.jp

ISBN978-4-88282-361-2 C2047

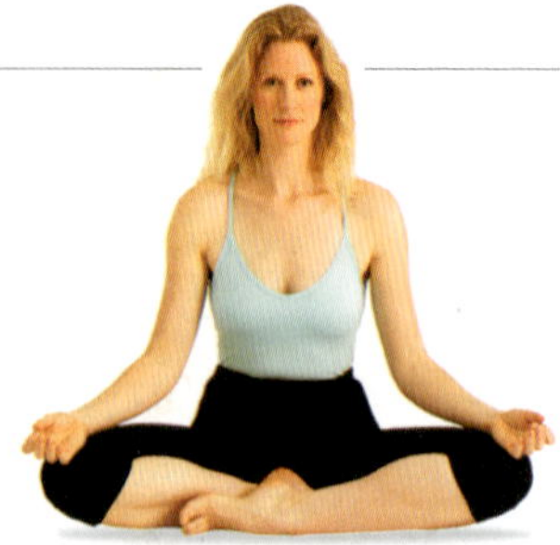

著　者：クリスティーナ・ブラウン(Christina Brown)
B.K.S.アイアンガー、アシュタンガ・ヴィンヤサヨガ、ヨガシナジー、ジュディス・ラサターなどの影響を受け、世界中の著名なヨーガ指導者に教えを受けた。彼女は世界的に有名な指導者であり、ティーチャー・トレーニング・プログラムやヨガリトリート、ワークショップなどを行っている。ヨーガに関する著書が何冊かある。主な著書に「モダンヨーガバイブル」(ガイアブックス)など。

翻訳者：小浜 香 (こはま はるか)
東京大学英語英米文学科卒業。訳書に『ハタヨーガ』『水を活かす』『妖精バイブル』『ムドラ全書』(いずれもガイアブックス)など。